药学服务理论与实务

U0242820

主　编：陈永法

编　者：赵艳蛟　向星萍　施　怡　薛小銮
　　　　伍　琳　陈　蕾　卞云云　黄晓娟
　　　　韩洪娜　吉倩筠　陈柳婷　张歆衍
　　　　尹晓晓　王世家　石　婷　李丽华

东南大学出版社

·南京·

图书在版编目(CIP)数据

药学服务理论与实务 / 陈永法主编. — 南京：东南
大学出版社，2017.9(2022.9重印)
　ISBN 978 - 7 - 5641 - 7402 - 6

　Ⅰ.①药…　Ⅱ.①陈…　Ⅲ.①药物学—教材　Ⅳ.①
R9

中国版本图书馆 CIP 数据核字(2017)第 203376 号

药学服务理论与实务

出版发行	东南大学出版社	
社　　址	南京市玄武区四牌楼 2 号(210096)	
网　　址	http://www.seupress.com	
出 版 人	江建中	
责任编辑	张　慧	
经　　销	新华书店	
印　　刷	南京工大印务有限公司	
开　　本	787mm×1092mm　1/16	
印　　张	21.75	
字　　数	543 千字	
版　　次	2017 年 9 月第 1 版	
印　　次	2022 年 9 月第 5 次印刷	
书　　号	ISBN 978 - 7 - 5641 - 7402 - 6	
定　　价	43.00 元	

东大版图书若有印装质量问题，请直接与营销部联系。电话(传真)：025-83791830

前　言

药学服务(Pharmaceutical Care)是一门新兴学科,其发展可上溯到20世纪80年代,反映了现代医药学服务模式和健康的新理念,体现了"以人为本"的宗旨,是时代赋予药师的使命,同时也是药学技术进步和药师职责拓展的结果。

随着我国医药卫生体制改革不断深入,药学服务工作逐渐受到重视并面临新的任务和挑战。为适应改革要求,满足公众对医药卫生保健和用药安全的需求,药学服务模式正在从"以药品为中心"转变为"以病人为中心";从"以保障药品供应为中心"转变为"在保障药品供应的基础上,以重点加强药学专业技术服务、参与临床用药为中心"的新模式发展,这就对药学工作人员提出了更高要求。因此,为促进药学服务更加贴近患者需求,需要加强对药学服务工作人员的培养与教育,提升其专业知识素养与实践技术技能,努力为患者提供优质、安全、人性化的药学专业技术服务。因此,我们编写了《药学服务理论与实务》一书,旨在提高药学工作人员的药学服务认知水平,并让药学工作人员熟练掌握相关的基本知识和服务技能。

本教材围绕药学服务的基本理论、基本知识与基本技能,以药学类相关专业的人才培养目标为依据,结合药学服务职业岗位工作需要选取和编排内容,更加适应现阶段药学类人才的培养模式。本教材编写有以下特点:

一、重点突出,针对性强

本教材以疾病治疗为主线,系统介绍了53个西医病症发病机理、临床表现、药物治疗及注意事项,几乎囊括了所有常见病症。为药学工作人员提供"以病人为中心""以参与临床用药为中心"的合理用药指导等药学服务提供了内容丰富、科学、实用的参考依据。

二、系统全面,实用性强

本教材系统全面的构建了药学服务基本理论、基本知识与基本技能框架,精选了药学服务沟通、药学服务道德与礼仪、药物警戒与药源性疾病等药学服务基本理论,药物用法用量、药学计算、药物相互作用等药学基本知识,以及处方调剂、用药咨询、合理用药、特殊人群用药、药历书写、常用医学检查指标、中毒解救等药学服务基本技能的相关内容。

三、简洁易懂，可读性强

为切实提高教材的可读、易学、易用，编写过程中尽量采用较为简洁、通俗易懂的语言，言简意赅地对药学基础知识及常见病症的诊疗等内容进行了叙述，避免了晦涩难懂的专业术语。

基于以上特点，本教材对药学工作人员开展药学服务具有很强的指导意义及参考价值，可供相关高等医药院校师生参考使用，也可作为药学服务从业人员培训的基础指导手册或实战宝典。

本教材编纂过程中，内容与观点参考了部分专家学者的文献和著作，编者在此特别致谢。此外，还要感谢多位同学的辛勤整理及校对工作。鉴于时间仓促和编写人员水平有限，谬误遗漏在所难免，诚请各位读者批评指正。

编者

2017 年 5 月

目　录

第一章 药学服务

第一节 药学服务基本概念

随着科技进步和医药卫生事业的发展,人们对医药卫生保健和用药安全的需求不断增加,药学人员向社会公众提供符合伦理和执业标准的药学服务是药学工作适应时代发展的必然要求。药学服务是随着传统药学的发展,并在临床药学的基础上逐渐形成的,大致经历了三个阶段,即以保障药品供应为中心,以药品供应、调配为主要内容的阶段;以参与临床用药实践,促进合理用药为主的阶段;"以患者为中心",以改善患者生命质量为目标的阶段。以患者为中心体现了"以人为本"的宗旨,是时代赋予药师的新使命,也是社会发展和药学技术进步的必然。

一、药学服务产生背景

随着社会和经济的发展,人们对安全、合理用药的要求提高,享受药学服务已成为所有药物使用者的权利,实施全程化的药学服务是社会发展的必然。

(一)公众对药学服务的意识和需求增加

随着社会的进步和发展,疾病谱发生了变化,心脑血管疾病、代谢性疾病、神经系统疾病等与器官衰老相关的疾病成为常见病和多发病;人们的物质、精神生活在得到丰富和提高的同时,患者对提高生命质量的期望越来越高;新药层出不穷,药物治疗手段日新月异;用药复杂性增加,药品虚假广告宣传,药品不良事件频繁发生。以上这些均使得公众对以患者为中心、以提高生命质量为目标的药学服务的需求越来越迫切。因此,社会公众对药学服务的迫切需求是实施药学服务的社会基础。

(二)医药科技进步和药学学科的发展

随着现代生命科学的发展和医药科技的进步,对药物作用的研究不断深入,药学学科得到了较快发展。药物治疗学对药物的作用机制及靶位作用进行了详细阐述;药物基因组学、治疗药物监测促进了个体化药物治疗;药物信息学的发展为合理用药提供了理论解释和决策支持;药物经济学的发展为药物治疗方案成本、效果的比较和选择提供了方法和手段;循证医学的发展为研究药物疗效、不良反应的发生提供了重要依据。因此,药物治疗学、药学信息学、药物经济学、循证医学等学科的发展为药学服务奠定了坚实的理论基础。

(三)药学人员素质的提高和队伍的壮大

药师是药学服务的主体,药师的专业技能和素质是药学服务实施成功与否的关键。为了顺应社会发展,满足公众对药学服务的需求,很多医药院校的药学、临床药学、中药学等专业增设了基础医学、临床药学、药物治疗学、药学服务等课程,这些课程改变了传统药学专业学生的知识结构体系,提高了他们的综合技能,使其能更好地胜任药学服务岗位。为了满足药学事业发展的需要,执业药师的考试标准也随之不断完善和提高,在考试中逐渐加强了对药学实践技能和综合知识应用能力的要求。同时,广大药学专业人员通过自学、在职学习、接受继续教育等多种途径不断提高自身专业能力和素质。药学人员素质的提高和队伍的壮大为实施药学服务提供了重要的人才保障。

二、药学服务内涵

药学服务(pharmaceutical care)是指药学人员应用药学专业知识、技能和工具,向社会公众(包括医护人员、患者及家属、其他关心用药的群体等)提供直接的、负责任的、与药品使用相关的各类服务。其宗旨就是提高药物治疗的安全性、有效性、经济性和适宜性,改善和提高社会共治的健康水平和生活质量。

药学服务的概念于1990年由美国学者Hepler和Strand等人提出,他们认为药学服务旨在改善患者生活质量的既定结果,这些结果包括治愈疾病、消除或减轻症状、阻止或延缓疾病进程,以及防止疾病或症状的发生。从20世纪90年代后期开始,经过我国广大药学工作者的不懈努力,药学服务的理念已经逐步得到广大药学人员的认同和接受,药学服务工作在各级医疗机构和社会药房(药店)逐步展开。

药学服务是"与药物使用"有关的"服务"。所谓"服务",不仅以实物形式,还要以提供信息和知识的形式满足患者在药物治疗上的特殊需求。药学服务中的"服务"体现的是药师对患者的关怀和责任,涉及全社会所有用药的患者,包括住院、门诊、社区和家庭患者等。药学服务具有很强的社会属性,主要特点包括:① 以提供知识和信息的形式满足患者在药物使用上的特殊需求,包括药物选择、给药途径与方法、不良反应监测与规避、疗效评估、健康教育等;② 全程化服务,涵盖药物使用的整个过程,包括用药前的教育、用药过程中的咨询、用药后的监测与评价等;③ 必须落实到药物使用效果上,即更好的疗效、更少的不良反应;④ 注重患者的根本利益和长远利益,以改善和提高患者的生命质量为目标;⑤ 主要由药师来实践。

三、药学服务对象、内容和方式

(一)药学服务的对象

药学服务的对象是广大公众,包括患者、患者家属、医护人员和普通公众。

1. 患者　对患者的药学服务是最直接、最主要的服务。服务内容包括:了解患者的基础疾病、一般健康状况、过敏史、肝肾功能等,告知患者药品的用法用量、用药过程中的注意事项、是否需要定期复查有关检查项目、可能的不良反应及处理措施、药品的贮存条件等。其中,有些患者情况特殊,因而需要给予特别关注,包括:① 用药周期长或终身用药的慢性病患者,如糖尿病患者需长期用药将血糖控制在正常范围内;② 用药效果不佳,需重新选择药物或调整用药方案和剂量者;③ 用药种类多或患有多种疾病者,如老年患者合并多种疾病、合并用药;④ 使用易出现不良反应的药物者,如服用降糖药物,患者易出现低血糖反应;⑤ 服用特殊剂型、采用特殊给药途径药物者,如阿托品、毒扁豆碱、毛果芸香碱等滴眼剂有毒性,滴眼后应压迫泪囊区2～3分钟,以免流入鼻腔吸收中毒;⑥ 使用治疗指数低、安全范围窄的药物需做监测者,如使用强心苷类药物患者;⑦ 特殊人群,主要包括特殊体质、肝肾功能不全、血液透析、小儿、老人、妊娠及哺乳期妇女等。

2. **患者家属** 其接受用药指导后,可协助老人、儿童等特殊人群用药。

3. **医护人员** 如临床医师在为患者制订用药方案以及护士在临床给药时,药师应主动向其提供有关新药信息、药物的配伍、药物相互作用、注射剂溶媒的选择和用量、静脉滴注速度、药代动力学/药效动力学(PK/PD)参数、不良反应的预防等方面的帮助和指导。

4. **普通公众** 对公众进行合理用药知识和健康宣教是药师的责任和义务之一。内容包括:读懂药品说明书、提高用药依从性、正确贮存药品;向公众介绍健康知识,促使人们自觉地形成有益的行为和生活方式,消除或减轻不利于健康的因素,以提高生命质量等。

(二)药学服务的内容

药学服务全面体现"以人为本"的中心思想,其核心是向患者和公众提供服务和治疗监护,其终极目标是提高生命质量,其关注的内容不再局限于治疗药物本身,而是包含社会公众用药的全部需求。药学服务的服务内容随其服务对象和服务场所的不同而有所区别,但主要包括以下几个方面:

1. **处方调剂(prescription dispensing)** 是药师直接面向患者的工作岗位,提供正确的处方审核、调配、复核、发药并提供用药指导,是药物治疗的基本保证,也是药师所有工作中最重要的内容之一。但是随着现代药学事业的发展,药学工作已从处方调剂为主向以临床为主转移,从单纯的保证药品供应向提供全方位的药学技术服务转移。为了适应药师工作的转型,处方调剂工作也由"具体操作经验服务型"向"药学知识技术服务型"转变。

2. **处方审核(prescription review)** 是处方调剂的第一个环节,是指药师对处方的规范性、用药适宜性进行严格的审查核对,及时处理审核结果。其中,规范性是指处方书写是否符合《处方管理办法》规定,主要审核其合规性和完整性;用药适宜性主要包括处方用药与临床诊断的相符性,剂量、用法的正确性,选用剂型与给药途径的合理性等内容。

3. **静脉药物配制(pharmacy intravenous admixture services,PIVAS)** 将原来分散在病区治疗室开放环境下进行配制的肠外营养、细胞毒性药和抗生素等静脉用药,集中由药学专业技术人员在万级洁净、密闭环境下,局部百级净化的操作台上进行配制。其特点是处方经过药师审核,由经专业培训的药剂人员严格按照标准操作程序配制,通过多个环节的严格控制,从患者安全、环境污染和医务人员职业暴露多角度降低风险。

4. **参与临床药物治疗** 药学服务旨在提高生命质量,要求药师在药物治疗的全过程中,为患者获得最好的治疗效果,深入临床第一线,参与查房、会诊、病案讨论等,运用自己的专业特长,参与用药决策,指导合理用药,提供咨询服务。如对患者进行用药指导,建立药历,对药物治疗的全过程进行监护和处理;解答医护人员提出的有关药物治疗、相互作用、配伍禁忌以及药品不良反应等方面的问题。

5. **治疗药物监测(therapeutic drug monitoring,TDM)** 是指根据药物的药物代谢动力学特性,通过对患者体液药物浓度的测定,评价或确定给药方案,使给药方案个体化。目的是指导临床合理用药,增强药物疗效,减少药物不良反应,提高临床药物治疗水平。在药代动力学原理指导下,应用现代分析技术,根据患者的具体情况,监测患者用药全过程,分析药动学参数,制定和调整合理的个体化用药方案,是药师参与临床药物治疗、提供药学服务的重要途径。

6. **药物利用研究和评价** 从经济学的角度出发,综合考虑医疗过程中的各种药物和非药物因素,针对某一类药物,或具有某些特性的药物,或某一疾病的药物治疗方案进行对照和评价,探讨其使用的合理性,包括从医疗方面评价药物的疗效以及从社会、经济等方面评价其合理性,以获得最大的药物治疗效益。

7. 药品不良反应监测和报告　监测和报告上市后药品的不良反应情况,旨在及时发现、正确认识药品不良反应,减少药源性疾病的发生,保障社会公众用药安全;也可为评价、整顿、淘汰药品提供服务和依据,为临床用药提供指导,发挥药品不良反应的"预警"作用。同时,开展此项工作还可以促进新药研制和国际药品信息的交流。

8. 药学信息服务　利用工具书、数据库或搜索引擎等工具,通过对期刊、图书、药品说明书、数字化信息资源等包含的药品信息进行搜集、整理、评价,向公众、医务人员、医药管理者提供直接的、准确的、与药物使用相关的信息咨询与服务,以提高药物治疗和药事管理水平。

9. 开展健康教育和用药咨询　通过有计划、有目的地向公众介绍健康知识和药品知识,促使公众自觉地实行有益于健康的行为和生活方式,消除或减轻影响健康的危险因素,预防疾病,促进健康,提高生命质量。通过开展医药卫生健康知识讲座及提供用药咨询等方式,宣传相应的自我保健、自我药疗知识,尤其是合理用药方面的基本知识,提高患者的用药依从性。

（三）药学服务的方式

随着医院药学的发展,药学工作者开展药学服务的方式将越来越多样化。当前开展药学服务的方式主要有以下几种:

1. 临床服务　药师深入临床,运用药学专业知识,指导临床合理用药,提高药物治疗效果。在临床药物治疗过程中,为医师用药提供参考意见,协助医师制订个体化用药方案。同时,在给药过程中,对患者进行用药指导,提高患者的用药依从性。

2. 药患面对面指导　患者在药房取药时,药师对患者进行面对面的用药指导,也是药师进行药学服务最普遍的方式。药师在处方调配的同时,对患者进行用药指导和非药物治疗教育。

3. 知识讲座　主要是通过报告会、讲座以及培训会等形式,宣传药物知识,开展药学健康教育,指导社会公众合理用药。

4. 网络咨询　利用现代信息技术,通过药师与社会公众进行的互动交流,宣传和普及医药卫生知识,提高社会公众健康意识。

四、开展药学服务药师应具备的素质

药学服务是高度专业化的服务过程,要使药学人员能够很好地履行和胜任药学服务的使命,药学服务人员必须具有药学专业背景,具备扎实的药学专业知识(同时了解中药学专业知识)、临床医学基础知识以及开展药学服务工作的实践经验和能力,并具备药学服务相关的药事管理与法规知识、人文知识及高尚的职业道德。同时,还应拥有较强的交流沟通能力、药历书写能力和技巧,以及一定的投诉应对能力和技巧。

（一）职业道德

药学职业道德是指药学从业人员在依法开展药学服务活动中必须遵守的道德标准。药能治病救人,也能致病害人。药师必须遵守职业道德,忠于职守,以保证患者用药安全有效。以实行社会主义人道主义和全心全意为人民服务为基本准则。绝不允许调配、发出没有达到质量标准的药品和缺乏疗效的药品,要尽力为患者提供专业、真实、准确和全面的信息,并尊重患者隐私,严守伦理道德。

（二）知识

1. 药学专业知识 药理学、药剂学、药物化学、药物分析、药物治疗学和药事管理学是药师必备的专业理论基础,虽然不同岗位的药师所要求熟练掌握的知识有所不同,但提供药学服务的人员必须具有药学专业背景,具备扎实的药学专业知识。

2. 医学专业知识 基础医学知识和临床医学知识是药师提供高质量药学服务的基础,只有掌握这些知识,药师才能深刻理解医生的临床思维,协助医生实现其用药治疗的意图,更好地完成患者的用药教育,提高患者的用药顺应性。

3. 药事管理与法规知识 药事管理与法规是药师履行职责和执业活动中必须具备的知识和能力。我国每年均会颁布实施一系列药政管理法律法规,为药师依法管药、依法用药奠定了执业基础。药师必须强化法律法规意识,学法、知法、懂法、执法,并运用相关法律法规正确处理工作中出现的各种问题。

4. 经济管理知识 药师应掌握经济学、信息学、管理学等有关理论知识,应用药物经济学知识对新药、新剂型进行成本效益评价,提高药品的经济效益和社会效益。对临床患者用药进行效用、效益和效果分析,设计最佳、最经济的用药方案。同时,积极探索新的适合现代医院药学管理的模式,即行政管理、业务管理、药品质量管理、制度规范化管理等,促进药学工作的开展和管理水平的提高。

5. 人文知识 近年来,医患矛盾突显,药师可通过加强对患者的人文关怀增强患者对医务人员的信任,缓解患者的情绪,避免患者与医院卷入无谓的医疗纠纷之中。药师在与患者的沟通交流过程中,应充分利用自身的人文知识,获取患者对医务人员的信任,进而达到患者的合理、正确用药。

（三）专业技能

药学专业技能主要是指完成优化药物治疗结果、开展合理用药所需要的工作技能,包括审核处方、调配处方、发药与用药教育、药品管理、药物咨询、不良反应监测和药物治疗方案的优化等能力。

1. 调剂技能 调剂(通常包括审方、调配处方和发药)是药师的基本工作,是指药师依据医师的处方或医嘱,调配药品并进行用药交代,回答患者咨询的服务过程。及时、准确地为患者提供药品是开展药学服务的基础,是做好其他工作的前提,也是药师最基本的技能。

2. 咨询与用药教育技能 用药咨询及患者用药教育是药师重要的药学服务项目之一。用药咨询是药师应用所掌握的药学知识和药品信息,承接医护人员和公众对药物治疗和合理用药的咨询服务。药师应使用患者能听得懂并愿意遵照执行的语言或者其他辅助工具对患者进行用药指导和教育。

3. 药品管理技能 只有符合质量标准的合格药品才能保证其疗效,因此从药品的验收(逐件、逐批核对),包括品名、规格、数量、生产批号、有效期、质量状况、包装、标签、说明书上应有的规定内容和标识等,到药品上架、定位摆放、标志清晰等都应按法规要求进行相关的养护和管理,以保证贮存和发出药品的质量合格。

4. 药物警戒技能 药品的风险可来自不良事件(包括自然风险和人为风险)、用药错误和药品质量缺陷。药品不良反应是指合格药品在正常用法用量下出现的与用药目的无关的有害反应。用药错误是指合格药品在临床使用过程中出现的、可以防范的用药不当。药品质量缺陷是指由于药品质量不符合国家药品标准而对患者所造成的损害。药师必须具备相关风险意识,才能降低药品风险所带来的潜在伤害。药师必须具备良好的药物警戒技能,主动收集药品不良反应,记录、分析并及时处理和报告。平时注意了解药品定期安全性更新报告、药品不良反应警示信息等,采取有效手段减少或防止其重复发生。

5. 沟通技能　沟通是建立、维持并增进药师与患者的专业性关系的途径。随着临床药学的发展,沟通技能已成为当今药师开展药学服务的基本技能。药师在与患者沟通时要认真聆听,使用通俗易懂的语言,注意对方的表情变化等,同时要关注老年人等特殊人群,反复交代药品用法和禁忌证等,防止重复用药等现象的发生。

6. 药历书写技能　药历是药师参与药物治疗和实施药学服务而为患者建立的用药档案。由药师填写,作为动态、连续、客观、全程掌握用药情况的记录,内容包括药师监护患者在用药过程中的用药方案、经过、药学监护计划、药效表现、不良反应、各种实验室检查数据和对患者的健康教育忠告等。它是药师客观记录患者用药史,发现、分析和解决药物相关问题的技术档案,也是开展个性化药物治疗的重要依据。

7. 投诉应对能力　患者投诉在一定意义上属于危机事件,正确妥善的处理可改善药师的服务,增进患者对工作的信任。投诉类型主要包括药师服务态度,药品质量或数量问题,以及不良反应和价格异议等。投诉处理的一般原则是若投诉即时发生,则要尽快将患者带离现场,减缓、转移患者注意力,不对其他服务对象造成影响;应由当事人的主管或同事接待投诉,不宜由当事人接待;接待时注意言行举止,化解投诉者的怨气。同时也要注意保存有形的证据,以应对患者的投诉。

8. 自主学习的能力　药师要熟知所有药品的知识是不太可能的,所以执业后的继续教育很重要,要学会获取药品资讯的能力,如熟知药品说明书的架构并能及时找到所需信息,要善用各种提供药物资讯的书籍、文献及网络工具,并善于向同行、医疗团队其他成员学习取经。

第二节　药学服务沟通

沟通是人与人之间思想与情感的传递和反馈过程,以求思想达成一致和情感的通畅。通过药学人员与患者的沟通,有助于建立相互信任、开放的药患关系,确保药学服务的实施,保证患者用药安全,这是开展药学服务工作的关键。因此,药学人员为患者提供专业药学服务,不仅要求其具备良好的专业知识、丰富的实践经验、合适的工作场所及信息支持,还需具备良好的沟通交流能力。

一、沟通基础知识

良好的沟通能使双方相互了解、相互理解,在和谐的气氛下解决问题,达到双方所需。药师与患者之间良好的沟通能消除患者用药困惑,使患者配合治疗,提高患者用药依从性,并使药患关系融洽,减少纠纷和矛盾。然而随着患者医药知识水平的提高,药患矛盾时常发生,特别是在门诊药房等药师与患者直接接触的场所,药患纠纷和投诉较多。调查表明,引起纠纷和投诉的主要原因并非药师专业知识水平不够,而是药师和患者之间缺乏有效的沟通。因此,培养药学服务人员有效的药患沟通交流能力特别是沟通技巧,建立和谐的药患关系显得十分重要。

（一）沟通的原则

沟通的原则是相互尊重、相互理解、以诚相待和宽容。药学服务沟通由于其服务对象和服务目的的特殊性,故对其沟通原则的把握需要始终以患者为中心,忠于职守、竭尽所能,真心关爱患者,以开阔的胸怀去获得患者的理解、支持。

1. 相互尊重　生活背景的不同决定了人们在思想、言行及文化上的差异,但尊重应不分社会地位、身份、种族。作为药师,要与患者建立人格与人格平等的伙伴关系,在与患者沟通过程中,充分尊重患者,学会换位思考,通过对患者提供优质的药学服务来获得患者的尊重。药学服务专业性较强,患者对相关知识和治疗方案的了解基本上都是通过药师来获得的,故药师要尊重患者的知情权,对患者的疑问进行耐心细致的解答,提供专业的药学服务,才有可能获得患者的认同,进而得到患者的尊重。

2. 相互理解　每个人都有独特的视角看待事物,对相同的事件可能有不同的观点。这种差异化带来思想碰撞的同时,也会出现一定的对立,因此作为药学服务人员,适当"求同存异",理解患者的观点有助于沟通共赢。从患者的利益出发,尽可能多地了解患者的生理和精神状况,理解患者的情绪;对患者的消极负面情绪,要给予充分的理解,多加关心、疏导,通过提供耐心、用心、关心的优质药学服务赢得患者的理解和信任。

3. 以诚相待　药师应履行职业道德和职业操守,并将其作为自身修养的一部分。在药学服务过程中,药师对患者的真诚是通过专业化的药学服务和尽职尽责的作风来体现的,在与患者沟通时,专业的药学知识仅是最基本的要求,药师还应有情感的投入,从患者的利益出发,为患者着想,切实体现以患者为中心的药学服务理念,促进良好的、有益于患者康复的药患关系的建立。

4. 宽容　患者在疾病治疗过程中,经常遇到耗时耗力又无法快速达到预期效果的情况,继而可能产生过分的消极情绪或者情绪波动较大,表现出性急、易怒、多虑等,进而对治疗方案不信任,甚至对医务人员抱有怨气。对于患者的各种质疑,药师该多加体谅,多做耐心、细致的解释工作,对于患者的误解,尽可能以客观、宽容的态度相待,以宽容之心对待患者,竭尽所能,关爱患者,但是也要依据法律的界定加强自我保护意识。

（二）沟通的层次

鲍威尔（Powell）认为,沟通可以分为五个层次:一般性的交谈、陈述事实的沟通、分享个人的想法和判断、分享感觉和完全敞开。这五种沟通层次的程度逐渐递增,造成这种程度深浅不同的区别在于彼此之间的信任,信任度越高,沟通层次越高,反之亦然。

1. 一般性交谈　是一种表面的、肤浅的、客套性的沟通方式。如"您好吗?""我很好""谢谢""再见"等。本层次不涉及感情投入,但可使对方感觉比较"安全"。药师与患者第一次见面时,可以采用这种方式打开谈话的局面和建立信任的关系,但如果药患长时间停留在这个最初的层次,在收集患者资料和实施护理计划时,就会手足无措。

2. 陈述事实　这种沟通用于陈述客观事实,不带个人色彩或涉及彼此间的关系。当然,药患沟通仅有药师的叙述是不够的,也应引导患者参与其中,这样才能更客观地了解患者基本情况。

3. 分享个人的想法和判断　当一个人开始使用这种层次的沟通方式时,说明他已经对你有了一定的信任感,因为这种沟通交流方式必须将自己的一些想法和判断说出来,并希望与对方分享。

4. 分享感觉 通过建立彼此之间的信任,一个人在有一定的安全感之后,会愿意和对方分享自己的信念以及对某些事情的反应。这种分享是有建设性的,是健康的。所以药师应当以真诚的态度帮助患者建立信任感和安全感。

5. 完全敞开 是沟通的最高层次。互动双方仅凭对方一个动作或眼神就可以知道他(她)的体验和感觉,这是一种最理想的境界,在较短时间即可完成沟通。

以上五种沟通层次都可出现在药患关系的治疗性关系中,在沟通中要顺其自然地使用,不能拘泥于某种形式,生搬硬套地按五种层次顺序进行。另外,为了避免药师因为本身行为不当而造成药患双方沟通不良,药师要经常评估自己的沟通方式,争取尽快取得患者的信任,达到高层次的沟通。

(三)沟通的策略

加强药患沟通,需要药学服务人员具备一定的沟通策略,做到一个技巧、两个掌握、三个留意、四个避免。

一个技巧:与患者或家属沟通时要尊重对方,耐心倾听对方的倾诉。多听取患者或家属的诉求,对患者的病情尽可能作出恰当的解释。

两个掌握:掌握病情、检查结果和治疗结果;掌握患者医疗费用情况及患者、家属的社会心理状况。

三个留意:留意沟通对象的教育程度、情绪状态及对沟通的感受;留意沟通对象对病情的认知程度和对交流的期望值;留意自身的情绪反应,学会自我控制。

四个避免:避免使用刺激对方情绪的语气、语调和语句;避免压制对方情绪、刻意改变对方的观点;避免过多使用对方难以理解的专业词汇;避免强求对方立即接受医生的意见和事实,只有在药患双方共同、友好的参与下才能达到和谐沟通的目的。

(四)沟通的影响因素

影响药师与患者建立良好沟通的因素包括个人方面和环境方面的因素。

1. 个人方面的因素

(1)身心因素:当双方的情绪均处于较好的状态时,沟通和交流会比较愉快和顺利,但是患者可能因为疾病出现焦虑、紧张、敌对和悲伤等情绪,而药师可能因为工作繁忙产生倦怠、烦闷,这样的沟通可能达不到预期的目的。

(2)感知因素:感知是人们对身边发生事件的看法。双方感知不一样,对待事物的看法也有所不同,最终持有不同的观点,导致交流达不到统一。

(3)听、说、看和理解的能力:小儿理解能力差,老人反应能力慢;又或因生理缺陷,如唇裂、口吃所造成的发音不清楚;用药所导致的意识障碍;先天的聋哑人、盲人;其他如牙齿、口腔疾患、异味等原因,皆可影响沟通和交流。

(4)社会、文化背景、知识水平:不同阶层、文化水平的高低也会影响沟通效果。知识水平的不对等可能造成某一方无法继续话题,所熟知的领域、掌握的语言不同,沟通的范围也要有所变化。因此,药师要根据患者的文化水平,运用不同层次语言才能达到最有效的沟通。

(5)角色与关系:作为药师,不可脱离实际,切忌"高高在上",一副"表情冷漠、态度生硬"的职业面孔。有的药师只关注用药信息,而忽略了患者本人,造成患者不信任的抵触情绪。同时,由于药师的专业权威,常常给患者造成一定的压迫感或威胁感,使患者缺乏信心,害怕与药师交流用药心得。

这些个人方面的因素都可能影响在沟通中的感受,最终导致在交流过程中信息的扭曲或是改变。所以,要清晰而正确地传递信息,个人方面的因素很重要。

2. 环境方面的因素

(1)噪声:在安静的环境中更容易进行有效的沟通。药师在与患者进行交流前应尽可能排除噪声,选择好谈话的环境。电视、手机、广播都会分散一定的注意力,恰当地避开这些噪声源,可以创造一个很好的交流环境,获得较为满意的交流结果。

(2)隐秘性:当涉及患者一些隐私问题时,患者不希望被其他人听见,药师应当注意周围环境的隐秘性。如果可能,在没人打扰的房间更好,或者可以请周围的人暂时回避,也可以降低说话声音,只让对方可以听到,解除患者的顾虑。

(3)距离:社会交往中,人们可能会保持一定的距离,超过该距离,人们会感觉自己的领域受到威胁,就会做出防御性的反应,这样交流不会产生预期效果。人与人的交往距离大致可以分为公众性距离、社会距离、个人距离和亲密距离,药师在与患者交流时应注意距离的适度把握,防止给患者带来困扰。

二、沟通基本技能

药师在开展药学服务过程中与患者的沟通是双向的,但患者只有在患病时才会涉及沟通问题,加之在传统医疗模式中,医务人员往往是主导的一方,所以药师要掌握一定的与患者沟通交流的技能。

(一)建立良好信任关系

药师通过药学服务,使患者接受药物治疗、恢复健康,药师与患者建立友好关系是达到这一目标的重要基础。只有在良好信任的基础上,患者才能正确认识及使用药物,防止药物滥用、减少毒副作用、提高患者依从性,达到良好的治愈效果。

(二)认真地倾听

药师通过听其言和观其行获得较全面的患者信息,药师需要使用同理心去体会患者的感受,考虑患者以及患者所说的话,也就是说,药师应设身处地地站在患者角度,换位思考,试图去理解沟通中所传递的"所有信息"。倾听时,需要集中注意力去分类整理和核实一些线索,以便更好地理解患者想要表达的真正含义。

在与患者交谈时,药师应该做到以下几点:

1. 集中注意力,耐心听患者说话。

2. 不要随意打断对方的谈话或不恰当地改变话题。

3. 不要着急做判断,应该换位思考,切忌凭主观意念判断。

4. 不要因为对方异常的语速和发音而分散注意力。

5. 采用适当的面部表情和身体姿势,如面对患者、适时的目光接触和同理心,以表示对患者十分的注意和理解。

6. 注意患者的非语言行为,仔细体会弦外之音,以了解对方的主要意思和真实内容。

(三)注意语言的表达

1. 语速　语速要适宜,不要过快,也不要过慢或者不合适地停顿。语速过快,会让患者跟不上,反应不过来,甚至不明白你在说什么;速度过慢,让人听了着急。新闻播报员的语速每分钟 60 个字左右,让人听起来比较舒服。对于药师来说,经常要有意识地锻炼合适的语速,才能准确传递信息。

2. 语调和声调　作为药师应时刻注意调整自己的情绪状态,努力克制自己,避免因自己不好的情绪状态影响说话的语调,从而传递一些非故意的信息。如果患者遭到药师莫名其妙的训斥,或感到药师语气中的漠不关心、傲慢或者其他负面情绪,即便是一点点,也会阻碍药患间的有效沟通。

3. 幽默　笑可以帮助减轻与压力有关的紧张和疼痛,可增加药师为患者提供情感支持的有效性。当患者由于悲伤而变得情绪消沉时,使用幽默的语言可帮助患者释放其情绪上的紧张感,但要注意使用场合和患者的性格,不要弄巧成拙;而且要在药患关系达到了一定层次、关系比较好、信任度比较高的时候使用。恰当地幽默,能收到意想不到的效果;反之,则可能会让患者觉得你在幸灾乐祸,在看笑话,这也是在使用时要特别注意的问题。

4. 清晰和简洁　有效的沟通应该简单、简短和重点突出。使用简明扼要的词句可以减少一些不必要的混淆,如果说得太多,又没有重点,患者可能记不下来,甚至不明白意思,导致沟通无效。此外,对一些特殊的患者还要特殊对待,比如老年人的听力不好,因此必要的时候要提高声音,凑近一些,多说两遍,以便患者能听明白。

5. 可信　药师说出去的话要有一定的可信度。当遇到不太了解的情况时,切忌胡说、乱说,尤其是医学上,对于患者的病情,如果没有十足的把握,应该承认自己的不足并告知患者:“这个我也不太明白,我可以帮您查一查。”不要信口开河,乱解释,将患者引向歧途,造成其思想负担。

（四）适当运用肢体语言

肢体语言是指人们的表情、动作、姿势等,它们随时都在向外界传递信息。药师与患者的药学服务沟通中,应注意口头语言与肢体语言的一致性。当药师以友善的笑容和握手向患者致意时,给患者的感觉将明显区别于只约略点头的药师。药师在向患者提供药学服务时,坐姿是向前还是向后,眼神是专注还是游离不定,表情是木讷还是生动,都会向患者透露出药师的同情心有多少;药师对患者的关心有多少,反之又体现出药师被患者信任的程度有多少。此外,药学服务过程中,患者的肢体语言可以揭露患者的情感,患者的表情、坐姿都可以提示患者的状况和情绪。如果患者坐立不安、东张西望,提示药师与患者再多的沟通都可能导致沟通失效,此时应该以简洁明了的方式沟通或者终止沟通。如果患者眼中流露出期盼的眼神,说明药师提供的药学服务对于患者是有效的。

（五）特殊情况下采用书面沟通

书面沟通可以防止患者因记忆差错而导致的用药问题,是语言沟通的补充方式。药师在进行药学服务沟通时,针对特殊情况,如丧失语言能力的患者、需要进行某些特殊检查的患者、需要采取特殊治疗或重大手术的患者、患者或家属不配合或不理解的医疗行为,应当采用书面形式进行沟通。此外,在以下情形下药师也常常会使用书面沟通:

1. 专业性较强的内容　尽管药品都有专业、详细的说明书,但能够认真阅读的患者不多,加之患者对疾病和药品专业知识的缺乏,因此,大部分患者对用药情况缺乏了解。药师在开展药学服务过程中,可以高度概括说明书的核心内容,形成用药指导,这对于患者的正确用药很有帮助。

2. 年龄较长的患者 一般来说,年龄较长的患者记忆力和理解力都不够好,例如老年高血压、糖尿病患者,不仅用药时间长,而且用药种类多,药师在开展药学服务时提供一份简洁明了的书面用药提示,对于提高患者的用药依从性和有效性是很有帮助的。

3. 转述 当药师没有直接面对患者,通过第三方(如患者家属)转述用药情况时,书面沟通可以避免不必要的信息丢失或是错误转达,可以提高患者用药的安全性。

书面沟通在某种程度上属于医疗文件的范畴,因此书面沟通的书写应符合基本要求:药师的书面沟通必须符合客观事实,实事求是;字迹工整、清晰;内容完整,没有信息遗漏;不随意涂改或剪贴;针对急性、危重患者的书面沟通应特别注明,并准确记录书面沟通的时间;注明日期并署名;在规定时间内完成书写,不得后延;需要上级主管签字的应及时汇报,签字确认。

三、与特殊人群的沟通与交流

药师在执业过程中,会遇到各种类型的患病群体,有的患者属于自身属性特殊(如儿童、老年人、妊娠与哺乳期妇女、听力障碍、视觉障碍、语言交流问题、情感障碍等),有的患者存在背景环境差异(如识字困难、无意沟通或过度沟通的患者等),有的患者则是病理时期不同(如终末期患者、慢性病患者等)。随着医疗服务的不断推进,药师由药品调剂转型到以"患者为中心"的服务模式,单纯的"程序化"用药服务已经无法满足各种患病群体的需求,因此学习特殊人群的沟通技能十分重要。

(一)与儿童患者的药学服务沟通

1. 要有强烈的责任感 儿科的医疗服务具有一定的复杂性,患儿身体娇嫩,又处于无知、能力低下的状态中,药师应具有强烈的责任感和保护意识,不仅要照顾患儿的患病生活,还要启发他们的思维,与他们进行有效的沟通以取得他们的信任,建立良好的药患关系。医务人员也是儿童学习的对象之一,因此必须以身作则,加强自身的修养。

2. 要有丰富的业余知识 药师需要丰富的知识储备,如掌握一些小游戏、儿歌、寓言、童话故事、卡通人物与患儿交流和沟通;熟悉儿童成长发育过程中的变化及身心需要而给予全面的用药服务;掌握各年龄组儿童对疾病的心理及情绪的不同反应,注意身心两方面客观征象及主观症状;深刻了解儿科常用药物的剂量、用法等,并熟练掌握一定的技巧从而取得最佳的沟通效果:① 谈话内容付之于感官,尽可能用话语去打动他们,引起丰富的联想,产生情感上的回应。② 尽可能与孩子谈双方都熟悉的、认同的事情,让孩子有切实的感受,产生共鸣。③ 如果遇到非批评不可的事情,也应考虑到保护孩子们的自尊心,可以先赞扬他们,把他们的情绪调整到最佳状态,然后再告诉他们"美中不足"。④ 当患儿倾诉时,不仅要耐心聆听,还要应答,让患儿确认你听懂了他的意思,用"我理解你"的态度建立亲密的同情关系。以积极的态度,向上的精神来消除患儿的消极因素,帮助他们在内心建立起同情关系;激发患儿热情,调动他们的潜能,勇敢地面对更大的挑战。

3. 要重视与家长的沟通 药师还要重视与患儿家长的交流,只有这样才能全面了解患儿的生理、心理和社会情况,争取家长主动积极的配合药学服务的开展、康复和疾病的预防。

(二)与老年患者的药学服务沟通

认识访视对象,包括基本资料、居住情况,了解老人的脾气、喜好等。必要时采取"药师到社区"的随访模式。同时了解老人的心理、生理特征等,掌握沟通、扶抱等技巧,准备沟通内容、所需资料、用具及时间分配等。

1. 态度亲切　态度应和蔼可亲,脸上常带微笑,让老人能感受到你的亲切感;使用礼貌敬语,让老人体会到受尊重、受重视的感觉。

2. 近距离沟通　所处位置不要让老人抬起头或远距离跟你说话,应该近距离弯下腰去和老人交谈。

3. 注意说话语速语调　说话的速度要相对慢些,语调要适中,有些老人听力不好,则需大声点,但还要看对方表情和反应,去判断对方的需求。

4. 要有耐心,悉心聆听　老年人一般都比较唠叨,一点点事可以说很久,不要表现出任何的不耐烦,要耐心地去倾听老人的话。

5. 选择合适的话题　要选择老人喜爱的话题,如家乡、亲人、年轻时的事、电视节目等,避免提及老人不喜欢的话题,也可以先多说一下自己,让老人信任后再展开别的话题。

6. 真诚地赞赏　人都渴望自己被肯定,老年人就像小朋友一样,喜欢被表扬、夸奖,所以,要真诚、慷慨地多赞美对方。

7. 适时应变　万一有事谈得不如意或老人情绪有变时,尽量不要劝说,先用手轻拍对方的手或肩膀做安慰,稳定情绪,然后尽快转换话题。

（三）与妊娠或哺乳期患者的药学服务沟通

1. 做好妊娠妇女的用药安抚　许多怀孕的妇女对用药知识局限,认为所有药物对胎儿都有负面影响,致使一些普通疾病失去最佳治疗时机,演变成严重疾病,导致胎儿发育畸形、流产等情况。因此,孕期主张不乱用药,需在医生、药师指导下合理用药。除此之外,药师一定要向孕妇及其家属认真分析用药事宜,使孕妇克服恐药的心理障碍。

2. 提供科学及专业信息消除顾虑　现代医药学对妊娠与哺乳期患者的用药十分关注,药师为这类患者服务时,要利用药品说明书、查询最新文献等信息为患者筛选用药方案。在与妊娠与哺乳期患者沟通时,可以向她们提供这些书面信息,并做好用药教育及宣传资料。另外,药师可以在妇产科定期为妊娠妇女开展合理用药知识讲座,普及安全用药知识,消除患者顾虑。

（四）与具有潜在药患矛盾的患者沟通

1. 重视患者　对有抵触情绪的患者,切忌激怒他们,更不能置之不理。正确的方式应该是态度平和端正、无歧视,细心聆听患者诉苦,就患者自身情况进行交流互动。

2. 认真进行用药服务　药师应该特别关注该患者的用药方案,以热诚、专业的服务打消患者的负面顾虑。在患者用药出现不良反应时,不应推诿责任,而应该亲自进行涉药调查并向患者进行解释和相应处理。

四、与医护人员的沟通交流

药师与医师、护士等医护人员的有效沟通对解决一些临床问题、保障治疗效果至关重要,在沟通中应注意以下几点:

（一）以患者为中心

确保沟通的焦点集中在解决患者的问题上,以患者为中心,让医护人员了解到药师提供的信息是为确保患者利益,而不是充当医护人员用药的监督者。如"×医师,×女士不能使用您开的这些药物,我建议……"和"×医师,×女士吞咽有困难,我建议……"。医师会更容易接受后者,因为它描述的是患者的实际情况,而不是医师做了什么。

（二）建立良好的合作关系

与医护人员建立相互信任、相互尊重的合作关系,是一个循序渐进的过程,需要通过每一次与医护人员的沟通经验的积累,通过提供出色的药学服务让患者和医护人员满意,从而使合作关系迈进一步。若遇到无法立刻解答的问题,不要不懂装懂,应诚恳表达歉意,并尽快查找答案,解决问题,从而取得医护人员信任。若药师要提出用药建议,应给出几种可选择的方案,而不是只提供一种建议,允许医师在权衡后作出决定,不要让他感到自己被强迫做决定。

（三）注意语言的表达

医护人员特别是医师与药师之间沟通的药学问题往往专业性较强,药师应采用专业的表述方式,保证沟通内容的准确性。尽可能地整理和归纳搜集、查找到的资料,并对资料进行评价,在与医生沟通时,用最简洁的语言呈现出最全面的信息,帮助临床医师了解药物全面信息的同时,节约时间,提高效率。

（四）注意时机的选择

药师在协助医护人员时,要注意沟通的时机选择,不能打断或是耽误别人的工作,还应注意说话的场合,尽量避免在患者面前与医师沟通。

（五）自信的态度

在医护人员面前保持自信,不卑不亢,药师的自信态度也有助于与医护人员发展更好的合作关系。

第三节　用药咨询

一、概述

用药咨询是药学人员利用药学专业知识和工具,向医护人员、患者及家属、公众提供与药物应用相关的药学信息服务。用药咨询服务工作方式灵活,内容广泛,对于改善患者生命质量,全面实施药学服务,改善药患关系,提高药师专业水平有积极的推动作用。

（一）提供用药咨询的方式

1. 现场咨询　门诊药房设立咨询窗口或咨询室,主要为门诊患者提供用药咨询。临床药师主动参与患者的临床治疗工作,掌握与患者临床用药相关的药物信息,为医护人员提供用药咨询服务。这类咨询服务方式优点是能和咨询对象零距离交流互动,及时准确掌握咨询要点。

2. 电话咨询　　设立咨询电话,可在门诊咨询室、医院网站、宣传栏或者药袋等位置设置明显标识,咨询电话应面向院内外,包括医务人员、患者和社会。患者离开医院后遇到用药问题,常会使用咨询电话进行咨询,医护人员也可利用咨询电话及时地获得药物信息。咨询电话不受空间限制,速度快,有利于拓展用药咨询服务的范围。

3. 其他方式　　随着计算机、智能手机及网络的发展,产生许多新的快捷的咨询方式,如E-mail、微信或微博等方式,这些新型咨询方式优势在于使用便捷,传递的信息量大,不受时间、空间限制,同时药师有足够的准备时间,可较全面地搜集资料,在查询文献资料的基础上作出详细、准确的解答,以实现对咨询对象更广泛的帮助和指导。

（二）用药咨询的对象

用药咨询的范围非常广泛,在药学服务从以"药"为中心,逐步向以"人"为中心转变的过程中,与药相关的人员都是用药咨询的对象。用药咨询的服务对象包含患者、医师、护士、社会公众。不同对象,其需要了解的药品相关知识也会有所差异。药学人员不仅要对患者的用药剂量、疗程、药物的选择、不良反应及药物相互作用等进行全面的分析,还要关心患者的心理、行为、环境、经济、生活方式、职业等影响药物治疗的各种自身或社会因素可能对康复和用药产生的影响。

（三）开展用药咨询应具备的素质

1. 扎实的专业知识 咨询药师首先必须具备丰富扎实的药学专业知识,掌握药动学、药理学、药物经济学等方面的知识,熟悉药政法规,关注药学发展的新动态。药师还必须掌握一定的临床医学、医疗文书和相关专业基础知识,结合患者的病情,以患者为中心,才能全面分析患者及医护人员的问题,给予翔实且针对性强的解答。

2. 良好的沟通技巧 建立相互融洽、理解、信任和支持的医患关系是良好药物咨询的基础,而患者和药师等多方面因素都会影响关系的建立。养成良好的咨询习惯是顺利开展药学咨询服务的关键。

3. 文献查阅、整理、评价的能力 药物咨询经常会遇到一些一时解决不了的问题,需要检索文献。通过文献的查阅可以了解国内外对于某一领域的最新进展。除了具备文献检索的能力以外,对文献的分析、整理、评价能力也是应该具备的。

4. 投诉的应对能力 药师作为医生和患者之间的桥梁,可以在调节医患关系方面起到关键作用。如何化解患者对医疗工作的不满情绪,通过沟通帮助患者了解药品及其应用,了解医疗工作,建立更好的信任关系,是药师在药物咨询的过程中应该掌握的基本技能。

二、患者的用药咨询

大多数患者缺乏药品知识,药品生产厂家的说明书内容专业性较强,患者不易理解。医院面对大量的门（急）诊患者,仅靠在发药窗口短暂的时间很难做到将各类药品的使用、相互作用、注意事项等问题向患者逐一解释清楚。因此,针对患者开展药学咨询服务,可以向患者详细交代治疗的适当性及药物的用药时间、方法、注意事项等,纠正患者用药的随意性、盲目性,降低药品不良反应的发生,提高疗效及用药依从性,保证患者能够合理使用药物。药物咨询工作还有助于完善患者就医诊疗环节,提高患者就诊满意度。

（一）常见的咨询内容

1. 药品的一般知识

（1）药品名称:药品有通用名、商品名、别名等多种称呼,患者常混淆不清。如患者常询问拜阿司匹林和阿司匹林是否是同一种药品。

（2）药品成分、规格:复方制剂和中成药含有多种药物成分,一些过敏体质患者会来咨询药物中是否含有自己过敏的成分。同一种药品可能有多种规格,如盐酸羟考酮缓释片有5 mg、10 mg、20 mg、40 mg 等规格,患者会询问是否有适合自己应用的某种规格盐酸羟考酮缓释片。

（3）药品有效期:药品的有效期有多种表达方式,如有效期至 2017 年 6 月、2017 年 6 月失效等,药师应指导患者识别药品的有效期,同时还应教育患者不可服用过期药品。

（4）药品的价格、是否进入社会医疗保险报销目录等信息。

2. **药物的用法用量**

（1）每次剂量、每日用药次数、间隔及疗程:对患者而言,拿到药品后,最关心的是怎么吃,吃多少,吃多久。部分患者记忆力差,记不清医师或药师的口头交代;或者药师发药时未交代或交代不清,所以咨询药师要结合患者病情、药品说明书及处方,详细回答患者咨询,必要时给予书面指导。

（2）用药的方法:如何正确使用气雾剂、滴眼液、喷鼻剂及栓剂等特殊剂型,多数患者并不了解,如滴眼液虽为常用药品,但患者若使用不当可导致药液通过鼻窦进入口腔而产生不良反应。胰岛素笔、鼻喷剂、吸入剂等一些特殊装置的正确使用也是患者经常咨询的问题,药师可结合图片、文字并进行现场演示,帮助患者理解并记忆正确的使用方法,以免因使用不当而造成疗效减弱或产生不良反应。

（3）服药时间:有些患者不满足于"每日几次,每次几片"的简单交代,希望了解自己服用药物的具体时间;有些患者拿到多种药品后会向药师咨询服药的先后顺序。咨询药师要根据药物性质、疾病情况,结合时间药理学为患者选择最佳服药时间。

3. **服药注意事项** 随着人们医疗保健意识的增强,患者趋于以更加谨慎和科学的态度求医问药,希望了解所用药物的注意事项,如药物饭前还是饭后服用,药物是否影响驾车及高空作业,缓控释制剂应整片吞服或沿刻痕掰开,或是否可增服等,药师应详细告知患者,让其清楚地知道应该怎样做,主动配合治疗,提高用药依从性。

4. **药品不良反应** 说明书往往都会详细列举药品不良反应,有些患者对药品说明书中所列举的不良反应存在片面理解甚至恐慌,以至于不敢用药,导致治疗依从性差。此时要求咨询药师耐心讲解,告知患者药物具有治疗作用与不良反应的两面性,从而提高患者用药的依从性。如华法林易发生出血,使用时要定期检测 INR 值;异烟肼等抗结核药易出现肝损伤,需定期监测肝功能,一旦发现异常应及时告知药师或医师。对已经发生的不良反应,药师要先安抚患者情绪,然后根据不良反应严重程度,给予患者恰当的建议。

5. **药物贮存方法** 大多数药品需要放置于阴凉、干燥、儿童不易触碰的地方贮存,有些患者对药物的贮存缺乏了解,将药品放在阳光直射下或冷冻保存,药物易发生变质、失效,从而导致治疗失败或发生不良反应。因此,要求药师利用所掌握的药学知识,指导患者正确贮存和保管药品,如未开封的胰岛素笔芯需要放入冰箱 2～8℃冷藏保存。一旦将笔芯装入胰岛素笔中使用就不需要再放入冰箱中,常温保存即可,并在一个月内用完。

6. **特殊人群的用药** 老年人、儿童、孕妇和哺乳期妇女及肝肾功能不全等特殊人群,因其病理生理差异,往往会影响药动学、药效学并产生不良反应。孕妇主要咨询用药对胎儿有没有影响,药师可根据美国食品药品管理局（FDA）对妊娠期妇女用药的分级（A、B、C、D、X）、药品说明书、中国处方集等对患者进行用药指导。儿童用药咨询集中在用法用量,咨询药师可帮助家长按照儿童体重换算成具体的剂量,或者参考工具书给出指导剂量。

7. **药物的相互作用与配伍** 咨询内容集中在中、西药之间的相互配伍,多种西药之间的配伍,尤其是对于患有多种疾病的老年患者,这就要求药师掌握药物的理化性质、作用机制等多方面的知识,对不合理的配伍进行干预,保证患者用药安全。如患者经常咨询中西药能否一起服用,由于中药组成成分复杂,加之人们对中药活性成分认识的局限性,多数中药药动学参数、代谢机制、作用机制均不清楚,为了避免药物之间的相互作用,应嘱患者对于中药、西药需分开服用。

(二)用药咨询流程

药师在咨询过程中应做到及时准确,应答时主要包括以下几个步骤:

第一步:接受信息。

首先药师必须详细、全面了解患者的基本信息,问明患者希望咨询的问题,还可通过开放式提问了解更多患者的背景资料,以便从中判断患者既往用药是否正确,存在哪些问题。若为门诊咨询患者,则需在较短时间内提供全面准确的信息;对有基础疾病服用多种药物的患者,应在短时间内了解到患者全部的用药相关信息,并通过简洁的语句描述,帮助患者合理用药。

第二步:核实分析信息。

核对患者信息后,应对患者状况进行简单分析,对不确认的信息药师应留下患者联系方式,随后通过相关资料的查找与核实,告知患者相关内容。

第三步:反馈应答。

对患者咨询以其容易理解的医学术语进行解答,还可以采取语言与书面方式同时并用,并注意收集患者意见和药物相关安全信息,做好记录和存档。

三、医师用药咨询

药物是临床医师治疗疾病的重要"武器"之一,随着生物及医学技术的快速发展,新药、新制剂的不断涌现及药品信息的不断丰富及更新,医生不可能掌握所有药物的药动学、相互作用、不良反应等纷繁复杂的信息,且随着临床分科日趋专业和细化,医生对其他专科用药并不熟悉,因此医学和药学专业人员的相互配合成为发展的必然趋势。药师为医师提供用药咨询服务,为医师做药物知识的顾问和参谋,凭借自身的专业特长,弥补医师对药物知识和信息的不足,增进医师对药师工作的理解和认可,共同促进患者合理用药。

(一)常见的咨询内容

1. 新药信息 随着制药工业的迅猛发展,新药层出不穷,在带来更多的治疗方案和方法的同时,也给临床医生在药物选择方面带来了更多的困惑。大量的仿制药品和一药多名、一品多规现象也导致临床医生在患者用药选择方面无所适从。药品生产企业和传播媒介对药品的误导宣传也干扰了医师选药。为此,药师应查阅、分析、评价、整理最新的文献信息,统计循证医学的证据,第一时间为临床医生提供准确的信息,包括药品的安全信息、疗效等。

2. 治疗药物监测(TDM) 是药学服务的一项重要工作。目前治疗药物监测工作已从最初的对地高辛、氨基糖苷类抗生素、抗癫痫药的血药浓度监测扩展到对器官移植者的免疫抑制剂(环孢素、吗替麦考酚酯)的监测等。通过 TDM,为医师制定合理的治疗方案提供了有力的保障,真正实现用药的个体化,以保证用药的科学合理、安全有效。

3. 药品不良反应和禁忌证 药师在做好药品不良反应的发现、整理和上报工作的同时,及时搜寻国内外有关药品不良反应的最新进展和报道,并提供给医师,开展药品不良反应的咨询服务,有益于提高医师合理用药的意识和能力,防范和规避发生药品不良反应的风险。药师要熟悉各种药物常见及严重的不良反应。当患者出现用药后不适,药师要及时鉴别是否为药品不良反应。加强对药品不良反应发生后治疗方案调整的指导,包括停药、减少剂量、换用其他药物或给予对症处理。同时,药师也有责任提醒处方医师随时防范禁忌证,尤其是医师在使用本专业、学科以外的药物时。

4. 药源性疾病　目前,预防、发现、处理药源性疾病也是医师较棘手的问题,常见的药源性疾病包括由药物引起的心律失常、肺纤维化,肝炎或肝衰竭,肾病综合征或肾衰竭、精神错乱、消化道出血等。药师应定期提供药物信息情报,进行药学监护和不良反应监测,增强医师合理用药意识,预防药源性疾病的发生。当出现可疑的药源性疾病时,药师应重视患者的用药史,利用自己的药学专业知识,第一时间协助医生对药源性疾病的诊断,停用可疑药物,对改善患者预后、减少药患矛盾具有极为重要的意义。

5. 药物相互作用　药品种类和数量日益增加,患者多种基础疾病共存,导致临床联合用药普遍化和常规化,药物相互作用问题成为临床日益关注的突出问题。医师对药物的药理作用、药动学和药效学等知识疏于了解,容易忽略临床潜在的药物相互作用。药师应注意易发生药物相互作用的高风险药物,如 CYP 代谢酶抑制剂、诱导剂及其底物(氟康唑、利福平、奥美拉唑、辛伐他汀、华法林等),当这类药物和其他药物联合应用时,药师应做到心中有数,避免可能出现的不良相互作用。

随着中西医结合的深入发展,中西医联合已成为疾病的重要治疗手段,但中西药合用同样面临药物相互作用的问题,需引起重视。中西药联合应用不当会导致病情加重,损害健康,如银杏与非甾体抗炎药或华法林联合应用会增加出血的风险。

(二)向医师提供用药咨询的注意事项

1. 专业性　面对医师的咨询时,回答所涉及的信息一定要做到专业,其中包括知识点专业准确、用词专业准确等。同时,医疗是一门实践学科,信息化社会使得医疗技术的更新十分迅速,医生对于最新的药品信息需求十分迫切。因此,药师在回答医生咨询的过程时,提供具有时效性的信息也十分必要。药师在每次回答医生咨询时,应对国内外相关药物最新研究进展、最新病例报道进行搜集整理,以满足医生需求。

2. 条理性　目前我国患者数量巨大,特殊情况层出不穷,这就需要药师在回答医生咨询问题的同时,尽可能地整理和归纳搜集、查找最新资料,并对资料进行评价,用最简洁的语言呈现出最全面的信息,帮助临床医生了解药品信息的同时,节约时间,提高效率。

四、护士用药咨询

护理工作是整个医疗卫生工作的重要组成部分,护士在临床第一线,是各种药物治疗的具体实施者,也是用药前后的监护者。护理的工作特点决定了护士是患者安全使用药物的最后关卡的"守关人",也是最可能及时发现药物疗效、药品不良反应以及患者病情变化的医务工作者。因此,护士在临床合理用药中居重要地位,是药师在药疗工作上的重要伙伴,药师与护士交流自然也是经常的、重要的、不可缺少的,护士用药咨询的常见内容如下:

(一)药品的使用

1. 注射剂配制溶媒和浓度　注射剂配制的溶媒影响药物稳定性,如多烯磷脂酰胆碱只能用葡萄糖配制,不能用含电解质的溶媒,万古霉素 0.5 g 至少需要 100 ml 溶媒稀释。

2. 输液滴注速度　滴注速度不仅影响患者心脏负荷,而且关系到药物的疗效及药物的稳定性,部分药物滴注速度过快可致过敏反应和毒性,甚至引起死亡。如门冬氨酸鸟氨酸滴注速度不可过快,否则会出现恶心、呕吐等消化道症状;甘露醇则需要快速滴注。

3. **输液药物的稳定性** 一般注射剂是现配现用,应注意配制后输液的稳定性如何,是否需要避光输注等问题。如两性霉素 B 输液配制后稳定性差,必须避光输注。

4. **配伍禁忌** 是否存在配伍禁忌,药师可利用"常用药物配伍禁忌表"、药品说明书等资料对护士进行用药指导,同时药师还应及时总结药物间的配伍禁忌。

5. **需要皮试的药物及皮试液配制方法等信息** 药师要应用专业的药学知识给予回答,以保证用药安全,避免给患者造成不必要的伤害。

（二）药品管理

帮助护士树立药品质量观念,建立药品效期的管理。根据药品剂型和性质要将药品分类放置,注意光线、温度、湿度、空气等对药品质量的影响,建立环境温度、湿度登记制度。对性质不稳定的(如生物制剂)需要避光冷藏,定期检查药品质量,查看药品外观,如针剂破损、异物、氧化变色、片剂潮解、水剂有霉变等均不得使用。注意药品批准文号、生产批号和有效期的识别,以防假(劣)药和过期失效药物的使用。麻醉科等部分病区可能存放麻醉药品和精神药品,指导护士进行"五专管理"。

（三）药品不良反应

患者在用药过程中,出现任何与治疗作用无关的不适症状,护士通常会第一时间发现,发挥护士在不良反应监测中的重要作用,药师要协助护士处理、上报药品不良反应报告,如协助处理化疗药物外渗、静脉炎等。

五、社会公众用药咨询

面对公众医药咨询,需要针对不同的人群给予最需要的药物咨询,帮助提高社会公众的健康水平,其中主要包括药物的保存和食品与药品的相互作用。

（一）药物的保存

要注意几个方面:首先是密闭,空气中的氧气能使药物变性,因此,拧紧瓶盖是有效防止药物变性的有效手段;第二是密封,有些药品极易吸收空气中的水分而失效;三是避光,阳光能加速药物变性的速度,特别是维生素、抗生素类药物,遇光后会使颜色加深,药效降低,甚至变成有害物质;最后,药品是否需要冷藏是公众比较关心的,有些药物如胃蛋白酶、胰岛素以及肠道菌群等活菌制剂,按要求应放在 $2\sim8℃$ 的低温保存。

（二）食品与药品的相互作用

食品和药品的相互作用分为两大类:一是两者的相互作用对机体产生不利的影响,如使药物的疗效降低、毒性或不良反应增加,抑制了食物的摄入、食物或营养物的消化、吸收、合成利用、代谢、排泄等,例如酪胺反应、脸红反应、双硫仑样反应和低血糖反应等。另一类是对机体产生有利的作用,使药效增加,毒性和不良反应减少;或者使食欲增加,食物营养素吸收增加。

日常生活中不乏食物与药物相互作用的例子,应在公众中进行讲解和宣传。豆制品是我国老百姓日常食用的食品,其中含有植物的雌性激素成分,与雌性激素成分药物同时服用可导致药效的协同作用,使疗效增强。如水杨酸类药物与食物中的维生素结合,在凝血过程中产生拮抗作用,而食物中的维生素 D 与治疗高血压、心绞痛的维拉帕米、硝苯地平等药物产生不可忽视的拮抗作用。茶叶中的鞣酸、茶碱与生物碱类药物和铁剂、制酸剂可发生作用,影响药物的代谢和功效。

第四节　药学服务道德与礼仪

一、药学服务道德

（一）职业道德与药学服务道德

1. 职业道德　是人们在从事职业过程中应遵循的行为规范和准则的总和。职业道德由职业理想、职业态度、职业技能、职业纪律、职业责任、职业良心、职业荣誉、职业作风八个要素构成。职业道德作为从业人员道德生活的特定领域，具有如下特征：① 职业性：作为协调职业活动中各关系的行为规范，和人们的职业活动密不可分；② 连续性：在长期的职业活动中形成了较稳定的职业心理和职业习惯，具有明显的连续性；③ 实践性：职业行为过程就是职业实践过程，在实践过程中，职业道德的作用是调整职业关系，对具体行为进行规范，解决具体冲突；④ 多样性：不同的职业，有不同的职业道德标准。

2. 药学服务道德　是指药学人员在依法开展药学服务活动时必须遵守的道德标准，它是一般社会道德在药学服务领域中的表现。高尚的药学服务道德要求药学人员既要掌握扎实的药学知识与技能，又要有良好的人文精神，以适应新形势下对药学服务的要求。药学人员应当具有对社会公众健康高度的责任感和献身精神。在药学服务工作中要认真、仔细；关心患者，热忱服务，一视同仁，平等对待；语言亲切，态度和蔼；尊重人格，保护隐私。

药学服务道德包括对药学职业认识的提高、职业情感的养成、职业意志的锻炼、职业理想的树立以及良好的执业行为和习惯的形成等多方面的丰富内容。它可以在思想上、情感上、作风上和行为上促进协调医药行业内外各种关系，避免利害冲突和意见分歧，完成和树立医药行业新风貌。药学服务道德可以帮助药学人员完善自我教育，总结医药行业的优良传统，不断纠正本行业的特点；要求药学人员在履行自己的职业任务时，应当顾大局、讲原则、守信用、公共竞争、诚实待人、廉洁奉公，做到道德觉悟和专业才能的辩证统一。

（二）药学服务道德的基本原则和准则

1. 药学服务道德的基本原则　是药学人员在药学服务领域活动实践中应遵循的根本指导原则，它调整着药学服务领域各种人际关系，统帅药学服务道德的一切规范和范畴，贯穿于药学服务道德发展过程的始终，是评价与衡量药学服务领域内所有人员的个人行为和思想品质的最高道德标准。

（1）保证药品的安全、有效、质量、经济：药品质量的优劣、真假，直接关系到社会公众的健康，甚至影响整个社会的稳定和经济的繁荣。药学服务道德要求药学人员坚持以人为本，从治愈疾病和提高患者生活质量出发，在保证药品安全、有效的前提下，也应尽可能提供经济、合理的药品，真心实意地为患者提供药学服务，以满足社会公众防病治病的需求。

（2）实行人道主义：人道主义的核心是尊重人的生命，一视同仁地维护健康，相应的关心患者是传统医药学道德的精华所在。在我国提倡人道主义，不仅是主张对个人的尊重，肯定人的价值，关心人的幸福，而且扩展到对社会群体健康的关怀，贯穿整个医药卫生事业之中，从各方面提供和保证优质的药学服务。

（3）全心全意为人民健康服务：药学服务道德原则要求药学人员应当站在国家和社会

发展的历史高度,全心全意为人民健康服务。要求药师在药学服务过程中正确处理医药人员自身与服务对象的关系、正确处理个人利益与集体利益的关系,正确处理德与术的关系。

2. **药学服务道德的准则** 2006年10月18日,原中国执业药师协会(现中国药师协会)发布了《中国执业药师道德准则》,于2009年又进行了修订,其中包含五条职业道德准则,适用于依法履行执业药师职责的所有药学技术人员。具体内容包括:

(1)救死扶伤,不辱使命:执业药师应当将患者及公众的身体健康和生命安全放在首位,以我们的专业知识、技能和良知,尽心尽责为患者及公众提供药品和药学服务。

(2)尊重患者,一视同仁:执业药师应当尊重患者或者消费者的价值观、知情权、自主权、隐私权。对待患者或者消费者应不分年龄、性别、民族、信仰、职业、地位、贫富,一律平等相待。

(3)依法执业,质量第一:执业药师应当遵守药品管理法律、法规,恪守职业道德,依法独立执业,确保药品质量和药学服务质量,科学指导用药,保证公众用药安全、有效、经济、合理。

(4)进德修业,珍视声誉:执业药师应当不断学习新知识、新技术,加强道德修养,提高专业水平和执业能力;知荣明耻,正直清廉,自觉抵制不道德行为和违法行为,努力维护职业声誉。

(5)尊重同仁,密切协作:执业药师应当与同仁和医护人员相互理解,相互信任,以诚相待,密切配合,建立和谐的工作关系,共同为药学事业的发展和人类的健康奉献力量。

(三)药学服务道德规范

药学服务道德规范是指药学人员在依法开展药学服务活动时,必须遵守的道德规则和道德标准,用以指导人们的言行,协调药学服务领域中的各种人际关系,是社会对药学人员行为基本要求的概括,是药学服务道德基本原则的具体表现、展开和补充。药学服务道德规范也是道德行为和道德关系普遍规律的反映,是衡量和评价药学人员道德水平与行为的具体道德标准,它体现了社会对药学人员道德行为的基本要求。主要包括以下基本内容:

1. **药学人员对服务对象的道德规范**

(1)仁爱救人,文明服务:药学人员对待服务对象一定要有仁爱之心,同情、体贴患者疾苦,对患者、服务对象负责。在药学服务工作过程中,始终把人民的利益放在至高无上的地位,尊重患者、服务对象的人格,一视同仁,热忱地为服务对象服务。

(2)严谨治学,理明术精:药学服务工作具有很强的技术性,药学人员要以科学求真的态度对待药学服务实践活动。任何马虎或弄虚作假的行为不仅会有损科学的尊严,还可能危害人们的生命健康,造成极为严重的后果。

(3)济世为怀,清廉正派:药学服务工作是一项解除患者疾苦,促进人体健康的高尚职业。药学服务工作者在工作中,必须一心一意为患者的健康服务,抵制各种诱惑;不利用自身在专业上的优势欺诈患者,谋取私利。

2. **药学人员对社会的道德规范**

(1)坚持公益原则,维护人类健康:药学人员在实践中运用自己掌握的知识和技能为患者、服务对象工作的同时,还肩负着对社会公共利益的维护责任。药学人员应坚持做到对服务对象负责与对社会负责的高度统一。

(2)宣传医药知识,承担保健职责:提高人口质量和生命质量已成为医药人员的社会职责。为确保药品对人的健康既不构成威胁又能起到治疗、保健的作用,这就要求药学人员要积极开展健康教育,向社会宣传医药卫生知识,实现社会公众的安全、合理用药。

3.药学人员对同行的道德规范

(1)谦虚谨慎,团结合作:谦虚的态度是一切求知行为的保障。药学人员要孜孜不倦地钻研业务知识,以谦虚谨慎的态度向他人学习。尊重他人价值和能力,对同事应主动热情地给予帮助,与有关人员和机构通力合作,共同促进药学服务质量的提高。

(2)勇于探索创新,献身医药事业:致力于解除人类疾病痛苦,不断满足社会公众日益增长的健康需求,不断在科学发展的道路上探索新理论、新技术、新产品这些都是药学人员的神圣使命和职责。药学人员应献身于药学事业的精神,追求至善至美的境界。

(四)药学服务道德范畴

药学服务道德范畴既是对药学服务道德实践普遍本质的概括和反映,又是一般道德范畴和药学服务实践相结合的产物,反映了一般道德范畴在药学服务实践中的应用。

(1)良心:它是一定的道德观念、道德情感、道德意志和道德信念在个人意识中的统一,是人们在履行对他人、对社会的义务的过程中形成的道德责任感和自我评价能力。药学服务道德良心是指药学人员在处理与患者等服务对象及社会的关系时,对自己的职业行为具有的道德责任感和自我评价能力。药学人员凭借这种药学道德良心在没有任何外来压力、监督和社会舆论的情况下,自觉地履行自己的义务,并对自己的道德行为作出自我道德评价。因此要求药学人员在从业过程中具有强烈的道德责任和义务感,时刻以职业良心来约束自己,真正把患者的利益放在首位,对患者充满同情、爱护,以积极的态度为患者和社会公众服务。

(2)责任:它是一定的社会或阶级在一定的社会条件下,对个人确定的任务及活动方式的有意识的表达或规定个人应尽的义务。药学服务道德基本范畴的责任是人们自觉履行、不求回报的特殊责任,它不以享受某种权利和报偿为前提。药学人员的责任关系着患者的生命安全,因此要以认真负责的态度对待工作,认真调配每张处方、解答患者的每个问题,保证药品的质量不出任何差错,确保社会公众的用药安全。

(3)信誉:它是人们通过一个个具体的行为所赢得的社会信任和赞誉,是一种行为人或团体高尚的道德追求,反映了行为人的意志品质和心理特征。信誉的获得主要通过多种形式的舆论表达,尤其是群众舆论,它表现为一种广泛性和深刻性的评价能力。信誉一经获得,会对行为人的全部其他行为产生深远的影响。所以,药学人员应以荣誉为动力,踏实工作,全心全意地为社会公众的健康服务。

(4)职业理想:它是人们在职业上依据社会要求和个人条件,借想象而确立的奋斗目标,即个人渴望达到的职业境界。职业理想是人类特有的一种精神现象,是与人生奋斗目标相联系的、有实现可能性的想象,是鼓舞人奋斗前进的巨大精神力量。药学人员应树立崇高的职业理想,立志为药学服务事业的健康发展贡献力量。

二、药学服务礼仪

(一)服务礼仪

1.服务礼仪与药学服务礼仪　礼仪是在人际交往中,以一定的约定俗成方式来表现的律己敬人的过程,是生活中不可缺少的一种能力。而服务礼仪是指服务人员在工作中,通过言谈、举止、行为等对客户表示尊重和友好的行为规范。良好的服务礼仪能让服务人员在与服务对象的交往中赢得理解、好感和信任。

药学服务是自然科学和人文科学的结合，"以患者为中心"的服务模式要求药学服务具备人文精神。作为一名新时期的药师，不仅需要接受常规的药学专业知识教育，同时也应接受必要的专业礼仪训练及督导，使药师在服务中塑造良好的职业形象，更加主动、自觉地提供优质高效的药学服务。药学服务礼仪是一种建立在公共礼仪基础上的特殊礼仪，是药师工作中交往艺术的学问，是药师的行为规范，用以指导和协调药学工作的行为过程。加强药师的礼仪教育有助于宣传药师职业形象，提高其职业美誉度；营造和谐的药患关系，提高患者满意度；同时促进同事和谐，提高医务团队的协助能力。

2. 服务礼仪的基本原则

（1）尊重原则：所谓尊重的原则，就是要求在服务过程中，要将重视、恭敬、友好放在第一位，这是礼仪的重点与核心。

（2）真诚原则：真诚就是表达对服务对象的尊敬和友好，真诚待人，童叟无欺。言行一致，表里如一。

（3）宽容原则：宽容原则的基本含义，是要求在服务过程中，既要严于律己，更要宽以待人。要多体谅他人，多理解他人，具有同情心，学会与服务对象进行心理换位。

（4）律己原则：这是礼仪的基础和出发点，自律就是自我约束，按照礼仪规范严格要求自己。

（5）平等原则：是礼仪的核心，即尊重交往对象，以礼相待，对服务对象不论贵贱贫富、老弱病残均应一视同仁，给予同等程度的礼遇。

（6）适度原则：交往中把握分寸，既要彬彬有礼，又不能低三下四；既要热情大方，又不能轻浮献媚；做到自尊不自负，坦诚不粗鲁，信人不轻信，活泼不放纵。

（7）守信原则：自觉、自愿地遵守礼仪，用礼仪去规范自己在交往过程中的言行举止。信守诺言，讲信誉，重信用，言必行，行必果。

（二）药学服务的礼仪规范

药学服务礼仪是一种职业礼仪，是药师的职业形象，是素质、修养、行为、气质的综合反映，它包括仪容礼仪、表情礼仪、举止礼仪、服饰礼仪、语言礼仪等基本内容。

1. 仪容礼仪

（1）头发：头发要经常清洗和梳理。男性头发不宜太长，发型应适合工作和社交场所的要求。

（2）手部：指甲不能太长，不得涂指甲油；制剂室、静脉用药调配中心人员应按规定剪指甲并不得佩戴戒指。

（3）胡子：男性不宜留胡须，应养成每日剃须的习惯。

（4）口腔：应保持清洁，工作时间不能咀嚼口香糖；上班前不能喝酒或吃有异味的食品。

（5）化妆：工作场合不宜浓妆，不宜佩戴耳环和使用香味浓烈的香水。

2. 表情礼仪

（1）眼神：在注视对方面部时，一般以注视对方的眼睛到下巴之间三角区域为宜，表示全神贯注和洗耳恭听。但是时间上不宜过久，否则双方都会比较难堪。当与服务对象相距较远时，一般应以对方的全身为注视点，尤其在站立服务时，往往有此必要。

（2）笑容：微笑是一种令人感觉愉悦的面部表情，表现出温馨、亲切的表情，会给对方留下轻松舒适的感觉。药师应该调整自己的情绪,保持微笑、精神饱满地投入工作。

3.举止礼仪

(1)站姿:两脚跟着地,脚尖微向外,腰背胸腔自然挺直,头微向下,两臂自然下垂,不耸肩,身体重心在两脚中间。不得把手交叉抱在胸前。

(2)坐姿:姿势应端正,双脚平行放好,要移动椅子时,应先把椅子放好位置,然后再坐。

4.服饰礼仪

(1)着装:工作服应定期换洗、更换。每年更换长、短袖工作服时间由单位根据季节变化统一规定;男士短袖工作服内须着背心或短袖衫。

(2)胸卡:应按规定佩牌,胸卡表面应保持清洁,不得背面向外。

(3)衬衫:衬衫领口与袖口不得污秽,最好熨烫平整。

(4)领带:若佩戴领带,以素色较为适宜,不得有污损或歪斜松弛。

(5)鞋袜:保持清洁,工作时间不得穿拖鞋。

5.语言礼仪　语言往往能反映人的文化素养、知识水平和精神风貌。俗话说"言为心声",语言是交流思想感情的工具。药师在与人交流时,应该注意加强语言的修养,讲普通话,讲究语言艺术。做到言谈清晰文雅,礼貌用语。常用的语言礼仪如下。

(1)问候用语:"您好!请问有什么可以帮助您的?"

(2)送别用语:"请慢走,祝您早日康复。"

(3)请托用语:在向其他医务工作人员请求帮忙或是托付代劳时都要加上一个"请"字。

(4)致谢用语:在得到他人帮助时、赢得他人理解、感到他人善意、婉言谢绝他人、受到他人赞美时,应及时使用致谢用语。

(5)应答用语:在与患者进行交流的过程中,用的应答用语主要有"是的"、"好"、"好的,我明白您的意思"等,可以让患者感受到你在倾听。

(6)道歉用语:常用的道歉用语主要有"抱歉"、"对不起"、"请原谅"等。

第五节　药历书写

记录是药师工作的一部分,真实的记录能完整呈现工作的内容与深度,并可提供后续统计分析。药历(medication history)是药师为参与药物治疗和实施药学服务而为患者建立的用药档案。它源于病历,但又有别于病历,是由药师填写,客观记录患者的用药方案、用药经过、药效表现、不良反应、治疗药物监测、各种医学实验室数据、药师对药物治疗的建设性意见、用药指导和对患者的健康教育忠告等内容,可以作为药师掌握用药情况的资料。

一、药历的作用和书写要求

药历是药师进行规范化药学服务的具体体现,是药师客观记录患者用药史和以患者为中心,发现、分析、解决药物相关问题的技术档案,也是开展个体化药物治疗的重要依据。

书写药历的基本要求包括:

1.客观、真实、准确、及时、完整及规范。

2.使用规范的中文和医药学术语。对于通用的外文缩写和无正式中文译名的症状、体征、疾病名称等可以使用外文。药品名称应当使用中文或英文通用名称。

3. 文字工整、字迹清晰、表述准确、语句通顺、标点正确,保证语句完整。

4. 书写过程中出现错别字时,应当用双线划在错字上,不应采用刮、粘、涂等方式掩盖或去除原来的字迹。

5. 按照规定的内容书写,并由临床药师签名。培训学员书写的药历,应当经过临床药师带教老师审阅、修改并签名。

6. 上级临床药师有审查修改下级临床药师书写药历的责任。临床药师带教老师和临床带教老师有定期点评、修改带教学员书写药历的责任,修改时应当注明修改日期,修改人员签名,并保持原记录清楚、可辨。

7. 一律采用阿拉伯数字书写日期和时间,采用 24 小时制记录。

二、主要的药历模式

药师在实际工作中对药历记录的内容和详略程度,因建立药历的目的和用途不同会有差异。目前主要有以下三种模式:

1. 中国药学会医院药学专业委员会推荐模式 2012 年 10 月,中国药学会医院药学专业委员会,结合国外模式出版了《中国药历书写原则与推荐格式(2012 版)》,共分三部分:门诊药历、住院药历和交给患者使用的药历。其中,门诊药历包括:门诊患者的服药指导记录、门诊使用华法林患者培训与测评记录、门诊咨询记录以及医院药师咨询单。住院药历根据药师不同需求进行了分类,其中"推荐格式(1)"适合初学者或刚开展临床药学工作的药师,突出教学药历的作用;"推荐格式(2)~(4)"适合有一定经验的临床药师,突出工作药历的作用;"推荐格式(5)"适合资深临床药师,主要用于考核工作量;"推荐格式(6)"即全程化药学服务模式对各类药师均适用,但更适合临床科研方向临床药师。推荐格式的内容主要包括:① 基本情况:患者姓名、性别、年龄、体重或体重指数、出生年月、病案号或病区病床号、医保和费用支付情况、生活习惯和联系方式;② 病历摘要:既往病史、体格检查、临床诊断、非药物治疗情况、既往用药史、药物过敏史、主要实验室检查数据、出院或转归;③ 用药记录:药品名称、规格、剂量、给药途径、起始时间、停药时间、联合用药、进食与嗜好、药品不良反应与解救措施;④ 用药评价:用药问题与指导、药学干预内容、药物监测数据、药物治疗建设性意见、结果评价等。此外,交给患者使用的药历则包括药师对患者用药教育原则及交给患者携带的用药手册。

2. 中国医院协会药事管理专业委员会临床药师培训工作教学药历模式 中国医院协会药事管理专业委员会制定的教学药历格式,包括:① 患者基本信息;② 主诉和现病史,一般情况、常规检查、特殊检查;③ 既往病史、既往用药史、家族史、伴发疾病与用药情况;④ 临床诊断要点;⑤ 药物治疗日志(包括首次病程记录、患者病情变化与用药变更的情况记录、对变更后的药物治疗方案的评价分析意见与药物治疗监护计划、用药监护计划执行情况与结果、会诊记录、药师介入情况与效果等);⑥ 药学带教老师和临床带教老师对日志的批改、点评意见,学员做的药物治疗总结。

3. 国外 SOAP、TITRS 模式 SOAP 药历是美国卫生系统药师协会推荐的药历书写格式,事实上也是美国绝大多数药师采用的一种格式。S(subjective)即主观性资料:病人的主诉、病史、不良反应、药物过敏史、既往用药史;O(objective)即客观性资料:病人的生命体征、临床各种生化检验指征、影像学检查、血/尿/痰/粪培养结果、血液浓度监测值等；A(assessment)即临床诊断,药物治疗过程中的分析评价；P(plan)即治疗方案:选择具体的药物名称、给药途径、剂量、间隔时间、疗程以及用药指导相关建议。TITRS药历模式指主题(title),诊疗的介绍(introduction),正文部分(text),提出建议(recommendation)和签字(signature)模式。

　　药历作为药物治疗学发展的产物,与病历一样是患者重要的个人资料,也是目前我国医院药学工作中提倡应用的有效形式。国外目前已有了一些药历书写的标准模式,但国内目前的药历并不具有法律效力,也没有统一的格式,所以将药历纳入正式医疗文书体系进行管理已经成为众多药师的普遍愿望。

<h2 style="text-align:center">参考文献</h2>

[1] 国家食品药品监督管理局执业药师资格考试认证中心. 药学综合知识与技能[M]. 北京:中国医药科技出版社,2016.

[2] 秦红兵. 药学服务[M]. 北京:人民卫生出版社,2011.

[3] 许杜鹃. 药学服务实务[M]. 北京:中国医药科技出版社,2016.

[4] 丁选胜,张伶俐,许杜鹃,等. 药学服务概论[M]. 北京:人民卫生出版社,2016.

[5] 吴若琪. 《中国药历书写原则与推荐格式(第二版)》编写完成[N]. 中国医药报,2011-11-17(008).

[6] 冯端浩. 药学服务沟通与实践[M]. 北京:人民军医出版社,2011.

（撰稿人:向星萍）

第二章　处方调剂

处方调剂（prescription dispensing）是指医院药剂科或社会药房取得药学专业技术资格的调剂工作人员，按医师处方进行正确调配和发药的过程。处方调剂工作是药学服务的重要内容之一，也是医院或社会药房直接面对患者的重要工作之一。其服务水平及质量直接关系到患者的用药安全，同时也影响患者对医院或药房的信任度。因此药师应根据医师处方，及时、准确地调配和分发药品，严格按照处方调配操作流程，尽可能避免处方差错，进而保障患者的权益与用药安全，同时也为患者与医护人员之间搭起沟通的桥梁。

第一节　处方管理

一、处方的定义

处方（prescription）是医疗活动中关于药品调剂的重要书面文件。原卫生部颁布的《处方管理办法》（2007 版）中定义处方是指由注册的执业医师和执业助理医师（以下简称医师）在诊疗活动中为患者开具的、由执业药师或取得药学专业技术职务任职资格的药学专业技术人员（以下简称药师）审核、调配、核对，并作为患者用药凭证的医疗文书。处方包括医疗机构病区用药医嘱单。

二、处方的分类

1. 法定处方　主要指《中华人民共和国药典》（以下简称《中国药典》）和国家食品药品监督管理总局标准收载的处方，具有法律约束力。在制备法定制剂或医师开写法定制剂时均应照此规定。

2. 医师处方　是指医师为患者诊断、治疗与预防用药所开具的处方。

3. 协定处方　是指医院药剂科与临床医师根据医院日常医疗用药的需要，共同协商制定的处方。它适合大量配制和储备，便于控制药品的品种和质量，提高工作效率，减少患者取药等候时间。每个医院的协定处方仅限于在本单位使用。

4. 特殊处方　麻醉药品和第一类精神药品处方印刷用纸为淡红色，右上角标注"麻、精一"。第二类精神药品处方印刷用纸为白色，右上角标注"精二"。急诊处方印刷用纸为淡黄色，右上角标注"急诊"。儿科处方印刷用纸为淡绿色，右上角标注"儿科"。普通处方的印刷用纸也为白色，右上角无需标注。

三、处方的特性

处方具有技术性、经济性和法律性。

1. 技术性　表现为开具或调配处方者必须是经过医药院校系统专业学习,并经国家职业资格认定的医药卫生技术人员。医师对患者作出明确诊断后,在安全、有效、经济的原则下,开具处方。药师应对处方进行审核,并按医师处方准确、快捷地调配,将药品发给患者使用,并进行必要的用药及贮存药品的说明。

2. 经济性　体现在药品消耗及药品经济收入结账是以处方为原始依据的,处方也是患者在治疗疾病,包括门诊、急诊、住院全过程中用药的真实凭证。

3. 法律性　在我国临床实践中,医师具有诊断权和开具处方权,但无调配处方权;药师具有审核、调配处方权,但无诊断和开具处方权。一旦发生医疗差错、事故或纠纷,处方是追查医疗责任和法律责任的依据之一。对处方中的任何差错和疏漏,药师都有权提请医师修改。

四、处方的结构

处方由前记、正文、后记三部分组成。其中处方正文是处方开具者为患者开写的用药依据,是处方的核心部分。

1. 处方前记　前记包括医院全称、科别、费别、门诊号、住院号、患者姓名、性别、年龄、就诊日期、临床诊断等。也可根据需要,在前记中添列特殊要求的项目。麻醉药品、第一类精神药品和毒性药品处方还应包括患者身份证明编号,代办人姓名及其身份证明编号。

2. 处方正文　正文以 R 或 Rp 起头(拉丁文"Recipe"请取的缩写),意为"请取下列药品"。正文内容包括药品的名称、剂型、规格、数量、用法、用量等。

3. 处方后记　后记包括医师签名或加盖专用签章,药品金额以及审核、调配、核对、发药的药学专业技术人员签名或加盖专用签章。审核、调配、核对、发药的药学专业技术人员签名的主要目的是明示药师的责任以及严格执行处方管理办法、优化药房工作管理规范。

随着计算机的广泛应用,目前医院多使用电子处方。电子处方的格式要求与纸质手写处方一致,应有处方医师和调剂、核查、配发药师的手写全名签字。由于处方具有法律意义,电子处方必须设置处方或医嘱正式开具后不能修改的程序,以明确有关责任。

五、处方调剂的基本程序

药师在处方调配过程中,应根据《处方管理办法》的要求,严格遵守处方调配原则,重视处方审查,正确调配处方,严格防范差错。处方调剂的基本程序见图 2-1。

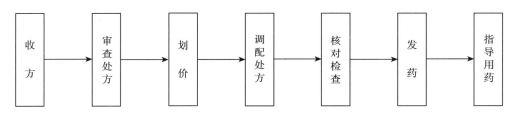

图 2-1　处方调剂的基本程序

其中,收方是药师接触患者的第一个环节,态度应和蔼,收方后应审查处方,包括处方规范性审核和用药适宜性审核。如果发现药名书写不清、用药重复,或有配伍禁忌、妊娠忌用及超剂量等情况,应向患者说明情况,经处方医师更正或重新签章后再调配,否则拒绝调剂。

医师处方经收方审查后,按处方所列药品的用法用量和用药天数,计算药品价格并标明在处方上,患者交费后交由调剂人员调配;调配处方时,应按处方逐一操作,调配完毕,经核对无误后,调配人员在处方上签字或盖章,交由处方审核员核查;确认无误,审查员签字后才可发药;发药人员应认真核对患者姓名、药剂数量,同时向顾客说明用法、用量等注意事项。

六、处方的管理制度

（一）处方权的获得

根据《处方管理办法》规定,执业医师或执业助理医师在注册的执业地点取得相应的处方权。执业助理医师开具的处方须执业医师签字后或加盖专用签章后方有效。试用期的医师开具处方,须经有处方权的执业医师审核并签名或加盖有备案的专用签章后方才有效。

（二）处方书写规则

根据《处方管理办法》,处方书写应当符合下列规则:

1. 患者一般情况、临床诊断填写清晰、完整,并与病历记载相一致。

2. 每张处方限一名患者的用药。

3. 字迹清楚,不得涂改;如需修改,应当在修改处签名并注明修改日期。

4. 药品名称应当使用规范的中文名称书写,没有中文名称的可以使用规范英文名称书写;医师、药师不得自行编制药品缩写名称或者使用代号;书写药品名称、剂量、规格、用法、用量要准确规范,药品用法可用规范的中文、英文、拉丁文或者缩写体书写,但不得使用"遵医嘱"、"自用"等含糊不清字句。

5. 患者年龄应当填写实足年龄,新生儿、婴幼儿写日、月龄,必要时注明体重。

6. 西药和中成药可分别开具处方,也可开具一张处方,中药饮片应单独开具处方。

7. 开具西药、中成药处方,每一种药品应当另起一行,每张处方不得超过5种药品。

8. 中药饮片处方的书写,一般应该按照"君、臣、佐、使"的顺序排列;调剂、煎煮的特殊要求注明在药品右上方,并加括号,如布包、先煎、后下等;对饮片的产地、炮制有特殊要求的,应当在药品名称之前写明。

9. 药品用法用量应当按照药品说明书规定的常规用法用量使用,特殊情况需要超剂量使用时,应当注明原因并再次签名。

10. 除特殊情况外,应当注明临床诊断。

11. 开具处方后的空白处画一斜线以示处方完毕。

12. 处方医师的签名样式和专用签章应当与院内药学部门留样备查的式样相一致,不得任意改动,否则应当重新登记留样备案。

（三）处方有效期

依据《处方管理办法》,处方开具当日有效。特殊情况如一些慢性病或老年病需要延长有效期的,经医师在"诊断"栏注明的有效期限不得超过3天。过期处方需开方医师重新签名才予以调配。多次调配的处方,需医师注明使用次数及使用日期。

（四）处方保管规定

依据《处方管理办法》,普通处方、急诊处方、儿科处方保存期限为1年,医疗用毒性药品、第二类精神药品处方保存期限为2年,麻醉药品和第一类精神药品处方保存期限为3年。处方保存期满后,经医疗机构主要负责人批准,登记备案,方可销毁。

（五）处方点评制度

依据《处方管理办法》，医疗机构应建立完善的处方点评制度，填写处方评价表，对处方实施动态监测及超常预警，登记并通报不合理处方，对不合理用药予以及时干预。

第二节　处方审核

处方审核是处方调剂中最重要的环节，是指对处方的合法性、用药适宜性进行严格的审查核对，及时处理审核结果，发现不合理用药或用药错误的过程。包括处方的规范性审核和用药适宜性审核。

一、处方的规范性审核

处方的规范性审核包括开具处方的资质审核以及处方内容的规范性审核。

（一）资质审核

资质审核是指审核处方的合法性，即审核处方医师的处方权限和签名。首先要确定处方是否由本医疗机构授权的医师开具，即处方医师签字或签章是否与本医疗机构内签名留样或者备案的专用签章相符。其次要确定所开药品是否超过该医师的处方权限。比如麻醉药品、第一类精神药品必须由取得麻醉药品和第一类精神药品处方权的医师开具；特殊使用级抗菌药物必须由具有高级专业技术职务的医师开具；限制使用级抗菌药物必须由具有中级以上专业技术职务的医师开具。如果开方医师无相应的处方权限，签字或签章与留样备案的签名和签章不一致，说明该处方不合法。

（二）处方内容的规范性审核

处方内容的规范性审核即是对"处方书写规范"的审核，药学专业技术人员应当认真逐项检查处方前记、正文和后记书写是否清晰、完整，并确认是否使用规定的处方书写。主要包括以下几方面：

1. 首先审核处方类型是否正确，即不同种类药品是否用不同类型的处方开具，如麻醉药品、第一类精神药品处方，第二类精神药品处方，急诊处方，儿科处方，普通处方。其次审核处方的开具时间是否是当日。超过有效期的处方，需要处方医师更改处方日期并签字盖章或重新开具处方。

2. 审核患者姓名、年龄（新生儿、婴幼儿应写明日、月龄和体重）、科别、临床诊断，正文以及后记是否填写完整，字迹清楚。

3. 审核单张门（急）诊处方开具药品是否超过5种，西药、中成药与中药饮片是否分别开具。

4. 医师是否使用药品规范名称开具处方，且药品的剂型、规格、单位、数量等是否书写清楚、规范。处方中常见的外文缩写及含义见表2-1，同时，医师和药师在书写处方和审核时要特别注意识别易混淆的药品名称（表2-2）。

5. 医师是否在处方上写明药品正确用法、用量，是否使用了"遵医嘱"、"自用"等含糊不清字句。

6. 一般情况下，门诊处方不应超过7日用量，急诊处方不应超过3日用量，但对于某些老年病、慢性病或特殊情况,处方用量可适当延长,医师是否注明理由并签字盖章,特殊药品(麻醉药品、精神药品、医疗用毒性药品、放射性药品)的处方用量是否执行了国家相关规定。

表 2 - 1 处方常见外文缩写字简表

外文缩写	中文含义	外文缩写	中文含义
qh	每小时	Inj.	注射剂
q4h	每 4 小时	Mist.	合剂
qd.	每天	ung.	软膏剂
qn.	每晚	Liq.	液,溶液
qs.	适量	Sol.	溶液
bid.	每日 2 次	Co.	复方的、复合的
tid.	每日 3 次	Dil.	稀释的、稀释
qid.	每日 4 次	i.h.	皮下的
qod.	隔日 1 次	im.	肌内注射
prn	必要时	iv.	静脉注射
sos.	必要时	iv gtt	静脉滴注
St.	立即	OD.	右眼
Ac.	餐前	OS.	左眼
pc.	餐后	OL	左眼
Am	上午,午前	OU.	双眼
pm.	下午	po.	口服
hs.	临睡时	Sig.	标记
Cap	胶囊剂	ss.	一半
gtt.	滴、量滴、滴剂	U	单位

表 2 - 2 处方中容易混淆的中文药名对照表

药品	易与之混淆药品
阿拉明(间羟胺,抗休克的血管活性药)	可拉明(尼可刹米,中枢神经兴奋药)
消心痛(硝酸异山梨酯,抗心绞痛药)	消炎痛(吲哚美辛,非甾体消炎镇痛药)
安坦(盐酸苯海索,抗帕金森病药)	安定(地西泮,抗焦虑药)
泰能(亚胺培南/西司他丁,抗菌药)	泰宁(卡比多巴/左旋多巴,抗帕金森病药)
培洛克(培氟沙星,氟喹诺酮抗菌药)	倍他乐克(美托洛尔,β-受体拮抗药)
特美肤(氯倍他索,糖皮质激素)	特美汀(替卡西林/克拉维酸钾)
氟尿嘧啶(抗肿瘤药)	氟胞嘧啶(抗真菌药)
阿糖腺苷(抗病毒药)	阿糖胞苷(抗肿瘤药)
异丙嗪(抗组胺药)	氯丙嗪(抗精神病药)

二、用药适宜性的审核

（一）规定必须做皮试的药品，处方医师是否注明过敏试验及结果的判定

有些药品如抗生素中 β-内酰胺类的青霉素等、氨基糖苷类的链霉素、碘造影剂（如碘化油）、局部麻醉药（如盐酸普鲁卡因）、生物制品（酶、抗毒素、类毒素、血清、疫苗、菌苗）等在给药后极易引起过敏反应，甚至出现过敏性休克。为安全起见，需根据情况在注射给药前进行皮肤敏感试验，皮试后观察 15～20 min。在明确药品敏感试验结果为阴性后，再调配药品；对尚未进行皮试者、结果阳性或结果未明确者应拒绝调配药品，同时注意提醒有家族过敏史或过往有药品过敏史者在应用时提高警惕性，于注射后休息、观察 30 min，或采用脱敏方法给药。《中华人民共和国药典临床用药须知》中规定必须做皮肤敏感试验的药物见表 2-3。

表 2-3　《中华人民共和国药典临床用药须知》中规定必须做皮肤敏感测试的常用药物药液浓度与给药方法

药物名称	皮试药液浓度（ml）	给药方法与剂量
细胞色素 C 注射剂	0.03 mg（皮内），5 mg（滴眼）	皮内 0.03～0.05 ml；划痕 1 滴；滴眼 1 滴
降纤酶注射剂	0.1 BU	皮内 0.1 ml
门冬酰胺酶注射剂	20 U	皮内 0.02 ml
青霉素钾注射剂	500 U	皮内 0.1 ml
青霉素钠注射剂	500 U	皮内 0.1 ml
青霉素 V 钾片	500 U	皮内 0.1 ml
普鲁卡因青霉素注射剂-青霉素	500 U	皮内 0.1 ml
普鲁卡因青霉素注射剂-普鲁卡因	2.5 mg	皮内 0.1 ml
苄星青霉素注射剂	500 U	皮内 0.1 ml
抑肽酶注射剂	2 500 kIU	静注 1 ml
胸腺素注射剂	25 μg	
白喉抗毒素注射剂	50～400 IU（稀释 20 倍）	皮内 0.1 ml
破伤风抗毒素注射剂	75 IU（稀释 20 倍）	皮内 0.1 ml
多价气性坏疽抗毒素注射剂	250 U（稀释 20 倍）	皮内 0.1 ml
抗蛇毒血清注射剂	50～200 U（稀释 20 倍）	皮内 0.1 ml
抗炭疽血清注射剂	稀释 20 倍	皮内 0.1 ml
抗狂犬病毒血清注射剂	20 U（稀释 20 倍）	皮内 0.1 ml
肉毒抗毒素注射剂	稀释 10 倍	皮内 0.05 ml
玻璃酸酶注射剂	150 U	皮内 0.02 ml
α-糜蛋白酶注射剂	500 μg	皮内 0.1 ml
鱼肝油酸钠注射剂	1 mg	皮内 0.1～0.2 ml

注：苯唑西林钠、氯唑西林钠、氨苄西林钠、阿莫西林、羧苄西林钠、哌拉西林钠、舒他西林、替卡西林-克拉维酸、哌拉西林-三唑巴坦、磺苄西林钠注射液和青霉胺片剂等皮试药液浓度和剂量同青霉素。

头孢菌素类抗生素可引起过敏性反应或过敏性休克,与青霉素类抗生素存在交叉过敏,概率在3%～15%,但目前对头孢菌素应用前是否需进行皮肤敏感试验尚有争议,《中华人民共和国药典临床用药须知》等相关著作尚无定论。国外有文献报道:若以前发生过青霉素过敏性休克患者,应禁用头孢菌素,若过敏反应轻微,必要时可在严密监护下给予头孢菌素类抗生素。另外,具体到药物是否需要做药物皮肤敏感试验,请参照药品说明书和官方的药物治疗指南。鉴于各药品生产企业的产品质量标准不同而对皮肤试验的要求不一,在用药前宜仔细阅读药品说明书。

(二)处方用药与临床诊断的相符性

处方用药需与临床诊断密切相符,医师开具的处方在病情与诊断栏中明确记录对患者的诊断。药师应审查处方用药与临床诊断的相符性,即加强合理用药的监控。处方用药与临床诊断不相符的典型情况如下:

1. 无适应证用药 流感病毒A、B、C型及变异型等(也称甲、乙、丙型及变异型)引起的流感;寒冷刺激、花粉过敏、空气污染和气道阻塞所致的咳嗽,这些无明显感染指征但在临床上常给予抗菌药物。例如:患者咳嗽,但无感染诊断(白细胞计数不高),给予阿奇霉素口服,一日1次,一次0.5 g。**分析**:由于上面所述原因,咳嗽的病因有多种可能,并非阿奇霉素的适应证,属于非适应证用药;又如Ⅰ类手术切口应用第三代头孢菌素。

2. 无正当理由超适应证用药 用药超越药品说明书的适应证范围,既有盲目性,又易引起不良反应,同时也无法律保护。例如口服坦洛新用于降压、阿托伐他汀钙用于补钙等。如必须超适应证用药,一定要有合理的医学证据支持,经医院相关部门批准备案,并需患者知情同意。例如:患者诊断为输尿管结石,给予黄体酮,一日2次,一次20 mg,肌内注射。是因黄体酮可松弛平滑肌,扩大输尿管口径,使结石下移;同时可通过竞争性对抗醛固酮作用利尿,并增加腔内压,促使结石排出。虽然药物本身有助于排石,但其说明书中并未提及用于结石,故属于超适应证用药。

3. 不合理联合用药 不适宜联合用药而无明确的指征,表现在:① 病因未明;② 单一抗菌药已能控制的感染;③ 大处方,如盲目而无效果地应用肿瘤辅助治疗药;④ 一药多名,即一种通用名的药物活性成分有多种不同的商品名而导致重复用药;⑤ 联合应用毒性较大药物,药量未经酌减,增加了不良反应的发生概率。例如患者诊断为肠炎细菌感染性腹泻,给予小檗碱片、盐酸地芬诺酯片、双八面体蒙脱石散剂治疗。**分析**:小檗碱属于植物类抗感染药物,是治疗痢疾和大肠埃希菌引起的轻度急性腹泻的首选药。蒙脱石散剂用于激惹性腹泻以及化学刺激引起的腹泻。地芬诺酯仅用于急慢性功能性腹泻,不宜用于感染性腹泻。

4. 过度治疗用药 表现在:① 滥用抗菌药物、糖皮质激素、人血白蛋白、二磷酸果糖及肿瘤辅助治疗药等;② 无治疗指征盲目补钙,过多的钙剂可引起高钙血症,并导致胃肠道不适、便秘、泌尿道结石等。例如患者诊断为食管癌,给予顺铂、氟尿嘧啶、表柔比星、依托泊苷治疗。**分析**:对于食管癌患者,在应用顺铂+氟尿嘧啶的基础上,加用多柔比星、依托泊苷并不能明显提高疗效,反而会增加毒性,这些抗肿瘤药的滥用属于过度治疗用药。

5. 有禁忌证用药 表现在:① 忽略药品说明书的提示。② 忽略病情和患者的基础疾病。如抗胆碱药和抗过敏药用于伴有青光眼、良性前列腺增生症患者,导致尿潴留;治疗感冒的减轻鼻充血药伪麻黄碱用于伴有严重高血压患者,易致高血压危象;脂肪乳用于急性肝损伤、急性胰腺炎、脂质肾病、脑卒中、高脂血症患者,容易出现脂质紊乱。

（三）药物剂量、用法和疗程的正确性

剂量即药物治疗疾病的用量,药师审核处方时应注意核对剂量与剂量单位。剂量常用g(克)、mg(毫克)、ml(毫升)等表示。中药饮片常以克(g)为单位;片剂、丸剂、胶囊剂、颗粒剂分别以片、丸、粒、袋为单位;溶液剂以支、瓶为单位;软膏及乳膏剂以支、盒为单位;注射剂以支、瓶为单位,应当注明含量;中药饮片以剂为单位。对效价不恒定的部分抗菌药物、性激素、维生素、凝血酶及抗毒素等采用特定的 IU(国际单位)或 U(单位)表示剂量。

对于特殊人群的剂量也应引起特别注意。老年人由于肝、肾功能衰退,对药物代谢能力下降,肾脏的排泄减慢,因此老年人用药剂量应比成年有所减少。60～80 岁老人用药剂量可为成人的 3/4 以下;80 岁以上的老人用药剂量可为成人的 1/2。儿童用药剂量,应按药品说明书推荐的儿童剂量(每千克或每平方米用量)按儿童体重或体表面积计算。如药品说明书上无儿童剂量,可根据儿童年龄、体重、体表面积以成人剂量换算。

不同的疾病用药疗程不同,不同的药品使用的疗程也有不同,药师应掌握疾病治疗疗程,正确判断处方合理性。

（四）选用剂型与给药途径的合理性

1. 适宜剂型　由于处方组成及制备工艺不同,同一药物的不同剂型,其生物利用度,作用快慢、强弱,疗效及副作用都有可能不同。比如甘露醇注射液静滴可用于治疗各种原因引起的脑水肿、颅内高压和青光眼,但作为冲洗剂,则应用于经尿道作前列腺切除术。又如吲哚美辛胶囊剂用于消炎镇痛时,其剂量显著低于吲哚美辛片,副作用更少。

对于同一药物相同剂型,其药效也可表现不同:如 1968—1969 年澳大利亚曾发生癫痫患者广泛的苯妥英钠中毒,其原因是在生产苯妥英钠胶囊时用乳糖替代了原处方中的硫酸钙作为稀释剂而增加了苯妥英钠的吸收。

2. 适宜给药途径　正确的给药途径是保证药品发挥疗效的关键之一,也是药师审核处方的重点。不同途径给药,可使同一药物的作用、性质、起效快慢强弱不同。如硫酸镁溶液,外敷可消除水肿,口服可导泻或解除胆管痉挛,注射可降压和抗惊厥;又如尿素,静脉滴注可降低颅脑内压,外用可软化指(趾)甲甲板,抑制真菌生长,用于甲癣的治疗。故药师应熟悉各种药的给药途径,以便根据具体病情和药物性质作出恰当的选择。

（五）是否有重复给药现象

重复给药系指含同一种化学单体的药物,同时或序贯使用,导致剂量和作用的重复,易导致用药过量。造成重复给药多因为:

1. 一药多名　我国药品一药多名的现象比较严重,如头孢呋辛有 60 多个商品名,而头孢哌酮、头孢他啶、阿奇霉素有 80 多个商品名。公众可能将含有同一成分而商品名不同的药品当作不同的药物,易致重复用药、过量或中毒,因此在临床用药上存在较大安全隐患。

2. 中成药中含有化学药成分　在我国批准注册的中成药中,有 200 多种是中西药复方制剂,即含有化学药的中成药。医师、药师及患者都必须清楚,这类制剂不能仅作为一般的中成药使用。

伴随着中药、化学药联合应用和复方制剂的出现,合并使用 2 种或多种药物的现象很多。若不注意其处方成分会导致重复用药。例如为了增强药效,有些中成药中含有解热镇痛药（对乙酰氨基酚、吲哚美辛、阿司匹林）、降糖药（格列本脲）、抗组胺药（氯苯那敏、苯海拉明）、中枢兴奋药（咖啡因）、中枢镇静药（异戊巴比妥、苯巴比妥）、抗病毒药（金刚烷胺）、平喘药（麻黄碱）、利尿剂（氢氯噻嗪）等，在与化学药联合应用时，一定要先搞清成分，避免滥用和与化学药累加应用，以防出现不良反应及严重的功能和器官损害。常用含有化学药成分的中成药参见表 2－4。

表 2－4　常用含有化学药成分的中成药品种

中成药	内含主要的化学成分	重复用药可能发生的不良反应
消渴丸	格列本脲	低血糖反应（严重者死亡）、恶心、呕吐、腹泻、食欲不振、皮疹
感冒灵胶囊（颗粒）	对乙酰氨基酚、氯苯那敏、咖啡因	出血、急性肾衰竭、嗜睡、疲劳、口干、少尿、多汗、贫血、胃绞痛、胃痛、多汗、膀胱颈梗阻、紧张激动、焦虑、兴奋、失眠、头痛
珍菊降压片	可乐定、氢氯噻嗪	多尿、血压过低、失眠、头痛、低血钾
谷海生	呋喃唑酮	恶心、呕吐、过敏、头痛、直立性低血压、低血糖反应
痢特敏片	甲氧苄啶	皮疹、瘙痒、贫血、白细胞减少
安嗽糖浆	麻黄碱、氯化铵	排尿困难、焦虑、头痛、心悸、恶心、失眠、不安、震颤、发热、血压升高
海珠喘息定片	氯苯那敏、去氯羟嗪	嗜睡、疲劳、口干、少尿、贫血、胃痛、多汗、膀胱颈梗阻、失眠、激动、视力模糊、便秘
新癀片	吲哚美辛	恶心、呕吐、消化不良、厌食、出血、头痛、腹泻、粒细胞减少、皮疹、血小板减少、晕厥、肝损伤

（六）是否有潜在临床意义的药物相互作用和配伍禁忌

详见下文的"药物相互作用和配伍禁忌"。

三、药物相互作用和配伍禁忌

药物相互作用是指两种或两种以上的药物合并或先后序贯使用时，所引起的药物作用和效应的变化。即一种药受另一种药的影响，或由于其与人体的作用，改变了药品原有的性质、体内过程和组织对药品的敏感性，改变了药品的效应和毒性。药物相互作用是双向的，既可能产生对患者有益的结果，使疗效协同或毒性降低；也可能产生对患者有害的结果，使疗效降低和毒性增强，有时会带来严重后果，甚至危及生命。药物相互作用有发生在体内的药动学、药效学方面的作用；亦有发生在体外的配伍变化，如引起理化反应使药品出现混浊、沉淀、变色和活性降低。

（一）药物相互作用对药效学的影响

1. 作用相加或增加疗效　如磺胺甲噁唑（SMZ）与甲氧苄啶（TMP）有协同抑菌或杀菌作用，磺胺药和甲氧苄啶分别作用于二氢叶酸合成酶和二氢叶酸还原酶，使细菌的叶酸代谢受到双重阻断。亚胺培南可在肾脏中被肾肽酶破坏，制剂中加入西司他丁钠，后者为肾肽酶抑制剂，保护亚胺培南在肾脏中不受破坏，阻断前者在肾脏的代谢，保证药物的有效性。

2. 协同作用和减少药品不良反应　如阿托品和吗啡合用,可减轻后者所引起的平滑肌痉挛而加强镇痛作用。普萘洛尔与硝酸酯类产生抗心绞痛的协同作用,并抵消或减少各自的不良反应。

3. 敏感化作用　一种药物可使组织或受体对另一种药物的敏感性增强,即为敏感化现象。如排钾利尿剂可使血浆钾离子浓度降低,从而使心脏对强心苷药敏感化,容易发生心律失常。

4. 拮抗作用　两种药物在同一或不同作用部位或受体上发生拮抗即为拮抗作用,可分为竞争性、非竞争性拮抗作用。前者的拮抗发生在同一部位或受体,如甲苯磺丁脲的降糖作用是促进胰岛 β 细胞释放胰岛素的结果,可被氢氯噻嗪类药的作用所拮抗;而非竞争性拮抗发生在不同作用部位或受体,且拮抗现象不被药物的剂量加大所影响。

5. 增加毒性或药品不良反应　肝素钙与阿司匹林、非甾体抗炎药、右旋糖苷、双嘧达莫合用,有增加出血的危险。氢溴酸山莨菪碱与哌替啶合用时可增加毒性。甲氧氯普胺与吩噻嗪类抗精神病药合用可加重锥体外系反应。

（二）药物相互作用对药动学的影响

1. 影响吸收　抗酸药其复方制剂组分中通常含有 Ca^{2+}、Mg^{2+}、Al^{3+}、Bi^{3+},与四环素类同服,可形成难溶性的配位化合物(络合物)而不利于吸收,影响疗效;改变胃排空或肠蠕动速度的药物,如阿托品、颠茄、丙胺太林等可延缓胃排空,增加药物的吸收,而甲氧氯普胺、多潘立酮等药物可增加肠蠕动,从而减少了药物在肠道中滞留的时间,影响药物吸收。如以上药物同时在处方中应用,结果会影响疗效,应建议医师修改处方。

2. 影响分布　水杨酸类、依他尼酸、水合氯醛等均具有较强的血浆蛋白结合力,与口服磺酰脲类降糖药、抗凝血药、抗肿瘤药等合用,可使后三者的游离型药物增加,血浆药物浓度升高,加大了药物的毒性。

3. 影响代谢　由肝药酶代谢的药物与肝药酶诱导剂如苯巴比妥、苯妥英钠、利福平等合用时,前者代谢加快,因此剂量应适当增加。反之,若与肝药酶抑制剂,如咪唑类抗真菌药、大环内酯类抗生素、异烟肼、西咪替丁等合用时,前者剂量应酌减。

4. 影响排泄　通过竞争性抑制肾小管的排泄、分泌和重吸收等功能,增加或减缓药品的排泄。如丙磺舒、阿司匹林、吲哚美辛、磺胺类药可减少青霉素自肾小管的排泄,使青霉素的血浆浓度增高,血浆半衰期延长。

（三）药物理化配伍禁忌

药物理化配伍禁忌主要表现在静脉注射、静脉滴注及肠外营养液等溶液的配伍方面。药物理化配伍禁忌指由于液体 pH、离子电荷等条件的改变而引起包括药液混浊、沉淀、变色和活性降低等变化。如青霉素与苯妥英钠、苯巴比妥钠、硫喷妥钠、阿托品、氨力农、普鲁卡因胺、拉贝洛尔、缩宫素、酚妥拉明、罂粟碱、精氨酸、麦角新碱、鱼精蛋白、促皮质素、氢化可的松、甲泼尼龙琥珀酸钠、苯海拉明、麻黄碱、氨茶碱、维生素 B_1、维生素 B_6、维生素 K_1、维生素 C、异丙嗪、阿糖胞苷、辅酶 A、博来霉素等药品配伍可出现混浊、沉淀、变色和活性降低。

（四）药理配伍禁忌

药理配伍禁忌是指配伍中出现不良反应增加、毒性增强的反应,是发生在患者体内的变化。如阿昔洛韦与齐多夫定注射液配伍可引起神经、肾毒性增加,亚胺培南与更昔洛韦配伍可引起癫痫发作等。

药师在审查处方时应严格审查药品的相互作用和配伍禁忌,对有益的相互作用给予支持;对有害的药物相互作用,应对处方医师提出建议或拒绝调配;对目前尚有争议的相互作用,宜提示医师注意,或在监护下用药。

（五）化学药与中成药联合应用

中药和化学药虽属于不同体系,但治病的目的是一样的。一种疾病常非一药可治,随着中西医结合工作的开展,中医用化学药、西医用中成药,乃至中药、化学药联用的概率都呈上升趋势。如果联用得当、合理,可相互为用,取长补短。但联用不当会产生种种问题。

1. 化学药与中药联用的特点　许多中药与化学药物联用后,能使疗效提高,有时呈现显著的协同作用。如黄连、黄柏与四环素、呋喃唑酮、磺胺甲噁唑合用治疗痢疾、细菌性腹泻有协同作用,常使疗效成倍提高。丹参注射液与间羟胺、多巴胺等升压药联用时,不但能加强升压作用,还能延长升压药的作用时间。

降低药品的不良反应。某些化学药物或提取的纯品单一成分,治疗作用明显但毒副作用较大,与中药配伍后,在提高疗效的同时还能减轻毒副作用。肿瘤患者接受化疗后常出现燥热伤津所致的阴虚内热或气阴两虚,治以滋阴润燥清热或益气养阴中药而起效。氟尿嘧啶与环磷酰胺是抗肿瘤药,常发生呕吐、恶心等胃肠道反应。而海螵蛸粉和白芨粉既能止血消肿,又能保护胃黏膜,现已以氟尿嘧啶、鲨肝醇、环磷酰胺、奋乃静、白芨、海螵蛸粉配合组成片剂,可防止出现严重的消化道反应,用于治疗消化道肿瘤有较好疗效。

减少剂量,缩短疗程。珍菊降压片(珍珠层粉、野菊花、槐花米、可乐定、氢氯噻嗪)有良好的降压及改善症状的作用,若以常用量一次 1 片,一日 3 次计,可乐定的剂量比单用减少 60%。

2. 规避药物配伍禁忌　任何事物均有双重性,中药与化学药同服也会发生相互作用而引起不良反应,导致严重后果,应权衡利弊,避免盲目同服。

例如:舒肝丸不宜与甲氧氯普胺合用,因舒肝丸中含有芍药,有解痉、镇痛作用,而甲氧氯普胺则能加强胃肠收缩,两者合用作用相反,会相互降低药效。

中成药止咳定喘膏、麻杏石甘片、防风通圣丸与化学药复方利血平片不能同服。因前三种中成药均含有麻黄碱,会使动脉收缩,升高血压,影响降压效果。

中成药蛇胆川贝液与吗啡、哌替啶、可待因不能同服。因前者含有苦杏仁甘,与化学药的毒性作用一样,均抑制呼吸,同服易致呼吸衰竭。

阿托品、咖啡因、氨茶碱不宜与小活络丹、香连片、贝母枇杷糖浆合用。因后者含有乌头、黄连、贝母等生物碱成分,同服易增加毒性,出现药物中毒。

强心药地高辛不宜与麻杏止咳片、通宣理肺丸、消咳宁片合用。因后三者均含有麻黄碱,对心脏有兴奋作用,能增强地高辛对心脏的毒性,引起心律失常。

阿司匹林不宜与风湿酒、国公酒、壮骨酒、骨刺消痛液同用。因为中药酒中含有乙醇,合用会增加对消化道的刺激性,引起食欲缺乏、恶心,严重时可致消化道出血。

碳酸氢钠、氢氧化铝、胃舒平、氨茶碱等不宜与山楂丸、保和丸、乌梅丸、五味子丸等同用,因为后四种中成药含有酸性成分,与碱性化学药合用可发生中和反应,降低疗效。

助消化药胰酶、胃蛋白酶、多酶片不宜与麻仁丸、解暑片、牛黄解毒片同服,因为这些中成药中含大黄,可通过吸收或结合的方式,抑制胰酶、蛋白酶助消化的作用。

金银花、连翘、黄芩、鱼腥草等中成药不宜与乳酶生、培菲康等菌类制剂联用,因前者可降低后者的制剂活性。蜂蜜、饴糖等含糖较多的中药及其制剂,不可与胰岛素、格列苯脲等降糖药同用,以免影响药效。

第三节 处方调配

一、按照处方的记载正确调配药品

处方经药师审核后方可调配;对处方所列药品不得擅自更改或者代用,调配处方后经过核对后方可发药;处方审核、调配、核对人员应当在处方上签字或者盖章,并按照有关规定保存处方或其复印件;销售近效期药品应当向顾客告知有效期。

如根据患者个体化用药的需要做特殊调配,药师应当在药房中进行特殊剂型或剂量的临时调配,如稀释液体、研碎药片并分包、分装胶囊、制备临时合剂、调配软膏剂等,注意应在清洁环境中操作,并做记录。

（一）门诊处方调配

药师调剂处方时必须做到"四查十对":查处方,对科别、姓名、年龄;查药品,对药名、剂型、规格、数量;查配伍禁忌,对药品性状、用法用量;查用药合理性,对临床诊断。具体步骤包括:

1. 仔细阅读处方,按照药品顺序逐一调配。

2. 对麻醉药品等特殊管理药品分别登记账卡。

3. 药品配齐后,与处方逐条核对药名、剂型、规格、数量和用法,准确规范地书写标签。

4. 调配好一张处方的所有药品后再调配下一张处方,以免发生差错。

5. 对需要特殊保存的药品加贴醒目的标签提示患者注意,如"置2~8℃保存"。

6. 有条件的单位,尽量在每种药品外包装上分别贴上用法、用量、储存条件等标签。

7. 调配或核对后签名或盖章。

8. 注意法律、法规、医保、管理制度等有关规定的执行。

（二）住院医嘱调配

1. 医嘱的调配

（1）一般采取每天调配的方式发放长期医嘱药品,临时医嘱急配急发。

（2）住院患者口服药按每次用药包装,包装上应注明患者姓名和服药时间。

（3）需提示特殊用法和注意事项的药品,应由药师加注提示标签或向护士特别说明。

2. 出院带药的处方调配

（1）审核出院带药处方,包括患者姓名、病案号、药名、剂量、用法用量、疗程、重复用药、配伍禁忌等。

（2）加注服药指导标签。逐步开展出院患者用药教育,提供书面或面对面的用药指导。

（3）在药品外包装袋上应提示患者:当疗效不佳或出现不良反应时,及时咨询医生或药师。并注明医院及药房电话号码。

二、正确辨别药品名称

药品名称的表述方式有通用名、商品名、商标名,也曾有过别名,但每一种药品只有一个通用名,可以有多个商品名,调配药品时应加以区分,防止调配错误。根据处方信息确定应该调配哪种药品。

1. 药品通用名 《处方管理办法》规定医生为患者开具处方时必须使用药品通用名,药品通用名即中国药品通用名称(China approved drug names,CADN),由国家药典委员会按照《药品通用名称命名原则》组织制定并报国家食品药品监督管理总局备案的药品的法定名称,是一种成分或相同配方组成的药品在中国境内的通用名称,具有强制性和约束性。每一种药品只有一个通用名,使用通用名可避免重复用药的情况。

2. 药品商品名、商标名 药品的商品名是指经国家药品监督管理部门批准的特定企业使用的该药品专用的商品名称,一种药品常有多个厂家生产,许多药品生产企业为了树立自己的品牌,往往给自己的药品注册独特的商品名以示区别,因此同一药品可以有多个商品名。如阿卡多糖片的商品名有拜糖平和卡博平。

药品的商标名常常被患者使用,商标名常来源于药品的注册商标。如双鱼牌的去痛片。药品注册商标属于商标范畴,需要在国家工商总局商标局核准注册。

3. 药品别名 药品的别名多为习用的俗称,如马来酸氯苯那敏别名为扑尔敏。常用药物通用名和别名见表2-5。药品通用名、商品名、商标名和别名的区别见表2-6。

表2-5 常用药品别名

通用名	别名
普萘洛尔	心得安
沙丁胺醇	舒喘灵
甲硝唑	灭滴灵
消旋山莨菪碱	654-2
吲哚美辛	消炎痛
异烟肼	雷米封
泼尼松龙	强的松龙
泼尼松	强的松

表2-6 药品通用名、商品名、商标名和别名的区别

项目	内　容
通用名	即中国药品通用名称(CADN),是同一种成分或相同配方药品在中国境内的通用法定名称;具有强制性和约束性;不能作为商标或商品名注册;可帮助识别药品
商品名	属于商标范畴,一种药品常有多个厂家生产,因此同一药品可以有多个商品名
商标名	常源于药品商品名称或注册商标,也常被患者使用
别名	除通用名、商品名以外的常使用的名称

三、选择合适的包装和贮存要求

(一) 合适的药品包装

药品的包装分内包装和外包装。内包装系指直接与药品接触的包装(如安瓿、注射剂瓶、铝箔等)。内包装应能保证药品在生产、运输、储藏及使用过程中的质量,并便于医疗使用。外包装系指内包装以外的包装,按由里向外分为中包装和大包装。外包装应根据药品的特性选用不易破损的包装,以保证药品在运输、储藏、使用过程中的质量。

药品最小包装常指最小销售单元的包装,比如片剂或胶囊剂的"盒",颗粒剂的"袋"。不同的药品或同一种药品的包装中的数量可以相同也可以不同,应根据外包装上的包装数量识别。如包装上包装数量标示为 25 mg×12 片/盒×10×30,则表示最小包装的药品规格和数量是 25 mg×12 片/盒,中包装内有 10 小盒,大包装中有 30 中盒。

(二)合适的药品贮存要求

药品贮存温度、光照和湿度是影响药品质量的重要因素,因此,应严格按照药品储藏要求储存药品。一般药品储存于室温(10～30℃)即可。如标明"阴凉处"储存,则储存温度不得超过20℃并遮光保存;如标明在冷处储存则应储存在 2～10℃环境中,有些药品有特殊的储存温度要求,应按照说明书要求储存药品。一般情况下,对多数药品储藏温度在 2℃以上时,温度越低,对保管越有利。

需要避光或遮光保存的药品在储存中应避免光线照射;需要避免潮湿的药品储存时应密闭,防止与空气接触。

四、用法用量标签及特别提示签

调配药品时应根据患者情况加贴个体化用药方法的标签,不能只依赖药品说明书。应尽量在每种药品上分别贴上用法、用量、储存条件等标签,并正确书写药袋或粘贴标签。特别注意标识以下几点:① 药品通用名或商品名、剂型、规格和数量;② 用法用量;③ 患者姓名;④ 调剂日期;⑤ 储存方法和有效期;⑥ 有关服用注意事项(如餐前、餐后、睡前、冷藏、驾车司机不宜服用、需振荡混合后服用等);⑦ 调剂药房的名称、地址和电话。

服药标签用通俗易懂的语言写明用法用量,如"每日 3 次,每次 2 片",不应写成"每日2～3次,每次 25 mg"。

对需特殊保存的药品可加贴醒目标签,以提示患者注意,如 2～10℃冷处保存、避光保存等。

还可加贴特殊提示的标签,如"每日不超过 6 片"、"服药后不宜驾驶机动车、船"等。

有条件者,可利用电脑系统为患者打印更为详尽的用药指导标签,包括患者姓名、药名(通用名)、规格、数量、用法、用量、疗程、注意事项、保存条件、有效期、药房咨询电话等。

五、单剂量调配

单剂量调配是指住院患者所需用药品经药师调配成单一包装,置于单剂量药盒或药袋后给予患者服用。

单剂量调配的流程是:医嘱单经医师审核后转入护士站再次审核,下达到住院部药房(摆药室),药师经过审核,确认医嘱合理后,打印医嘱单,药师按照医嘱将药品摆放入患者的服药杯或用单剂量包装机包装。调配好的药品由药师与科室领药护士核对交接,签字交予领药人员。领至科室的药品由科室护士核对无误后按时发放给患者。

单剂量配方系统又称单元调剂或单剂量配发药品(UDDS)。所谓 UDDS,就是调剂人员把患者所需服用的各种固体制剂,按一次剂量借助分包机用铝箔或塑料袋热合后单独包装。上面标有药名、剂量等,便于药师、护士及患者自己进行核对,也方便患者服用,防止服错药或重复用药,由于重新包装也提高了制剂的稳定性,保证药品使用的正确和安全。当前我国部分医院的住院药房已经实行了 UDDS。

第四节 药物的用法用量

随着我国医药行业的快速发展,各种新药、仿制药不断涌现,在充分满足人们防病、治病需求的同时,也导致药物不良反应问题日益严重。若要充分发挥药物疗效,必须正确使用药物。药师应该在合理正确使用药物方面起到指导作用,正确合理使用药物必须对药物的特点、性质、适应证、用法用量、用药时间、注意事项等有完全的了解和掌握。

一、服药的适宜时间

现代医学研究证实,很多药物的作用和毒性、不良反应与人体的生物节律(生物钟)有着极其密切的关系。同一种药物在同等剂量可因给药时间不同,而产生不同的作用和疗效。选择最适宜的服用药品时间,可以:① 顺应人体生物节律的变化,充分调动人体内积极的免疫和抗病因素;② 增强药物疗效,或提高药物的生物利用度;③ 减少和规避药品不良反应;④ 降低给药剂量和节约医药资源;⑤ 提高用药依从性。

如肝脏合成胆固醇的时间多在夜间;胃酸的分泌有昼夜规律,在清晨 5 时至中午 11 时最低,下午 2 时至次日凌晨 1 时最高;而胰腺的胰岛 β 细胞每日分泌胰岛素约 50 IU,其分泌有节律,清晨始升高,午后达高峰,凌晨跌至谷底。

钙通道阻滞剂于早晨或晚上服药对 24 h 平均血压的作用相同,但晚上服药可更有效地降低夜间平均血压,进而有助于非杓型血压向杓型血压的转化。糖皮质激素:糖皮质激素的分泌节律呈昼夜节律性变化,血药浓度峰值一般在清晨 7～8 时,谷值则在午夜 0 时。对于可的松、氢化可的松等短效药物,可每日 1 次,早晨 7～8 时给药;对于泼尼松、泼尼松龙等作用时间较长的药物,可隔日 1 次,早晨 7～8 时给药。

氨基糖苷类抗生素:该类药物的毒性夜间高于白天,因此可白天给药,以达到增加疗效的同时降低毒性反应。

多数平喘药宜于临睡前服用,因为凌晨 0～2 时是哮喘者对乙酰胆碱和组胺反应最为敏感的时间,即哮喘的高发时间。而氨茶碱则以早晨 7 时应用效果最好。与正常人比较,哮喘患者呼吸道阻力增加,通气功能降低,并呈现昼夜节律变化。当夜间或清晨呼吸道阻力增加时,即可诱发哮喘。而药物在药动学和药效学方面也有昼夜节律的差异。因此,可以利用疾病和药物的时间节律特点,合理分配剂量,以有效控制病情。肾上腺素能 β₂ 受体激动剂可采取晨低、夜高的给药方法,以利药物在清晨呼吸道阻力增加时达较高血浓度。例如,8 时口服特布他林 5 mg,20 时服 10 mg,可使该药的血液浓度昼夜保持相对稳定,有效控制哮喘发作。一般服药时间见表 2-7。

表 2-7　一般服药时间表

服药时间	药品示例	说明
空腹（清晨）	1. 驱虫药如阿苯达唑、甲苯达唑、哌嗪、噻嘧啶 2. 盐类泻药如硫酸钠、硫酸镁等 3. 抗高血压药如氨氯地平、氯沙坦等	1. 减少人体对药物的吸收，增加药物与虫体的直接接触 2. 使药物迅速入肠发挥作用 3. 有效控制杓型血压
睡前（一般指睡前 15～30 min）	1. 缓泻药如比沙可啶、液状石蜡等 2. 催眠药（入睡快的，如水合氯醛，可临睡时服用；入睡慢的，如巴比妥，服后半小时至一小时起作用，应提早服） 3. 平喘药如沙丁胺醇、二羟丙茶碱等	1. 服后约 12 h 排便，次日晨起泻下 2. 使适时入睡 3. 哮喘多在凌晨发作，睡前服用止喘效果更好
饭前（食前 30～60 min）	1. 收敛药如鞣酸蛋白 2. 胃黏膜保护药如磷酸铝、复方三硅酸镁、复方铝酸铋等 3. 降糖药如格列本脲、格列齐特、罗格列酮等 4. 广谱抗线虫药如伊维菌素 5. 抗菌药物如头孢拉定、阿奇霉素等 6. 钙、磷调节剂如丙胺磷酸二钠等 7. 促胃动力药如甲氧氯普胺、多潘立酮	1. 使药物较快通过胃入肠，遇碱性肠液分解出鞣酸，起止泻作用 2. 使药物充分作用于胃壁，形成保护屏障 3. 疗效好，血浆达峰浓度时间比餐中服用提早 4. 餐前 1 h 服用可增强疗效 5. 进食可延缓药物吸收 6. 便于吸收，避免食管和胃的刺激 7. 促进胃蠕动和食物向下排空
饭时	1. 助消化药酵母、胰酶、淀粉酶等 2. 抗血小板药如噻氯匹定 3. 肝胆辅助用药如熊去氧胆酸等 4. 减肥药如奥利司他 5. 分子靶向抗肿瘤药如伊马替尼	1. 使及时发挥作用 2. 提高生物利用度并减轻胃肠道不良反应 3. 减少胆汁、胆固醇分泌，利于结石中胆固醇的溶解 4. 减少脂肪的吸收率 5. 减少对消化道的刺激
饭后（食后 15～30 min）	1. 非甾体类抗炎药如阿司匹林、贝诺酯、吲哚美辛、尼美舒利、布洛芬等 2. 组胺 H_2 受体阻断剂如西咪替丁、雷尼替丁等 3. 维生素如维生素 B_2	1. 减少对胃肠的刺激 2. 餐后胃排空延迟，有更多抗酸和缓冲作用时间 3. 随食物缓慢进入小肠，以利吸收

二、服药的次数

　　药物进入人体内，必须在血液及组织中保持一定的浓度才能取得理想的治疗效果。这个浓度必须适当，如果浓度太高，药物的毒副作用增高，易引起不良反应；如果浓度太低，药物就会达不到应有的疗效。因此，要想让药物既发挥最大的治疗效果，又减少不良反应的发生，体内就必须保持合适的药物浓度。而体内药物浓度的高低，与给药次数直接相关。每日服药的次数由药物半衰期和在体内的消除的快慢决定，大多数药物是一日 3 次。半衰期较短、在体内消除快的药物，给药次数可略予增加；半衰期长、在体内消除慢的药物，可每日服 2次（如磺胺嘧啶、复方磺胺甲噁唑）甚至 1 次（如长效磺胺）。长期服药，需警惕可能引起蓄积中毒。有的药物由于毒性较大或消除缓慢，故应对其每日剂量和疗程均有限制性规定。

上述内容仅代表一般情况,有时由于个体差异、用药目的不同、剂型不同,服药的时间和次数也会改变。此外,还有一些其他情况,例如根据激素昼夜分泌的节律性,现多主张皮质激素长程疗法中采用隔日或每日一次的给药法,即把两日或一日的总量于隔日或当日早晨一次给予。这种给药法效果可较满意,且可减轻不良反应。

三、剂型的正确使用

(一)特殊口服剂型的正确使用

1. 缓控释制剂　服用缓、控释片剂或胶囊时,需要注意:① 服药前一定要看说明书或请示医师,因为各制药公司的缓、控释剂型口服药的特性可能不同,另有些药用的是商品名,未表明"缓释"或"控释"字样,若在其外文药名中带有 SR、ER 时,则属于缓释剂型;② 除另有规定外,一般应整片或整丸吞服,严禁嚼碎和击碎分次服用;③ 缓、控释制剂每日仅用 1～2 次,服药时间宜固定。

2. 舌下片　舌下片应用时宜注意:① 给药时宜迅速,含服时把药片放于舌下;② 含服时间一般控制在 5 min,以保证药物充分吸收;③ 不能用舌头在嘴中移动舌下片以加速其溶解,不要咀嚼或吞咽药物,不要吸烟、进食、嚼口香糖,保持安静,不宜多说话;④ 含后 30 min 内不宜吃东西或饮水。

3. 泡腾片　泡腾片应用时宜注意:① 供口服的泡腾片一般宜用 100～150 ml 凉开水或温水浸泡,可迅速崩解和释放药物,应待完全溶解或气泡消失后再饮用;② 不应让幼儿自行服用;③ 严禁直接服用或口含;④ 药液中有不溶物、沉淀、絮状物时不宜服用。

4. 咀嚼片　咀嚼片常用于维生素类、解热药和治疗胃部疾病的氢氧化铝、硫糖铝、三硅酸镁等制剂。服用时宜注意:① 在口腔内的咀嚼时间宜充分,如胃舒平、氢氧化铝片,嚼碎后进入胃中很快地在胃壁上形成一层保护膜,从而减轻胃内容物对胃壁溃疡的刺激;如酵母片,因其含有黏性物质较多,如不嚼碎易在胃内形成黏性团块,影响药物的作用;② 咀嚼后可用少量温开水送服;③ 用于中和胃酸时,宜在餐后 1～2 h 服用。

5. 滴丸　滴丸剂多用于病情急重者,如冠心病、心绞痛、咳嗽、急慢性支气管炎等。主要供口服用,亦可供外用和局部如眼、耳、鼻、直肠、阴道等使用。服用滴丸时,应仔细看好药物的服法,剂量不能过大;宜以少量温开水送服,有些可直接含于舌下。滴丸在保存中不宜受热。

(二)吸入制剂的正确使用

1. 气雾剂　气雾剂指将药物与适宜的抛射剂制成的澄明液体、混悬液或乳浊液,装于具有特制阀门系统的耐压密闭容器中,使用时借抛射剂的压力将内容物呈雾状喷出的制剂。使用气雾剂时,宜按下列步骤进行:① 尽量将痰液咳出,口腔内的食物咽下;② 用前将气雾剂摇匀;③ 将双唇紧贴近喷嘴,头稍微后倾,缓缓呼气尽量让肺部的气体排尽;④ 于深呼吸的同时撤压气雾剂阀门,使舌头向下;准确掌握剂量,明确 1 次给药撤压几下;⑤ 屏住呼吸 10～15 s,后用鼻子呼气;⑥ 含激素类制剂用温水漱口。

2. 吸入粉雾剂　吸入粉雾剂是指微粉化药物或与载体以胶囊、泡囊或多剂量贮库形式,采用特制的干粉吸入装置,由患者主动吸入雾化药物至肺部的制剂,包括都保类、准纳器和吸乐等。常用都保类药物有福莫特罗粉吸入剂、布地奈德-福莫特罗粉吸入剂、布地奈德粉吸入剂;常用准纳器如沙美特罗-氟替卡松粉吸入剂,为多剂量型;常用吸乐如噻托溴铵粉吸入剂,属于单剂量吸入器。

都保装置的使用方法为:① 旋松保护瓶盖并拔出,充分振摇,使其混匀;握住瓶身,使旋柄在下方,垂直竖立,将底座旋柄朝某一方向尽量拧到底,然后再转回到原来位置,当听到"咔哒"一声时,表明1次剂量的药粉已经装好;② 轻轻地呼气直到不再有空气可以从肺内呼出,请勿对喷嘴呼气;③ 将喷嘴放在齿间,用双唇包住吸嘴,用力深吸气;④ 缓慢呼气,最后用温水漱口,保持口腔清洁。定期用干纸巾擦拭吸嘴的外部。

准纳器的使用方法为:① 一手握住外壳,另一手的大拇指放在拇指柄上,向外推动拇指直至完全打开(指示窗一面朝上)。② 握住准纳器,使吸嘴对向自己。向外推滑动杆直至发出"咔哒"声,表明准纳器已做好吸药准备。尽量呼气,但请勿将气呼入准纳器中。③ 将吸嘴放入口中,从准纳器中深深地平稳地吸入药物,切勿从鼻吸入。然后将准纳器从口中拿出,继续屏气约 10 s,关闭准纳器。关闭准纳器时,将拇指放在手柄上,往后拉手柄,发出"咔哒"声表示准纳器已关闭,滑动杆自动复位,准纳器又可用于下次吸药时使用。④ 缓慢呼气,最后用温水漱口,保持口腔清洁。⑤ 如需吸入第 2 剂药物,须关上准纳器,1分钟后重复上述步骤。

吸乐的使用方法为:① 向上提拉打开防尘帽,然后打开吸嘴。② 沿着泡状包装上的穿孔将包装条板分为两半,揭开疤眼背面的铝箔,取出一粒胶囊,将其放入中央室中。③ 用力合上吸嘴直至听到"咔哒"一声,保持防尘帽敞开。④ 手持吸乐装置,吸嘴向上,将绿色刺孔按钮完全按下一次,然后松开,在胶囊上刺出许多小孔,以便在吸气时释放药物。⑤ 先做一次深呼吸,再完全呼气(**注意**:无论何时都应避免呼气到吸嘴中)。⑥ 举起吸乐装置放到嘴上,用嘴唇紧紧含住吸嘴,保持头部垂直,缓慢地深吸气,其速率应足以能听到胶囊振动。吸气到肺部全充满时,尽可能长时间地屏住呼吸,同时从嘴中取出吸乐装置。重新开始正常呼吸。重复第⑤和⑥步,将胶囊中的药物完全吸出。⑦ 再次打开吸嘴,倒出用过的胶囊并弃之。关闭吸嘴和防尘帽,保存装置。

(三) 外用制剂的正确使用

1. 滴眼剂　使用滴眼剂的步骤为:① 清洁双手,将头部后仰,眼向上望,用食指轻轻将下眼睑拉开成一钩袋状;② 将药液从眼角侧滴入眼袋内,一次滴 1～2 滴。滴药时应距眼睑 2～3 cm,勿使滴管口触及眼睑或睫毛,以免污染;③ 滴后轻轻闭眼 1～2 min,用药棉或纸巾擦拭流溢在眼外的药液,用手指轻轻按压眼内眦,以防药液分流降低眼内局部药物浓度及药液经鼻泪管流入口腔而引起不适。

2. 眼膏剂　使用眼膏剂时,宜按下列步骤操作:① 清洁双手,打开眼膏管口;② 头部后仰,眼向上望,用食指轻轻将下眼睑拉开成一袋状;③ 压挤眼膏剂尾部,使眼膏呈线状溢出,将约 1 cm 长的眼膏挤进下眼袋内(如眼膏为盒装,将药膏抹在玻璃棒上涂敷于下眼睑内),轻轻按摩 2～3 min 以增加疗效,但注意眼膏管口不要直接接触眼或眼睑;④ 眨眼数次,尽量使眼膏分布均匀,然后闭眼休息 2 min;⑤ 用脱脂棉擦去眼外多余药膏,盖好管帽;⑥ 多次开管和连续使用超过 1 个月的眼膏不能再用。

3. 滴鼻剂　鼻除其外部为皮肤所覆盖外,鼻腔和鼻窦内部均为黏膜覆被,鼻腔又深又窄,所以滴鼻时应头往后仰,适当吸气,使药液尽量达到较深部位。另外,鼻黏膜比较娇嫩,滴鼻剂必须对黏膜没有或仅有较小的刺激。滴鼻剂的使用方法:① 滴鼻前先呼气。② 头部向后仰依靠椅背,或仰卧于床上,肩部放一枕头,使头部后仰。③ 对准鼻孔,瓶壁不要接触到鼻黏膜,一次滴入 2～3 滴,儿童 1～2 滴,一日 3～4 次或间隔 4～6 h 给药 1 次。④ 滴后保持仰位 1 min 后坐直。⑤ 如滴鼻液流入口腔,可将其吐出。⑥ 过度频繁或延长使用时间可引起鼻塞症状的反复。连续用药 3 天以上,症状未缓解应向医师咨询。⑦ 同时使用几种滴鼻剂时,首先滴用鼻腔黏膜血管收缩剂,再滴入抗菌药物。⑧ 含毒剧药的滴鼻剂尤应注意不得过量,以免引起中毒。

4. 鼻用喷雾剂 鼻用喷雾剂是专供鼻腔使用的气雾剂,其包装带有阀门,使用时挤压阀门,药液以雾状喷射出来,供鼻腔外用。鼻用喷雾剂的使用方法:① 喷鼻前先呼气;② 头部稍向前倾斜,保持坐位;③ 用力振摇气雾剂并将尖端塞入一个鼻孔,同时用手堵住另一个鼻孔并闭上嘴;④ 挤压气雾剂的阀门喷药,一次喷入 1～2 揿,儿童 1 揿,一日 3～4 次,或参阅说明书的剂量,同时慢慢地用鼻子吸气;⑤ 喷药后将头尽力向前倾,置于两膝之间,10 s 后坐直,避免药液流入咽部,用嘴呼吸;⑥ 更换另一个鼻孔重复前一过程,用毕后可用凉开水冲洗喷头。

5. 栓剂 栓剂因施用腔道的不同,分为直肠栓、阴道栓和尿道栓,后者现在很少应用。

(1) 直肠栓:应用时要依次进行:① 栓剂基质的硬度易受气候的影响而改变,在夏季,炎热的天气会使栓剂变得松软而不易使用,应用前宜将其置入冰水或冰箱中 10～20 min,待其基质变硬。② 剥去栓剂外裹的铝箔或聚乙烯膜,在栓剂的顶端蘸少许液状石蜡、凡士林、植物油或润滑油。③ 塞入时患者取侧卧位,小腿伸直,大腿向前屈曲,贴着腹部;儿童可趴伏在大人的腿上。④ 放松肛门,把栓剂的尖端插入肛门,并用手指缓缓推进,深度距肛门口幼儿约 2 cm,成人约 3 cm,合拢双腿并保持侧卧姿势 15 min,以防栓剂被压出。⑤ 用药前先排便,用药后 1～2 h 内尽量不解大便(刺激性泻药除外)。因为栓剂在直肠的停留时间越长,吸收越完全。⑥ 有条件的话,在肛门外塞一点脱脂棉或纸巾,以防基质熔化漏出而污染衣被。

(2) 阴道栓:应用阴道栓时宜注意:① 洗净双手,除去栓剂外封物。如栓剂太软,则应将其带着外包装放在冰箱的冷冻室或冰水中冷却片刻,使其变硬,然后除去外封物,放在手中捂暖以消除尖状外缘。用清水或水溶性润滑剂涂在栓剂的尖端部。② 患者仰卧床上,双膝屈起并分开,可利用置入器或戴手套,将栓剂尖端部向阴道口塞入,并用手以向下、向前的方向轻轻推入阴道深处。置入栓剂后患者应合拢双腿,保持仰卧姿势约 20 min。③ 在给药后 1～2 h 内尽量不排尿,以免影响药效。④ 应于入睡前给药,以便药物充分吸收,并可防止药栓遇热溶解后外流;月经期停用,有过敏史者慎用。

6. 滴耳剂 滴耳剂主要用于耳道感染或疾病。如果耳聋或耳道不通,不宜应用。耳膜穿孔者也不要使用滴耳剂。滴耳剂的使用方法:① 将滴耳剂用手捂热以使其接近体温;② 头部微向一侧,患耳朝上,抓住耳垂轻轻拉向后上方使耳道变直,一般一次滴入 5～10 滴,一日 2 次,或参阅药品说明书的剂量;③ 滴入后稍事休息 5 min,更换另耳;④ 滴耳后用少许药棉塞住耳道;⑤ 注意观察滴耳后是否有刺痛或烧灼感;⑥ 连续用药 3 天患耳仍然疼痛,应停止用药,及时去医院就诊。

7. 透皮贴剂 使用透皮贴剂时宜注意:① 用前将所要贴敷部位的皮肤清洗干净,并稍稍晾干;② 从包装内取出贴片,揭去附着的薄膜,但不要触及含药部位;③ 贴于无毛发或是刮净毛发的皮肤上,轻轻按压使之边缘与皮肤贴紧,不宜热敷;④ 皮肤有破损、溃烂、渗出、红肿的部位不要贴敷;⑤ 不要贴在皮肤的皱褶处、四肢下端或紧身衣服底下,选择一个不进行剧烈运动的部位,如胸部或上臂;⑥ 定期更换或遵医嘱,若发现给药部位出现红肿或刺激,可向医生咨询。

8.含漱剂　含漱剂多为水溶液,使用时宜注意:① 含漱剂中的成分多为消毒防腐药,含漱时不宜咽下或吞下;② 对幼儿、恶心、呕吐者暂时不宜含漱;③ 按说明书的要求稀释浓溶液;④ 含漱后不宜马上饮水和进食,以保持口腔内药物浓度。

9.软膏剂、乳膏剂　应用软膏剂和乳膏剂时宜注意:① 涂敷前将皮肤清洗干净。② 对有破损、溃烂、渗出的部位一般不要涂敷。如急性湿疹,在渗出期采用湿敷方法可收到显著的疗效,若用软膏反可使炎症加剧、渗出增加。对急性无渗出性糜烂则宜用粉剂或软膏剂。③ 涂布部位有烧灼或瘙痒、发红、肿胀、出疹等反应,应立即停药,并将局部药物洗净。④ 部分药物,如尿素,涂后采用封包(即用塑料膜、胶布包裹皮肤)可显著地提高角质层的含水量,封包条件下的角质层含水量可由 15% 增至 50%,增加药物的吸收,亦可提高疗效。⑤ 涂敷后轻轻按摩可提高疗效。⑥ 不宜涂敷于口腔、眼结膜。

(四)常用注射剂的正确用法

注射是一种重要的给药途径。注射方法主要有皮下、肌内、静脉、鞘内等数种。

1.皮下注射　即将药液注射在皮下结缔组织内,只适用于少量药液(一般为 1~2 ml),同时可能引起一定程度的疼痛及刺激,故应用受到一定限制。

2.肌内注射(肌注)　即指将药液注于肌肉内(多注于臀部肌肉),由于肌肉的血管丰富,药物吸收较皮下快,疼痛程度亦较皮下注射轻。注射量一般为 1~2 ml,但可用至 10 ml,油剂及混悬剂均以采用肌注为宜,刺激性药物亦宜采用肌注。

3.静脉注射(静注)　即将药物直接注射到静脉中,一次注射量可较大,且起效迅速,常用于某些急救情况。但危险性也较大,可能引起剧烈反应甚至形成血栓。若药液漏出静脉血管之外,常可引起肿痛,因此须多加注意。静脉注射液一般要求澄明,无混浊、沉淀,无异物及热原。凡混悬溶液、油溶液及不能与血液混合的溶液,均不可采用静注。

有些刺激性的药物溶液以及高渗溶液,因血液可使之稀释,不太可能引起刺激反应,也可用静注。药液量更大时可采用输液法,使药液缓缓流入静脉内或皮下组织内。可以用滴数计数时,即称为"静脉滴注"(静滴)或"静脉点滴"。

4.鞘内注射　在药物不能进入脊髓液或不能很快达到所需浓度时,可采用鞘内注射,其法为:注射前先抽出适量的脊髓液,然后将药液徐徐注入蛛网膜下隙的脊髓液中。

5.其他　穴位注射系将小量药液注射于某一穴位中。动脉注射,即把医药针头扎入动脉管内,给病人输入血液或药液。动脉注射主要用于输血,适用于危急病情,注射部位通常选择桡动脉、肱动脉。

四、药物的用量

凡能产生药物治疗作用所需的用量,称为"剂量"或"药用量"。一般所说的剂量,是指成人一次的平均用量。若少于此量,则可能产生不了治疗效果。若超过此量到一定程度,则可能引起中毒现象,此时用量称为"中毒量",严重中毒时引起死亡的量,称为"致死量"。通常所称的"极量",即指允许使用的最高剂量,除特殊情况外,一般不得超过极量。药物的用量,因病人具体情况不同而异。

（一）老幼剂量

60 岁以上的老人，一般可用成人剂量的 3/4。小儿用药剂量比成人小，一般可根据体重和体表面积按成人剂量计算。

1. 根据体重计算

（1）若已知儿童的每千克体重剂量，直接乘以体重即可得 1 日或 1 次剂量。

（2）若不知儿童每千克体重剂量，可按下式计算：

$$小儿用量＝成人剂量×小儿体重/70 \text{ kg}$$

此法简单易记，但对年幼者求得的剂量偏低，年长儿求得的剂量偏高，应根据临床经验作适当增减。

2. 根据体表面积计算 用体表每平方米表达药量，能适合于各年龄小儿，同样也适合于成人。

小儿剂量按体表面积推算可用下列公式求得：

$$小儿用量＝成人剂量×小儿体表面积/1.73 \text{ m}^2$$

这种计算比较合理，但需首先计算小儿体表面积。

小儿体表面积计算公式为：

$$表面积(\text{m}^2)＝(体重×0.035)＋0.1$$

此公式不适用于体重 30 kg 以上的小儿。对 10 岁以上儿童，每增加体重 5 kg，增加体表面积 0.1 m^2。如 30 kg＝1.15 m^2，35 kg＝1.25 m^2。体重超过 50 kg 时，则每增加体重 10 kg，增加体表面积 0.1 m^2。

（二）药物计量单位及计量方法

无论是非处方药还是处方药，它们的计量单位和计量方法均按中国药典规定的法定计量单位执行，也与国际计量单位相一致。

常用重量单位为：1 毫克(mg)＝1 000 微克(μg)；1 克(g)＝1 000 毫克(mg)；1 千克(kg)＝1 000 克(g)。常用体积单位为：1 升(L)＝1 000 毫升(ml)；1 毫升(ml)＝1 000 微升(μl)。

另有一些药物采用国际单位(international unit，IU)表示。国际单位是世界卫生组织专为抗生素、疫苗等生物物质规定的单位，用于评价纯品药治疗效能或需量有效价的单位。

有效价单位是定义国际单位的基础，其含义为 1 IU 药物纯品的有效成分相当于（等于）药品的重量或者是 1 IU 疗效作用需要的纯药品的有效重量。它是以 μg 为单位表示的相当于 1 U 有效成分的纯品重量，用一种关系式表达为 1 IU＝nμg。式中 n 为不同药品单位有效成分的数值，式中的等号是换算关系的联系，不是两边概念的等同，不能说疗效＝重量。这里的"国际单位"只是一种计量单位的命名，可理解为 1 个有效成分相当的纯品量为 nμg。药品不同，其有效价单位亦不同，如土霉素 1 IU＝1 μg，而青霉素 G 钠盐 1 IU＝0.6 μg。

第五节 药学计算

一、给药剂量的计算

(一)药品规格与剂量单位换算

在药品标识物的剂量单位表示上,主要可进行换算的重量单位有 5 级,即千克(kg)、克(g)、毫克(mg)、微克(μg)和纳克(ng)。可进行换算的容量单位有 3 级,即升(L)、毫升(ml)、微升(μl)。

因此,在服药前宜教会患者如何计算剂量。如红霉素肠溶胶囊 1 次口服 0.25 g 或 0.5 g,标识的每粒的规格是 250 mg,按其之间的关系换算即 250 mg=0.25 g、500 mg=0.5 g,因此可服 1 片或 2 片。又如维生素 B_{12} 注射剂每次肌内注射 50~200 μg,每支规格标识为 0.1 mg,根据换算即 0.1 mg=100 μg,因此可给予 0.05~0.2 mg,即注射 1/2~2 支。

由药物的总量计算其某一组分的量这一类型的计算在药学工作中常常遇到,如大量输液时,溶剂中 Na^+ 的含量对体内电解质平衡的影响,还有一种情况,同一种药物有多种组成形式,虽然它们起主要治疗作用的有效成分相同,但由于组成不同,同等重量所含的有效药量也不同。

题例:1 000 ml 的生理盐水中含 Na^+ 多少克?

1 000 ml 生理盐水中含氯化钠的量=0.9%×1 000=9 g

氯化钠的相对分子质量=58.45

Na^+ 的含量=9×23/58.45=3.54 g

题例:某患者得知一天摄入 12 mg β-胡萝卜素可防治各种癌症。如果一个单位(U)的 β-胡萝卜素相当于 0.485 μg,那么,请问多少毫克的 β-胡萝卜素相当于含 25 000 U?

25 000 U×0.485 μg/1 U×1 mg/1 000 μg=12.1 mg β-胡萝卜素

(二)滴速的计算

每毫升溶液所需要的滴数为该输液器的滴系数,滴系数一般记录在输液器外包装上。常用的输液器滴系数有 10、15、20 三种型号。

$$输注时间(min)=\frac{要输入的液体总量(ml)×滴系数}{每分钟的滴数}$$

题例:将 1 000 U 肝素钠加到 250 ml 生理盐水中,已知静脉给药装置以 20 滴/ml 速度滴注,要求滴注时间不得少于 4 h,请问每分钟滴数量最多为多少?

$$输注时间(min)=\frac{要输入的液体总量(ml)×滴系数}{每分钟的滴数}$$

每分钟滴速=250 ml/4 h×20 滴/ml×1 h/60 min=21 滴

$$\frac{250\ ml×20}{4×60}=21\ 滴$$

二、浓度的计算

(一) 高浓度向低浓度稀释

$$C_浓 \times V_浓 = C_稀 \times V_稀$$

$$需用高浓度液体的体积 = \frac{所需稀释低浓度 \times 所需要稀释的体积}{高浓度液体的浓度}$$

题例: 现有 35 mmol/L 氯化钾注射液 10 ml,能配 5 mmol/L 氯化钾注射液多少毫升?

$$C_1 = 35 \text{ mmol/L}; V_1 = 0.01 \text{ L}; C_2 = 5 \text{ mmol/L}; 求 V_2$$
$$V_2 = C_1 V_1 / C_2$$
$$= 35 \text{ mmol/L} \times 0.01 \text{ L} / 5 \text{ mmol/L} = 70 \text{ ml}$$

即能配制 5 mmol/L 氯化钾注射液 70 ml。

(二) 两种浓度混合的换算

可用交叉法计算:

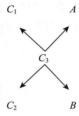

C_1 为浓溶液浓度;C_2 为稀溶液浓度;C_3 为混合溶液浓度;A 为浓溶液体积;B 为稀溶液体积。其中 $A = C_3 - C_2$,$B = C_1 - C_3$。交叉公式表示:浓度 C_1、体积 A 的浓溶液与浓度 C_2、体积 B 的稀溶液混合后,可得浓度为 C_3 的溶液,其体积为 $A + B$。

题例: 治疗需用 10% 葡萄糖注射液 500 ml,现仅有 50% 和 5% 浓度的葡萄糖注射液,问如何配制?

用交叉法:则 $A = 10 - 5 = 5$,则 $B = 50 - 10 = 40$;表示 50% 葡萄糖注射液 5 ml 加 5% 葡萄糖注射液 40 ml 可得 10% 葡萄糖注射液 45 ml。设配制 10% 葡萄糖注射液 500 ml 需 50% 葡萄糖注射液 x ml,则 $5 : 45 = x : 500 (x = 56 \text{ ml})$;需要 5% 葡萄糖注射液 $(500 - 56)$ ml $= 444$ ml。

第二种计算方法:设需取 50% 葡萄糖注射液 x ml,取 5% 葡萄糖注射液 $(500 - x)$ ml。

$$由 \quad 50x + 5 \times (500 - x) = 10 \times 500$$
$$50x + 2\,500 - 5x = 5\,000$$
$$45x = 2\,500$$
$$x = 56 \text{ ml}$$
$$(500 - 56) \text{ ml} = 444 \text{ ml}$$

即配制 10% 葡萄糖注射液 500 ml 需取 50% 葡萄糖注射液 56 ml,5% 葡萄糖注射液 444 ml。

（三）等渗浓度的计算

渗透压是指两种不同浓度的溶液被一种理想的半透膜隔开,只透过溶剂而不能透过溶质,溶剂从低浓度溶液向高浓度溶液转移,促使其转移的力即渗透压。根据血浆成分可计算出正常人血浆总渗透浓度为298 mmol/L。所以临床上规定:渗透浓度在280~310 mmol/L的溶液为等渗溶液。渗透浓度小于280 mmol/L的溶液为低渗溶液。渗透浓度大于310 mmol/L的溶液为高渗溶液。静脉注射低渗溶液,会引起红细胞被水分子胀破而发生溶血;如果静脉注射高渗溶液,则可能引起红细胞失水皱缩。因此,很多静脉注射溶液需要调节成等渗溶液。脊髓腔内注射,由于易受渗透液的影响,必须调节为等渗制剂。而一些眼用溶液、肌内注射溶液的渗透压也需要调节至一定范围内。

调节等渗溶液的计算方法

1. 冰点降低数据法 一般情况下,血浆或泪液的冰点值为$-0.52℃$,根据物理化学原理,任何溶液的冰点降到$-0.52℃$,即与血浆或泪液等渗。

当某药的1%溶液的冰点下降值已知时,配制等渗溶液所需药量可按下式计算:$W=0.52×V/(100×b)$。其中,V为配制等渗溶液的体积;b为该药的1%冰点下降值;W为所需加入的药量。

当某药溶液是低渗时,需要加入其他药物调节等渗,可按下式计算:$W=(0.52-b×c)×V/(100×b')$。其中W为需添加的其他药物的量;b为主药的1%冰点下降值;c为主药百分浓度;V为所配制溶液的体积;b'为所添加的药物的1%冰点下降值。

常见药物的1%冰点下降值可以查阅"药物水溶液的冰点降低与氯化钠等渗当量"表。

题例:配制0.5%盐酸普鲁卡因注射液100 ml等渗溶液,需加氯化钠多少克?

解:查表,得盐酸普鲁卡因的b值为0.122,0.9%氯化钠溶液的b值为0.578。配制100 ml盐酸普鲁卡因等渗溶液,需要加入盐酸普鲁卡因的量为$W=0.52×100/(100×0.122)=4.3$ g,浓度为4.3%,因此0.5%的盐酸普鲁卡因注射液为低渗溶液,需要加入氯化钠配成等渗溶液,加入氯化钠的量为$W=(0.52-0.122×0.5)×100/(100×0.578)=0.794$ g。

2. 氯化钠等渗当量法 指与1 g的药物成等渗的氯化钠质量。如硼酸的氯化钠等渗当量为0.47,即1 g硼酸与0.47 g氯化钠可产生相等的渗透压。

配制等渗溶液所需的药物可按下式计算:$W=0.9\%×V/E$。其中,W为配制等渗溶液所需加入的药量;V为所配制溶液的体积;E为1 g药物的氯化钠等渗当量。

当某药溶液是低渗时,等渗调节剂的用量可用下式计算:$W=(0.9-C×E)×V/100$。其中W为配制等渗溶液需加入的氯化钠的量(g);V为溶液的体积(ml);E为1 g药物的氯化钠等渗当量;C为溶液中药物的百分浓度。

常用药物的氯化钠等渗当量值可查阅相关表格。

题例:配制2%盐酸麻黄碱滴鼻剂500 ml,调节成等渗溶液需要氯化钠多少克?

解:查表得盐酸麻黄碱的氯化钠等渗当量为0.28。配成盐酸麻黄碱等渗溶液需要盐酸麻黄碱的量为:$W=0.9\%×500/0.28=16.07$ g,浓度为3.21%。因此2%盐酸麻黄碱为低渗溶液,需要加入氯化钠配成等渗溶液,加入氯化钠的量为$W=(0.9-2×0.28)×500/100=1.7$ g。

三、抗生素及维生素计量单位的换算

（一）抗生素效价与质量的换算

抗生素按照生产和提纯方法不同可分为天然、半合成和全合成抗生素，前两者依据性质的不同，分别以质量（重量）或效价单位表示，其剂量与效价的换算有一定比例。

理论效价系指抗生素纯品的质量与效价单位的折算比率，多以其有效部分的 1 μg 作为 1 IU（国际单位），如链霉素、土霉素、红霉素等以纯游离碱 1 μg 作为 1 IU，少数抗生素则以其某一特定的盐 1 μg 或一定重量作为 1 IU，如青霉素 G 钠盐以 0.6 μg 为 1 IU，盐酸四环素和硫酸依替米星以 1 μg 为 1 IU。

原料含量的标示是指，抗生素原料在实际生产中混有极少的但质量标准许可的杂质，不可能为纯品。如乳糖酸红霉素的理论效价是 1 mg 为 672 IU，但《中华人民共和国药典》规定 1 mg 效价不得少于 610 IU，所以产品的效价在 610～672 IU，具体效价需在标签上注明，并在调配中进行换算。

（二）维生素类药物常用单位与质量的换算

《中华人民共和国药典临床用药须知》（2010 年版）规定：

维生素 A 的计量单位以视黄醇当量（RE）表示，食物中的维生素 A 含量用视黄醇当量（RE）表示，1 U 维生素 A＝0.3 μg 维生素 A＝0.3 RE。

维生素 D 每 40 000 U＝1 mg。即每 400 U＝10 μg。

维生素 E 的计量可以生育酚当量表示，每 3～6 mg 维生素 E 等于生育酚当量 5～10 U。目前，维生素 E 多以 α-生育酚当量（α-TE）来替代单位（U），维生素 E 1 U 相当于 1 mg dl-α 生育酚酰醋酸，相当于 0.7 mg dl-α 生育酚，相当于 0.8 mg d-α 生育酚酰醋酸。

参考文献

[1] 国家食品药品监督管理局执业药师资格考试认证中心. 药学综合知识与技能[M]. 北京：中国医药科技出版社，2016.

[2] 秦红兵. 药学服务[M]. 北京：人民卫生出版社，2011.

[3] 许杜鹃. 药学服务实务[M]. 北京：中国医药科技出版社，2016.

[4] 丁选胜，张伶俐，许杜鹃，等. 药学服务概论[M]. 北京：人民卫生出版社，2016.

[5] 陈吉生. 新编临床药物学[M]. 北京：中国中医药出版社，2013

[6] 李传震，姜自军，王秀忠，等. 世界卫生组织规定的国际单位、有效价单位介绍[J]. 中国计量，2012(7)：21－22.

[7] 国家药典委员会. 中华人民共和国药典临床用药须知（化学药和生物制品卷）（2011）[M]. 北京：中国医药科技出版社，2011.

[8] 向敏，缪丽燕. 基础药学服务[M]. 2 版. 北京：化学工业出版社，2016.

（撰稿人：向星萍）

第三章　常用医学检查指标

医学检查指标是诊断疾病的重要依据,也是疾病治疗中需要监控的指标。药师在参与药学服务、用药方案设计和调整时,要善于学习和掌握常用医学检查的指标,并了解其主要的临床意义,以便于与医师沟通,观察疾病的病理状态和进程,对药物治疗方案和疾病的监测指标作出判断,提高疗效和减少药品不良反应的发生率。

第一节　血常规检查指标

血液是在中枢神经的调节下由循环系统流经全身各器官的红色黏稠液体,其在血管内流动,具有输送营养、氧气、抗体、激素和排泄废物及调节水分、体温、渗透压、酸碱度等功能。一般成人的血液总量为 5 000~6 000 ml,占体重的 8%~9%,血液的 pH 为 7.35~7.45,比重为 1.05~1.06。血液中的成分可分为血浆(无形成分)和细胞(有形成分)两大部分。血浆为去细胞后的液体部分,占血液总量的 55%~60%。血浆中除去 91%~92% 的水分外,还包括有蛋白质、葡萄糖、无机盐、酶、激素等;而血细胞在正常情况下主要包括红细胞、白细胞、粒细胞、淋巴细胞、血小板等。血液检查的内容通常包括红细胞、白细胞、血红蛋白及血小板等参数的检查。

一、红细胞计数

红细胞计数(red blood cell count,RBC)是指单位体积血液中所含的红细胞数目。红细胞是血液中数量最多的有形成分,在正常情况下几乎占血容量的 1/2,故使血液呈红色黏稠的混悬液。红细胞为双凹圆盘形,其主要生理功能是作为呼吸载体,能在携带和释放氧气至全身各个组织的同时运输二氧化碳,协同调节维持酸碱平衡和免疫黏附作用。免疫黏附作用可增强吞噬性白细胞对微生物的吞噬作用,消除抗原抗体复合物的作用,防止复合物在易感区域形成可能有害的沉淀物。红细胞在骨髓内生成,释放入血液后寿命为 120 天左右,衰老的红细胞在单核吞噬系统破坏分解为铁、原卟啉和珠蛋白,分别参与铁、胆色素和蛋白质代谢。

(一)参考区间(仪器法,静脉采血)

新生儿:(6.0~7.0)×10^{12}/L

婴儿:(5.2~7.0)×10^{12}/L

儿童:(4.2~5.2)×10^{12}/L

成年男性:(4.3~5.8)×10^{12}/L

成年女性:(3.8~5.1)×10^{12}/L

(二)临床意义

1. 生理变化　随年龄的增长,红细胞和血红蛋白计数可以升高或降低。新生儿红细胞和血红蛋白计数均高于成人。30 岁左右时达到最高峰,30 岁以后逐渐下降,至 60 岁时尚有下降倾向。

(1) 生理性降低:主要见于生理性贫血,如婴幼儿、妊娠中后期孕妇以及造血功能减退的老年人等。

(2) 生理性增高:见于生活在高原地区的居民、剧烈运动或重体力劳动的健康人,以及胎儿和新生儿。

2. 病理变化

(1) 病理性增多:分为相对性增高和绝对性增高。① 相对增多:由于大量失水使血容量减少,血液浓缩,血中各种有形成分包括红细胞相对增多,仅为一种暂时的现象,如频繁呕吐、出汗过多、大面积烧伤等。② 病理代偿性和继发性增多,常继发于慢性肺心病、肺气肿、高原病和肿瘤(肾癌、肾上腺肿瘤)患者,可引起红细胞代偿性增生。③ 真性红细胞增多,为原因不明的慢性骨髓功能亢进。

(2) 病理性降低:红细胞含量减少见于各种贫血:① 骨髓造血功能障碍,如再生障碍性贫血、白血病、骨髓瘤、骨髓纤维化;② 造血物质缺乏或利用障碍,如缺铁性贫血、铁粒幼细胞贫血、巨幼细胞贫血;③ 急慢性失血,如手术或创伤后急性失血、消化道溃疡、寄生虫病;④ 血细胞破坏过多,如溶血性贫血;⑤ 其他疾病造成或伴发的贫血。

二、血红蛋白

血红蛋白(hemoglobin,Hb)又称血色素,是红细胞的主要组成部分,由珠蛋白和亚血红素组成。在正常情况下,血中血红蛋白的成分主要为氧合血红蛋白和还原血红蛋白。血红蛋白在体内的作用主要为运输氧和二氧化碳,携带氧的血红蛋白称为氧合血红蛋白,携带二氧化碳的称为还原血红蛋白。血红蛋白在临床上可用于诊断某些变性血红蛋白症和血液系统疾病。

(一) 参考区间(仪器法)

成年男性:130~175 g/L

成年女性:115~150 g/L

新生儿:180~190 g/L

婴儿:110~120 g/L

儿童:120~140 g/L

(二) 临床意义

1. 生理性变化

(1) 生理性降低:主要见于生理性贫血,如生长发育迅速而导致造血原料相对不足的婴幼儿,妊娠中后期血容量明显增加而引起血液稀释的孕妇,以及造血功能减退的老年人。

(2) 生理性增高:见于生活在高原地区的居民、健康人进行剧烈运动或从事重体力劳动时,以及胎儿和新生儿。

2. 病理性变化

(1) 病理性降低:见于各种贫血,常见原因有:① 骨髓造血功能障碍,如再生障碍性贫血、白血病、骨髓瘤、骨髓纤维化;② 造血物质缺乏或利用障碍,如缺铁性贫血、铁粒幼细胞贫血、巨幼细胞贫血(叶酸及维生素 B_{12} 缺乏);③ 急慢性失血,如手术或创伤后急性失血、消化道溃疡、寄生虫病;④ 血细胞破坏过多,如遗传性球形红细胞增多症、阵发性睡眠性血红蛋白尿、异常血红蛋白病、溶血性贫血;⑤ 其他疾病(如炎症、肝病、内分泌系统疾病)造成或伴发的贫血。

(2) 病理性增高:分为相对性增高和绝对性增高。① 相对性增高:通常是由于血浆容量减少,致使血液中有形成分相对增多形成的暂时性假象,多见于脱水血浓缩时,常由严重呕吐、多次腹泻、大量出汗、大面积烧伤、尿崩症、大剂量使用利尿药等引起。② 绝对性增高多与组织缺氧、血中促红细胞生成素水平升高、骨髓加速释放红细胞有关。

由于红细胞内血红蛋白含量不同,各类贫血表现出的红细胞和血红蛋白减少程度可不一致。血红蛋白测定可以了解贫血的程度,如需要了解贫血的类型,还需作红细胞计数和红细胞形态学检查,以及与红细胞其他相关的指标测定。

三、白细胞计数

白细胞计数(white blood cell count,WBC)指计数单位体积血液中含的白细胞数目。白细胞是血液中有形成分的重要组成部分,呈球形的无色有核细胞,是机体抵御病原微生物等异物入侵的重要防线。正常的外周血液中常见的白细胞有中性粒细胞、嗜酸性粒细胞、嗜碱性粒细胞、淋巴细胞和单核细胞。

(一) 参考区间

成人末梢血:$(4.0\sim10.0)\times10^9/L$

成人静脉血:$(3.5\sim10.0)\times10^9/L$

新生儿:$(15.0\sim20.0)\times10^9/L$

6个月~2岁婴幼儿:$(11.0\sim12.0)\times10^9/L$

(二) 临床意义

1. 生理性变化　白细胞计数结果有明显生理性波动。① 日间波动:早晨较低,傍晚较高,一日之间最高值与最低值之间可相差1倍;餐后较餐前高;② 一般脑力和体力活动,冷热水浴、日光或紫外线照射均可使白细胞轻度增加,而剧烈运动、剧痛和激动可使白细胞显著增多,以中性粒细胞为主;③ 月经期、妊娠、分娩、哺乳期亦可增高,特别是临近分娩的最后一日,常波动于$(12\sim17)\times10^9/L$之间,分娩时可高达$34\times10^9/L$,产后2~5天内恢复正常;④ 年龄变化:新生儿及婴儿明显高于成人,通常出生后3~4天后降至$10\times10^9/L$,约保持3个月,然后逐渐降至成人水平;⑤ 吸烟亦可引起白细胞增高。

2. 病理性变化

(1) 病理性减少:白细胞病理性减少常见于:① 某些感染性疾病,尤其是革兰阴性杆菌感染(伤寒、副伤寒等);② 某些原虫感染(黑热病、症疾等);③ 某些病毒感染(病毒性肝炎、流感等);④ 某些血液病(再生障碍性贫血、急性粒细胞缺乏症、巨幼细胞贫血等);⑤ 自身免疫性疾病(系统性红斑狼疮、艾滋病等);⑥ 脾功能亢进(门脉肝硬化、班替综合征等);⑦ 肿瘤化疗、电离辐射(如X线)及某些药物(氯霉素、磺胺类药等)反应等。

(2) 病理性增多:白细胞病理性增加常见于:① 急性化脓性感染,尤其是革兰阳性球菌感染(脓肿、脑膜炎、肺炎、阑尾炎、扁桃体炎等);② 某些病毒感染(传染性单核细胞增多症、流行性乙型脑炎等);③ 组织损伤(严重外伤、大手术、大面积烧伤、急性心肌梗死等);④ 急性大出血;⑤ 白血病;⑥ 骨髓纤维化;⑦ 恶性肿瘤(肝癌、胃癌、肺癌等);⑧ 代谢性中毒(糖尿病酮症酸中毒、尿毒症等);⑨某些金属(铅、汞等)中毒。

四、白细胞分类计数

白细胞是一个"大家族",白细胞分类计数(white blood cell differential count; differential count,DC)是指对不同类型的白细胞分别计数并计算其百分比。正常血液中白细胞以细胞质内有无颗粒而分为有粒和无粒两大类,前者粒细胞根据颗粒被碱性染料染色特点分为中性、嗜酸性、嗜碱性三种;后者包括单核细胞、淋巴细胞。每类细胞的形态、功能、性质各异。

(一)参考区间

中性分叶核粒细胞:0.50~0.70(50%~70%)

中性杆状核粒细胞:0.01~0.06(1%~6%)

嗜酸性粒细胞成人:0.01~0.05(1%~5%);儿童:0.005~0.05 (0.5%~5%)

嗜碱性粒细胞:0~0.01 (0%~1%)

淋巴细胞:0.20~0.40 (20%~40%)

单核细胞:0.03~0.08 (3%~8%)

(二)临床意义

1. 中性分叶核粒细胞(中性粒细胞) 中性粒细胞为血液中的主要吞噬细胞,在白细胞中占的比例最高,在急性感染中起重要作用,具有吞噬和杀灭病毒、疟原虫、隐球菌、结核分枝杆菌等的作用。中性粒细胞计数增减的临床意义与前面白细胞的临床意义相同。

2. 嗜酸性粒细胞 嗜酸性粒细胞具有变形运动和吞噬功能,可吞噬抗原抗体复合物或细菌。嗜酸性粒细胞可释放组胺酶,抑制嗜酸性粒细胞及肥大细胞中活性物质的合成与释放,或灭活上述物质。其临床意义如下。

(1)嗜酸性粒细胞增多

① 过敏性疾病:支气管哮喘、荨麻疹、药物性皮疹、血管神经性水肿、食物过敏、热带嗜酸性粒细胞增多症、血清病、过敏性肺炎等。

② 皮肤病与寄生虫病:牛皮癣、湿疹、天疱疮、疱疹样皮炎、真菌性皮肤病、肺吸虫病、钩虫病、包囊虫病、血吸虫病、丝虫病、绦虫病等。

③ 血液病:慢性粒细胞性白血病、嗜酸性粒细胞性白血病等。

④ 药物:应用头孢拉定、头孢氨苄、头孢呋辛、头孢哌酮等抗生素等。

⑤ 恶性肿瘤:某些肿瘤如肺癌、胃癌等。

⑥ 传染病:猩红热。

⑦ 其他风湿性疾病、肾上腺皮质功能减低症、脾切除等。

(2)嗜酸性粒细胞减少

① 疾病或创伤:见于伤寒、副伤寒,大手术后,严重烧伤等应激状态。

② 长期应用肾上腺皮质激素、坎地沙坦、甲基多巴等。

3. 嗜碱性粒细胞 嗜碱性粒细胞无吞噬功能,颗粒中有许多生物活性物质,其中主要为肝素、组胺、慢反应物质、血小板激活因子等,在免疫反应中与IgG具有较强的结合力,结合了IgG的碱性粒细胞再次接触相应的过敏原时,发生抗原抗体反应,细胞发生脱颗粒现象。继而引起毛细血管扩张、通透性增加,平滑肌收缩,腺体分泌增加等变态反应。

(1) 嗜碱性粒细胞增多

① 血液病:慢性粒细胞白血病,常伴嗜碱性粒细胞增多,可达 10% 以上;或淋巴网状细胞瘤、红细胞增多症,罕见嗜碱性粒细胞白血病、骨髓纤维化。

② 创伤及中毒:脾切除术后,铅中毒、铋中毒以及疫苗注射后也可见增多。

③ 恶性肿瘤:特别是转移癌,机制不清楚。

④ 过敏性疾病:过敏性结肠炎、药物、食物、吸入物超敏反应等。

(2) 嗜碱性粒细胞减少

① 疾病:速发型过敏反应,如荨麻疹、过敏性休克等。

② 用药:见于促皮质素、肾上腺皮质激素应用过量及应激反应。

4. 淋巴细胞 淋巴细胞在免疫过程中具有重要作用,B 淋巴细胞在抗原刺激下转化为浆细胞,分泌特异性抗体,参与体液免疫。

(1) 淋巴细胞增多

① 传染病:百日咳、传染性单核细胞增多症、传染性淋巴细胞增多症、结核病、水痘、麻疹、风疹、流行性腮腺炎、传染性肝炎、结核及许多传染病的恢复期。

② 血液病:急、慢性淋巴细胞白血病,白血病性淋巴肉瘤等,可引起淋巴细胞计数绝对性增多;再生障碍性贫血、粒细胞缺乏症也可引起淋巴细胞百分率相对性增多。

③ 移植排斥反应。

(2) 淋巴细胞减少:主要见于长期接触放射线或应用肾上腺皮质激素之后;此外,由于病理性中性粒细胞明显增高可导致淋巴细胞相对减少。

5. 单核细胞 单核细胞具有活跃的变形运动和强大的吞噬功能,其进入组织后转化为巨噬细胞,除了能吞噬一般细菌、组织碎片、衰老的红细胞、细胞内细菌外,亦可通过吞噬抗原,传递免疫信息,活化 T、B 淋巴细胞,在特异性免疫中起重要的作用。

单核细胞增多可见于:

(1) 某些感染:亚急性细菌性心内膜炎;传染病或寄生虫病如结核、伤寒、急性传染病的恢复期、疟疾、黑热病。

(2) 血液病:单核细胞性白血病、粒细胞缺乏症恢复期、骨髓增生异常综合征等。

五、血小板计数

血小板是由骨髓巨核细胞产生的,每个巨核细胞可以产生 2 000~3 000 个血小板,生存期为 8~11 天,具有黏附、聚集、释放等多种功能。

血小板的主要作用:① 生理情况下,通过营养血管内皮填补内皮细胞间的缝隙并保持毛细血管壁的完整性。② 当毛细血管壁受损时,黏附于损伤部位,通过黏附、聚集、释放功能参与初期止血过程。③ 通过释放细胞内凝血因子、提供催化表面和收缩功能参与二期止血。其中血小板 Ⅲ 因子对血液的凝固尤为重要,故血小板数量发生改变时常导致出血。④ 释放血小板收缩蛋白使纤维蛋白网发生退缩,促进血液凝固。血小板计数是研究止血和凝血障碍的重要指标之一,是出血性疾病必不可少的检测项目。

(一) 参考区间(仪器法,静脉采血)

$(125\sim350)\times10^9/L$

（二）临床意义

血小板计数是人体止血与凝血功能障碍筛查的重要指标之一，血小板数量的升高或降低，除了个体自身的生理波动外，还与多种出血和血栓性疾病密切相关。

1. 生理性变化　① 正常人的血小板数随时间和生理状态而波动，平均每天血小板数有6%～10%的波动，通常午后略高于早晨；冬季高于春季；高原居民高于平原居民；② 月经后高于月经前；妊娠中晚期增高，分娩后即减低；③ 运动、饱餐后增高，休息后恢复；④ 小儿出生时血小板略低，两周后显著增加，半年内可达到成人水平。

2. 病理性变化

（1）病理性增高：血小板计数超过 350×10^9/L 为血小板增多，常见于：① 原发性增多：骨髓增生综合征、原发性血小板增多症、慢性粒细胞性白血病、真性红细胞增多症、特发性骨髓纤维化等；② 反应性增多：急性和慢性炎症、急性大失血、急性溶血、肿瘤、近期行外科手术（尤其是脾切除术后）、缺铁性贫血、恶性肿瘤早期等，血小板可出现反应性增多、轻度增多或呈一过性增多；③ 其他疾病：心脏疾病、肝硬化、慢性胰腺炎、烧伤、肾衰竭、先兆子痫、严重冻伤等。

（2）病理性降低：血小板计数低于 125×10^9/L 为血小板减少，常见于：① 血小板生成减少，见于造血功能损伤（再障、贫血、急性白血病）、遗传性血小板减少症、周期性血小板减少症、新生儿风疹、促血小板生成素缺乏以及母亲妊娠期间服用噻嗪类利尿剂导致婴儿血小板减少症等。② 血小板破坏过多，见于免疫性或继发性血小板减少性紫癜、变态反应、新生儿血小板减少性紫癜、体外循环及脾功能亢进等。③ 血小板消耗过多，如弥散性血管内凝血、血栓性血小板减少性紫癜等。④ 血小板分布异常：如脾肿大。⑤ 药物中毒或过敏引起，如氯霉素、甲砜霉素有骨髓抑制作用，可引起血小板减少；抗血小板药噻氯匹定、阿司匹林、阿加曲班，抗凝血药肝素钠、依诺肝素、磺达肝癸钠也可引起血小板减少；应用某些抗肿瘤药、抗生素、磺胺药、细胞毒性药亦可引起血小板减少。

六、红细胞沉降率

红细胞沉降率（erythrocyte sedimentation rate，ESR）也称血沉，是指红细胞在一定的条件下在单位时间内的沉降距离。红细胞的密度大于血浆密度，在地心引力的作用下产生自然向下的沉力。血沉对某一疾病的诊断不具有特异性，但血沉对判断疾病处于静止期与活动期、病情稳定与复发、肿瘤良性与恶性具有鉴别意义，是临床广泛应用的检验指标。

（一）参考区间

男性：0～15 mm/ 1 h

女性：0～20 mm/ 1 h

（二）临床意义

1. 红细胞沉降率生理性增快　12 岁以下的儿童或 60 岁以上的高龄者，月经期、妊娠 3个月以上妇女 ESR 可加快，其增快的原因与生理性贫血及纤维蛋白原含量增加有关。

2. 红细胞沉降率病理性增快

（1）炎症性疾病：结核病、急性细菌性感染所致的炎症，血沉可用于观察病情变化和疗效。血沉加速，表示病情复发和活跃；当病情好转或静止时，血沉逐渐恢复正常。

（2）组织损伤及坏死：血沉可用于鉴别功能性病变与器质性疾病，如急性心肌梗死时

ESR 增快,而心绞痛则 ESR 正常。此外较大的组织损伤、手术创伤可导致血沉增快,如无合并症多于 2～3 周内恢复正常。

（3）鉴别良、恶性肿瘤:如胃良性溃疡血沉多正常,恶性溃疡血沉增快。恶性肿瘤治疗明显有效时,血沉渐趋正常,复发或转移时可增快。

（4）高球蛋白血症:如慢性肾炎、肝硬化、系统性红斑狼疮、巨球蛋白血症、亚急性细菌性心内膜炎。多发性骨髓瘤的血浆中出现大量异常球蛋白,血沉加速非常显著,因而血沉为重要诊断指标之一。

（5）贫血:血沉增快与贫血程度相关,血红蛋白低于 90 g/L 时,血沉加快。但当低色素性贫血时,因红细胞体积较小,血红蛋白量不足而血沉缓慢;遗传性球形细胞增多症、镰形细胞性贫血时,红细胞形态不利于缗钱状聚集,血沉反而减慢。

3. 红细胞沉降率减慢　见于红细胞增多症、球形细胞增多症、纤维蛋白原缺乏等,临床意义不大。

第二节　尿常规检查指标

尿液是人体泌尿系统排除的代谢废物,正常人每日排出尿液 1 000～3 000 ml;儿童排尿每小时 3～4 ml/kg。尿液中 97% 为水分,而在 3% 的固体物质中,主要含有有机物(尿素、尿酸、肌酐等蛋白质代谢产物)和无机物(氯化钠、磷酸盐、硫酸盐、铵盐等)。尿量的多少主要取决于肾小球滤过率和肾小管的重吸收,正常人的尿量变化幅度较大,可能与饮水量和排汗量有关。正常尿液常为黄色或淡黄色,清澈透明,新鲜尿液呈弱酸性。

尿液检查的目的包括:① 泌尿系统疾病的诊断:如泌尿系统感染、结石、结核、肿瘤、血管及淋巴管病变、肾移植等,由于上述疾病相关的代谢物可直接进入尿液,因此,可作为泌尿系统疾病诊治的首选。② 血液及代谢系统疾病的诊断:如糖尿病、胰腺炎、肝炎、溶血性疾病等。③ 职业病的诊断:如急性汞、四氯化碳中毒,慢性铅、镉、铋、钨中毒,均可引起肾功能损害。④ 药物安全性监测:某些具有肾毒性或治疗安全窗窄的药物,如庆大霉素、卡那霉素、多黏菌素 B、磺胺类药物等,可引起肾功能损害,尿液检查可指导药品不良反应的防范和治疗。

一、尿比重

尿比重(urine specific gravity，SG)系指在 4℃时尿液与同体积纯水的重量之比。在正常情况下,人体为维持体液和电解质的平衡,通过肾脏排出水分和多种固体物质进行调节。尿比重可以反映肾小管浓缩和稀释功能,尿比重受尿中所含可溶性物质的数量、质量及尿量的影响,即取决于尿液中溶解物质(尿素、氯化钠)的浓度,其中尿素主要反映食物中蛋白质的含量,氯化钠反映盐的含量。

（一）参考区间

成人晨尿:>1.020

成人随机尿:1.003～1.030

新生儿:1.002～1.004

（二）临床意义

1. 尿比重增高　尿比重增高见于少尿、急性肾炎、高热、心功能不全、周围循环衰竭、脱水、蛋白尿、使用造影剂、泌尿系统梗阻、妊娠高血压综合征等；若同时伴尿量增多，常见于糖尿病。

2. 尿比重降低　慢性肾炎、慢性肾功能不全、慢性肾盂肾炎、肾小球损害性疾病、急性肾衰竭多尿期、尿毒症多尿期、结缔组织病、尿崩症、蛋白质营养不良、恶性高血压、低钙血症，以及肾性或原发性、先天性或获得性肾小管功能异常等。连续测定尿比重比一次测定更有价值，慢性肾功能不全呈现持续性低比重的情况。

二、尿蛋白

尿蛋白（urine protein，PRO）是尿液检查的核心项目之一，正常情况下，由于肾小球基底膜滤过膜的孔径屏障及电荷屏障，只有少量的白蛋白及其他小分子蛋白能通过肾小球基底膜，进入鲍氏囊，其中 95％以上的蛋白在近端肾小管通过胞饮作用被重吸收。因此，正常人 24 h 尿液中的尿蛋白含量极微，应用一般定性方法常检测不出。但当人体肾脏的肾小球滤过膜通透能力增加或血浆中低分子蛋白质过多时，蛋白质进入尿液中，超过肾小管的重吸收能力，便会出现蛋白尿。此外，当近曲小管上皮细胞受损，重吸收能力降低或丧失，也会产生蛋白尿。

（一）参考区间

尿液蛋白质定性试验：阴性

尿液蛋白质定量试验：< 100 mg/L，<150 mg/24 h 尿

（二）临床意义

蛋白尿大体上可分为生理性蛋白尿和病理性蛋白尿。

1. 生理性蛋白尿　多见于体位性蛋白尿（直立时出现蛋白尿）、剧烈运动、高热、严寒、精神过度紧张的情况下，常见于青少年。蛋白质摄入过多者、老年人，或妊娠期妇女也会有轻微蛋白尿。

2. 病理性蛋白尿

（1）肾小球性蛋白尿：各种原因导致肾小球滤膜通透性及电荷屏障受损，血浆的中分子及大分子质量的蛋白大量滤入原尿，超过肾小管重吸收负荷所致。见于急性和慢性肾小球肾炎、肾盂肾炎、肾病综合征、肾肿瘤、糖尿病肾小球硬化症、过敏性紫癜性肾炎、肾动脉硬化、心功能不全等。但蛋白量的多少不能反映肾脏病变的程度及预后。

（2）肾小管性蛋白尿：通常以α_1、β_2、微球蛋白等小分子量蛋白增多为主，尿液蛋白一般不超过 1 g/24 h 尿。常见于活动性肾盂肾炎、间质性肾炎、肾小管性酸中毒；还见于重金属（汞、铅、镉）等造成的肾小管损伤及肾移植后排斥反应等。

（3）混合性蛋白尿：肾小管和肾小球均有病变所致的蛋白尿。高、低分子量的蛋白质都大量增加。在临床上较为多见，见于慢性肾炎、慢性肾盂肾炎、肾病综合征、糖尿病肾病、狼疮性肾炎等。

（4）溢出性蛋白尿：因血浆中出现异常增多的低相对分子质量蛋白，超过肾小管重吸收阈值所致的蛋白尿。多见于急性溶血、肌肉损伤、多发性骨髓瘤、原发性巨球蛋白症、骨骼肌严重损伤及大面积心肌梗死等。不伴有肾小管、肾小球病变，但可引起肾脏损害。此种蛋白尿以血红蛋白、免疫球蛋白为主。

（5）组织性蛋白尿：由于肾组织破坏或肾小管分泌蛋白增多所致的蛋白尿。多见于尿路感染、肾脏炎症、中毒时排出。

（6）假性蛋白尿：在肾脏以下的泌尿道发生疾患时可产生大量含蛋白的成分物质（如白细胞、红细胞等），使尿液蛋白呈阳性，见于膀胱炎、肾盂肾炎等。

（7）其他：应用氨基糖苷类抗生素（庆大霉素）、多肽抗生素（多黏菌素）、抗肿瘤药（甲氨蝶呤）、抗真菌药（灰黄霉素）、抗精神病药（氯丙嗪）等药物，亦可引发肾毒性蛋白尿。

三、尿隐血

尿液中混合有 0.1% 以上血液时，肉眼可观察到血尿，血液量在 0.1% 以下时，仅能通过隐血试验发现。尿液隐血（urine latent blood，LD）反映尿液中存在红细胞和血红蛋白，正常人尿液中不能测出。

（一）参考区间

尿血红蛋白：试管法阴性

尿红细胞：试管法阴性

（二）临床意义

尿隐血来自两种情况：

1. 尿红细胞阳性　　无论试验前红细胞是否破坏，只要红细胞达到一定浓度，检测时均可出现隐血阳性。主要见于肾小球肾炎、尿路结石、泌尿系统肿瘤、感染等。

2. 尿血红蛋白阳性　　正常人尿液中无游离血红蛋白。红细胞被大量破坏，产生过多的游离血红蛋白，经肾由尿液排出。如超过 1.00～1.35 g/L 时，即为血红蛋白尿。常见于：① 血型不合输血、阵发性睡眠性血红蛋白尿、寒冷性血红蛋白尿症、急性溶血性疾病等；② 还可见于各种病毒感染、链球菌败血症、疟疾、大面积烧伤、体外循环、肾透析、手术后所致的红细胞大量破坏等；③ 微血管性溶血性贫血如溶血性尿毒症、肾皮质坏死亦可出现血红蛋白尿；④ 此外，应用阿司匹林、磺胺药、硝基呋喃类、万古霉素、卡那霉素、吲哚美辛、秋水仙碱、吡罗昔康等药物也可能导致尿血红蛋白阳性。

四、尿酮体

尿酮体（urine ketone bodies，KET）包括乙酰乙酸、β-羟丁酸、丙酮，是体内脂肪酸氧化的中间产物，酮体在肝脏产生，在血液中循环，在其他组织中氧化生成 CO_2 和 H_2O，但在正常人体中极少有酮体。当糖供应不足和组织中葡萄糖氧化分解降低时，脂肪氧化加强。如酮体产生的速度大于组织利用的速度，则血液中酮体增加出现酮血症。

（一）参考区间

定性：阴性。

（二）临床意义

尿酮体阳性多见于：

1. 非糖尿病酮尿　　婴儿、儿童急性发热，伴随呕吐、腹泻中毒，常出现酮尿；新生儿如有严重酮症酸中毒应疑为遗传性代谢性疾病；酮尿也可见于寒冷、剧烈运动后紧张状态、妊娠期剧吐、营养不良、甲状腺功能亢进、恶病质、麻醉后、糖原累积病、活动性肢端肥大症，以及生长激素、肾上腺皮质激素、胰岛素分泌过度等。酒精性肝炎、肝硬化也可出现酮尿。另外，伤寒、麻疹、猩红热、肺炎等疾病及三氯甲烷、乙醚、磷中毒也可见尿酮体阳性反应。

2. 糖尿病酮尿　糖尿病尚未控制或未曾治疗，持续出现酮尿提示有酮症酸中毒，尿液中排出大量酮体，常早于血液中酮体的升高。严重糖尿病酮症时，尿液中酮体可达 6 g/24 h。

五、尿胆红素

胆红素是血红蛋白的降解产物，在正常尿液中不含有胆红素，尿胆红素（urine bilirubin，BIL）的检出是显示肝细胞损伤和鉴别黄疸的重要指标，在诊断和预后上有重要意义。

（一）参考区间

定性：阴性。

（二）临床意义

尿胆红素检测实际应用时，尚需与血清胆红素、尿胆原、粪胆原等检测结果一起综合分析。尿胆红素阳性通常提示：

1. 肝实质性黄疸　如病毒性肝炎、肝硬化、酒精性肝炎、药物性肝损伤。急性病毒性肝炎或药物性诱导的胆汁淤积，尿胆红素阳性常出现于黄疸之前。

2. 阻塞性黄疸　如化脓性胆管炎、胆囊结石、胆道肿瘤、胰腺肿瘤、原发性肝癌、手术创伤所致的胆管狭窄等。

3. 先天性高胆红素血症　是由于肝细胞对胆红素的摄取、结合和排泄缺陷所致的黄疸，其中 Roter 综合征、Dubin-johnson 综合征可出现胆红素尿。

六、尿肌酐

尿肌酐（urine creatinine）是体内肌酸代谢的最终产物。由于肌酸经非酶促反应脱水生成肌酐后，可绝大部分由肾小球滤出，肾小管不重吸收，排泄至尿液中，人体每日的尿肌酐排出量较为恒定。尿液肌酐检测是判断肾小球滤过功能的一项指标。

（一）参考区间

婴儿：88～177 μmol/(kg · 24 h 尿)

儿童：71～195 μmol/(kg · 24 h 尿)

成人：男性 7.1～17.7 mmol/24 h 尿

　　　女性 5.3～15.9 mmol/24 h 尿

（二）临床意义

1. 尿肌酐病理性增加

（1）内分泌与代谢系统疾病：肢端肥大症、糖尿病、甲状腺功能减退等。

（2）消耗性疾病：伤寒、斑疹伤寒、破伤风等。

2. 尿肌酐病理性减少

（1）疾病：严重进行性肌萎缩、进行性肌营养不良、贫血、瘫痪、急性肾小球肾炎、慢性肾小球肾炎失代偿期、急性或慢性肾功能不全、硬皮病、甲状腺功能亢进等。

（2）其他：碱中毒、重度充血性心功能不全等。

七、尿尿酸

尿尿酸（urine uric acid）是检测尿液中的尿酸含量，尿酸为体内嘌呤类代谢分解产物，人体尿酸来自体内细胞核蛋白分解代谢(内源性占 80%)和食物的分解代谢(外源性占 20%)过程,尿酸具有酸性,以钾、钠盐的形式从尿液中排出。

(一)参考区间

磷钨酸还原法:1.5～4.4 mmol/24 h

(二)临床意义

1. 尿酸增高

(1)痛风,或组织大量破坏、核蛋白分解过度,如肺炎、子痫等。

(2)核蛋白代谢增强,如粒细胞性白血病、骨髓细胞增生不良、溶血性贫血、恶性贫血、红细胞增多症、甲状腺功能亢进、一氧化碳中毒、牛皮癣等。

(3)高嘌呤饮食、木糖醇摄入过多、剧烈运动、禁食。

(4)疾病或者用药导致肾小管重吸收障碍,如肝豆状核变性,或使用促皮质素与肾上腺皮质激素,此类疾病血尿酸减少,尿尿酸增多。

2. 尿酸减少

(1)疾病:肾功能不全、痛风发作前期。

(2)饮食:高糖、高脂肪饮食。

八、尿淀粉酶

淀粉酶(urine amylase)催化淀粉分子中葡萄糖苷水解,产生糊精、麦芽糖或葡萄糖,主要由胰腺分泌,称为胰淀粉酶;另一种由唾液腺分泌,称为唾液淀粉酶。淀粉酶对食物中多糖化合物的消化起重要作用,很容易从肾脏排出。

(一)参考区间

0～1 200 U/L,80～300 苏氏单位/h

(二)临床意义

1. 尿淀粉酶增高

(1)急性胰腺炎、慢性胰腺炎急性发作、胰腺癌、急性胆囊炎、胃溃疡、腮腺炎等。急性胰腺炎发作期尿淀粉酶活性上升稍晚于血清淀粉酶,且维持时间稍长。

(2)胰头癌、流行性腮腺炎、胃溃疡穿孔也可见尿淀粉酶上升。如患者伴有急性肾衰竭时,尿液淀粉酶不能作为诊断的依据。

2. 尿淀粉酶减少　见于重症肝炎、肝硬化、严重烧伤、糖尿病等。

第三节　肝功能检查指标

肝脏是人体内最大的实质性腺体,具有十分重要和复杂的生理功能。首先是人体内各种物质代谢和加工的中枢,把门静脉从肠道吸收来的营养物质进行加工,转化为体内营养物质供应全身,并将多余的物质加以储存;又把动脉血带来的代谢产物进行加工处理,再由肾脏或胆道排泄,以此维持和调节人体内环境的稳定、水电解质平衡和血容量的稳定。其次,肝脏还有生物转化和解毒功能,所有进入人体的药物或毒物等,都会在肝脏发生氧化、还原、水解、结合等化学反应,不同程度地被代谢,最后以原形药或代谢物的形式排出体外。

由于肝细胞不断地从血液中吸取原料,难以避免遭受有毒物质或病毒、毒素和寄生虫的感染或损害,轻者丧失一定的功能,重者造成肝细胞坏死,最后发展为肝硬化、肝癌及肝衰竭,甚至发生肝性脑病,因此肝功能检查指标在临床上具有十分重要的意义。

一、谷丙转氨酶

谷丙转氨酶(alanine transa minase,ALT)是转氨酶的一种,催化丙氨酸与α-酮酸间的氨基转移反应,ALT 是最常用的临床检验项目之一,主要存在于肝,其次是在肾、心肌、骨骼肌、胰腺、脾、肺等组织细胞中,当这些组织细胞受损或坏死时,ALT 从细胞释放增加,进入血液后导致 ALT 活力上升,其增高的程度与肝细胞被破坏的程度呈正比。

(一)参考区间

速率法:成年男性 9～50 U/L

成年女性 7～40 U/L

(二)临床意义

ALT 测定主要用于肝脏疾病实验诊断,是反映肝损伤的灵敏指标。

ALT 升高常见于:① 各种急性肝损伤(如急性传染性肝炎及药物或酒精中毒),此时 ALT 可在临床症状(如黄疸)出现之前急剧升高,一般与病情轻重和恢复情况相平行。② 慢性肝炎、脂肪肝、肝硬化、肝癌、肝淤血、胆石症、胆囊炎等疾病下 ALT 也可升高。③ 也可见于胰腺炎、心肌梗死、心肌炎、心力衰竭、支气管炎、大叶性肺炎肌、营养不良。④ 服用某些药物时可见 ALT 升高,如氯丙嗪、异烟肼、奎宁、水杨酸、氨苄西林、利福平、四氯化碳、乙醇、汞、铅、有机磷等。

二、谷草转氨酶

谷草转氨酶(aspartate transa minase,AST)是与 ALT 同样重要的氨基转移酶,催化 L-天门冬氨酸与α-酮戊二酸间的氨基转移反应。AST 含量多少主要存在于心肌、肝、肾、骨骼肌、胰腺、脾、肺、红细胞等组织细胞中。当富含 AST 的组织细胞受损时,细胞通透性增加,AST 从细胞释放增加,进入血液后导致 AST 活力上升。AST 大部分分布于细胞的线粒体,小部分分布于细胞质,故细胞损伤严重或坏死时,血清 AST 升高明显。

(一)参考区间

速率法:成年男性 15～40 U/L

成年女性 13～35 U/L

(二)临床意义

血清 AST 测定主要用于肝脏疾病实验诊断。AST 升高常见于以下疾病。

1. 肝脏疾病　AST/ ALT 比值常用于急慢性肝脏疾病的鉴别诊断,在急性或轻型肝炎时,血清 AST 升高,但升高幅度不如 ALT,AST/ALT 比值<1;如在急性病程中该比值明显升高。慢性肝炎、肝硬化、肝癌等情况时 AST 升高明显,AST 上升的幅度高于 ALT。

2. 其他疾病　① AST 在心肌分布较多,过去曾用于心肌梗死的实验诊断,目前已基本不用于此临床目的;② 胆道疾病、进行性肌营养不良、皮肌炎、肺栓塞、肾炎、胸膜炎、急性胰腺炎、钩端螺旋体病、肌肉挫伤、坏疽、溶血性疾病也可见 AST 升高。

3. 服用药物　服用有肝毒性的药物时,具体与 ALT 类同。

三、碱性磷酸酶

碱性磷酸酶(alkaline phosphates,ALP)为一组单酯酶,广泛存在于人体组织和体液中,其中以骨、肝、乳腺、小肠、肾脏的浓度较高。碱性磷酸酶可催化磷酸酯的水解反应,并有转移膦酸基的作用。当上述器官病变时,此酶的活性增强。

（一）参考区间

女性:1～12 岁<500 U/L,>15 岁 40～150 U/L

男性:1～12 岁<500 U/L,12～15 岁<750 U/L,>25 岁 40～150 U/L

（二）临床意义

儿童、孕妇由于骨髓或胎盘生长活跃可出现生理性 ALP 升高,正常成人 ALP 高多与骨髓或肝胆疾病等情况有关,因此血清 ALP 测定主要用于肝胆疾病和骨髓代谢相关疾病的实验诊断。碱性磷酸酶增高可见于:

1. 肝胆疾病　病毒性及中毒性急性肝炎时血清 ALP 轻中度升高,肝硬化、胆石症、肿瘤等引起胆汁淤积时血清 ALP 大幅升高,肝外胆道阻塞时 ALP 升高更为明显,且升高程度经常与阻塞程度呈正相关。

2. 骨骼疾病　血清骨 ALP 是总体成骨活动良好指标,出现成骨活动相关疾病时血清 ALP 升高,维生素 D 缺乏、甲状腺功能亢进、纤维性骨炎、骨折修复等情况时血清 ALP 升高,变形性骨炎症(Paget's 病)、骨肿瘤等可见血清 ALP 大幅升高。

3. 药物　羟甲戊二酰辅酶 A 还原酶抑制剂(他汀类药)的不良反应,可导致 ALP 升高。

四、γ-谷氨酰转移酶

γ-谷氨酰转移酶(γ-glutamyl transferase,GGT)是将谷胱甘肽 γ-谷氨酰基转移至另一个肽或氨基酸上的酶。GGT 主要存在于血清及除肌肉外的所有组织中,如肾、胰、肝、大肠、心肌组织中,其中以肾脏最高,而血清中的 GGT 主要来自肝脏。

（一）参考区间

男性:10～60 U/L

女性:7～45 U/L

（二）临床意义

GGT 升高见于以下情况。

1. 肝胆疾病　血清 GGT 主要用于肝胆疾病的实验诊断。血清 GGT 是肝脏疾病的灵敏指标,各种原因引起的肝脏疾病可见血清 GGT 升高。类似于 ALP,肝内或肝外胆管阻塞时血清 GGT 升高明显,但血清 GGT 和机体成骨活动无关,故血清 ALP 升高而 GGT 不高时可排除 ALP 的肝来源。原发或继发性肝癌时可见血清 GGT 明显升高;肝炎、肝硬化、脂肪肝等肝实质病变时血清 GGT 一般中度升高。

2. 药物　抗惊厥药苯妥英钠、镇静药苯巴比妥、安替比林、避孕药或重度饮酒常致 GGT 升高。

五、总蛋白、白蛋白和球蛋白

血清总蛋白(total protein)为白蛋白(albumin)和球蛋白(globulin)之和,白蛋白由肝脏细胞合成。球蛋白又分为α₁-球蛋白、α₂-球蛋白、β-球蛋白和 γ-球蛋白。血清蛋白具有维持正常的血浆胶体渗透压、运输、机体免疫、凝血和抗凝血及营养等生理功能。当肝脏受损时，血清蛋白减少，在炎症性肝细胞破坏和抗原性改变时，可刺激免疫系统导致 γ-球蛋白比例增高，此时总蛋白量变化不大，但白蛋白和球蛋白比值（A/G）会变小，甚至发生倒置。为了反映肝脏功能的实际情况，在做血清总蛋白测定的同时，尚需要测定 A/G 比值。

（一）参考区间

总蛋白双缩脲法：新生儿 46～70 g/L，成人 65～85 g/L

白蛋白溴甲酚绿法：新生儿 28～44 g/L，成人 40～55 g/L

球蛋白：20～40 g/L

A/G 比值：(1.2～2.4):1

（二）临床意义

1. 总蛋白

（1）总蛋白增高：① 血浆中水丢失而浓缩：呕吐、腹泻、高热大汗等急性失水时，可升高达 100～150 g/L；使用脱水、利尿药，以及休克、慢性肾上腺皮质功能减退患者，亦可出现血浆浓缩。② 血清蛋白质合成增加：多见于多发性骨髓瘤、巨球蛋白血症患者，此时主要是球蛋白增加，总蛋白可大于 100 g/L。

（2）总蛋白降低：① 血浆中水分增加而被稀释：如各种原因所致水钠潴留，总蛋白浓度相对降低；② 营养不良和消耗增加：长期食物中蛋白不足或慢性肠道疾病所致的吸收不良，体内蛋白质合成原料缺乏；严重结核病、甲状腺功能亢进、长期发热和恶性肿瘤等均可致血浆蛋白大量消耗；③ 合成障碍：主要是严重肝功能损伤致蛋白质合成减少，以白蛋白下降最显著；④ 血浆蛋白大量丢失：肾病综合征时大量蛋白特别是白蛋白从尿中丢失；严重烧伤时大量血浆渗出；大出血、溃疡性结肠炎等均可使蛋白丢失。

血清总蛋白的参数常与白蛋白、球蛋白及血清蛋白电泳等指标综合分析。

2. 白蛋白　在肝脏合成，属于非急性时相蛋白，在维持血浆胶体渗透压、体内运输、营养方面均起着非常重要的作用。

（1）白蛋白浓度降低：① 血浆大量丢失或短期内大量补液：见于大出血、严重烫伤、肾病综合征；② 营养不良：摄入不足、消化吸收不良；③ 合成障碍：肝纤维化导致肝实质细胞白蛋白生成受损、肝间质细胞球蛋白表达上调；④ 妊娠期，特别是妊娠晚期，由于对白蛋白需求增加，又伴有血容量增高，也可见上述改变，但分娩后可迅速恢复正常。

（2）白蛋白浓度增高：见于脱水等导致血浆浓缩。尚未发现单纯导致白蛋白升高的疾病。

3. 球蛋白

（1）球蛋白增高，主要以 γ-球蛋白增高为主。可见于：① 炎症或慢性感染性疾病：如结核、疟疾、血吸虫病、肝炎、亚急性心内膜炎；② 自身免疫性疾病：风湿热、红斑狼疮、类风湿性关节炎、肝硬化；③ 骨髓瘤和淋巴瘤、原发性巨球蛋白血症。

（2）球蛋白减少，可见于：① 长期大剂量使用肾上腺皮质激素和其他免疫抑制剂，会导致球蛋白合成减少；② 低 γ-球蛋白血症或无 γ-球蛋白血症者，血清中 γ-球蛋白极度低下或无，此类患者缺乏体液免疫功能；③ 正常婴儿出生后至 3 岁，肝脏和免疫系统尚未发育完全，可出现生理性球蛋白浓度较低。

4. A/G 比值

（1）A/G 比值小于 1，提示有慢性肝炎、肝硬化、肝实质性损害、肾病综合征。

（2）肝炎早期，白蛋白量可不变或稍低，γ-球蛋白量轻度增多，所以血清总蛋白量可以不变。此时白蛋白量仍高于球蛋白，因此 A/G 比值仍可正常。A/G 比值的动态变化，有助于观察病情的发展与预后，如病情恶化时，白蛋白逐渐减少，A/G 比值下降；A/G 比值持续倒置提示预后较差。肝硬化和慢性肝炎时，血清白蛋白量减少，总蛋白量则视球蛋白量的改变而异。若球蛋白量正常，A/G 比值正常或减少；若球蛋白量增多，则 A/G 比值减少或低于 1。

六、胆红素

胆红素是胆汁的重要成分之一，是各种含血红素蛋白中的血色素（亚铁原卟啉）在一系列酶作用下的降解产物，与脂类的消化吸收及黄疸的形成有重要关系。大部分胆红素是由衰老红细胞在肝脏、脾脏及骨髓的单核-吞噬细胞系统中破坏、降解产生，该部分占人体胆红素总量的 80%～85%。小部分胆红素来自组织（特别是肝细胞）中的细胞色素 P450、细胞色素 B5、过氧化氢酶等血红素辅基的分解。极小部分胆红素来自骨髓内无效造血的血红蛋白。

胆红素的检测通常包括：① 非结合胆红素（unconjugated bilirubin，UCB），又称为游离胆红素。非结合胆红素不能从肾小球滤过。② 结合胆红素（conjugated bilirubin，CB），非结合胆红素通过清蛋白的转运被肝细胞迅速摄取，通过与谷胱甘肽转移酶 B 结合后被转移至肝细胞光面内质网，在葡萄糖醛酸转移酶作用下形成单葡萄糖醛酸胆红素和双葡萄糖醛酸胆红素，即结合胆红素。结合胆红素可自由通过细胞膜。③ 总胆红素（total bilirubin，STB），为非结合胆红素和结合胆红素的总量。

（一）参考区间

总胆红素：新生儿　0～1 天 34～103 μmol/L
　　　　　　　　　1～2 天 103～171 μmol/L
　　　　　　　　　3～5 天 68～137 μmol/L
　　　　　成人　　3.4～17.1 μmol/L
结合胆红素（CB 或 Dbil）：0～3.4 μmol/L
非结合胆红素（UCB 或 Ibil）：1.7～10.2 μmol/L

（二）临床意义

临床常根据引起黄疸的原因不同，将黄疸分为溶血性黄疸、肝细胞性黄疸和梗阻性黄疸。胆红素的测定对黄疸的诊断和鉴别诊断、黄疸程度及类型的判断、黄疸原因的分析、预后评估等有重要的价值。

1. 根据总胆红素值判定有无黄疸、黄疸发生程度及演变过程　当 STB 17.1～34.2 μmol/L 时为隐性黄疸或亚临床性黄疸；34.2～171 μmol/L 为轻度黄疸；171～342 μmol/L 为中度黄疸；> 342 μmol/L 为重度黄疸。

2. 推断黄疸发生的病因　① STB 在溶血性黄疸通常 STB<85.5 μmol/L，见于各种溶血及溶血性疾病、输血反应、大面积烧伤、大血肿吸收等；② 肝细胞性黄疸 STB 为 17.1～171 μmol/L，见于各种肝实质性损伤；③ 不完全梗阻性黄疸为 171～265 μmol/L，完全梗阻性黄疸通常> 342 μmol/L，见于肝内、外胆道阻塞性疾病和肝内胆汁淤积。

3. 判定黄疸类型　非结合胆红素升高显著时提示溶血性黄疸;结合胆红素明显升高提示梗阻性,三者均升高提示肝细胞性黄疸。

4. 根据结合胆红素与总胆红素比值协助鉴别黄疸类型。如果 CB/STB ＜ 20％提示为溶血性黄疸,20％～50％为肝细胞性黄疸,＞ 50％为胆汁淤积性黄疸。在肝炎的黄疸前期、无黄疸性肝炎、失代偿肝硬化、肝癌,30％～50％患者表现为 CB 增加,而 STB 正常。

第四节　肾功能检查指标

肾脏是人体最重要的器官之一,其功能主要是分泌和排泄尿液、废物、毒物和药物;调节和维持体液容量和成分(水分和渗透压、电解质、酸碱度);维持机体内环境(血压、内分泌)的平衡。肾脏的工作量极大,每日经肾小球滤过的血浆约 180 L。因此,变态反应、感染、肾血管病变、代谢异常、先天性疾病、全身循环和代谢性疾病、药物、毒素对肾脏的损害,均可影响肾功能,主要表现为肾功能检查指标的异常,在临床诊断和治疗上具有重要的意义。

一、血清尿素氮

尿素(urea)是机体蛋白质代谢的终末产物,相对分子质量小且不与血浆蛋白结合,可自由滤过肾小球。进入原尿中的尿素约 50％ 被肾小管和集合管重吸收,肾小管有少量排泄。肾实质受损时,肾小球滤过率下降,血尿素浓度会升高,通过测定血清尿素氮(blood urea nitrogen,BUN)浓度可以观察肾小球滤过功能。

（一）参考区间

成人男性:3.1～9.5 mmol/L

　　　女性:2.6～8.8 mmol/L

婴儿、儿童:1.8～6.5 mmol/L

（二）临床意义

血清尿素氮浓度受多种因素的影响,分生理性因素和病理性因素两个方面。

1. 生理性因素　血清尿素氮的增高见于高蛋白饮食后,降低见于妊娠期。

2. 病理性因素

（1）病理性升高:病理性升高的原因可分为肾前性、肾性及肾后性。① 肾前性升高的主要原因是失水,引起血液浓缩、肾小球滤过率减低而导致血液中尿素滞留。常见于剧烈呕吐、幽门梗阻、肠梗阻和长期腹泻,高蛋白饮食,蛋白质分解代谢增高,妊娠后期妇女,磷、砷等化学中毒,心输出量减少等均会引起肾前 BUN 升高。② 肾性升高包括急性肾小球肾炎、肾病晚期、肾衰竭、慢性肾盂肾炎及中毒性肾炎。③ 肾后性升高常见于泌尿道结石、肿瘤、前列腺增生、前列腺疾病使尿路梗阻等引起尿量显著减少或尿闭,造成血清尿素氮检测值增高。

（2）病理性降低:血液中尿素减少较为少见,常见于严重的肝病患者,如急性肝萎缩、中毒性肝炎、肝炎合并广泛性肝坏死。

二、血肌酐

血肌酐(blood creatinine,Cr)有外源性和内源性两种来源,外源性肌酐是肉类食物在体内代谢后的产物,内源性肌酐是体内肌肉组织代谢的产物。在外源性肌酐摄入量稳定,体内肌酐生成量恒定的情况下,其浓度取决于肾小球滤过功能。因此,血肌酐浓度可在一定程度上准确反映肾小球滤过功能的损害程度。人体肾功能正常时,肌酐排出率恒定,当肾实质受到损害时,肾小球的滤过率就会降低。当滤过率降低到一定程度后,血肌酐浓度就会急剧上升。

(一)参考区间(酶法)

成年男性:57～111 μmol/L

成年女性:41～81 μmol/L

儿童:0～7 天:53～97 μmol/L

1 周～1 个月:27～62 μmol/L

1 个月～1 岁:18～35 μmol/L

1～16 岁:18～62 μmol/L

(二)临床意义

血肌酐增高常见于肾小球滤过功能减退,以急、慢性肾衰竭最多。急性肾衰竭时血 Cr 表现为进行性升高,为器质性损害,可伴有少尿或无尿;慢性肾衰竭时血 Cr 浓度用于评估病变程度及分期:① 肾衰竭代偿期,血 Cr < 178 μmol/L;② 肾衰竭期,血 Cr >455 μmol/L;③ 尿毒症期血 Cr >707 μmol/L。除肾衰竭以外,肝肾综合征、肾病综合征可导致肾前性少尿,血 Cr 浓度上升一般不超过 200 μmol/L。

此外,休克、心力衰竭、肢端肥大症、巨人症、失血、脱水都可能导致肾前性少尿,致血肌酐浓度上升。

第五节 常用生化检查指标

临床生物化学是在人体正常的生化代谢基础上,研究疾病状态下,生物化学病理性变化和相关代谢物的质与量的改变,从而为疾病的临床试验诊断、治疗检测、药物疗效等方面提供信息和决策依据。生物化学检验不同程度地渗透到临床医疗的各个领域。本节介绍常用的生物化学检查指标在诊断和监测疾病方面的临床应用。

一、血清淀粉酶

淀粉酶(amylase, AMY)在体内的主要作用是水解淀粉,生成葡萄糖、麦芽糖、寡糖和糊精。AMY 可催化直链多糖(如淀粉)的水解,也可催化支链多糖的水解,其主要来自胰腺和唾液腺,相对分子质量较小,可从肾小管滤过直接排出。临床检验以血清淀粉酶作为测定标准。

(一)参考区间

速率法成人:35～135 U/L

(二)临床意义

1. 淀粉酶增高 血清淀粉酶活性测定主要用于急性胰腺炎的诊断。患有急性胰腺炎时血清淀粉酶明显升高,升高幅度一般和疾病严重程度无关,但升高幅度越大急性胰腺炎的可能性越大。急性胰腺炎发病后 8～12 h 血清淀粉酶开始升高,12～24 h 达到高峰,3～5 天恢复正常。血清淀粉酶诊断急性胰腺炎的特异性不高,其他多种临床情况均可见血清淀粉酶升高,如急性腮腺炎、胰腺脓肿、胰腺损伤、胰腺肿瘤引起的胰腺导管阻塞、肾功能不全、肺癌、卵巢癌、腮腺损伤、胆囊炎、消化性溃疡穿孔、肠梗阻、腹膜炎、急性阑尾炎、异位妊娠破裂、创伤性休克、大手术后、酮症酸中毒、肾移植后、肺炎、急性酒精中毒等。

2. 淀粉酶降低　可见于肝癌、肝硬化、糖尿病等。

二、肌酸激酶及同工酶

肌酸激酶(creatine kinase,CK)是人体能量代谢过程中的重要酶类,催化肌酸被三磷腺苷(ATP)磷酸化的反应及其逆反应。在体内主要存在于骨骼肌、脑和心肌组织中,为诊断骨骼肌和心肌疾病敏感的指标,其增高与骨骼肌、心肌受损的程度基本一致。它由 B、M 两种亚基聚合成 CK-BB、CK-MM、CK-MB 三种类型同工酶。检测肌酸激酶总活性及分析其同工酶的类型,对判断是否存在心肌梗死和溶栓后冠状动脉再通的判断有一定意义。

（一）参考区间（动态法）

CK 总活性:成年男性 50～310 U/L

　　　　　　成年女性 40～200 U/L

CK 同工酶:CK-BB　　0

　　　　　　CK-MM　　0.94～0.96

　　　　　　CK-MB　　0～0.05

（二）临床意义

1. 肌酸激酶升高　血清 CK 测定主要用于骨髓肌和心肌损伤相关疾病的诊断。① 急性心肌梗死时血清 CK 升高,增高程度与心肌受损程度基本一致。血清 CK 在发病后2～4 h 开始上升,12～48 h 达高峰,2～4 天恢复正常。② 全身性肌肉疾病:各种类型的进行性肌萎缩,病毒、细菌等的肌肉感染(如心肌炎、皮肌炎等)时,血清 CK 明显增高。神经因素引起的肌萎缩,如脊髓灰质炎时,CK 一般正常。③ CK 增高还见于脑血管意外、脑膜炎、甲状腺功能减退等患者。④ 非疾病因素,如剧烈运动、各种插管及手术、肌内注射氯丙嗪(冬眠灵)和抗生素等也可能引起 CK 活性增高。⑤ 他汀类药物和贝特类药联合应用可增加发生肌病的危险,也可表现为 CK 升高。

2. 肌酸激酶同工酶升高　血清CK－MB 是重要的心肌标志物,主要用于急性心肌梗死诊断,也用于心肌梗死面积评估,目前认为是无条件测定肌钙蛋白情况下的首选心肌标志物。CK-MM 亚型早期也曾用于心肌梗死诊断或监测,现已少用。严重平滑肌坏死如坏死性肠梗阻可见 CK-BB 增高。

三、血尿酸

尿酸(uric acid,UA)为体内核酸中嘌呤代谢的终末产物,主要由肾小球滤过和肾小管排泌,但大部分被肾小管重吸收,仅排出滤过量的 8%。血尿酸可以反映肾小球滤过功能和肾小管重吸收功能,如发生肾小球滤过功能受损,可致血尿酸(blood uric acid)水平升高,另外在正常生理情况下,嘌呤的合成与分解处于相对平衡状态,尿酸的生成与排泄也较恒定。当体内核酸大量分解(白血病、恶性肿瘤等)或食入高嘌呤食物时,引起血尿酸水平升高。

（一）参考区间（酶法）

成年男性：208～428 μmol/L

成年女性：155～357 μmol/L

（二）临床意义

测定血尿酸的同时，最好测定尿尿酸，这样更具诊断价值。

1. 血尿酸升高　血尿酸升高主要见于：痛风；核酸代谢增高时，如白血病、真性红细胞增多症等；肾功能减退；氯仿、四氯化碳及铅中毒；子痫；妊娠反应；食用富含核酸的饮食等。① 若血尿酸升高，而尿尿酸降低提示肾小球滤过功能损伤；② 血、尿尿酸均升高提示可能为遗传性嘌呤代谢障碍引起尿酸生成增多，还有可能为恶性肿瘤、多发性骨髓瘤、淋巴瘤化疗后或长期使用抗结核药物吡嗪酰胺等。

2. 血尿酸减少　① 血尿酸降低而尿尿酸升高提示肾小管重吸收功能损伤或竞争抑制。② 血、尿尿酸均降低主要见于尿酸合成减少，如急性重型肝炎；嘌呤分解代谢受阻，参与尿酸生成的黄嘌呤氧化酶、嘌呤核苷磷酸化酶先天性缺陷；长期大量使用糖皮质激素等。

四、血糖

血液葡萄糖（glucose，Glu）简称血糖，正常情况下，在胰岛素、胰高血糖素等激素的参与下，糖的合成、分解与代谢处于动态的平衡状态，血糖保持相对稳定。血糖测定包括空腹血糖和随机血糖测定，血液葡萄糖测定在评估机体糖代谢状态、诊断糖代谢紊乱相关疾病，指导临床服务人员制定并适时调整治疗方案等方面具有重要价值。

（一）参考区间（邻甲苯胺法）

空腹血糖：成人 3.9～6.1 mmol/L（ 70～110 mg/dl ）

　　　　　儿童 3.3～5.5 mmol/L（ 60～100 mg/dl ）

餐后 2 小时血糖：＜7.8 mmol/L（140 mg/dl）

（二）临床意义

1. 血糖增高　血糖升高主要见于：

（1）生理性血糖升高：饭后 1～2 h，摄入高糖食物，情绪激动或剧烈运动会导致生理性血糖升高。

（2）病理性血糖升高：① 糖尿病：空腹血糖≥7.0 mmol/L，或口服糖耐量试验中 2 小时血糖≥11.1 mmol/L，或随机血糖≥11.1 mmol/L 同时有糖尿病症状（其中任何一项有异常均应于另一日重复测定），三项中有一项超过即可诊断为糖尿病；② 内分泌疾病：嗜铬细胞瘤、甲状腺功能亢进症、皮质醇增多症、生长激素释放增多等空腹血糖水平亦升高；③ 胰腺病变：急性或慢性胰腺炎、胰腺肿瘤、胰腺大部分切除术后等；④ 严重的肝脏病变：肝功能障碍使葡萄糖向肝糖原转化能力下降，餐后血糖升高；⑤ 应激性高血糖：颅脑损伤、脑卒中、心肌梗死等；⑥ 药物影响：激素、噻嗪类利尿药、口服避孕药等；⑦ 其他病理性血糖升高：妊娠呕吐、脱水、缺氧、窒息、麻醉等。

2. 血糖降低　血糖降低主要见于：① 生理性低血糖：饥饿及剧烈运动后；② 胰岛素分泌过多：如胰岛 β 细胞增生或肿瘤、胰岛素瘤、口服降糖药等；③ 升高血糖的激素分泌不足：如胰高血糖素、肾上腺素、生长激素等；④ 药物应用：磺酰脲类促胰岛素分泌药过量，或服用单胺氧化酶抑制剂、血管紧张素转换酶抑制剂，β 受体阻断剂与奥曲肽等药联合应用。

五、糖化血红蛋白

糖化血红蛋白(glycosylate hemoglobin,GHb,HbA_1)为葡萄糖与红细胞中血红蛋白的结合物,糖化血红蛋白可进一步分为 HbA_{1a}、HbA_{1b} 和 HbA_{1c} 等亚组分,其中 HbA_{1c} 占糖化血红蛋白的 80%,且浓度相对恒定,故临床常用 HbA_{1c} 代表总的糖化血红蛋白水平,能直接反映机体血糖水平,不但用于糖尿病的诊断,且用于糖尿病患者用药的疗效观察和用药监测。

(一)参考区间(高效液相法)

HbA_{1c}:$3.6\%\sim6.0\%$

HbA_1:$5.0\%\sim8.0\%$

(二)临床意义

1. 糖尿病诊断 HbA_{1c}是评价糖尿病患者长期血糖控制较理想的指标,可反映过去 $2\sim3$ 个月的平均血糖水平,不受每天血糖波动的影响。$HbA_{1c}\geqslant6.5\%$ 作为糖尿病的诊断标准之一。HbA_{1c}水平在 $5.7\%\sim6.4\%$ 为糖尿病高危人群,预示进展至糖尿病前期阶段、患糖尿病风险升高。

2. 循环系统疾病 HbA_{1c}升高与微血管和大血管并发症的发生关系密切,预示着糖尿病视网膜病变、肾脏病变、神经病变、心血管事件发生风险均相应增加。

六、血清总胆固醇

人体胆固醇的来源有两种,一种是从食物中获取,一种是机体以乙酰辅酶 A 为原料自身合成的。人体内的胆固醇约 25% 分布于脑和神经组织中,在肾、脾、皮肤、肝和胆汁中含量也高。肝脏是合成、储存和供给胆固醇的主要器官。胆固醇是合成肾上腺皮质激素、性激素、胆汁酸及维生素 D 等生理活性物质的重要原料,也是构成细胞膜的主要成分,其血清浓度可作为脂代谢的指标。血清总胆固醇(total cholesterol,TC)是指血液中各脂蛋白所含胆固醇之总和。

(一)参考区间

理想范围:<5.2 mmol/L (<200 mg/dl)

边缘升高: $5.2\sim6.2$ mmol/L ($200\sim240$ mg/dl)

升高: $\geqslant6.2$ mmol/L ($\geqslant240$ mg/dl)

(二)临床意义

1. 生理性因素 影响 TC 水平的因素有:① 年龄与性别:新生儿 TC 水平极低,哺乳后快速上升,接近成人水平;之后常随年龄增加而上升,至 70 岁以后不再上升甚或下降。中青年期女性低于男性,女性绝经后较同龄男性高。② 长期进食高胆固醇、高饱和脂肪和高热量饮食,可使 TC 增高。③ 遗传因素。④ 其他,如缺少运功、脑力劳动、精神紧张等可能使 TC 升高。

2. 病理性升高

(1)粥样硬化斑块、动脉硬化、冠状动脉粥样硬化性心脏病及高脂血症等。高总胆固醇血症是冠心病的主要危险因素之一。

(2)其他疾病:肾病综合征、慢性肾炎肾病期、类脂性肾病、糖尿病、甲状腺功能减退、胆道梗阻、饮酒过量、急性失血及家族性高胆固醇血症。糖尿病特别是并发糖尿病昏迷时,几乎都有总胆固醇升高。胆总管阻塞时,总胆固醇增高且伴有黄疸,但胆固醇酯与总胆固醇的比值仍正常。

(3)服用避孕药、甲状腺激素、肾上腺糖皮质激素、抗精神病药(如氯氮平)可影响胆固醇水平。

3. 病理性降低　低总胆固醇的原发性疾病包括家族性的无或低β脂蛋白血症;低总胆固醇的继发性疾病如甲状腺功能亢进、严重肝衰竭、溶血性贫血、感染和营养不良、严重的肝脏疾病。

血清中总胆固醇的浓度可以作为脂类代谢的指标,但脂类代谢又常与糖类及激素等其他物质的代谢密切相关,所以,其他物质代谢异常时也可以影响血清总胆固醇的浓度。

七、三酰甘油

三酰甘油,又叫甘油三酯(triglyceride,TG),是人体储存能量的形式,主要来源于食物。TG 构成脂肪组织,参与总胆固醇、胆固醇酯的合成及血栓形成。内源性的 TG 主要在肝脏合成;人体的小肠黏膜在类脂吸收后也合成大量的三酰甘油。三酰甘油大约占总脂的 25%,为乳糜微粒和极低密度脂蛋白的主要成分,并直接参与胆固醇和胆固醇酯的合成。在正常情况下,人的三酰甘油水平保持在正常值范围内,伴随年龄的增长而逐渐增高。

(一)参考区间

理想范围:< 1.7 mmol/L (< 150 mg/dl)

升高:> 1.7 mmol/L (> 150 mg/dl)

(二)临床意义

1. 生理性波动　饮食方式、年龄、性别等生理性因素对 TG 水平影响均较大。长期饥饿或食用高脂肪食品等也可造成三酰甘油升高,一般餐后 2～4 h 达高峰,8 h 后基本恢复空腹水平;大量饮酒可使三酰甘油出现假性升高;运动不足、肥胖可使 TG 升高;成年后随年龄上升(中青年男性高于女性,50 岁后女性高于男性)。人群中血清 TG 水平呈明显偏态分布。

2. 病理性增高

(1)原发性疾病:家族性高三酰甘油血症与家族性混合型高脂(蛋白)血症等。血清三酰甘油升高是动脉硬化的重要指标。

(2)继发性疾病:糖尿病、糖原累积病、甲状腺功能衰退、肾病综合征、妊娠、口服避孕药、酗酒、肝胆疾病(脂肪肝、胆汁淤积)等都有三酰甘油升高的现象。

3. 病理性减少　原发性见于无β-脂蛋白血症和低β-脂蛋白血症。继发性见于继发性脂质代谢异常,如消化道疾病(肝疾患、吸收不良综合征)、内分泌疾病(甲状腺功能亢进症、慢性肾上腺皮质不全)、癌症晚期、恶病质及肝素等药物的应用。

八、低密度脂蛋白胆固醇

低密度脂蛋白胆固醇(low density lipoprotein cholesterol,LDL-C)是在血浆中由极低密度脂蛋白胆固醇(VLDL-C)转变而来的,其合成部位主要在血管内,降解部位在肝脏。LDL-C 是空腹血浆中的主要脂蛋白,约占血浆脂蛋白的 2/3,是运输胆固醇到肝外组织的主要运载工具。LDL-C 的含量与心血管疾病的发病率以及病变程度相关,被认为是动脉粥样硬化的主要致病因子。

（一）参考区间

理想范围：<2.6 mmol/L（<100 mg/dl）

合适水平：<3.4 mmol/L（<130 mg/dl）

边缘升高：3.4～4.1 mmol/L（130～160 mg/dl）

升高：>4.1 mmol/L（>160 mg/dl）

（二）临床意义

1. 低密度脂蛋白胆固醇增高　LDL-C 水平升高临床表现为Ⅱa 型或Ⅱb 型高脂蛋白血症，常见于家族性高胆固醇血症、急性心肌梗死、冠心病、肾病综合征、慢性肾衰竭和糖尿病等，也可见于神经性厌食患者及孕妇。LDL-C 水平升高是独立的致动脉粥样硬化危险因素，其中小而密的 LDL 易于氧化，具有更强的致动脉粥样硬化作用。此外，LDL-C 水平随年龄上升。

2. 低密度脂蛋白胆固醇降低　见于营养不良、慢性贫血、骨髓瘤、严重肝脏疾病、甲状腺功能亢进、急性心肌梗死等，临床常与 TC，TG，VLDL-C，HDL-C 等脂蛋白参数综合分析。

九、高密度脂蛋白胆固醇

高密度脂蛋白（high density lipoprotein cholesterol，HDL-C）主要在肝脏合成，是颗粒直径最小、密度最大的脂蛋白，其中脂质和蛋白质部分几乎各占一半。HDL-C 是一种抗动脉粥样硬化的脂蛋白，可将胆固醇从肝外组织转运到肝脏进行代谢，由胆汁排出体外。其在限制动脉壁胆固醇的积存速度和促进胆固醇的清除上起着一定的积极作用，HDL-C 水平与动脉硬化及冠心病的发生和发展呈负相关。

（一）参考区间

成年男性：1.16～1.42 mmol/L（45～55 mg/dl）

成年女性：1.29～1.50 mmol/L（50～60 mg/dl）

正常人 HDL-C/TC：25%～30%

（二）临床意义

高密度脂蛋白胆固醇降低见于：

（1）生理性影响：年龄和性别会影响 HDL-C 的水平。儿童时期男女 HDL-C 水平相同；青春期以后男性低于女性，女性绝经后与男性接近。此外，吸烟、肥胖、严重营养不良、静脉内高营养治疗及应激反应后会使 HDL-C 降低。

（2）冠心病：HDL-C 与冠心病呈负相关，HDL-C 低于 0.9 mmol/L（35 mg/dl）是冠心病发生的危险因素，HDL-C 大于 1.50 mmol/L（60 mg/dl）被认为是冠心病的负危险因素。

（3）其他疾病：HDL-C 降低也多见于心、脑血管病，重症肝硬化，重症肝炎，糖尿病，肾病综合征，慢性肾功能不全，创伤，甲状腺功能异常，以及尿毒症。

十、凝血酶原时间

凝血酶原时间（prothrombin time，PT）是指在缺乏血小板的血浆中加入过量的组织因子后，凝血酶原转化为凝血酶，导致血浆凝固所需的时间。凝血酶原时间是外源性凝血系统的筛查试验，可用于监测口服抗凝剂的用量。

（一）参考区间（手工法）

男性：11～13.7 s

女性：11～14.3 s

（二）临床意义

1. 凝血酶原时间延长　先天性因子Ⅱ、Ⅴ、Ⅶ、Ⅹ缺乏症和低（无）纤维蛋白原血症；获得性见于 DIC、原发性纤溶症、维生素 K 缺乏、肝脏疾病；血循环中有抗凝物质如口服抗凝剂华法林、利伐沙班等抗因子Ⅱ、Ⅴ、Ⅶ和 Ⅹ 的抗体。

2. 凝血酶原时间缩短　先天性因子Ⅴ增多症、口服避孕药、高凝状态和血栓性疾病。

3. 口服抗凝药物的监测　凝血酶原时间是监测口服抗凝剂（例如华法林）应用是否安全有效的常用指标。但 PT 的结果受不同凝血酶试剂活性的影响，不同国家、地区和单位使用的凝血活酶的来源和促凝活性各不相同，同一患者的同一份血标本在不同医院使用不同试剂可能得到不同的 PT 值，这使 PT 检测结果缺乏可比性，不利于指导患者的抗凝治疗。因此，推荐采用由血浆凝血酶原时间衍化出的国际标准化比值进行抗凝药物治疗监测。

十一、国际标准化比值

国际标准化比值（international normalized ratio，INR）由凝血酶原时间（PT）和测定试剂的国际敏感指数（ISI）推算出来，其计算公式为：

$$INR＝（患者 PT/正常参比 PT）^{ISI}$$

INR 测定主要用于维生素 K 拮抗剂（如华法林）抗凝效果的监测。同一份血浆样本在不同的实验室，使用不同的仪器或凝血活酶，测得的 INR 值相同，故而其结果具有可比性。

① 参考区间为：1.0～2.0。

② 临床意义：应用华法林治疗时必须监测 INR，并根据 INR 数值调整华法林用量。用华法林进行抗凝治疗时，INR 的安全有效范围通常为 1.8～2.5。INR 最高警戒点为 3.0，超过 3.0 时出血的发生率增加。华法林的起始剂量一般从每日 3 mg 开始，用药前必须测定基线 INR，用药的第一和第二天可以不测定 INR，第三天必须测定 INR，根据 INR 值确定下次服用的华法林剂量。

对于接受口服抗凝剂治疗的患者，其服药剂量的安全范围与不良事件及并发症的发生概率有直接关系，定期监测 INR 值并相应调整服药剂量，可使患者的服药剂量维持在安全有效的范围内。

第六节　乙型肝炎血清免疫学检查

乙型肝炎（hepatitis B virus，HBV）是我国乃至全世界最主要的传染病之一，HBV 存在于患者的血液及各种体液（汗液、唾液、乳汁、泪液、阴道分泌物等）中，传播途径为血液、性接触、日常生活密切接触和母婴垂直传播。乙型肝炎血清免疫学检查（表面抗原、表面抗体、e 抗原、e 抗体、核心抗体）对乙型肝炎病毒的感染、复制及转归，肝炎的诊断、鉴别、预后以及用药效果有较大的参考价值。

一、乙型肝炎病毒表面抗原

乙型肝炎病毒表面抗原(hepatitis B virus surface antigen，HBsAg)为乙型肝炎病毒(HBV)表面的一种糖蛋白,是乙型肝炎病毒感染最早期(1～2个月)血清里出现的一种特异性血清标记物,可维持数周至数年,甚至终生。HBsAg可从多种乙型肝炎者的体液和分泌物(血液、精液、乳汁、阴道分泌物)中测出。

（一）参考区间

ELISA法或化学发光法：阴性。

（二）临床意义

HBsAg可作为乙型肝炎早期诊断的指标,与其他标志物联合检测可诊断HBsAg携带者、急性乙型肝炎潜伏期、急性和慢性肝炎患者。

二、乙型肝炎病毒表面抗体

乙型肝炎病毒表面抗体(hepatitis B virus surface antibody，HBsAb)是人体针对乙型肝炎病毒表面抗原产生的中和抗体,为一种保护性抗体,表明人体具有一定的免疫力。大多数HBsAg的消失和HBsAb的出现,意味着HBV感染的恢复期和人体产生了免疫力。

（一）参考区间

ELISA法或化学发光法：阴性。

（二）临床意义

HBsAb阳性是机体感染或乙型肝炎疫苗接种有效的标志。

1. 乙型肝炎恢复期　绝大多数自愈性乙型肝炎感染者在HBsAg消失后可检出HBsAb,且对HBV具有一定的免疫力。

2. 评估疫苗接种效果　如果HBsAb浓度较低,应进行疫苗加强注射,以维持机体处于有效的免疫状态。一般认为定量检测结果为10 mIU/ml表明机体注射疫苗有效,结果大于100 mIU/ml表明机体对于HBV感染有较强免疫力,特别是对不同基因型的感染具有免疫力。

三、乙型肝炎病毒e抗原

乙型肝炎病毒e抗原(hepatitis B virus antigen，HBeAg)是HBV复制的指标之一,位于HBV病毒颗粒的核心部分。

（一）参考区间

ELISA法或化学发光法：阴性。

（二）临床意义

乙型肝炎病毒e抗原阳性见于：

1. 是病毒活跃复制的标志　一般HBsAg和HBcAb伴随阳性。HBeAg持续阳性3个月以上则表明有转为慢性感染的倾向。

2. HBeAg和HBV复制肝脏损害成正比　因此HBeAg除了是HBV较强传染性的标志外,在抗病毒药物治疗过程中,其浓度降低或转阴表明治疗有效。

四、乙型肝炎病毒 e 抗体

乙型肝炎病毒 e 抗体(hepatitis B virus antibody，HBeAb)是 HBsAg 的对应抗体，但非中和抗体，即不能抑制 HBV 的增殖，其出现于 HBeAg 转阴之后，证明人体对 HBeAg 有一定的免疫清除力。

（一）参考区间

ELISA 法或化学发光法：阴性。

（二）临床意义

HBeAb 阳性见于：

1. HBeAg 转阴的患者，即 HBV 部分被清除或抑制，病毒复制减少，传染性降低。

2. 部分慢性乙型肝炎、肝硬化等患者中，HBeAb 阳性可长期存在。

五、乙型肝炎病毒核心抗体

乙型肝炎病毒核心抗体(hepatitis B virus core antibody，HBcAb)是乙型肝炎病毒核心抗原(HBcAg)的对应抗体，也非中和抗体，不能抑制 HBV 的增殖，是反映肝细胞受到 HBV 侵害后的一项指标，为急性感染早期标志性抗体，常紧随 HBsAg 和 HBeAg 之后出现于血清中，主要包括 IgM 和 IgG 两型。抗 HBc-IgM 对急性乙型肝炎的诊断、病情监测及预后的判断均有较大的价值，因此，常以抗 HBc-IgM 作为急性 HBV 感染的指标。

（一）参考区间

ELISA 法或化学发光法：阴性。

（二）临床意义

HBcAb 在乙型肝炎急性感染、慢性感染中均会出现，而且持续时间长。乙型肝炎病毒核心抗体阳性见于：

1. HBcAb-IgM 是新近感染和病毒复制的标志，提示患者血液有较强的传染性，比 HBeAg 敏感得多，在急性期后可慢慢消失；抗 HBc-IgM 阳性尚可见于慢性活动性乙型肝炎患者。

2. HBc-IgG 阳性可能一直持续存在，高滴度表示正在感染 HBV，低滴度则表示既往感染过 HBV，具有流行病学的意义。

通常不单独分析 HBcAb 的检测结果，应结合其他血清学标志物进行分析。如在乙型肝炎者血液中检出乙型肝炎病毒表面抗原、e 抗原、核心抗体同为阳性，在临床上称为"大三阳"。出现"大三阳"说明 HBV 在人体内复制活跃，带有传染性。如同时见 AST 及 ALT 升高，为最具有传染性的一类肝炎，应尽快隔离；如血液中检测出乙型肝炎病毒表面抗原、e 抗体、核心抗体同为阳性，在临床上称为"小三阳"。"小三阳"说明 HBV 在人体内复制减少，传染性小，如肝功能正常，又无症状，称为乙型肝炎病毒无症状携带者，传染性小，不需要隔离。

参考文献

[1] 国家食品药品监督管理局执业药师资格认证中心组织编写. 药学综合知识与技能[M]. 北京：中国医药科技出版社，2016.

[2] 尚红，王毓三，申子瑜. 全国临床检验操作规程[M]. 北京：人民卫生出版社，2015.

[3] 胡成进. 检验结果临床解读[M]. 北京：人民军医出版社，2010.

[4] 陆金春. 临床检验报告速查手册[M]. 上海：第二军医大学出版社，2009.

[5] 中国成人血脂异常防治指南修订联合委员会. 中国成人血脂异常防治指南（2016 年修订版）[J]. 中国循环杂志，2016，31(10)：7 - 28.

[6] 贺航咏，杨媛华. 凝血 4 项的临床应用[J]. 中国医刊，2008，43(1)：15 - 17.

（撰稿人：施怡）

第四章 常见病症及药物治疗

第一节 呼吸系统疾病

感 冒

普通感冒（common cold），即感冒，为病毒感染引起，俗称"伤风"，又称上呼吸道卡他或急性鼻卡他，是一种上呼吸道病毒感染性疾病。

一、病因及发病机制

（一）病因

普通感冒是一种病毒性上呼吸道感染，普通感冒中最常见的病毒是鼻病毒；其他病毒包括副流感病毒、呼吸道合胞病毒、埃可病毒、柯萨奇病毒等。多数情况下普通感冒患者体内会同时存在多种病毒。感冒的诱因包括季节变化、人群拥挤的环境、久坐的生活方式、营养不良、应激、过度疲劳、失眠、免疫力低下等。

（二）发病机制

当机体或呼吸道局部防御功能降低时，原先存在于上呼吸道或外界侵入的病毒迅速繁殖，引起本病。年老体弱者和儿童易患本病。

二、临床表现

起病较急，潜伏期1～3天不等，初期有咽干、咽痒或灼热感，发病同时或数小时后，可有喷嚏、鼻塞、流清水样鼻涕，2～3天后鼻涕变稠。常伴咽痛，有时由于耳咽管炎使听力减退，也可出现流泪、味觉迟钝、呼吸不畅、声嘶、少量咳嗽等。有时可出现低热、轻度畏寒和头痛症状。如无并发症，一般5～7天后痊愈。老年人和儿童容易出现感冒并发症。若伴有基础疾病的普通感冒患者则临床症状较重，易出现并发症，使病程延长。

三、感冒的治疗

（一）非药物治疗

适当休息，发热、病情较重或年老体弱患者应卧床休息；多饮水；保持鼻、咽及口腔卫生；保持室内空气流通；防止受寒。

（二）药物治疗

1. 常用药物

（1）解热镇痛药：主要针对普通感冒患者的发热、咽痛和全身酸痛等症状。通过减少前列腺素合成，使周围血管扩张、出汗与散热而发挥解热作用，通过阻断痛觉神经末梢的冲动而产生镇痛作用。常用药物有阿司匹林、对乙酰氨基酚、布洛芬等。

（2）减充血剂：该类药物可使感冒患者肿胀的鼻黏膜和鼻窦的血管收缩，有助于缓解感冒引起的鼻塞症状。目前最常用的减充血剂为伪麻黄碱，其能选择性收缩上呼吸道血管，对血压的影响较小。

（3）抗组胺药：该类药物具有抗过敏作用，通过阻断组胺受体抑制小血管扩张，降低血管通透性，有助于消除或减轻普通感冒患者的打喷嚏和流涕等症状。常用的抗组胺药有马来酸氯苯那敏、苯海拉明、西替利嗪、阿伐斯汀等。

（4）镇咳药：常用的镇咳药主要有右美沙芬、苯丙哌林、可待因等。其中，右美沙芬是目前临床上应用最为广泛的镇咳药，如白加黑、泰诺、百服宁等都含有该成分，其主要通过抑制延脑的咳嗽中枢而发挥作用；苯丙哌林具有双重镇咳作用，其镇咳兼具中枢性和末梢性双重抑制作用；可待因作用与右美沙芬相似，主要用于无痰干咳患者。

（5）祛痰药：祛痰治疗可提高咳嗽对气道分泌物的清除率。祛痰药分为两类：① 痰液稀释药，可增加痰液中的水分量，稀释痰液，包括恶心性祛痰药和刺激性祛痰药。常用的恶心性祛痰药有氯化铵、碘化钾、愈创甘油醚，刺激性祛痰药有安息香酊等。② 黏痰溶解药，通过降低痰液黏稠度，或调节黏液成分，使痰液容易排出，常用药物有氨溴索、溴己新、乙酰半胱氨酸、羧甲司坦等。

2. 复方制剂　由于引起感冒的病毒种类较多，且这些病毒仍在不断变异，很难研发出感冒治愈药或疫苗，因此，普通感冒无特效药物，其药物治疗以缓解症状为主要目的。常用药物就是解热镇痛药（缓解发热、疼痛等症状）、减充血剂（缓解鼻塞）、抗组胺药（缓解打喷嚏、流鼻涕等症状）、镇咳药和祛痰药等组成的复方制剂，如新康泰克蓝装（复方盐酸伪麻黄碱缓释胶囊）、新康泰克红装（美扑伪麻片）、快克（复方氨酚烷胺胶囊）和惠菲宁（美敏伪麻溶液）等。

（三）感冒的合理用药

1. 解热镇痛药

（1）儿童发热应慎用阿司匹林等水杨酸类药物，该类药物可诱发瑞夷综合征（又称脑病合并内脏脂肪变性综合征，是由脏器脂肪浸润所引起的以脑水肿和肝功能障碍为特征的一组征候群），甚至会导致患儿死亡。

（2）为避免影响胎儿发育或导致孕期延长，不建议孕妇使用阿司匹林、双氯芬酸钠、布洛芬等药物。

（3）解热镇痛药对消化道有明显的刺激作用，可诱发或加重消化道溃疡和胃肠道出血，故患消化道疾病者应尽量避免使用。

（4）解热镇痛药均可导致肝损害，从轻度的转氨酶升高到严重的肝细胞损害，甚至致死，故应用过程中应禁酒。

（5）阿司匹林可导致凝血障碍、延长出血时间、致出血倾向，故用药时应注意观察患者有无瘀斑、黏膜出血或各腔道出血情况，凡有严重血友病、维生素 K 缺乏症或近期有出血史者应禁用，大手术前一周应停用本药。

2. 减充血剂

（1）减充血剂超量使用可导致血压升高等不良反应，未控制的严重高血压或心脏病及同时服用单胺氧化酶抑制剂的患者，禁用含有伪麻黄碱成分的感冒药物。

（2）甲状腺功能亢进、糖尿病、缺血性心脏病及前列腺肥大的患者，慎用含有伪麻黄碱成分的感冒药物。

（3）减充血剂不宜长期应用，口服一般连续使用不宜超过 7 d，滴鼻液连续使用不得超过 3 d。

3. 抗组胺药

（1）第一代抗组胺药如马来酸氯苯那敏、苯海拉明等大多有中枢抑制作用，因此，从事驾驶、登高作业、机械操作、精密设备使用等人员不宜服用；该类药物还具有抗胆碱能作用，可致口干、视力模糊、尿潴留、便秘等。

（2）第二代抗组胺药如西替利嗪、阿伐斯汀等中枢抑制作用较弱，且抗 H_1 受体的作用明显增强，可诱发心脏毒性，引起心律失常。此类不良反应发生率虽低，但可致命，应予警惕。此外，由于大环内酯类抗生素（如红霉素、阿奇霉素、罗红霉素、克拉霉素）和抗真菌药（如酮康唑、伊曲康唑、氟康唑）可引起第二代抗组胺药血药浓度升高，增加心脏毒性的发生风险，故禁止与第二代抗组胺药同时使用。

4. 镇咳药

（1）右美沙芬安全性较高，使用常规剂量一般无镇静、致幻作用，但是，过量服用可产生迷幻效果，导致成瘾。

（2）苯丙哌林可引起眼调节障碍、困倦及眩晕，故服药者不可驾驶汽车及进行有危险性的机械操作；本品对口腔黏膜有麻醉作用，产生麻木感觉，需整片吞服，不可嚼碎。

（3）可待因具有成瘾性，长期应用可产生药物依赖，应防止滥用。

（4）大量咳痰时不宜应用镇咳药，尤其是右美沙芬、苯丙哌林等，此类镇咳药可使咳嗽中枢受到抑制，阻断咳嗽反射，导致痰液滞留于气道，堵塞呼吸道，既影响呼吸又易继发感染，故宜先以祛痰为主，止咳为辅。

5. 祛痰药

（1）应用祛痰药时应注意痰的排出，鼓励患者排痰，特别是应用稀释性祛痰药时，更应注意有效的咳嗽以排出痰液。

（2）恶心性祛痰药能引起恶心、呕吐，剂量勿过大，一般不用于有稀痰并易于咳出者。

（3）黏痰溶解剂多用于急、慢性呼吸道炎症及职业病伴有黏痰不易咳出者；手术后有痰难以咳出者亦可应用黏痰溶解剂。

（4）慢性支气管炎可选用黏痰溶解剂如溴己新、氨溴索等，还可促进肺表面活性物质生成，加强纤毛的清除作用，利于排痰。

6. 复方制剂的合理用药　目前市场上的感冒药大多为复方制剂，含有上述各类药物的或其他药物的两种或两种以上成分。尽管治疗感冒的药物品种繁多，但其组方成分相同或相近，药物作用大同小异，因此，复方感冒药应只选一种即可，如同时服用两种以上的药物，可致重复用药、超量用药，增加上述药品不良反应的发生率。

此外，需特别注意普通感冒多由病毒感染引起，抗菌药物不能杀灭病毒，故不建议使用抗菌药物治疗普通感冒。只有当合并细菌感染时，才考虑应用抗菌药物。

咳嗽与咳痰

咳嗽(cough)是人体保护性反射动作,通过咳嗽可将呼吸道内的病理性分泌物和外界进入呼吸道的异物排出。咳痰(expectoration)是呼吸道内的病理性分泌物,借助咳嗽排出体外。

一、病因及发病机制

发生咳嗽和咳痰的常见病因包括呼吸道疾病、胸膜疾病、心血管疾病等。① 呼吸道疾病:呼吸道各部位的炎症、异物、出血、肿瘤及刺激性气体吸入等刺激,均可引起咳嗽。如急慢性咽炎、急慢性支气管炎、支气管扩张、肺炎、肺结核、支气管肺癌等。② 胸膜疾病:胸膜炎、自发性气胸或胸腔穿刺等均可引起咳嗽。③ 心血管疾病:二尖瓣狭窄或其他原因所致左心衰竭引起肺淤血、肺水肿、肺梗死等。

咳嗽的发病机制:当呼吸道(口腔、咽喉、气管、支气管)受到刺激(如炎症、异物、烟雾、尘埃)后,神经末梢发出冲动传入延髓的咳嗽中枢引起的一种生理反射。

咳痰的发病机制:当呼吸道黏膜充血、水肿,黏液分泌增加,毛细血管壁通透性增加导致浆液渗出。黏液和渗出液及吸入物、坏死组织等混合成痰液,随咳嗽动作排出而发生咳痰。肺淤血和肺水肿时,肺泡和小支气管内的浆液漏出,也可导致咳痰发生。

二、临床表现

咳嗽可无痰或痰量极少,亦可伴有咳痰。咳嗽声音可为嘶哑性、鸡鸣样、金属音、低微无力等。咳嗽可伴黄色或黄绿色痰,可痰中带血,亦可伴黑色痰。稀薄痰液见于慢性支气管炎、支气管哮喘病;黏稠痰液则多见于支气管炎、肺炎、支气管扩张、肺脓肿等。

三、咳嗽与咳痰的治疗

(一)非药物治疗

1. 避免受凉,避免接触变应原及烟雾。
2. 多进行户外活动,注意休息,提高机体抗病能力。
3. 注意饮食,膳食调理,食补养肺。
4. 药物引起的咳嗽最有效的方法是停药。
5. 心理性咳嗽可给予心理疗法,如催眠、心理疏导等。

(二)药物治疗

镇咳药和祛痰药仅为对症治疗,应注意对因治疗。病因不明,只用镇咳药,不仅效果不好,还会延误病情;在病因明确设法去除病因的基础上,为减轻患者痛苦和防止剧咳并发症(咳血、气胸、肺气肿等)而适当应用镇咳祛痰药。

1. 镇咳药

(1)中枢性镇咳药:主要通过抑制延髓的咳嗽中枢而发挥强大的镇咳作用。常用的主要有喷托维林、右美沙芬、可待因等。右美沙芬是目前临床上应用最广的镇咳药,常选用右美沙芬复方制剂治疗感冒咳嗽。夜间咳嗽宜选用右美沙芬,其镇咳作用显著,作用时间较长,故能抑制夜间咳嗽以保证睡眠。喷托维林兼有轻度阿托品样作用和局部麻醉作用,反复应用无成瘾性,适用于上呼吸道炎症引起的干咳、阵咳。对剧烈无痰干咳及刺激性咳嗽,可考虑应用可待因,尤其适用于胸膜炎伴胸痛的咳嗽患者。

(2)外周性镇咳药:通过抑制咳嗽反射弧中的感受器、传入神经及效应器中的某一环节而起到镇咳作用。常用药物为苯丙哌林,有支气管平滑肌解痉作用,无呼吸抑制和便秘作用,以刺激性干咳或阵咳症状为主者宜选用苯丙哌林。

2.祛痰药

(1)痰液稀释药:包括恶心性祛痰药及刺激性祛痰药。① 恶心性祛痰药,刺激胃黏膜引起轻度恶心,反射性地促使呼吸道分泌增加,使痰液变稀、易于咳出。又可覆盖在发炎的支气管黏膜表面,使黏膜少受刺激,从而减轻咳嗽。主要用于呼吸道急性炎症引起的咳嗽,不论有痰或无痰都适用。代表药物有氯化铵、愈创甘油醚等。② 刺激性祛痰药,对呼吸道黏膜有温和的刺激作用,能使黏膜轻度充血,促使局部血液循环,同时能湿润呼吸道,使痰液黏稠度降低而容易咳出。此外,还有消毒防腐作用,对呼吸道有微弱的抗菌消炎作用。常用的有安息香酊等。

(2)黏痰溶解药:通过降低痰液黏稠度,或调节黏液成分,使痰液容易排出,适用于慢性支气管炎等引起的痰液黏稠、咳出困难的患者。常用药物有乙酰半胱氨酸、羧甲司坦、氨溴索、溴己新等。

此外,对症治疗的同时,宜注意控制感染和炎性因子,对合并支气管炎、气管炎、肺炎及支气管哮喘者,按医师处方或遵医嘱服用抗感染药物(抗生素类、磺胺类、氟喹诺酮类),消除炎症;或对抗过敏原(抗组胺药、肾上腺皮质激素),才能收到良好的效果。

(三)咳嗽与咳痰的合理用药

1.镇咳药

(1)对青光眼、肺部淤血的咳嗽患者、心功能不全者、妊娠及哺乳期妇女均慎用喷托维林。

(2)可待因适用于各种原因所致的剧烈干咳及刺激性咳嗽,多痰者禁用,口服,15～30 mg/次,每天总量可为 30～90 mg;可待因具有成瘾性,长期应用可产生药物依赖,应防止滥用。

其他详见感冒的合理用药。

2.祛痰药

(1)肾功能不全时慎用氯化铵,以防高氯性酸中毒、低血钾及低血钠。

(2)急性胃肠炎、肺出血、肾炎患者禁用愈创甘油醚。

(3)使用乙酰半胱氨酸(痰易净)时,配成 10%的溶液雾化吸入;支气管哮喘者慎用;不宜与抗生素混合使用。

(4)胃炎患者或胃溃疡患者慎用溴己新;服用溴己新偶见血清转氨酶短暂升高,但能自行恢复。

其他详见感冒的合理用药。

支气管哮喘

支气管哮喘(bronchial asthma)简称哮喘,是由多种炎症细胞(如嗜酸性粒细胞、肥大细胞、T 淋巴细胞、中性粒细胞、结构细胞如气道上皮细胞、气道平滑肌细胞)和细胞组分参与的气道慢性炎症性疾病。

一、病因及发病机制

哮喘的病因复杂,许多因素参与其中,主要包括遗传因素和环境因素两方面。目前认为哮喘是一种有明显家族聚集倾向的多基因遗传疾病,其遗传度为 70%~80%。环境因素包括尘螨、花粉、动物毛屑、二氧化硫、氨气等各种特异性和非特异性吸入物,也包括感染、食物、药物、气候、运动、妊娠等因素。

哮喘的发病机制尚未完全阐明,目前可概括为免疫学机制、神经机制以及遗传因素三类。

二、临床表现

部分患者起病可出现发作先兆,如流清鼻涕、频繁喷嚏、鼻咽部发痒、眼部发痒、胸闷。典型哮喘发作为呼气性呼吸困难,表现为气憋、喘息,轻者表现为胸闷和顽固性咳嗽。症状可在数分钟内发作,经数小时至数天。某些患者在缓解数小时后可再次发作。多在夜间和清晨发作。发作时可并发气胸、纵隔气肿、肺不张;长期反复发作和感染或并发慢性支气管炎、肺气肿、支气管扩张、间质性肺炎,肺纤维化和肺源性心脏病。

三、支气管哮喘的治疗

(一)非药物治疗
确定并避免接触各种变应原、职业致敏物和其他非特异性刺激因素,是治疗哮喘最有效的方法。

(二)药物治疗
治疗哮喘的药物可以分为控制药物和缓解药物。① 控制药物:是指需要长期每天使用的药物。这些药物主要通过抗炎作用使哮喘维持临床控制,其中包括吸入糖皮质激素(简称激素)、全身用激素、白三烯调节剂、长效 β_2-受体激动剂(须与吸入激素联合应用)、缓释茶碱、色苷酸钠、抗 IgE 抗体及其他有助于减少全身激素剂量的药物等。② 缓解药物:是指按需使用的药物。这些药物通过迅速解除支气管痉挛从而缓解哮喘症状,其中包括速效吸入 β_2 受体激动剂、全身用激素、吸入性抗胆碱能药物、短效茶碱及短效口服 β_2 受体激动剂等。

1. 糖皮质激素 激素是最有效的控制气道炎症的药物,能抑制炎性细胞的迁移与活化;抑制细胞因子的生成;抑制炎症介质的释放;增强平滑肌细胞 β_2 受体的反应性。给药途径包括吸入、口服和静脉应用等。吸入型糖皮质激素(inhaled corticosteroid, ICS)是长期控制气道炎症的首选,常用药物有倍氯米松、布地奈德、氟替卡松等;口服给药适用于轻、中度哮喘发作,慢性持续哮喘大剂量吸入糖皮质激素联合治疗无效的患者,或作为静脉应用激素治疗后的序贯治疗,一般使用半衰期较短的激素(如泼尼松、泼尼松龙或甲泼尼龙等)。

2. β_2肾上腺素受体激动剂　此类药物较多,可分为短效(作用维持 4~6 h)和长效(维持 12 h)β_2受体激动剂。

(1)短效 β_2 受体激动剂(short-acting β_2-agonists,SABA):常用药物有沙丁胺醇、非诺特罗和特布他林等。① 吸入:包括气雾剂、干粉剂和溶液等,这类药物松弛气道平滑肌作用强,通常在数分钟内起效,疗效可维持数小时,是缓解轻至中度急性哮喘症状的首选药物,也可用于运动性哮喘。气雾剂和干粉剂吸入不适用于重度哮喘发作,溶液型经雾化吸入可用于轻度至重度哮喘发作。② 口服:可减少用药次数,可用于夜间哮喘的预防和治疗。使用虽较方便,但心悸、骨骼肌震颤等不良反应比吸入给药时明显。③ 贴剂:药物经过皮肤吸收,可减轻全身副作用,每天只需贴 1 次,效果可维持 24 小时,对预防清晨肺功能降低有效。

(2)长效 β_2 受体激动剂(long-acting β_2-agonists,LABA):吸入型 LABA 适用于哮喘(尤其是夜间哮喘和运动诱发哮喘)的预防和治疗。临床常用的有沙美特罗和福莫特罗。福莫特罗起效迅速,可按需用于哮喘急性发作时的治疗。如有夜间哮喘可用糖皮质激素与 LABA 的联合制剂,二者具有协同的抗感染和平喘作用,可获得相当于(或)优于应用加倍剂量吸入型糖皮质激素的疗效,并可增加患者的依从性,减少较大剂量吸入糖皮质激素引起的不良反应,尤其适合于中度至重度持续哮喘患者的长期治疗。

3. 白三烯调节剂　除吸入激素外,是唯一可单独应用的长效控制药,可作为轻度哮喘的替代治疗药物和中重度哮喘的联合治疗用药。目前在国内主要应用半胱氨酰白三烯受体拮抗剂,可减轻哮喘症状、改善肺功能、减少哮喘的恶化;服用方便,尤其适用于阿司匹林哮喘、运动性哮喘和伴有变应性鼻炎哮喘患者的治疗。常用药物有扎鲁司特和孟鲁司特等。

4. 茶碱类药物　茶碱类药物能舒张支气管平滑肌;拮抗腺苷或腺苷受体激动剂引起的哮喘;刺激肾上腺分泌肾上腺素,增强呼吸肌的舒张;增强气道纤毛清除功能和抗炎及免疫调节作用。① 口服给药:包括氨茶碱和控(缓)释型茶碱,用于轻度至中度哮喘发作和维持治疗。② 静脉给药:茶碱类药物静脉注射或静脉滴注,适用于哮喘急性发作且近 24 小时内未用过茶碱类药物的患者。常用药物包括氨茶碱、多索茶碱和双羟丙茶碱等。

5. 抗胆碱药　支气管哮喘者多有迷走神经功能亢进,分泌乙酰胆碱增多,抗胆碱药物能拮抗乙酰胆碱,从而治疗哮喘。常用药物为异丙托溴铵和噻托溴铵等,一般通过雾化吸入或干粉吸入,其舒张支气管的作用比 β_2受体激动剂弱,起效也较慢,但长期应用不易产生耐药性,对老年人的疗效不低于年轻人。与 β_2受体激动剂联合吸入治疗具有协同、互补作用。

6. 抗 IgE 治疗　抗 IgE 单克隆抗体可应用于血清 IgE 水平增高的哮喘患者。目前主要用于经过吸入糖皮质激素和 LABA 联合治疗后症状仍未控制的严重哮喘患者。

7. 其他治疗哮喘的药物

(1)抗组胺药物:口服第二代抗组胺药物如酮替芬、氯雷他定、阿司咪唑、氮䓬斯汀、特非那定等具有抗变态反应作用,在哮喘治疗中的作用较弱。可用于伴有变应性鼻炎哮喘患者的治疗。

(2)其他口服抗变态反应药物:如曲尼司特、瑞吡司特等可应用于轻至中度哮喘的治疗。

（三）长期治疗方案

哮喘的治疗应以患者病情严重程度为基础，根据其控制水平类别选择适当的治疗方案。

起始治疗方案是按照病情严重程度（间歇发作、轻度持续、中度持续、重度持续）进行分级（1级、2级、3级、4级），根据控制水平的变化调整（升级或降级）治疗方案。

对以往未经规范治疗的初诊哮喘患者可选择第2级治疗方案；症状明显未控制的患者应从第3级方案开始治疗；对未控制且肺功能较差的患者（支气管舒张剂之后 FEV_1 占预计值百分比<80%）可从4级方案开始治疗。

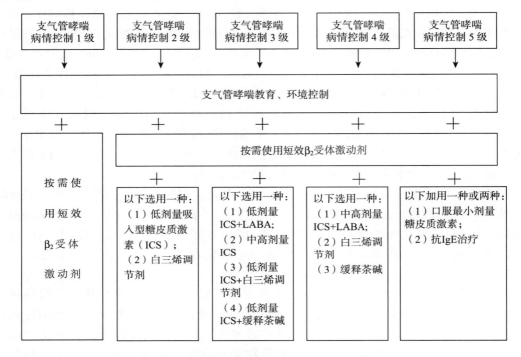

图4-1　不同支气管哮喘病情控制分级的治疗方案示意图

（四）支气管哮喘的合理用药

1. 糖皮质激素

（1）较大剂量长期使用吸入型糖皮质激素可引起皮肤瘀斑、肾上腺功能抑制和骨质疏松等全身副作用，为减少吸入大剂量糖皮质激素的副作用，可与长效 β_2 受体激动剂、茶碱等联合应用。

（2）长期口服糖皮质激素可以引起骨质疏松、高血压、糖尿病、下丘脑-垂体-肾上腺轴的抑制、肥胖症、白内障、青光眼等副作用。

2. β_2 肾上腺素受体激动剂

（1）沙丁胺醇和特布他林等短效 β_2 受体激动剂应按需间歇使用，不宜长期、单一使用，也不宜过量使用，否则可引起骨骼肌震颤、心律失常、低血钾等不良反应。

（2）不推荐长期单独使用LABA，须与吸入激素联合应用。

3. 白三烯调节剂

（1）该类药物不适用于急性哮喘发作的治疗。

（2）虽然在医师的指导下可逐渐减少合并使用的吸入糖皮质激素剂量,但不宜用该类药物突然替代吸入或口服糖皮质激素。

4. 茶碱类药物

（1）联合应用茶碱、激素和抗胆碱药物具有协同作用,但该类药物与 β_2 受体激动剂联合应用时,易出现心率加快和心律失常,应慎用并适当减少剂量。

（2）由于茶碱的"治疗窗"窄,以及茶碱代谢存在较大的个体差异,可引起心律失常、血压下降甚至死亡,在有条件的情况下应监测其血药浓度,及时调整浓度和滴速。

（3）影响茶碱代谢的因素较多,如发热性疾病、妊娠,抗结核治疗可以降低茶碱的血药浓度;而肝脏疾患、充血性心力衰竭以及合用西咪替丁或喹诺酮类、大环内酯类等药物均可影响茶碱代谢而使其排泄减慢,增加茶碱的毒性作用,应引起临床医师的重视,并酌情调整剂量。

5. 抗胆碱药

（1）异丙托溴铵和噻托溴铵等抗胆碱药尤其适用于有吸烟史的老年哮喘患者,但妊娠早期妇女和患有青光眼或前列腺肥大的患者应慎用。

（2）抗胆碱能治疗引起口干。

慢性阻塞性肺疾病

慢性阻塞性肺疾病（chronic obstructive pulmonary disease，COPD）是一种以持续气流受限为特征的可以预防和治疗的疾病,其气流受限多呈进行性发展,与气道和肺组织对烟草烟雾等有害气体或有害颗粒的慢性炎症反应增强有关。

一、病因与发病机制

COPD 的确切病因不清,所有与慢性支气管炎和阻塞性肺气肿有关的因素都可能参与COPD 的发病。已经发现的危险因素可以分为外因（环境因素）与内因（个体因素）两类。外因包括吸烟、职业性粉尘及化学物质、空气污染、呼吸道感染等因素;内因包括遗传和肺脏发育生长不良等因素。

COPD 的发病机制尚未完全明确,吸入有害颗粒或气体可引起肺内氧化应激、蛋白酶和抗蛋白酶失衡及肺部炎症反应。自主神经系统功能紊乱（如胆碱能神经受体分布异常）等也在 COPD 的发病中起重要作用。

二、临床表现

起病缓慢、病程长。主要症状有：

1. 慢性咳嗽　通常为首发症状。常晨间咳嗽明显,睡着时有阵咳或排痰。

2. 咳痰　一般为白色黏液或浆液性泡沫性痰,偶可带血丝,清晨排痰较多。

3. 气短或呼吸困难　是 COPD 标志性症状,早期在劳力时出现,后逐渐加重,以致在日常活动甚至休息时也感到气短。

4. 喘息和胸闷　部分病人特别是重度患者可出现。

5. 其他　晚期病人有体重下降、肌肉萎缩、无力、食欲减退等。

三、慢性阻塞性肺疾病的治疗

（一）非药物治疗

1. 疾病教育　① 教育与督促患者戒烟；② 使患者了解 COPD 的病理生理与临床基础知识；③ 掌握一般和某些特殊的治疗方法；④ 学会自我控制病情的技巧，如腹式呼吸及缩唇呼吸锻炼等；⑤ 了解赴医院就诊的时机。

2. 控制职业性或环境污染　避免或防止吸入粉尘、烟雾及有害气体。

3. 康复治疗　可使患者改善活动能力、提高生活质量，是 COPD 患者在稳定期的重要治疗手段，具体包括呼吸生理治疗、肌肉训练、营养支持、精神治疗与教育等多方面措施。

4. 长期家庭氧疗（LTOT）　对 COPD 并发慢性呼吸衰竭的患者应用长期家庭氧疗可提高生活质量和生存率，对血流动力学、运动能力和精神状态均会产生有益的影响。

5. 通气支持　无创通气联合长期氧疗对某些患者，尤其是在日间有明显高碳酸血症的患者或许有一定益处。无创通气可以改善生存率，但不能改善生命质量。

（二）药物治疗

1. 支气管舒张药　支气管舒张剂可松弛支气管平滑肌、扩张支气管、缓解气流受限，是控制 COPD 症状的主要治疗措施。短期按需应用可缓解症状，长期规则应用可预防和减轻症状，增加运动耐力，但不能使所有患者的一秒用力呼气容积（forced expiratory volume in one second，FEV_1）得到改善。与口服药物相比，吸入剂的不良反应小，因此多首选吸入治疗。

（1）β_2 受体激动剂：① 主要有沙丁胺醇和特布他林等，为短效定量雾化吸入剂，数分钟内起效，15～30 min 达到峰值，疗效持续 4～5 h，主要用于缓解症状，按需使用。② 长效定量吸入剂有福莫特罗、沙美特罗等制剂，但目前较少单独使用。

（2）抗胆碱药：常用的有异丙托溴铵、噻托溴铵。① 异丙托溴铵为短效品种，雾化吸入，定量吸入时开始作用时间较沙丁胺醇等短效 β_2 受体激动剂慢，但其持续时间长，30～90 min 达最大效果，可持续 6～8 h；② 噻托溴铵是长效抗胆碱药，作用长达 24 h 以上，吸入给药，长期使用可增加深吸气量*，减低呼气末肺容积，进而改善呼吸困难，提高运动耐力和生命质量，也可减少急性加重频率。

（3）茶碱类药物：可解除气道平滑肌痉挛、改善心搏出量、舒张全身和肺血管、增加水盐排出、兴奋中枢神经系统、改善呼吸肌功能及某些抗炎作用。常用药物有氨茶碱、多索茶碱和双羟丙茶碱等。

2. 糖皮质激素　长期规律的吸入激素适用于 FEV_1 占预计值＜50％且有临床症状及反复加重的慢阻肺患者。吸入激素和 β_2 受体激动剂联合应用较分别单用的效果好，目前已有氟地卡松/沙美特罗、布地奈德/福莫特罗两种联合制剂。

3. 磷酸二酯酶-4（phosphodiesterase-4，PDE-4）抑制剂　PDE-4 抑制剂的主要作用是通过抑制细胞内环腺苷酸降解来减轻炎症，常见药物有罗氟司特等。

---

* 深吸气量：指从平静呼气末做最大吸气时所能吸入的气体量。

4. 祛痰药 有利于气道引流通畅，改善通气功能，但其效果并不确切，仅对少数有黏痰的患者有效。常用药物有氨溴索和乙酰半胱氨酸等。

（三）稳定期药物治疗方案

COPD 稳定期的处理原则根据病情的严重程度不同，选择的治疗方法也有所不同。COPD 分级治疗药物推荐方案如表 4 - 1 所示。A、B、C、D 四个级别分别代表对 COPD 进行综合评估后的级别分类，具体含义如表 4 - 2。

表 4 - 1 COPD 稳定期起始治疗药物推荐方案

组别	首选方案	次选方案	替代方案
A 组	SAMA(需要时)或 SABA (需要时)	LAMA 或 LABA 或 SAMA 和 SABA	茶碱
B 组	LAMA 或 LABA	LAMA 和 LABA	SABA 和(或)SAMA 茶碱
C 组	ICS+LABA 或 LAMA	LAMA 和 LABA	PDE-4 抑制剂 SABA 和(或)SAMA 茶碱
D 组	ICS+LABA 或 LAMA	ICS 和 LAMA 或 ICS+LABA 和 LAMA 或 ICS+LABA 和 PDE-4 抑制剂 或 LABA 和 LAMA 或 LABA 和 PDE-4 抑制剂	羧甲司坦 SABA 和(或)SAMA 茶碱

注：SAMA：短效抗胆碱药；SABA：短效 β_2 受体激动剂；LAMA：长效抗胆碱药；LABA：长效 β_2 受体激动剂；ICS：吸入激素；PDE-4：磷酸二酯酶-4；替代方案中的药物可单独应用或与首选方案和次选方案中的药物联合应用；各栏中药物并非按照优先顺序排序。

表 4 - 2 COPD 的综合评估

组别	特征		肺功能分级 （级）	急性加重 （次/年）	呼吸困难 分级(级)	CAT 评分 （分）
	风险	症状				
A 组	低	少	Ⅰ～Ⅱ	<2	<2	<10
B 组	低	多	Ⅰ～Ⅱ	≥2	≥2	≥10
C 组	高	少	Ⅲ～Ⅳ	<2	<2	<10
D 组	高	多	Ⅲ～Ⅳ	≥2	≥2	≥10

（四）慢性阻塞性肺疾病的合理用药

1. 支气管舒张药

（1）沙丁胺醇、沙美特罗和福莫特罗等 β_2 受体激动剂，常见副作用为手颤，偶见心悸、心动过速等。

（2）长期、单一应用 β_2 受体激动剂可造成临床耐药现象，故应予避免。

（3）联合应用茶碱、激素和抗胆碱药物具有协同作用，但茶碱类药物与 β_2 受体激动剂联合应用时，易出现心率加快和心律失常，应慎用并适当减少剂量。

（4）异丙托溴铵和噻托溴铵等抗胆碱药尤其适用于有吸烟史的老年哮喘患者，但对妊娠早期妇女和患有青光眼或前列腺肥大的患者应慎用。

2. 糖皮质激素

（1）稳定期长期应用吸入激素治疗并不能阻止其 FEV_1 的降低趋势。

（2）不推荐对 COPD 患者采用长期口服激素及单一吸入激素治疗。

其他详见支气管哮喘的合理用药。

3. 磷酸二酯酶-4（PDE-4）抑制剂

（1）建议在治疗期间监测体重，低体重患者避免使用。

（2）抑郁症患者应谨慎使用。

（3）罗氟司特与茶碱不应同时应用。

4. 祛痰药

（1）乙酰半胱氨酸不宜与抗生素混合或并用，必要时可间隔 4 h 交替使用；哮喘患者及呼吸功能不全的老年人慎用乙酰半胱氨酸。

（2）氨溴索偶见严重的急性过敏反应，快速静注可引起头痛、腿痛和疲惫感。

参考文献

[1] 王海燕. 内科学[M]. 北京：北京大学医学出版社，2005.

[2] 中国医师协会呼吸医师分会，中国医师协会急诊医师分会. 普通感冒规范诊治的专家共识[J]. 中华内科杂志，2012，51（4）：330 - 333.

[3] 王静，孙建勋，王宏运. 内科学[M]. 郑州：郑州大学出版社，2009.

[4] 姜远英. 临床药物治疗学[M]. 北京：人民卫生出版社，2011.

[5] 于锋. 临床医学概论[M]. 北京：人民卫生出版社，2011.

[6] 程德云. 临床药物治疗学[M]. 北京：人民卫生出版社，2012.

[7] 陆再英，钟南山. 内科学[M]. 北京：人民卫生出版社，2008.

[8] 王吉耀. 内科学[M]. 北京：人民卫生出版社，2010.

[9] 杨世杰. 药理学[M]. 北京：人民卫生出版社，2010.

[10] 中华医学会. 临床诊疗指南呼吸病学分册[M]. 北京：人民卫生出版社，2009.

[11] 中华医学会呼吸病学分会哮喘学组. 支气管哮喘防治指南（支气管哮喘的定义、诊断、治疗和管理方案）[J]. 柳州医学，2012（3）：171 - 179.

[12] 中华医学会呼吸病学分会慢性阻塞性肺疾病学组. 慢性阻塞性肺疾病诊治指南（2013 年修订版）[J]. 中国医学前沿杂志（电子版），2014（2）：67 - 80.

[13] 咳嗽的诊断与治疗指南（2009 版）（一）[J]. 全科医学临床与教育，2009（5）：453 - 456.

[14] 咳嗽的诊断与治疗指南（2009 版）（二）[J]. 全科医学临床与教育，2009（6）：573 - 575.

[15] 陈白灵. 解热镇痛药的临床应用与不良反应（用药原则）[J]. 中国医药指南，2012，10（12）：380 - 382.

[16] 王春，赵广福. 祛痰药的临床应用评价[J]. 中国医院用药评价与分析，2006，6（4）：208 - 209.

[17] 白敏，刁晓源，张湘燕，等. 支气管哮喘发病机制研究进展[J]. 医学综述，2009，15（15）：2294 - 2297.

（撰稿人：韩洪娜）

第二节 消化系统疾病

功能性消化不良

消化不良(dyspepsia)是一组极为常见的病症,其定义为:一种间断或持续的、集中于上腹部的疼痛或不适感,与进食有关或无关。

功能性消化不良(functional dyspepsia,FD)指存在一种或多种源于胃、十二指肠的消化不良症状,并且缺乏能解释这些症状的任何器质性、系统性或代谢性疾病,相关症状可持续或反复发作,病程超过1个月或在12个月中累计超过12周。

一、病因及发病机制

FD的病因及发病机制至今尚未清楚,大量研究提示主要与胃肠道运动功能障碍、内脏敏感性增高、精神心理等因素有关。

另外,部分FD病人呈幽门螺杆菌(Hp)阳性,但至今尚无确切证据表明Hp与FD症状有相关性,且根除Hp后大部分FD患者症状并未得到缓解。因此,Hp感染与FD并无明确的相关性。

二、临床表现

主要表现为餐后饱胀不适、早饱、上腹痛、上腹烧灼痛等。根据症状与进餐的相关性,可进一步分为两个亚型:餐后不适综合征(postprandial distress syndrome,PDS)和上腹痛综合征(epigastric pain syndrome,EPS)。PDS以进餐诱发或加重早饱和餐后饱胀不适为特点;EPS则以上腹痛、上腹烧灼痛为突出症状,与进餐可能相关或不相关。两种亚型可能同时存在。

此外,患者还可能有其他消化道症状,如嗳气、厌食、恶心、呕吐等。部分患者可重叠有下消化道症状,如腹泻、便秘等。

三、功能性消化不良的治疗

（一）非药物治疗

帮助患者认识、理解病情,提高患者应对症状的能力。指导其改善生活方式,规律作息,避免过度疲劳。同时,建议患者调整饮食结构和习惯,避免饮食不规律,戒烟忌酒,尽量避免服用非甾体类抗炎药(non-steroidal anti-inflammatory drugs,NSAIDs)。对进食后消化不良症状加重者,应在不改变热量的基础上,减少食入的容量,减少脂肪成分。

（二）药物治疗

目前尚缺乏特异性药物,可根据病因和诱因,采取综合、对症、个体化的用药原则,以达到缓解症状、提高生活质量的目的。

1. 胃酸分泌抑制药 适用于以上腹痛及上腹灼烧感为主要症状的病人,可选用H_2受体阻断药(如西咪替丁、雷尼替丁、法莫替丁)或质子泵抑制药(奥美拉唑、泮托拉唑、兰索拉唑等)。

2. 促胃肠动力药　可增加胃肠推进性蠕动,适用于以餐后饱胀、早饱为主要症状的病人,可分别选用多潘立酮(10 mg/次,3 次/日)、莫沙必利(5 mg/次,3 次/日)或依托必利(50 mg/次,3 次/日)。对疗效不佳者,胃酸分泌抑制药和促胃肠动力药可换用或合用。

3. 助消化药　大部分助消化药本身就是消化液的主要成分,可在消化液功能不足时起到替代疗法的作用。另外,有些药物能促进消化液的分泌,可用于消化不良的辅助治疗,改善与进餐相关的上腹胀、食欲差等症状。主要药物有胰酶、乳酸菌素、复方消化酶、胃蛋白酶等。

4. 抗焦虑和抑郁药物　对于存在心理障碍的 FD 病人,除调整病人的精神心理状态外,常需加用小剂量的抗焦虑或抗抑郁药物,必要时加大剂量,但应注意及时取得精神学科专家的帮助、指导。常用的有三环类抗焦虑药阿米替林、选择性抑制 5-羟色胺再摄取的抗抑郁药帕罗西汀等。

(三)消化不良的合理用药

1. 胃酸分泌抑制药　详见消化性溃疡的合理用药。

2. 促胃肠动力药

(1)促胃肠动力药不是助消化药,不可一有恶心、腹胀等消化不良症状就随意使用。

(2)促胃肠动力药不可与抗胆碱药、抗酸药等消化道药物合用,属于配伍禁忌。

(3)孕妇及 1 岁以下儿童不宜服用多潘立酮(吗丁啉)。

3. 助消化药

(1)胰酶不宜与酸性药物同服,胃蛋白酶不宜与碱性药物同用。

(2)对猪肉蛋白过敏者禁用胰酶;对牛乳过敏者慎用乳酸菌素。

(3)服用复方消化酶时可将胶囊打开,但不可嚼碎片剂。

(4)铝制剂可能影响复方消化酶与胃蛋白酶的疗效,不宜合用。

4. 抗焦虑和抑郁药物　抗焦虑和抑郁药物起效慢,多在服药 10～15 d 后才有效,宜从小剂量开始,并应注意药物的不良反应。

慢性腹泻

正常人一般每天排便一次,为黄褐色成形软便;少数每日 2～3 次或每 2～3 日一次,但粪便性状无异常。腹泻(diarrhea)是指排便次数增多(＞3 次/d),量增加(大于 200 g/d),伴有粪质稀薄,或带有黏液、脓血或未消化的食物。其中,病程超过 4 周或间歇 2～4 周反复发作者,称为慢性腹泻(chronic diarrhea)。

一、病因及发病机制

慢性腹泻的病因比较复杂,大致可归为两大类:① 消化系统疾病,如肠道疾病、胃部疾病、肝胆胰疾病等;② 全身性疾病,如甲状腺功能亢进、糖尿病、慢性肾上腺皮质功能减退、尿毒症、动脉粥样硬化、系统性红斑狼疮等。

慢性腹泻的发病机制主要有以下 4 种类型:① 渗透性腹泻,肠腔内有大量不能吸收的溶质而使渗透压升高,阻碍肠内水分与电解质的吸收,从而引起腹泻;② 分泌性腹泻,由肠黏膜受到刺激而致水、电解质分泌过多或吸收受抑而引起;③ 渗出性腹泻,肠黏膜因炎症、损伤、溃疡、浸润性病变等致血浆、黏液、脓血等渗出而引起的腹泻;④ 动力性腹泻,肠蠕动过快,食物在肠内的停留时间缩短,不能被充分吸收而引起腹泻。临床中,腹泻往往由多种机制共同作用引发。

二、临床表现

根据慢性腹泻的三种大便性状可将其分为水样泻、炎症性腹泻和脂肪泻三种类型。其中:① 水样泻,呈水样便,容量>1 L/d,5～20 次/d,粪便镜检无明显红、白细胞,可伴有脱水、低血钾、大便失禁;② 炎症性腹泻,呈水样便或黏液脓血便,粪便镜检有红、白细胞,可伴有发热等症状;③ 脂肪泻,典型者有大容量、腐臭味、浅黄或灰白色稀水样便或糊状便,表面常漂浮油脂状物,但轻度脂肪泻可无明显大便改变。

三、慢性腹泻的治疗

（一）支持治疗和对症治疗

腹泻病因诊断不明或疾病过程未得到控制时,需要支持治疗及必要的对症治疗。

1. 水、电解质和酸碱平衡失调及营养的处理　慢性腹泻时需注意及时补充液体,维持体液的酸碱平衡,纠正体内电解质紊乱。如病情较重有明显消瘦和衰竭或病因难以去除或无法在短期内去除者,应配合静脉补充营养物质,必要时给予全胃肠外营养支持。脂肪泻者一般在饮食上给予高蛋白质、低脂肪食物,脂肪量减至每日正常摄入量的50%。注意补充必需氨基酸和保证足够的热量供应,并注意补充脂溶性维生素和钙。

2. 止泻药　严重水样泻所致水、电解质和酸碱平衡失调可短期内使用止泻药作为辅助治疗。止泻药主要通过减少肠道蠕动或保护肠道免受刺激而达到止泻作用,按其药理作用可分为阿片及其衍生物、吸附剂、收敛保护剂等类型。

（1）阿片及其衍生物主要通过提高胃肠张力、抑制肠管运动、制止推进性收缩而起止泻作用,代表药品有复方樟脑酊、地芬诺酯、盐酸洛哌丁胺等。

（2）吸附剂主要通过药物表面吸附作用,吸附肠道中的水、气、细菌、病毒、毒物,阻止其被肠黏膜吸收或损害肠黏膜而达到止泻作用,代表药品有药用炭、蒙脱石散等。

（3）收敛保护剂,如鞣酸蛋白,通过凝固蛋白形成保护层而使肠道免受有害因子的刺激,减少分泌;再如碱式碳酸铋,形成肠道保护膜,免受刺激从而缓解腹泻。

3. 抗胆碱药　伴痉挛性腹痛者可用抗胆碱药,如山莨菪碱、丁溴东莨菪碱（解痉灵）等,可解除胃肠平滑肌痉挛,缓解疼痛。

4. 肠道微生态制剂　肠道菌群紊乱可致腹泻,长期腹泻也会引起正常肠道细菌减少。肠道微生态制剂可调节肠道菌群,改善肠道微生态环境。肠道微生态制剂包括益生菌（probiotics）、益生元（prebiotics）和合生元（synbiotics）三大类。

（1）益生菌是由活菌和（或）死菌（包括菌体成分和代谢产物）组成的,能促进肠道内菌群平衡。常见的菌株包括:① 乳酸菌（乳酸杆菌、双歧杆菌、粪肠球菌、粪链球菌、枯草杆菌等）;② 芽孢杆菌（蜡状芽孢杆菌、地衣芽孢杆菌、酪酸梭菌等）。

（2）益生元是一类可作为底物被肠道正常菌群利用,可选择性地刺激肠内一种或几种有益细菌的生长繁殖并抑制有害细菌生长,有益于宿主健康的非消化性物质。此类物质有生物促进剂(如双歧因子)、低聚糖类(如水苏糖、大豆低聚糖、乳果糖)等。

(3)合生元是益生菌和益生元的混合制品,或再加入维生素、微量元素等制成。既可发挥益生菌的生理性细菌活性,又可选择性地增加菌的数量,使益生作用更显著持久。

(二)病因治疗

腹泻对因治疗十分重要。① 细菌感染性腹泻,可及时使用抗生素,有效抗菌治疗后腹泻仍严重者,才可应用止泻药;② 乳糖不耐受症和麦胶性肠病需分别剔除食物中的乳糖或麦胶类成分;③ 高渗性腹泻,应停食高渗的食物或药物;④ 胆盐重吸收障碍引起的腹泻,可用考来烯胺吸附胆汁酸止泻;⑤ 治疗胆汁酸缺乏所致的脂肪泻,可用中链脂肪代替日常食用的长链脂肪。

(三)慢性腹泻的合理用药

1. 止泻药

(1)切记腹泻主要应针对病因治疗,盲目给予止泻药有时非但无效,反而会干扰腹泻对机体保护的一面(如感染性腹泻),甚至引起严重并发症。

(2)长期应用阿片类药物可产生依赖性,阿片及其衍生物在功能性腹泻治疗中可选用,但腹泻早期和腹胀者不宜应用。

(3)服用药用炭可影响肠道的营养吸收,禁止长期应用于 3 岁以下小儿的腹泻或腹胀;另外,药用炭易吸潮及吸附空气中的异味,应密封保存,以防止吸附力下降。

(4)蒙脱石散安全性高,疗效好,应用较为广泛;注意服用前需加入水中混匀后服用;同时,为使本品均匀覆盖于黏膜表面从而发挥药效,本品需空腹服用,且服药后 2 h 内不宜进食或服用其他药物。

(5)碱式碳酸铋不宜与四环素、土霉素、诺氟沙星、环丙沙星等口服抗菌药合用,合用会降低抗菌活性。

2. 抗胆碱药

(1)山莨菪碱口服吸收较差,多用于注射剂;可有口干、面红、轻度扩瞳、视近物模糊、抑制唾液分泌等副作用。

(2)丁溴东莨菪碱对中枢神经作用极弱,避免了使用山莨菪碱引起的中枢兴奋作用,故很少出现扩瞳、抑制唾液分泌等现象,更适合小儿使用。

3. 肠道微生态制剂

(1)肠道微生态制剂对细菌或病毒引起的感染性腹泻的早期应用无效;在使用抗感染药和抗病毒药后期,可辅助给予微生态制剂,以恢复菌群的平衡。

(2)依照临床特征合理选用,如需尽快建立肠道正常菌群,宜用双歧三联活菌胶囊(培菲康),或选用金双歧。

(3)部分微生态制剂要求在冷处(2～10℃)保存,如双歧三联活菌胶囊。

(4)部分活菌不耐酸,宜在餐前 30 min 服用,如双歧杆菌活菌(丽珠肠乐);大多数微生态制剂不耐热,服用时不宜以热水送服,宜选用温水。

(5)微生态制剂一般不宜与抗生素、抗菌药、小檗碱、药用炭、鞣酸蛋白、铋剂、氢氧化铝同服,但死菌制剂和地衣芽孢杆菌、酪酸梭菌可与抗生素等联合使用。

便　秘

便秘(constipation)是指排便频率减少,每2~3日或更长时间排便1次,排便困难,粪便干结。正常人排便习惯不一,部分人习惯于数天排便一次而并无异常,故不能以每天排便一次作为正常排便的标准。

一、病因及发病机制

便秘的分类按照有无器质性病变可分为功能性和器质性便秘,按照病程或起病方式可分为急性和慢性便秘,一般认为便秘时间大于12周为慢性便秘。便秘的病因详见表4-3。

表4-3　便秘的常见病因

便秘类型	常见病因
功能性 便秘	① 进食量少或食物缺乏纤维素或水分不足,对结肠运动的刺激减少。 ② 生活习惯改变,打乱了正常的排便习惯造成便秘;也可因情绪抑郁、精神过度紧张等因素影响造成便秘。 ③ 结肠运动功能障碍,如年老体弱,活动过少,肠痉挛致排便困难。 ④ 腹肌及盆肌张力不足,排便推动力缺乏,难于将粪便排出体外。 ⑤ 长期滥用泻药造成对泻药的依赖,停止用药则不易排便。 ⑥ 应用吗啡类药物、抗胆碱药、钙通道阻滞剂、神经阻滞剂、镇静剂、抗抑郁药等使肠肌松弛而引起便秘
器质性 便秘	① 直肠与肛门病变引起肛门括约肌痉挛,排便疼痛造成惧怕排便,如痔疮、肛裂、肛周脓肿、溃疡、直肠炎等。 ② 结肠肿瘤、肠梗阻、肠粘连等疾病。 ③ 腹腔或盆腔内肿瘤压迫(如子宫肌瘤)。 ④ 全身性疾病使肠道松弛,排便无力,如尿毒症、糖尿病、甲状腺功能低下等

便秘的发病机制为:食物在消化道经消化吸收后,剩余的食糜残渣从小肠输送至结肠,在结肠内再将大部分水分与电解质吸收形成粪团,最后输送至乙状结肠,通过一系列排便活动将粪便排出体外。从形成粪团到产生便意和排便动作的各个环节,均可因神经系统活动异常、肠平滑肌病变及肛门括约肌功能异常而致便秘。

二、临床表现

便秘的类型和病程长短不同其临床表现亦有所不同。主要表现为排便困难,数天大便1次,每次排便时间长,排出粪便干结如羊粪且数量少,排便时可有左腹痉挛性痛与下坠感。部分病人诉口苦、食欲减退、腹胀、下腹不适、排气多,或有头晕、头痛、疲乏等神经官能症症状,但一般均不重。部分患者可因用力排坚硬粪块而伴有肛门疼痛、肛裂、痔疮或肛乳头炎等症状。

三、便秘的治疗

治疗是以缓解症状、恢复正常肠动力和排便生理功能为目的的个体化综合治疗。

（一）非药物治疗

保持合理饮食和良好的生活习惯,多进食富含纤维素的食物,保证每天纤维素摄入量(30 g/d),油脂类、坚果类食物有助于预防便秘。适当的活动和锻炼有助于胃肠功能的改善。建立正常的排便习惯,每日应定时排便,这是大多数患者最终真正长期解决便秘的重要措施。

（二）药物治疗

治疗便秘的药物一般有容积性、刺激性、润滑性和渗透性泻药四类。

1. 容积性泻药　容积性泻药不能被肠壁吸收,可使肠道容积增大,促进肠蠕动,达到通便目的,对以粪便干结为主的便秘效果较好。常用药物有甲基纤维素、琼脂、果胶等。

2. 刺激性泻药　又称接触性泻药,常在使用容积性泻药无效后使用。该类药物主要依靠自身或其代谢产生作用,直接刺激肠壁,使肠蠕动增加,促使粪便排出。常用药物有比沙可啶、蓖麻油等。

3. 润滑性泻药　又称大便软化剂,主要是液状石蜡,可使大便软化,润滑肠壁,促使粪便排出体外。常用药物有开塞露、甘油等。

4. 渗透性泻药　主要通过将身体的水分吸收到肠道或防止大便中的水分被吸收两种途径来增加肠道中的水分,维持肠腔内高渗透压,从而扩张肠腔、刺激肠蠕动。常用药物有硫酸镁、乳果糖、甘露醇、山梨醇、聚乙二醇等。

（三）便秘的合理用药

应根据不同情况选择不同类型的泻药,如排除毒物应选用硫酸镁、硫酸钠等盐类泻药;对于有轻度排便不尽感的患者,可短期应用刺激性泻药,但应警惕肠绞痛、直肠粪便嵌塞、大便失禁等症状;妊娠期妇女在调整饮食和生活习惯后仍不能解除便秘时,推荐使用容积性泻药和渗透性泻药,如乳果糖溶液等。各类泻药的具体用药注意事项如下:

1. 容积性泻药

(1) 容积性泻药不能增加结肠张力,因此不适合于结肠无力、肠道运动功能差的患者。

(2) 可用于结肠、回肠造口术,痔疮,肛裂,便秘型肠易激综合征患者,但需特别注意保证充分的水分摄入,以防肠梗阻的发生。

2. 刺激性泻药

(1) 因大多数刺激性泻药含蒽醌类物质,长期服用可引起药物依赖、结肠病变甚至诱发肠息肉,故应用不宜超过1周,孕妇及哺乳期妇女禁用。

(2) 比沙可啶:① 服用比沙可啶肠溶片时不得嚼碎或压碎,以防产生胃刺激;② 进食1 h内不宜服用本品,服药前后1~2 h不宜服用抗酸药或牛奶(牛奶可引起肠衣过早溶解,致胃或十二指肠激惹现象)。

3. 润滑性泻药

(1) 润滑性泻药见效快,但作用时间较短;经直肠使用时有灼痛感,且久用后会影响脂溶性维生素及钙、磷的吸收,故不宜长期使用。

(2) 开塞露使用次数增多,直肠敏感性下降,患者一旦适应,药物将失去疗效,尤其是大便干结量少的患者,长期依赖开塞露排便将更困难。开塞露还会造成肠壁干燥,经常使用将引起习惯性便秘。

(3) 口服甘油时不能喝水,可在溶液中加入柠檬汁或速溶咖啡以改善口味;亦可加入碎冰块,用吸管吸食,以减轻恶心、呕吐等胃肠道症状。

4. 渗透性泻药

(1) 注意补充水分,以减少渗透性泻药导致的人体脱水。

(2) 硫酸镁一般用于驱虫和排除肠道毒素,但中枢抑制药(如苯巴比妥)中毒病人导泻排毒不宜用硫酸镁,以防加重中枢抑制。

(3) 乳果糖可随意在水、果汁及患者喜爱的冷、热饮料中冲饮或混于食物中服用,也可制成灌肠液使用;服用时应有规律,如 1 次/日,早餐后服用;或 2 次/日,早、晚各服 1 次;慎用于糖尿病患者。

(4) 聚乙二醇既不含糖也不含多元醇,可用于糖尿病或需要无乳糖饮食的患者。

总体而言,泻药的应用需遵循以下原则:① 不能连续用药。长期应用泻药易使肠黏膜对正常肠道刺激失去敏感性,并使小肠肌肉结构发生变化,造成小肠功能性吸收不良、结肠扩张类似巨结肠及类溃疡性结肠炎,还可造成泻药依赖性便秘或严重腹泻等症状。② 注意服药时间。一般泻药口服后 6～8 h 发生作用,故合理服药时间应为睡前,这样次晨或早餐后排便,更符合生理规律。③ 腹痛患者在诊断不明情况下不能应用泻药,年老体弱、妊娠或月经期妇女不能应用作用强烈的泻药。

消化性溃疡

消化性溃疡(peptic ulcer，PU)主要包括胃溃疡(gastric ulcer，GU)和十二指肠溃疡(duodenal ulcer，DU)。本病为全球性常见病,可发生于任何年龄;DU 多发于青壮年,GU 多发于中老年。男性患病多于女性。临床上 DU 比 GU 多见。消化性溃疡有季节性发作的特点,多在秋冬之交或冬春之交发病。

一、病因及发病机制

消化性溃疡的形成与胃酸-胃蛋白酶的消化作用有关,一般是由胃及十二指肠局部黏膜损害(致溃疡)因素和黏膜保护(黏膜屏障)因素之间失去平衡所致。当损害因素增强和(或)保护因素削弱时,可能出现溃疡。

致溃疡因素一般有以下三类:① Hp,该菌是最常见病因,但确切发病机制尚未明确;② 药物因素,是另一个常见病因,其中以 NSAIDs 为代表;③ 其他因素,包括吸烟,不良饮食习惯,精神因素,遗传,以及慢性疾病等。

二、临床表现

本病患者临床表现不一,上腹部节律性、周期性疼痛为主要临床症状。除腹痛外,可伴随唾液增多、反酸、腹胀、嗳气、呃逆、恶心、呕吐等消化道症状,或伴有上消化道出血、穿孔、幽门梗阻、癌变等并发症。另外,部分患者可无任何临床表现,或以出血、穿孔等为首发症状。

三、消化性溃疡的治疗

治疗目的在于消除病因、缓解症状、促进溃疡愈合、防治并发症和防止复发。

（一）非药物治疗

1. 消化性溃疡需防治结合，针对本病的发病诱因及规律，建立良好的生活习惯，避免过度劳累和精神紧张。

2. 注意饮食规律，戒烟忌酒，并避免食用咖啡、浓茶、浓肉汤、辣椒、醋等刺激性调味品或饮品。

3. 尽可能停用 NSDIAs 药物，并告诫患者今后慎用 NSDIAs 药物。

4. 当溃疡活动期症状较重时，建议卧床休息数天乃至 1～2 周，尤其可缓解 DU 患者的疼痛等症状。

（二）药物治疗

药物治疗的途径为保护胃黏膜、抑制胃酸分泌、促进溃疡愈合、根除 Hp、防止溃疡复发。需根据患者具体情况，选用不同药物。

1. 中和胃酸药　又称抗酸药，均为弱碱性物质。口服后在胃内直接中和胃酸，升高胃内容物的 pH。由于酸度下降，胃蛋白酶活性也下降，从而解除胃酸对胃及十二指肠黏膜的侵蚀及对溃疡面的刺激。常用药物有氢氧化铝、碳酸氢钠、铝碳酸镁、碳酸钙等。

2. 胃酸分泌抑制药　抑制过多的胃酸分泌是治疗消化性溃疡的主要手段。

（1）质子泵抑制药（proton pump inhibitors，PPI）：是最直接的抑酸药物，可有效抑制基础胃酸和刺激后的胃酸分泌。常用药物有奥美拉唑（第一代质子泵抑制剂）、兰索拉唑（第二代质子泵抑制剂）、泮托拉唑（第三代质子泵抑制剂）等。

（2）H_2 受体阻断药：能选择性阻断内源性或外源性组胺与其受体的结合，有效抑制胃酸分泌。常用药物有西咪替丁、雷尼替丁、法莫替丁等。

3. 胃黏膜保护药　胃黏膜保护药可增加黏膜的防御、修复作用，显著提高溃疡的愈合质量。该类药物主要包括前列腺素及其衍生物（米索前列醇、罗沙前列醇、恩前列素等）、铋剂（枸橼酸铋钾、胶体果胶铋等）、硫糖铝等。

4. 抗 Hp 药　杀灭 Hp 是控制和根治 Hp 阳性溃疡的主要手段。对 Hp 感染的治疗主要是应用抗菌药物，而 Hp 阴性溃疡病则不宜使用抗 Hp 药。由于大多数抗菌药物在胃内低 pH 环境中活性降低，不能穿透黏液层到达细菌，因此 Hp 感染不易根除。常用的抗 Hp 药物有阿莫西林、四环素、克拉霉素、甲硝唑、左氧氟沙星等。另外，铋剂抑制 Hp 所产生的蛋白酶、尿激酶和磷脂酶，从而防止 Hp 对黏液层的降解而保护其完整性。

（三）根除 Hp 的药物治疗方案

对于 Hp 阳性溃疡患者不论是初发还是复发、活动还是静止、有无并发症，均应进行抗 Hp 的药物治疗。迄今为止，尚无单一药物能有效根除 Hp，需 2～3 种药物合用，以提高治愈率，并应注意减少耐药性的产生。

根据药物组合情况，根除 Hp 的治疗方案可分为二联、三联和四联疗法，常用治疗方案及用法用量如表 4-4 所示。其中以铋剂为主的三联疗法和以 PPI 为主的三联疗法为临床推荐的一线治疗方案。当一线治疗方案失败时启用二线治疗方案即四联疗法，如四联疗法依然失败则应根据药敏试验调整方案或作其他具体分析。

表 4-4　根除 Hp 的常用治疗方案

方案	用法用量	疗程(d)	根除率(%)
以铋剂为主的三联	枸橼酸铋钾 480 mg/d,甲硝唑 800 mg/d,阿莫西林 1 000～2 000mg/d,以上三种药物分 2 次或 4 次服用	14	85～88
以 PPI 为主的三联	奥美拉唑 40 mg/d,克拉霉素 500 mg/d,阿莫西林 2 000 mg/d,以上三种药物分 2 次服用	7	79～96
四联	枸橼酸铋钾 480 mg/d,甲硝唑 800 mg/d,阿莫西林 1 000～2 000 mg/d,以上三种药物分 2 次或 4 次服用;奥美拉唑 40 mg/d,分 2 次服用	7	98

注:分 2 次为早、晚餐后服,分 4 次为三餐后和睡前服。

（四）消化性溃疡的合理用药

1. 抗酸药

（1）抗酸药一般不宜与四环素类药物合用,二者可络合而影响后者的吸收。

（2）氢氧化铝抗酸作用较强而持久,但能引起便秘,甚至可引起肠梗阻;长期服用可致骨软化,故老年人应用时应尤其注意防范药物引起骨质疏松的可能。

（3）碳酸氢钠作用强、快而短暂,中和胃酸时可产生大量二氧化碳气体,从而增加胃内压力,引起腹胀、打嗝;此外,未被中和的碳酸氢钠几乎被全部吸收,可引起碱血症*。

（4）铝碳酸镁抗酸作用迅速、持久,与其他含铝抗酸药相比,本品可与胃酸充分反应,且不良反应较少,是较为理想的抗酸药,一般人均适用。

（5）碳酸钙与噻嗪类利尿药合用时,易发生高钙血症,故高钙血症、高钙尿症、含钙肾结石或有肾结石病史患者禁用碳酸钙。

2. 质子泵抑制药

（1）使用质子泵抑制药前,应首先排除溃疡性癌症的可能,以免延误治疗。

（2）餐前半小时服用质子泵抑制剂血药浓度最大,且可对较多的"活性"质子泵发挥抑制作用;此外,其抑酸作用在晨起服用效果最强,因此,质子泵抑制剂服药时间应在晨起餐前半小时。

（3）质子泵抑制药多为肠溶剂型,服用时不要嚼碎,以免药物在胃中过早分解失效。

（4）奥美拉唑为酶抑制剂,易发生药物相互作用,如与四环素合用时可使四环素不易吸收;对经肝细胞色素 P_{450} 代谢的药物影响较大,故不应与地西泮、苯妥英钠等药物合用。

3. H_2 受体阻断药

（1）西咪替丁价格便宜,但抑酸作用弱,副作用相对较大;法莫替丁抑酸作用强,副作用轻微,但价格较贵;雷尼替丁抑酸作用介于法莫替丁与西咪替丁之间,副作用轻微,价格便宜,是性价比较高的"替丁"类药物。

（2）H_2 受体阻断药具有抗雄性激素作用,用药剂量较大时可引起男性乳房发育、女性溢

---

 * 血液的 pH 超过正常范围而移向碱性或 pH 几乎没有移动但对碱的正常缓冲能力降低的症状。患碱血症时,从神经开始到全身各器官或多或少均可发生异常。

乳、性欲减退、阳痿、精子计数减少等,停药后即可消失。

（3）H_2受体阻断药需注意与以下药物的相互作用:① 抗酸药:能使 H_2 受体阻断药的吸收减少,从而降低疗效,故两类药物不宜同服;如需合用,两药服用时间至少应间隔 1 h;② 铁剂:H_2 受体阻断药可降低胃内酸度,不利于铁的吸收,故不宜与铁剂合用;③ 氨基糖苷类抗生素(如西索米星、奈替米星、阿司米星、大观霉素等):与 H_2 受体阻断药合用时可引起呼吸抑制,故不宜合用。

（4）H_2受体阻断药能透过胎盘屏障,并进入乳汁,引起胎儿和婴儿肝功能障碍,故孕妇和哺乳期妇女禁用。

（5）西咪替丁、雷尼替丁在与普萘洛尔、氯氮平、地西泮等药物合用时,可降低其他药物的代谢,使其药理活性或毒性增强,故不宜合用。

（6）服用西咪替丁期间,进食富含酪胺的食物,如香蕉、鱼子酱、干酪、腊肠、腌青鱼、香肠、鸡肝、牛肝、橘子等,可引发剧烈头痛和高血压反应。

4. 保护胃及十二指肠黏膜药物

（1）前列腺素衍生物、铋剂不宜与抗酸药合用。

（2）服用一种铋剂期间不得服用其他铋剂,且不宜长期大剂量服用,长期使用铋剂者应注意体内铋的蓄积。

（3）硫糖铝不良反应较少,久服可致便秘,习惯性便秘者不宜服用。

5. 抗 Hp 药

（1）阿莫西林:① 口服制剂仅用于轻中度感染,宜饭后服用以减轻胃肠道反应;② 由于本品在胃肠道的吸收不受食物影响,因此可与牛奶等食物同服。

（2）克拉霉素:① 本品与红霉素及其他大环内酯类药物之间有交叉过敏及交叉耐药性;② 本品会升高需经过细胞色素 P_{450} 系统代谢的药物的血清浓度(如华法林、奥美拉唑、雷尼替丁、苯妥英、洛伐他汀等);③ 本品可空腹口服,也可与食物或牛奶同服,与食物同服不影响其吸收;④ 某些心脏病(包括心律失常、心动过缓、Q-T 间期延长、缺血性心脏病、充血性心力衰竭等)患者禁用。

（3）甲硝唑:① 服药期间应减少钠盐摄入量,若摄入过多可引起钠滞留;② 服用本品期间应禁酒;③ 本品代谢产物可使尿液呈深红色。

（4）四环素:① 本品宜餐前 1 h 或餐后 2 h 服用,避免食物对吸收的影响;② 本品可透过胎盘屏障进入胎儿体内,沉积在牙齿及骨骼的钙质区内,引起胎儿牙齿色变,牙釉质再生不良及抑制胎儿骨骼生长,并具有致畸作用,因此妊娠期妇女禁用;同时,本品可自乳汁分泌,可能引起乳儿严重不良反应,因此哺乳期妇女亦禁用;③ 在牙齿发育期间应用本品,可在任何骨组织中形成稳定的钙化合物,导致恒齿黄染、牙釉质发育不良和骨生长抑制,故 8 岁以下儿童不宜使用。

参考文献

[1] 中华医学会. 临床诊疗指南:消化系统疾病分册[M]. 北京:人民卫生出版社,2005.

[2] 陈立,赵志刚. 临床药物治疗学[M]. 北京:清华大学出版社,2012.

[3] 鲁春燕,张建娜. 消化系统疾病药物治疗学[M]. 北京:化学工业出版社,2010.

［4］廖端芳,姚继红. 临床药物治疗学［M］. 北京:科学出版社,2009.

［5］姜泊. 内科学［M］. 北京:高等教育出版社,2012.

［6］邵志高. 临床药物治疗学［M］. 南京:东南大学出版社,2011.

［7］樊德厚. 消化系统合理用药［M］. 北京:中国医药科技出版社,2009.

［8］郑长青. 消化内科用药常规与禁忌［M］. 北京:人民军医出版社,2011.

［9］陈灏珠,钟南山,陆再英. 内科学［M］. 2 版. 北京:人民卫生出版社,2013.

［10］王吉耀. 内科学［M］. 北京:人民卫生出版社,2010.

［11］中华医学会消化病学分会,中华医学会外科学分会结直肠肛门外科学组. 中国慢性便秘诊疗指南［J］. 中华消化杂志,2013,33(5):1－7.

［12］施玉秋. 抗酸药的选用［J］. 中国社区医师,2008,10(7):131－132.

［13］杨忠兰. 质子泵抑制剂的合理应用［J］. 中国民族民间医药,2012,24:23－25.

［14］常怡勇. 胃病患者要合理应用"替丁"类药物［J］. 开卷有益(求医问药),2010,4:30－32.

［15］何录香. 关于泻药的合理应用［J］. 临床合理用药,2012,5(12):94.

（撰稿人:陈蕾）

第三节　内分泌和代谢疾病

糖尿病

糖尿病(diabetes mellitus, DM)是由遗传和环境因素引起胰岛素分泌缺陷和(或)胰岛素作用缺陷,导致碳水化合物、脂肪及蛋白质代谢异常,以血浆葡萄糖水平升高为特征的代谢性疾病。

一、病因及发病机制

糖尿病的病因和发病机制至今尚未完全阐明。不同类型的糖尿病病因也不相同,城市化、老龄化、生活方式改变、肥胖和超重的比例增加以及中国人的易感性等可能是我国糖尿病患病率急剧增加的因素。

糖尿病的发病机制主要是不同病因导致胰岛 β 细胞分泌缺陷和(或)周围组织胰岛素作用不足。目前,国际上通用 WHO 糖尿病专家委员会根据提出的分型标准(1999),将糖尿病分为以下四个类型。

（一）1 型糖尿病

多数 1 型糖尿病(type 1 diabetes mellitus, T1DM)属于自身免疫性疾病,多为基因遗传因素和环境因素共同导致疾病的发生。

（二）2 型糖尿病

1. 遗传易感性和环境因素　2 型糖尿病(type 2 diabetes mellitus, T2DM)有更明显的遗传基础和遗传易感性。此外,也与环境因素有关,如人口老龄化、体力活动减少、中心性肥胖(又称腹内型或内脏型肥胖)、不健康的饮食习惯等。

2. 胰岛素抵抗和 β 细胞功能缺陷　　胰岛素抵抗是指机体对一定量胰岛素的生物学反应低于预计正常水平的一种现象。目前一般认为,胰岛素抵抗和胰岛素分泌缺陷是 T2DM 的发病基础。当胰岛 β 细胞能够代偿胰岛素抵抗,血糖浓度仍可维持正常;否则,血糖水平将持续高出正常范围,最终导致 T2DM 的发生。

3. 葡萄糖毒性和脂毒性　　指高血糖和高血脂(尤其是高游离脂肪酸血症)可降低胰岛素敏感性和损伤胰岛 β 细胞功能,进一步引起胰岛 β 细胞凋亡和分泌功能下降。

（三）其他特殊类型糖尿病

特殊类型糖尿病是在不同水平上病因学相对明确的一些高血糖状态。按病因及发病机制分为 8 种亚型,包括 1985 年 WHO 分类标准中所有继发性糖尿病,同时也包括已经明确病因和发病机制以及新近发现的特殊类型。

（四）妊娠糖尿病

指妊娠期初次发现任何程度的葡萄糖耐量异常(IGT)*或糖尿病,不包括孕前已诊断或已患糖尿病的患者。这一类型的临床重要性在于有效地处理高危妊娠,从而降低许多与之有关的围生期疾病的患病率和死亡率。部分妇女在产后糖耐量恢复正常,但在产后 5～10 年仍有发生糖尿病的高度危险性。

二、临床表现

糖尿病的临床表现可归纳为代谢紊乱征候群和不同器官并发症及伴发病的功能障碍两方面。通常呈现以下一种或几种表现:

（一）代谢紊乱征候群

患者血糖升高后因渗透性利尿而引起多尿,继而烦渴及多饮。组织糖利用障碍致脂肪及蛋白质分解增加而出现乏力、体重减轻,儿童生长发育受阻。组织能量供应不足而出现易饥及多食。因此,糖尿病的临床表现通常被形象地称为"三多一少",即多尿、多饮、多食和体重减轻。

（二）急性并发症

可因严重物质代谢紊乱而呈现酮症酸中毒或高渗性非酮症糖尿病性昏迷。

（三）慢性并发症

慢性高血糖可累及全身重要器官,引起多脏器长期损害、功能减退和衰竭,表现为糖尿病心血管病、糖尿病脑血管病、糖尿病眼病、糖尿病肾病、糖尿病足病、糖尿病骨关节病等。

三、实验室检查

正常人空腹血糖在 3.9～6.1 mmol/L(70～110 mg/dl)范围内,餐后 2 h 血糖 <7.8 mmol/L(140 mg/dl)。糖尿病患者任何时间血浆葡萄糖≥11.1 mmol/L(200 mg/dl) 并有糖尿病症状;或者空腹(禁止热量摄入至少 8 h)血浆葡萄糖(fasting plasma glucose,FPG) ≥7.0 mmol/L(126 mg/dl);或者 2 h 的血浆葡萄糖(2 hPG)≥11.1 mmol/L(200 mg/dl)。

---

　　* 葡萄糖耐量异常:简称 IGT,是指某些人空腹血糖虽未达到诊断糖尿病所需浓度,但在口服葡萄糖耐量试验中,血糖浓度处于正常与糖尿病之间。

四、糖尿病的治疗

糖尿病是伴随终生的慢性疾病,在现有条件下只能防治,基本不能根治。在饮食控制以及运动疗法基础上确诊为 T1DM 的患者,应立即用胰岛素治疗并终身替代。T2DM 患者经过 8～12 周的正规饮食治疗和运动锻炼,血糖控制仍不理想时,应开始药物治疗。可口服降糖药,也可使用胰岛素,还可联合使用。治疗目的是使血糖在全部时间内维持在正常范围,控制代谢紊乱,防止发生严重的急性并发症,预防或延缓慢性并发症的发生,以减少病痛、致残或早逝,延长寿命。

糖尿病综合治疗的五项原则包括:① 健康教育;② 营养治疗;③ 体育锻炼;④ 药物治疗;⑤ 病情监测。

（一）非药物治疗

1. 饮食疗法

（1）长期坚持个体化治疗:饮食疗法是糖尿病治疗的基础疗法。所有糖尿病患者都应接受饮食治疗。药学从业人员要对患者开展健康教育,使其明确饮食治疗的意义和方法;患者应积极配合饮食治疗,并长期坚持。

（2）适度摄入热量:饮食量的安排,既要考虑到减轻胰岛 β 细胞负担,又要保证机体正常生长发育的需求。

（3）饮食结构合理:合理调整三大营养物质组成比例,在总热量确定的前提下,适当提高糖类含量,保证足够的蛋白质供应,减少脂肪,特别是动物脂肪的摄入。

2. 运动疗法　糖尿病治疗的基本方法之一,许多病情较轻的患者,仅通过饮食和运动即可使病情得到有效的控制。

由于个体差异较大,运动疗法必须个体化实施,并根据患者的情况不断调整。在有效界限与安全界限之间即为运动处方有效的范围,超过这个范围即存在危险性。

轻度有氧运动包括购物、散步、做操、太极拳、气功等;中度运动包括快走、慢跑、骑车、爬楼梯、健身操等;稍强度运动包括跳绳、爬山、游泳、球类、舞蹈等。糖尿病患者的运动强度以最大运动强度的 $60\%～70\%$ 为宜。通常用心率或自身感觉来衡量运动强度,应保持心率(次/分)＝(220－年龄)×($60\%～70\%$)或运动时感觉全身发热,出汗,但非大汗淋漓。

（二）药物治疗

1. 口服降血糖药　口服降糖药多用于治疗 T2DM,目前常用的有双胍类、磺酰脲类、胰岛素增敏剂、胰岛素促泌剂和 α-葡萄糖苷酶抑制药。此外,二肽基肽酶- 4 抑制剂也已有在我国销售。

（1）双胍类:降糖作用肯定,还具有心血管保护作用,如调脂、抗血小板凝集等,是对肥胖糖尿病病人有效的一线用药,部分国家还推荐其为非肥胖糖尿病患者的一线用药。双胍类药物主要包括二甲双胍、苯乙双胍等。

（2）磺酰脲类胰岛素促泌剂:磺酰脲类(sulfonylureas,SUs)药物的作用机制主要有促进胰岛素、抗利尿和影响凝血功能三个方面。磺酰脲类降糖药有三代产品:第一代的甲苯磺丁脲和氯磺丙脲,因存在肝脏毒性,目前临床很少使用;第二代有格列本脲、格列吡嗪(又名吡磺环己脲)、格列齐特(又名达美康)、格列喹酮等;第三代代表药物为格列美脲。

（3）胰岛素增敏剂:胰岛素增敏剂多为噻唑烷酮类化合物(thiazolidinediones,TZD),能改善β细胞功能,显著改善胰岛素抵抗及相关代谢紊乱,对 T2DM 及其心血管并发症有显著疗效,是治疗 T2DM 的理想药物。代表药物包括罗格列酮、比格列酮、曲格列酮、环格列酮等。

(4)非磺酰脲类胰岛素促泌剂:非磺酰脲类胰岛素促泌剂是一种餐时血糖调节剂,其作用机制为刺激胰岛素早期释放,以模拟正常生理性胰岛素释放,是一种模拟正常生理性胰岛素释放的制剂,因而能降低餐后高血糖。由于餐后高血糖是心血管并发症的独立危险因素,因此应用此类药物可以降低和防治心血管病并发症的发生和发展。由于其只在一定浓度的葡萄糖介导下,才能发挥刺激胰岛素释放的作用,且作用迅速短暂,故不会引起低血糖,且避免了长时间对β细胞的刺激所造成的胰岛β细胞功能逐渐衰竭。代表药物包括苯甲酸衍生物(如瑞格列奈)和苯丙氨酸衍生物(如那格列奈)。

(5)α-葡萄糖苷酶抑制剂:新型口服降糖药,在小肠上皮刷状缘与碳水化合物竞争水解碳水化合物的酶,从而减慢水解及产生葡萄糖的速度并延缓葡萄糖吸收。代表药物包括阿卡波糖、米格列醇、伏格列波糖、乙格列酯等,其中阿卡波糖已用于临床。

(6)二肽基肽酶-4 抑制剂:二肽基肽酶-4(dipeptidyl peptidase Ⅳ,DPP-4)抑制剂通过抑制 DPP-4 而减少胰高血糖素样肽-1(glucagon-likepeptide1,GLP-1)在体内的失活,增加 GLP-1 在体内的水平。GLP-1 以葡萄糖浓度依赖的方式增强胰岛素分泌,抑制胰高血糖素分泌。单独使用 DPP-4 抑制剂不增加低血糖发生的风险,也不增加体重。目前在国内上市的 DPP-4 抑制剂为西格列汀、沙格列汀和维格列汀。

2. GLP-1 受体激动剂 GLP-1 受体激动剂通过激动 GLP-1 受体而发挥降低血糖的作用,并能延缓胃排空,通过中枢性的食欲抑制来减少进食量。该类药物有显著的降低体重作用,单独使用不明显增加低血糖发生的风险,可以单独使用或与其他口服降糖药联合使用。目前国内上市的 GLP-1 受体激动剂为艾塞那肽和利拉鲁肽,均需皮下注射。

常用降糖药(不含胰岛素)如表 4-5:

表 4-5 常用降糖药(不含胰岛素)

化学名	规格(mg)	剂量范围(mg/d)	作用时间(h)	半衰期(h)
格列本脲	2.5	2.5~15.0	16~24	10~16
格列吡嗪	5	2.5~30.0	8~12	2~4
格列吡嗪控释片	5	5~20	6~12(达峰时间)	2~5
格列齐特	80	80~320	10~20	6~12
格列齐特缓释片	30	30~120	/	12~20
格列喹酮	30	30~180	8	1.5
格列美脲	1、2	1~8	24	5
消渴丸(含格列本脲)	0.25	1.25~7.5	/	/
二甲双胍	250、500、850	500~2 000	5~6	1.5~1.8
二甲双胍缓释片	500	500~2 000	8	6.2
阿卡波糖	50	100~300	/	/
伏格列波糖	0.2	0.2~0.9	/	/

续表

化学名	规格(mg)	剂量范围(mg/d)	作用时间(h)	半衰期(h)
米格列醇	50	100~300	/	/
瑞格列奈	0.5、1、2	1~16	4~6	1
那格列奈	120	120~360	1.3	/
米格列奈钙片	10	30~60	0.23~0.28(达峰时间)	1.2
罗格列酮	4	4~8	/	3~4
二甲双胍＋罗格列酮	500 mg＋2 mg	/	/	/
吡格列酮	15	15~45	2(达峰时间)	3~7
西格列汀	100	100	24	12.4
沙格列汀	5	/	/	/
维格列汀	50	100	24	2
艾塞那肽	0.3/1.2 ml 0.6/2.4 ml	0.01~0.02*	10	2.4
利拉鲁肽	18 mg/3 ml	0.6~1.8	24	13

＊：艾塞那肽和利拉鲁肽都有注射笔，每个注射单位为 5 μg 或者 10 μg，0.01 mg 的注射剂量用 10 μg 的注射笔注射一次即可。

3. 胰岛素(insulin, Ins)　T1DM 患者由于胰岛素分泌绝对不足，必须终生使用胰岛素控制高血糖以维持生命。胰岛素仅能替代或补充机体分泌不足，并不能根治糖尿病。T2DM 患者虽然不需要胰岛素来维持生命，但由于口服降糖药的失效或存在口服药使用的禁忌证时，仍需要使用胰岛素控制血糖。在某些时候，尤其是病程较长时，胰岛素治疗可能是最主要的，甚至是必需的控制血糖措施。

胰岛素能加速葡萄糖的氧化和酵解，促进葡萄糖的利用，抑制糖原分解和糖异生，降低血糖；同时能促进脂肪合成，抑制其分解，减少游离脂肪酸和酮体生成；还能促进氨基酸转运，并促进 mRNA 合成，增加蛋白质的合成，抑制蛋白质分解。胰岛素可能引起交感神经兴奋和骨骼肌血管扩张，在伴有相应并发疾病时应格外小心。

根据来源和化学结构的不同，胰岛素分为三代：第一代为动物胰岛素(已逐渐淘汰)，第二代为人胰岛素(如精蛋白生物合成人胰岛素诺和灵)，第三代为胰岛素类似物(如甘精胰岛素、赖脯胰岛素、地特胰岛素等)。临床试验证明，胰岛素类似物与人胰岛素相比控制血糖的能力相似，但在模拟生理性胰岛素分泌和减少低血糖发生风险方面优于人胰岛素。

根据其效用特点可分为餐时胰岛素、基础胰岛素和预混胰岛素。

根据作用时间的差异，胰岛素又可分为超短效胰岛素类似物、常规(短效)胰岛素、中效胰岛素、长效胰岛素(包括长效胰岛素类似物)和预混胰岛素(包括预混胰岛素类似物)，见表4-6。

表 4 - 6 常用胰岛素及其作用特点

胰岛素制剂	起效时间	峰值时间	作用持续时间
短效胰岛素(RI)	15～60 min	2～4 h	5～8 h
速效胰岛素类似物(门冬胰岛素)	10～15 min	1～2 h	4～6 h
速效胰岛素类似物(赖脯胰岛素)	10～15 min	1.0～1.5 h	4～5 h
中效胰岛素(NPH)	2.5～3 h	5～7 h	13～16 h
长效胰岛素(PZI)	3～4 h	8～10 h	长达 20 h
长效胰岛素类似物(甘精胰岛素)	2～3 h	无峰	长达 30 h
长效胰岛素类似物(地特胰岛素)	3～4 h	3～14 h	长达 24 h
预混胰岛素(HI30R,HI 70/30)	0.5 h	2～12 h	14～24 h
预混胰岛素(HI50R)	0.5 h	2～3 h	10～24 h
预混胰岛素类似物(预混门冬胰岛素 30)	10～20 min	1～4 h	14～24 h
预混胰岛素类似物(预混赖脯胰岛素 25)	15 min	30～70 min	16～24 h
预混胰岛素类似物(预混赖脯胰岛素 50)	15 min	30～70 min	16～24 h

注:HI30R(HI70/30)表示由 30%短效胰岛素和 70%中效胰岛素的预混胰岛素;HI50R(HI50/50)表示由 50%短效胰岛素和 50%中效胰岛素的预混胰岛素。

糖尿病患者的胰岛素用量受饮食热量和成分、病情轻重、体重、运动量、胰岛素抗体和受体的数目等因素影响,应个体化给药。胰岛素给药剂量可按患者尿糖多少确定,一般 24 h 尿中每 2～4 g 糖需注射 1 U 胰岛素。胰岛素常用量为 0.6～0.7 U/(kg · d)。轻型糖尿病患者每日需要量为 20 U;中型糖尿病患者每日需要量为 20～40 U,每次餐前 30 min 注射;重型患者用量在 40 U 以上。对糖尿病性昏迷,用量在 100 U 左右,与葡萄糖(50～100 g)一同静脉注射。

(三)糖尿病的合理用药

1. 口服降糖药

(1)双胍类

① 单用双胍类药物不会引起低血糖,可与磺脲类药联用,以增强降糖效果。可与胰岛素联用,减少胰岛素剂量。

② 常见不良反应:主要有消化道不良反应,表现为口腔金属味、恶心、呕吐、食欲减退、腹部不适、腹泻等,发生率可达 20%。老年人或有肝、心、肺疾病,贫血,肾功能不良者,易发生乳酸性酸中毒。为避免这些副作用的发生,应指导患者从小剂量开始服用,逐渐增加剂量,最佳服用时间为餐中或餐后服药,以减少胃肠道反应的发生。

③ 药物使用时应注意:

a. T1DM 患者不应单独使用本药;

b. 应定期检查血糖、尿糖、尿酮体;

c. 有乳酸性酸中毒史者慎用;

d. 70 岁以上患者可能出现乳酸性酸中毒,慎用;

e. 本药与胰岛素合用将加强降血糖作用,应减少胰岛素剂量;

f. 此外,本类药物可加强抗凝药(如华法林等)的抗凝血作用,导致出血倾向。

(2)磺酰脲类

① 本类药物对正常人和胰岛功能尚存的患者都具有降血糖作用。药物降糖效应依次为格列本脲>格列吡嗪>格列喹酮>格列齐特。长期服用且胰岛素已恢复至给药前水平的情况下,其降血糖作用仍然存在。

② 常见不良反应包括:a. 胃肠反应:表现为胃肠不适、恶心、腹痛、腹泻等。大剂量服药后 1~2 个月内,可引起胆汁郁积性黄疸及肝损害,因此需定期检查肝功能。b. 低血糖反应:因药物过量所致,尤以氯磺丙脲为甚。老人及肝、肾功能不良者较易发生,故老年糖尿病患者不宜用氯磺丙脲;新型磺酰脲类较少引起低血糖。

③ 药物使用时应注意:本类口服降糖药与保泰松、水杨酸钠、吲哚美辛、青霉素、双香豆素等药物同用,易引起低血糖反应。此外,氯丙嗪、糖皮质激素、噻嗪类利尿药、口服避孕药均可降低磺酰脲类药物的降血糖作用。

④ 格列喹酮服用后,95%由胆汁经粪便排泄,仅 5%从肾脏排泄,故较适于轻度肾功能不全者。

(3)胰岛素增敏剂

① 常见不良反应:包括嗜睡、肌肉骨骼痛、头痛及胃肠道反应等。

② 药物使用时应注意:

a. 与磺酰脲类、胰岛素联用时,应注意低血糖症的发生,适当降低联用药物的剂量。

b. 治疗 4~12 周后,可有红细胞比容和血红蛋白降低(2%~4%),造成血浆容积增加和由前负荷增加引起的心脏增大,故心功能不全患者不宜使用。

c. 开始服药前应做肝酶测定(ALT),治疗第 1 年,每 2 个月测定 1 次;当有症状如恶心、呕吐、乏力、腹痛、纳差、尿色加深时,应进行肝酶测定,如 ALT 水平在正常水平的 2.5 倍以上,应停用本药。

(4)非磺酰脲类胰岛素促泌剂

① 常见不良反应:低血糖、暂时性视觉异常、胃肠道反应及皮肤过敏反应等。

② 药物使用时应注意:

a. 肾功能不良患者慎用,营养不良者也应调整剂量。

b. 与二甲双胍合用时将增加发生低血糖的危险;若合并用药后仍发生持续高血糖,则不宜继续用口服降糖药控制血糖,需改用胰岛素进行治疗。

c. 肝功能不全者慎用瑞格列奈片。

d. 不进餐不服药时,要避免发生低血糖。

(5)α-葡萄糖苷酶抑制剂

① 单独应用或与其他降糖药合用,可降低患者的餐后血糖。T2DM 经饮食疗法后仍有餐后高血糖时,阿卡波糖为首选药物;也可与二甲双胍合用,降低 IGT 向 T2DM 的转化率;也可与磺脲类、胰岛素增敏剂联用,增强降糖、调脂效果。

② 常见不良反应:有胃肠胀气和肠鸣音,偶有腹泻,极少见有腹痛;但不良反应通常较

轻微,耐受性较好,一般无需停药;如果不控制饮食,胃肠道副作用可能加重。阿卡波糖不良反应的发生与服用剂量有明显关系,初次服用时可减少剂量。个别病例可能出现诸如红斑、皮疹和荨麻疹等皮肤过敏反应,如果控制饮食后仍有严重不适的症状,应咨询医生是否暂时或长期减小剂量。

③ 药物使用时应注意:

a. 服药期间应增加碳水化合物的比例并限制单糖的摄入量以提高药物疗效。

b. 如果患者在服药 4～8 周后疗效不明显,可以增加剂量。如果患者坚持严格的糖尿饮食仍有不适时,就不能再增加剂量,有时还需适当减少剂量。平均剂量为每次 0.1 g,每日 3 次。

c. 个别患者,尤其是在使用大剂量时会发生无症状的肝酶升高,应考虑在用药的前 6～12 个月监测肝酶的变化。

d. 若出现低血糖,应使用葡萄糖纠正,不宜使用蔗糖。

e. 孕妇及哺乳期妇女不宜使用。

(6) 二肽基肽酶-4 抑制剂

① 常见不良反应:鼻咽炎(单药治疗);上呼吸道感染、头痛(与吡格列酮联合治疗);低血糖、鼻咽炎、头痛(与格列本脲联合治疗)等。

② 药物使用时应注意:

a. 胰腺炎患者不宜使用,若疑似出现胰腺炎,应立即停止使用。

b. 药物可通过肾脏排泄,为了使肾功能不全患者的血浆浓度与肾功能正常患者相似,在中度和重度肾功能不全患者以及需要血液透析或腹膜透析的终末期肾病患者中,应减少使用剂量。

c. 可能在药物使用过程中发生超敏反应,包括过敏反应、血管性水肿和剥脱性皮肤损害、Stevens-Johnson 综合征等,若疑似发生超敏反应,应停止使用。

d. 怀孕、哺乳期妇女不宜使用。老年患者使用前应评估其肾功能,中重度肾功能不全者不宜使用。

2. 胰高糖素样多肽 1 受体激动剂

(1) 常见不良反应:多为轻到中度胃肠道反应(如恶心,呕吐等),主要见于初始治疗时,副作用可随治疗时间延长逐渐减轻。

(2) 胰腺炎病史患者禁用此类药物。

(3) 对于胰岛素依赖型患者,该类药物不可以替代胰岛素。该类药物不适用于 T1DM 患者或糖尿病酮症酸中毒的治疗。

3. 胰岛素

(1) 胰岛素常见不良反应

① 低血糖反应:是最常见的不良反应,由胰岛素过量所致;可出现饥饿感、出汗、心跳加快、焦虑、震颤等症状,严重者引起昏迷、惊厥及休克,甚至死亡。一旦出现低血糖反应,轻者进食即可;重者需迅速静脉注入 50% 葡萄糖注射液 20～40 ml,继以静脉滴注 10% 葡萄糖注射液。

② 过敏反应:以注射局部疼痛、硬结、皮疹为主,偶有全身性过敏反应如荨麻疹、紫癜、血清病、支气管痉挛、虚脱,严重者引起休克。过敏反应大多由制剂纯度不高或制剂中杂质所致。

③ 胰岛素抵抗或胰岛素耐受性：胰岛素抵抗发生率为 0.1％～3.6％。糖尿病患者应用超过常用量的胰岛素而没有出现明显的低血糖反应，称为胰岛素抵抗。急性抵抗性常由并发感染、创伤、手术、情绪激动等应激状态所致，此时，需短时间内增加胰岛素剂量达数百或数千单位。慢性抵抗性，产生的原因较为复杂，若体内产生了抗胰岛素受体抗体，可用免疫抑制剂控制症状，恢复患者对胰岛素的敏感性；若为胰岛素受体数量变化所致，如高胰岛素血症、老年、肥胖及尿毒症时，靶细胞膜上胰岛素受体数目减少；抑或是靶细胞膜上葡萄糖转运系统失常，此时换用其他动物胰岛素或改用高纯度胰岛素，并适当调整剂量常可有效。

④ 皮下脂肪萎缩：注射部位皮下脂肪营养不良，应用高纯度胰岛素制剂后则少见。

（2）胰岛素药物使用注意事项

① T1DM 患者在发病时就需要胰岛素治疗，而且需终身胰岛素替代治疗。

② T2DM 患者在生活方式和口服降糖药联合治疗的基础上，如果血糖仍然未达到控制目标，一般经过较大剂量多种口服药联合治疗后 HbA1c 仍大于 7.0％时，即可开始联合口服降糖药和胰岛素治疗。

③ 对新发病且与 T1DM 鉴别困难的消瘦的糖尿病患者，应将胰岛素作为一线治疗药物。

④ 当患者出现无明显诱因的体重显著下降时，应尽早使用胰岛素治疗。

⑤ 根据患者的具体情况，可选用基础胰岛素或预混胰岛素进行初始治疗。

痛　风

痛风是嘌呤代谢紊乱和（或）尿酸排泄障碍所致的一组异质性临床综合征，其临床特点为高尿酸血症及由此而引起的痛风性急性关节炎反复发作、痛风石沉积、痛风性慢性关节炎和关节畸形，常累及肾脏引起慢性间质性肾炎和尿酸肾结石形成。

一、病因及发病机制

痛风分为原发性和继发性两类。原发性病因除少数由于酶缺陷引起外，大多数尚未阐明；继发性者可由肾脏病、血液病及药物等多种因素引起。痛风的病因及发病机制可概括为以下几个方面：

（一）遗传缺陷

和其他遗传性疾病一样，痛风遗传缺陷的本质主要是基因突变。在控制尿酸生成的过程中，一些酶的基因发生了突变，从而导致尿酸生成增多。

（二）饮食不节

痛风急性发作与饮食无度和过度酗酒有关，约过半数的痛风患者身体肥胖或超过理想体重，3/4 的患者伴有高脂血症。虽然高嘌呤饮食并非痛风的原发病因，但大量吸收嘌呤可使细胞外液尿酸值迅速发生变化，这常常是痛风性关节炎急性发作的诱因。

（三）慢性中毒

慢性中毒如酒精中毒、铅中毒、铍中毒等均可使肾脏受累，肾小管分泌尿酸障碍，尿酸的重吸收增加，排出减少，导致高尿酸血症或痛风急性发作。

（四）疾病因素

多种急、慢性疾病可使尿酸排泄障碍或间接的病理因素导致尿酸产生过多，从而引发继发性高尿酸血症及痛风，如骨髓增生性疾病、恶性肿瘤和肾脏疾病等。

（五）药物因素

许多药物能干扰肾脏对尿酸的排泄或增加尿酸的生成而出现继发性高尿酸血症及痛风，如影响肾脏对尿酸排泄的药物，以噻嗪类利尿药以及依他尼酸、呋塞米等最为常见；增加尿酸生成的药物，主要有细胞毒类及化疗药物、免疫抑制药、大剂量维生素 B_{12}、烟酸、果糖、华法林等，可导致内源性尿酸生成增加。

二、临床表现

痛风的临床表现可分为五类：① 高尿酸血症；② 反复发作的急性关节炎；③ 痛风石沉积在关节和关节周围组织，导致畸形和残疾，形成慢性痛风；④ 尿酸结晶沉积在肾脏组织，导致痛风性肾病；⑤ 伴发高血压、血脂异常、冠心病、糖尿病等并发症。

痛风多见于男性，好发于 30～40 岁，约 50% 有家族遗传史；女性痛风仅占 5%，多数在更年期后发病。痛风的自然病程可分为急性发作期、间歇发作期和慢性痛风石病变期。

（一）急性发作期

四季均可发病，以春秋季最多。典型发作者，睡前健康状态良好，午夜痛醒，起病急，疼痛约在 12 小时达高峰，状如刀割和咬噬，甚至不能忍受被单覆盖和周围振动。起病数分钟至数小时内可见受累关节周围软组织红、肿、热、痛，边界清楚。半数患者首次累及单侧踇趾关节，其次为足背、足跟、踝、膝、肘、腕和指，也可累及一些关节外组织。此症状可能会持续 1～2 天，或至 2 周，而后会慢慢改善。

初发痛风不经治疗亦可自愈，但多次发作转成慢性痛风性关节炎后就会有持续疼痛。

（二）间歇发作期

急性关节炎缓解后一般无明显后遗症状，有时仅有患部皮肤色素沉着、脱屑、刺痒等。多数患者在初次发作后 1～2 年内复发，随着病情的进展，发作次数逐渐增多，症状持续时间延长，无症状间歇期缩短，甚至症状不能完全缓解；且受累关节逐渐增多，从下肢向上肢、从远端小关节向大关节发展，出现指、腕、肘等关节受累，少数患者可影响到肩、髋、骶髂、胸锁或脊柱关节，也可累及关节周围滑囊、肌腱、腱鞘等部位，症状和体征渐趋不典型。反复发作后发展为多关节性，发作也较严重，发作期较长，且伴随着发热等全身症状。

（三）慢性痛风石病变期

患者最终进入慢性痛风石病变期，伴持续性关节疼痛，同时出现痛风石。血尿酸浓度越高，病程越长，越容易出现痛风石。痛风石呈不规则、不对称、孤立的肿块。其表面皮肤变薄、紧绷、发亮，破溃后排出白垩粉样物质。痛风石可出现在关节或软组织等任何部位，常见于手指、足趾处。发展到后期，痛风石沉积在肾脏，引起肾细胞组织的坏死，严重者可发展成尿毒症。

三、实验室检查

疑似痛风患者，建议及时到医院进行相关的检查确诊。痛风常见的实验室检查包括血尿酸测定，尿尿酸测定，血、尿常规，血沉和 X 线检查等。

四、痛风的治疗

无论原发性痛风或继发性痛风,目前多数缺乏有效的病因治疗,因此不能根治。治疗主要目的为:① 降低血尿酸;② 治疗急性关节炎,防止复发;③ 防止尿酸性肾结石形成。

（一）非药物治疗

患者应控制热量的摄入,尽量使体重维持在理想水平。饮食中应避免富含嘌呤的食物,如动物内脏、脑、牡蛎、淡菜、小虾、鱼卵、牛羊肉等;有限制地食用嘌呤含量中等的食物,如鱼类、干豆及豆制品、菠菜、笋、蘑菇等;可食用低嘌呤食物,如牛奶、蛋、奶酪、花生、核桃、杏仁、卷心菜、芹菜、胡萝卜、黄瓜、刀豆、西红柿等。应大量饮水,以降低尿液中尿酸浓度,促使尿酸排泄;每天饮水量 2 500 ml 左右。

（二）药物治疗

痛风的药物治疗应按照临床分期进行,并遵循个体化原则。

1. 急性发作期的治疗　以下三类药物均应及早足量使用,见效后逐渐减停。急性发作期一开始进行降尿酸治疗,已服用降尿酸药物者发作时不需停用,以免引起血尿酸波动,延长发作时间或引起转移性发作。

（1）秋水仙碱:是有效治疗急性发作的传统药物,一般首次剂量 1 mg,以后每 1～2 h 予 0.5 mg,24 h 总量不超过 6 mg。由于秋水仙碱具有严重的毒性作用,且痛风急性发作的24 h 后疗效降低,近年来倾向于使用 NSAIDs 治疗急性痛风性关节炎。

（2）非甾体类抗炎药(nonsteroidal anti-inflammatory drugs,NSAIDs):各种 NSAIDs 均可有效缓解急性痛风症状,现已成为一线用药。这类药物对急性痛风性关节炎治疗没有特异性,效果不及秋水仙碱,但仍然具有一定疗效,而且效果比较肯定,发作超过 48 h 也可应用,消除红肿热痛及改善肌肉关节功能的作用不亚于秋水仙碱。常用的有吲哚美辛、依托考昔,后者可用于急性痛风性关节炎的治疗。

（3）糖皮质激素:治疗急性痛风有明显的疗效。通常用于不能耐受 NSAIDs、秋水仙碱或肾功能不全者。可使用中小剂量的糖皮质激素,口服、肌内注射、静脉注射均可,如口服泼尼松 20～30 mg/d,停药后易出现反跳现象。

2. 间歇期和慢性期的治疗　治疗目标是使血尿酸<60 mg/L,以减少或清除体内沉积的尿酸钠晶体。目前临床应用的降尿酸药物主要有抑制尿酸生成药和促进尿酸排泄药,均应在急性发作平息至少 2 周后,从小剂量开始,逐渐加量。

（1）促尿酸排泄药:此类药物能阻止肾小管对尿酸的重吸收,增加尿酸从尿液中的排泄,从而减少血中尿酸浓度,最终减少尿酸盐沉积在软组织里,减少痛风炎症的发生。常用的促尿酸排泄药物为丙磺舒、苯溴马隆(苯溴香豆素)、磺吡酮(苯磺唑酮)。苯溴马隆口服,初始剂量 25 mg/d,之后根据血清或尿尿酸浓度调整剂量,无不良反应可渐增至 100 mg/d,宜餐后服用。

（2）抑制尿酸合成药物:此类药物目前仅有别嘌呤醇。其作用主要是抑制黄嘌呤氧化酶,阻止次黄嘌呤转变为黄嘌呤,黄嘌呤变为尿酸,从而减少尿酸生成。由于此药不增加尿酸排泄,对肾无损害,故适用于血尿酸高,尿酸排出多,已有肾结石患者。别嘌呤醇口服,成人初始剂量一日 100 mg 顿服,之后根据血、尿尿酸水平调整剂量,常用最大剂量为300 mg/d,分 2 次或分 3 次口服,宜餐后服用。

（三）痛风的合理用药

1. 秋水仙碱　秋水仙碱不良反应较多，主要是严重的胃肠道反应，如恶心、呕吐、腹泻、腹痛等，也可引起骨髓抑制、肝细胞损害、过敏、神经毒性等。不良反应与剂量相关，肾功能不全者应减量使用。低剂量（如 0.5 mg，每日 2 次）使用对部分患者有效，但对于患者起效慢，因此可以在用药第 1 天就开始合并使用 NSAIDs。

2. 非甾体类抗炎药

（1）非选择性 NSAIDs：如吲哚美辛等常见的不良反应是胃肠道症状，也可能加重肾功能不全、影响血小板功能等。必要时可加用胃保护剂，活动性消化性溃疡禁用，伴肾功能不全者慎用。

（2）选择性环氧化酶（COX）-2：如依托考昔抑制剂胃肠道反应少见，但应注意其心血管系统的不良反应。

（3）应用 NSAIDs 治疗痛风性关节炎时，开始应给予最大剂量，症状缓解后维持 24 h。随后逐渐减至维持量，维持用药最少 1 周，然后考虑停药。不应长期使用或同类药物联合应用。

3. 糖皮质激素

（1）长期大量应用引起的不良反应

① 皮质功能亢进综合征：表现为满月脸、水牛背、高血压、多毛、糖尿、皮肤变薄等，为糖皮质激素代谢紊乱所致。

② 诱发或加重感染：主要原因为激素降低机体对病原微生物的抵抗力。

③ 诱发高血压和动脉硬化。

④ 骨质疏松、肌肉萎缩、伤口愈合延缓。

⑤ 诱发精神病和癫痫。

⑥ 抑制儿童生长发育。

⑦ 其他：负氮平衡，食欲增加，低血钙，高血糖倾向，消化性溃烂，欣快。

⑧ 股骨头坏死。

（2）停药反应

① 肾上腺皮质萎缩或功能不全：长期用药者减量过快或突然停药，可引起肾上腺皮质功能不全。久用糖皮质激素后，可致皮质萎缩。突然停药后，如遇到应激状态，可因体内缺乏糖皮质激素而引发肾上腺危象发生。

② 糖皮质激素具有反跳现象与停药症状：为避免停药后症状"反跳"，停药时可加用小剂量秋水仙碱或 NSAIDs。

4. 促尿酸排泄药

（1）在肾功能不全，因尿酸排出量增加，肾小管内尿酸浓度升高，易使肾小管堵塞，肾病加重，故肾功能不全者不宜用这类药。每日尿酸排出量超过 600 mg 或已有明显肾结石的病人也不宜使用此药，应选用抑制尿酸合成药物。

（2）丙磺舒与吲哚美辛、萘普生同时使用，可使血药浓度升高，毒性作用增大，并可增强磺脲类口服降糖药的作用。小剂量阿司匹林可以降低该药的效果。此外，对磺胺过敏、有活动性溃疡以及 6-磷酸葡萄糖脱氢酶缺乏症（蚕豆病）的患者禁用此药。

（3）磺吡酮因有抗排钠利尿作用，心功能不全者慎用。该药不可与阿司匹林同服，因可能诱发哮喘病人的支气管痉挛。对双香豆素的抗凝作用是先增强后拮抗。

5. 抑制尿酸合成药物　不良反应有过敏性皮炎、药热、胃肠反应如腹痛、腹泻及消化道出血、白细胞及血小板减少、肝功能损害等，还有极少数患者可能出现急性肝细胞坏死，甚至需要肝移植治疗。因此，用药过程中应定期复查血象及肝功能。溃疡患者慎用。

甲状腺功能亢进症

甲状腺功能亢进症（hyperthyroidism，甲亢）是指由于甲状腺体本身功能亢进，合成和分泌甲状腺激素（thyrorine or thyroid hormone，TH）增加所导致的甲状腺毒症[*]。

一、病因及发病机制

引起甲亢的病因包括弥漫性毒性甲状腺肿（Grave's病）、多结节性甲状腺肿伴甲亢（毒性多结节性甲状腺肿）、甲状腺自主性高功能腺瘤（Plummer病）、碘甲亢、垂体性甲亢等。其中以Grave's病最为常见，占所有甲亢的85％左右。甲亢的发病机制尚不完全清楚，目前认为与遗传、感染、自身免疫、精神因素和应激因素有关。

二、临床表现

（一）高代谢与高交感神经兴奋症候群

畏热、多汗、多食易饥、体重减轻、乏力、心悸、便次增加。并发甲状腺功能亢进性心脏病时出现心房颤动等心律失常，甚至心脏扩大和心力衰竭等。

（二）甲状腺肿大

常呈现弥漫性、对称性肿大，质地呈轻或中度硬，有时可触及震颤，可闻及血管杂音。少数患者甲状腺肿大不明显。

（三）眼征

Grave's病可伴浸润性或非浸润性突眼，浸润性者可有畏光、流泪、复视、眼球明显突出、眼睑和球结膜充血、水肿、眼球活动障碍、角膜溃疡、失明等；非浸润性突眼者仅有交感神经兴奋所致的上眼睑挛缩、眼裂增宽、瞬目减少、惊恐眼神等。

三、甲状腺功能亢进症的治疗

包括抗甲状腺药物（antithyroid drugs，ATD）、放射性[131]I治疗，以及甲状腺次全切除手术三种。ATD治疗可以保留甲状腺产生激素的功能，但是疗程长、治愈率低，复发率高；[131]I治疗和甲状腺次全切除都是通过破坏甲状腺组织来减少甲状腺激素的合成和分泌，疗程短，治愈率高，复发率低，但是甲减的发生率显著增高。

（一）一般治疗

1. 饮食注意　应注意提供高热能、高蛋白、高碳水化合物、高维生素及钙、磷的补充，并忌碘的摄入。对甲状腺功能亢进症患者进行饮食管理可以纠正机体代谢失调，改善全身营

---

[*] 甲状腺毒症：是指血循环中甲状腺激素过多，引起以神经、循环、消化等系统兴奋性增高和代谢亢进为主要表现的一组临床综合征。

养状态。

2. 精神紧张、不安或失眠者,可给予地西泮类镇静剂,心悸明显者可给予β受体阻断剂,如普萘洛尔或美托洛尔。

（二）药物治疗

1. 抗甲状腺药物　主要包括硫脲类及咪唑类抗甲状腺药物。两类药物的作用机制基本相同,都可抑制甲状腺过氧化物酶活性,抑制碘化物形成活性碘,影响酪氨酸残基碘化;可轻度抑制免疫球蛋白生成,使甲状腺淋巴细胞减少,血甲状腺刺激抗体(TSAb)下降。ATD 适用于病情轻、甲状腺轻中度肿大的甲亢病人。年龄在 20 岁以下、妊娠甲亢、年老体弱或合并严重心、肝、肾疾病不能耐受手术者均宜采用药物治疗。硫脲类 ATD 主要有丙硫氧嘧啶,首选用于严重病例或甲状腺危象的治疗;咪唑类 ATD 有甲巯咪唑和卡比马唑(又称甲亢平)。

2. 其他药物

（1）碘剂:主要作用是抑制甲状腺激素从甲状腺释放。常用饱和碘化钾溶液、复方碘溶液。

（2）β-受体阻滞剂:可作为甲亢初治期的辅助治疗,亦可与碘剂合用于术前准备或甲状腺危象。目前应用最广泛的是普萘洛尔。

（3）锂制剂:碳酸锂可以抑制甲状腺激素分泌。主要用于对 ATD 和碘剂都过敏的患者,临时控制他们的甲状腺毒症。碳酸锂的这种抑制作用随时间延长而逐渐消失。

（三）甲状腺功能亢进症的合理用药

1. 抗甲状腺药物

（1）不良反应:以皮肤反应最为多见,其次是白细胞减少和肝功能损害;不良反应多发生在用药的前 3 个月。

（2）当患者出现药物不良反应时可以选择:继续用药同时加用针对不良反应的药物对症处理;改用其他抗甲状腺药物;停用 ATD,采用放射性[131]I 或手术治疗。

（3）抗甲状腺药物不良反应的治疗

① 药疹和过敏性皮肤病:轻者可用抗组胺药物控制,不必停药,但应严密观察;如皮疹加重,应立即停药,以免发生剥脱性皮炎。

② 粒细胞减少和粒细胞缺乏:外周血白细胞或中性粒细胞下降时应考虑停药,并严密观察病情变化,试用升白细胞药物,如维生素 B_4、鲨肝醇等,必要时给予泼尼松口服;伴发热、咽痛、皮疹等疑为粒细胞缺乏症时,须停药抢救。

③ 中毒性肝炎:应立即停药抢救,并尽快将血甲状腺激素降至正常或基本正常的范围内,为[131]I 治疗创造条件,必要时给予糖皮质激素短期治疗。

2. 其他药物

（1）控制甲状腺毒症的碘剂量大约为 6 mg/d,相当于饱和碘化钾溶液的 1/8 d、复方碘溶液的 0.8 d 的剂量。临床上常给予上述一种碘溶液 5～10 d,一日 3 次。这个剂量显著超过了抑制甲状腺毒症的需要量,容易引起碘化物黏液水肿。

（2）哮喘和慢性阻塞性肺病禁用普萘洛尔;甲亢妊娠女性患者慎用;心脏传导阻滞和充血性心力衰竭者禁用。但是严重心动过速导致的心力衰竭者可以使用。

（3）锂制剂的毒副作用较大,仅适用于短期治疗。

骨质疏松症

骨质疏松症(osteoporosis,OP)是一种以骨量减少和骨微结构破坏为特征,导致骨强度下降,脆性增加和易于骨折的代谢性骨病综合征。可分为原发性和继发性两类,原发性骨质疏松症又可分为绝经后骨质疏松、老年性骨质疏松和特发性骨质疏松 3 类。绝经后骨质疏松一般发生在妇女绝经后 5～10 年内;老年骨质疏松一般指老年人 70 岁后发生的骨质疏松;特发性骨质疏松主要发生在青少年,病因尚不明。继发性骨质疏松症指由任何影响骨代谢的疾病和(或)药物导致的骨质疏松。本书主要介绍原发性骨质疏松症。

一、病因及发病机制

原发性骨质疏松症病因及发病机制与下列因素有关:

(一)遗传因素

白人及亚洲妇女骨质疏松发病率高,而黑人较少发病。人群骨量的差别 80% 归于遗传因素。

(二)衰老因素

老年人骨形成率降低,而破骨细胞分化、成熟和骨吸收活性却处于相对活跃状态,故易导致骨质疏松;此外,衰老时性激素减少,各种因素引起活性维生素 D 含量减少等,均可导致骨量减少及骨质疏松的发生。

(三)内分泌因素

与骨质疏松有关的激素主要有雌激素、甲状腺激素、降钙素、活性维生素 D 等。其中,雌激素的减少是骨质疏松的重要原因,也是导致绝经后妇女骨质疏松症特别多见的重要原因。

(四)营养因素

钙、蛋白质、维生素 C、磷等的缺乏是骨质疏松的成因之一。其中,钙的缺乏与骨质疏松关系最为密切。

(五)物理因素

主要指运动、重力负荷等。适量运动,尤其是负重运动,可以增加骨峰值,减少及延缓骨量丢失,但高强度大肺活量的耐力运动、低体重情况下接受承重运动及过度的运动均可致青春期延迟、身体脂肪丢失和严重的雌激素缺乏,致使骨量丢失,容易发生骨质疏松。老年人活动少,肌肉强度减弱,机械刺激少,易致骨质疏松。

(六)生活习惯及药物

酗酒、嗜烟、过多咖啡的摄入及长期服用皮质类固醇激素、甲状腺(激素)、抗凝剂肝素、抗癫痫药、含铝的磷结合抗酸剂等均是骨质疏松发生的危险因素。

二、临床表现

(一)疼痛

患者可有腰背疼痛或周身骨骼疼痛,负荷增加时疼痛加重或活动受限,严重时翻身、起坐及行走有困难。

(二)脊柱变形

骨质疏松严重者可有身高缩短和驼背。椎体压缩性骨折会导致胸廓畸形,腹部受压,影响心肺功能等。

（三）并发症

骨折是骨质疏松主要的并发症，也是造成患者卧床不起的重要原因。轻度外伤或日常活动后发生骨折为脆性骨折。发生脆性骨折的常见部位为胸、腰椎、髋部、桡、尺骨远端和肱骨近端。其他部位亦可发生骨折。发生过一次脆性骨折后，再次发生骨折的风险明显增加。

三、骨质疏松症的治疗

（一）非药物治疗

1. 合理膳食

（1）首先应改变不良的饮食习惯，避免吸烟、酗酒、高蛋白、高盐饮食和大量饮用咖啡、浓茶等。

（2）注意加强营养，特别是老年人和绝经期女性每天必须保证与骨营养有关的营养素的供应。① 需特别鼓励多摄入含钙丰富的食物，如鲜牛奶、乳制品、豆制品、海产品、深绿色蔬菜、坚果等，其中，牛奶不仅含钙量高，且易吸收，是补钙的最佳食品。② 适量补充蛋白质，饮食中注意增加鱼、虾、蛋、奶、瘦肉等优质蛋白质的摄入。③ 注意保证维生素 A、维生素 C、维生素 D 等的供给。可通过动物肝脏、乳类供给维生素 A，通过绿色蔬菜、猕猴桃、脐橙、柚子、橘子、芦柑、柠檬等补充维生素 C，通过鱼肝油、鸡蛋黄、黄油等补充维生素 D。

2. 适量运动

（1）运动是增加骨密度、降低骨丢失的重要措施，尤其是户外活动和日光浴。负重锻炼、快走、慢跑、爬楼梯、跳舞、打球、太极拳、骑自行车、游泳等都是较好的锻炼方式，可根据患者身体情况和兴趣进行选择。

（2）运动强度应个体化设计，以患者在运动中主观感觉到稍费力，微出汗，不感心悸、气短即可，每周锻炼 3～4 次，每次 30～60 min。考虑到一些老年人体质较差，易疲劳，骨质脆弱易骨折，且往往合并关节炎，故运动疗法需循序渐进、持之以恒，从简单、轻量的运动做起，避免复杂、剧烈的运动。

3. 防止跌倒　老年人视力听力减退，平衡能力下降，在环境中存在危险因素时更容易跌倒，导致骨折。因此，应指导老年人选择舒适、防滑的平底鞋，裤子不宜过长，以免上下楼梯时踩到摔倒。生活中尽量避免弯腰，下蹲时腰背要挺直。避免提重物。

（二）药物治疗

1. 骨吸收抑制剂

（1）雌激素：雌激素可促进骨形成，抑制骨吸收，防止骨丢失，长期以来被视为保护绝经后妇女的标准制剂。常用药物有孕马雌酮、雌二醇等。

（2）选择性雌激素受体调节剂：化学结构与雌激素类似，但对子宫和乳腺少或无刺激作用，较为安全。常用有他莫昔芬、雷洛昔芬等。

（3）双磷酸盐：对骨有特殊的亲和力，是目前抑制骨吸收最有效的药物。常用药物有阿伦磷酸钠、羟乙磷酸钠、利塞磷酸钠等。

（4）降钙素：短期应用可抑制破骨细胞活性，长期应用则可抑制其增殖，抑制骨吸收；有较强的抑制骨痛作用，是骨质疏松伴骨折性骨痛患者的首选药物。常用药物有鲑鱼降钙素、鳗鱼降钙素等。

（5）异黄酮衍生物：是一种植物性雌激素类药物，兼有雌激素和降钙素的某些治疗作用，但无两者的副作用。主要用于绝经后妇女和老年性骨质疏松，对长期使用糖皮质激素引起的骨质疏松也有一定效果。代表药物为依普黄酮。

2. 骨形成促进剂

（1）甲状旁腺激素：是维持机体钙磷代谢平衡的一种重要的调钙激素，是重要的骨形成促进剂。

（2）氟化物：氟化物可降低骨盐溶解度，并直接作用于成骨细胞，使松质骨骨量增加，尤其是脊柱的骨量，但对皮质骨无影响。代表药物有氟化钠、一氟磷酸二钠等。

3. 骨矿化药物

（1）钙剂：钙摄入可减缓骨的丢失，改善骨矿化。

（2）维生素 D 及其活性代谢物：活性维生素 D 在体内可增加钙和磷的肠道吸收，并调节钙、磷的平衡，尤其适用于骨化三醇合成障碍及妇女绝经后骨质疏松引起的骨痛。常用药物有维生素 D 丸、阿法骨化醇、骨化三醇等。

（三）骨质疏松症的合理用药

1. 骨吸收抑制剂

（1）雌激素

① 长期使用可能出现子宫内膜异常增生和乳腺癌等副作用，因此应用时需定期进行妇科、乳腺方面的检查，以减少危险性。

② 有子宫者应用雌激素时应配合适当剂量的孕激素制剂，以对抗雌激素对子宫内膜的刺激，已切除子宫的妇女应只用雌激素，不加孕激素。

（2）选择性雌激素受体调节剂

① 与雌激素治疗相比，本品不增加子宫内膜厚度，不引起阴道出血，可显著降低浸润性乳腺癌的风险，对血脂代谢也有良好的作用。

② 健康的绝经期妇女长期使用他莫昔芬可产生的副作用有阴道分泌物明显增多、子宫内膜癌的危险性明显提高、静脉血栓的危险性显著增加、发生潮热等；长期使用雷洛昔芬可产生的副作用有静脉血栓、潮热、原发性腿抽筋等。

（3）双膦酸盐

① 空腹服药，采用 200 ml 白开水送服，不能以茶水、饮料、牛奶、咖啡或矿泉水送服。服药后 30 min 以内，不能服用其他药物或进食，采用坐位或立位，不能平躺，以增加双膦酸盐类药物的生物利用度，减少胃肠道不良反应。静脉给药，高浓度快速注入在血液中可能与钙螯合形成复合物，导致肾衰竭，故应缓慢注射。

② 阿仑膦酸钠联合雌激素治疗围绝经期骨质疏松症骨量减少有效且安全。

（4）降钙素

① 应用降钙素，总体安全性良好，长期使用可发生逃逸现象（降钙素疗效下降），因而长期使用须配合钙剂。

② 鲑鱼降钙素是目前临床应用最广的降钙素，其喷鼻剂有较好的临床效果且不良反应少。

（5）异黄酮衍生物：依普黄酮防治骨质流失的效果明显，口服制剂耐受性好，吸收较完全，不良反应发生率较低。

2. 骨形成促进剂

（1）甲状旁腺激素：目前本品多为注射给药，较为安全、高效、副作用小。

（2）氟化物

① 本品对骨的作用与剂量有关，小剂量对骨量有益，降低骨折的发生率；大剂量可使骨形成异常，反而增加骨脆性，尤其是增加皮质骨骨折。

② 氟化物可引起继发性甲状旁腺功能亢进，增加骨吸收，必须同时给予钙剂及维生素 D。

③ 体内氟主要以肾脏排泄，肾功能不全者应严格限制氟的摄入。

3. 骨矿化药物

（1）钙剂

① 钙剂用于治疗骨质疏松症时，应与其他药物联合使用。

② 我国营养学会制定成人每日钙摄入推荐量 800 mg（元素钙）是获得理想骨峰值、维护骨骼健康的适宜剂量，绝经后妇女和老年人每日钙摄入推荐量为 1 000 mg。

③ 钙剂选择要考虑其安全性和有效性，高钙血症时应该避免使用钙剂。

（2）维生素 D

① 成年人推荐剂量为 200 IU/d（5 μg/d），老年人因缺乏日照以及摄入和吸收障碍常有维生素 D 缺乏，故推荐剂量为 400～800 IU/d（10～20 μg/d）。维生素 D 用于治疗骨质疏松症时，剂量可为 800～1 200 IU，还可与其他药物联合使用。

② 临床应用维生素 D 制剂时应注意个体差异和安全性，定期监测血钙和尿钙，酌情调整剂量。

参考文献

［1］陈立，等. 临床药物治疗学［M］. 北京：清华大学出版社，2012.

［2］周红宇，等. 临床药理学与药物治疗学［M］. 杭州：浙江大学出版社，2010.

［3］于湛，等. 内分泌及代谢疾病临床用药策略［M］. 北京：清华大学出版社，2013.

［4］杨玺. 高尿酸血症和痛风的生活指导［M］. 北京：人民军医出版社，2008.

［5］余俊文. 高尿酸血症与痛风知多少［M］. 北京：人民军医出版社，2009.

［6］中华医学会风湿病学分会. 原发性痛风诊断和治疗指南［J］. 中华风湿病学杂志，2011，15（6）：410 - 413.

［7］徐永健，葛均波. 内科学［M］. 北京：人民卫生出版社，2014.

［8］陈灏珠，林果为，王吉耀. 实用内科学［M］. 北京：人民卫生出版社，2013.

［9］周进祝. 内科学［M］. 北京：科学出版社，2012.

［10］余叶蓉. 内分泌与代谢疾病［M］. 北京：人民卫生出版社，2012.

［11］中华医学会. 临床诊疗指南内分泌及代谢疾病分册［M］. 北京：人民卫生出版社，2005.

［12］中华医学会. 临床诊疗指南骨质疏松症和骨矿盐疾病分册［M］. 北京：人民卫生出版社，2006.

［13］中华医学会内分泌学分会. 中国甲状腺疾病诊治指南——甲状腺功能亢进症［J］. 中华内科杂志，2007，10：876 - 882.

［14］中华医学会骨质疏松和骨矿盐疾病分会. 原发性骨质疏松症诊治指南（2011 年）［J］. 中华骨质疏松和骨矿盐疾病杂志，2011，4（1）：2 - 17.

[15] 邵志高. 临床药物治疗学[M]. 南京:东南大学出版社,2011.

[16] 中华医学会糖尿病学分会. 中国 2 型糖尿病防治指南[M]. 北京:北京大学医学出版社,2011.

[17] 中国 1 型糖尿病诊治指南制定委员会. 中国 1 型糖尿病诊治指南[M]. 北京:人民卫生出版社,2013.

[18] 张利苹. 骨质疏松症的社区健康教育[J]. 亚太传统医药,2011,7(2):175-176.

[19] 刘荣,赵柄康. 骨质疏松症的药物治疗[J]. 中国民族民间医药,2014,(4):57-59.

[20] 葛宝丰. 原发性骨质疏松症药物治疗[J]. 空军医学杂志,2011,27(1):4-5.

（撰稿人:李丽华　张歆衍）

第四节　心血管系统疾病

高血压

高血压是以体循环动脉压升高、周围小动脉阻力增高,同时伴有不同程度的心排血量和血容量增加为主要表现的临床综合征,分为原发性高血压和继发性高血压。发病原因不明的称为原发性高血压,又称高血压病,约占高血压的 95%,继发性高血压是某种临床疾病的一种表现。高血压常与其他心血管病危险因素共存,是重要的心脑血管疾病危险因素,可损伤心、脑、肾等重要脏器,最终导致这些器官的功能衰竭。

一、病因及发病机制

高血压是多因素、多环节、多阶段和个体差异性较大的疾病。原发性高血压为多因素所致,尤其是遗传和环境因素的交互作用,但具体作用机制至今尚无统一认识。与疾病相关的因素主要有家族遗传、精神压力、过度吸烟、不健康饮食、高患病率年龄、肥胖。高血压病、肥胖、高胰岛素血症、高脂血症等通常同时存在,增加心血管疾病的发病风险。

二、临床表现

（一）一般症状

高血压病根据起病和病情进展的缓急及病程的长短可分为缓进型和急进型。多数高血压均为缓进型,起病隐匿,病情发展慢,病程长。常见症状有头痛、头晕、疲劳、心悸、乏力、后颈部疼痛、后枕部或颞部搏动感等,还有的表现为神经症状,如失眠、健忘或记忆力减退、注意力不集中、耳鸣、情绪易波动、发怒等。典型的高血压头痛在血压下降后即可消失。

少数患者病情急剧发展,舒张压持续≥130 mmHg,伴随剧烈头痛,视力迅速下降,眼底出血、渗出,伴或不伴视盘水肿(眼底Ⅲ～Ⅳ级),常迅速出现肾衰竭,也可有心脑功能障碍。

（二）高血压并发症

我国高血压患者并发症主要包括脑血管病、冠心病、慢性肾衰竭、糖尿病及高血压危象等。其中,脑血管意外是高血压患者最为常见的并发症,其发病率在我国高血压死亡原因中居首位,常可先有血压突然升高、头痛、恶心、烦躁不安的表现,随后可表现为剧烈头痛、呕吐伴心动过速、呼吸困难、视力障碍、抽搐、意识障碍甚至昏迷,也可发生暂时性偏瘫、半身感觉障碍、失语等。此外,高血压危象是指血压在短时间内骤升,收缩压达 260 mmHg,舒张压达 120 mmHg 以上,患者出现头痛、烦躁、心悸、胸闷、多汗、恶心、呕吐、面色苍白或潮红、视力模糊等征象,是高血压的急重症。

三、实验室检查

目前,评估血压水平和临床诊断高血压并进行分级的标准方法和主要依据是诊室血压,采用经核准的水银柱或电子血压计,测量安静休息坐位时上臂肱动脉部位血压。一般需非同日测量 2 次或 2 次以上血压值收缩压均≥140 mmHg 和(或)舒张压均≥90 mmHg 可诊断为高血压。患者既往有高血压史,正在使用降压药物,血压虽然正常,也可诊断为高血压。高血压按血压水平分为 3 级(表 4 - 7)。

表 4 - 7　血压水平的定义和分类(单位:mmHg)

类别	收缩压		舒张压
正常血压	<120	和	<80
正常高值血压	120～139	和(或)	80～89
高血压	≥140	和(或)	≥90
1 级高血压(轻度)	140～159	和(或)	90～99
2 级高血压(中度)	160～179	和(或)	100～109
3 级高血压(重度)	≥180	和(或)	≥110
单纯收缩期高血压	≥140	和	<90

注:当患者的收缩压与舒张压分属不同的级别时,以较高的分级为准。单纯收缩期高血压也可按照收缩压水平分为 1、2、3 级。

四、高血压的治疗

高血压病目前尚无根治方法,其治疗目标是降低血压,防治心脑血管损伤,减少并发症,降低病死率。一般高血压患者应使血压恢复至正常(<140/90 mmHg)或理想水平(120/80 mmHg)。高血压合并肾脏疾病、糖尿病或病情稳定的冠心病患者,治疗更宜个体化,一般可将血压降至 130/80 mmHg 以下;65 岁及以上老年高血压患者的血压应控制在 150/90 mmHg 以下,且尤应重视降低收缩压。

高血压病的治疗应紧密结合高血压分级与危险分层,全面考虑患者的血压升高水平、并存的危险因素、临床情况以及靶器官损害,确定合理的治疗方案。

(一)非药物治疗

适用于所有高血压患者。采取控制体重,减少钠盐、脂肪摄入,补充钾盐,戒烟限酒,增加运动,减轻精神压力等措施(表 4 - 8、表 4 - 9)。

表 4-8 改变生活方式治疗高血压

改变生活方式	推荐	收缩压降低大致范围
减轻体重	保持正常体重（BMI* 保持 20～24 kg/m²）	5～20 mmHg/降低 10 kg 体重
减少膳食脂肪	多摄入水果、蔬菜以及低饱和脂肪和总脂肪含量少的低脂奶产品	8～14 mmHg
限制钠的摄入	减少钠盐的摄入，逐步降至<6 g/d	2～8 mmHg
体力活动	参加规律的有氧运动如快步行走（每周多数天中至少 30 min/d）	4～9 mmHg
戒烟、限酒	不吸烟；不提倡饮酒；如饮酒，男性饮酒精量不超过 25 g/d，即葡萄酒小于 100 ml，或啤酒小于 300 ml，或白酒小于 50 ml；女性则减半量，孕妇不饮酒。不提倡饮高度烈性酒	2～4 mmHg

此外，饮食习惯对高血压患者的影响较大，不可忽视。高血压患者的食物选择可分为三类，分别是可随意进食的食物、适当进食的食物、少食或忌食的食物。可随意进食的食物包括谷类（粗粮）、豆类（大豆）、蔬菜（大蒜、白菜）、菌藻类（香菇、海带）、水果和瓜类等；适当进食的食物包括瘦肉、鱼类、植物油（豆油、花生油）、奶类和鸡蛋（2～3 次/周）等；少食或忌食的食物包括动物油、肥肉、烟、酒、巧克力和糖等。

（二）药物治疗

药物治疗需根据患者个体差异，实行给药剂量个体化。

1. 适用对象：① 高危和很高危患者必须立即使用药物强化治疗；② 高血压 2 级或以上患者；③ 高血压合并糖尿病或者已有心、脑、肾靶器官损害或并发症患者；④ 1 级高血压患者，血压持续升高，通过改变生活方式不能有效控制者。

表 4-10 高血压患者心血管危险因素分层

其他危险因素和病史	高血压分级		
	1 级高血压	2 级高血压	3 级高血压
无其他危险因素	低危	中危	高危
1～2 个危险因素	中危	中危	很高危
≥3 个危险因素或靶器官损害或糖尿病	高危	高危	很高危
并存的临床情况	很高危	很高危	很高危

我国人群高血压发病的重要危险因素包括：① 高钠、低钾膳食；② 超重和肥胖；③ 饮酒；④ 精神紧张；⑤ 其他危险因素包括年龄、高血压家族史、缺乏体力活动等。

---

* BMI：Body Mass Index，体重指数，是用体重公斤数除以身高米数平方得出的数字，是目前国际上常用的衡量人体胖瘦程度以及是否健康的一个标准。

2. 常用降压药

（1）血管紧张素转化酶抑制剂（angiotensin converting enzyme inhibitors，ACEI）：ACEI 的基本作用机制是减少血管紧张素Ⅱ（AngⅡ）的生成及缓激肽的降解。常用药物有卡托普利、依那普利、雷米普利等。

（2）β受体拮抗剂：该类药物通过抑制中枢和周围血管紧张素-肾素-醛固酮系统，抑制心肌收缩力和减慢心率发挥降压作用。降压起效较强而且迅速，不同β受体拮抗剂持续时间不同。常用药物有普萘洛尔、阿替洛尔、比索洛儿、卡维地洛、拉贝洛尔等。

（3）钙通道阻滞剂（calcium channel blocker，CCB）：阻滞钙离子经细胞膜上的选择性钙离子通道进入细胞内，从而降低细胞内钙离子浓度。有二氢吡啶类和非二氢吡啶类两类，前者以硝苯地平为代表，后者常用药物有维拉帕米和地尔硫䓬。

（4）利尿药：主要通过利尿、排钠作用减少细胞外容量，降低外周血管阻力而降压。降压起效平稳、缓慢，作用持久。代表药物有氢氯噻嗪等。

（5）血管紧张素Ⅱ受体拮抗剂（angiotensin receptor blocker，ARB）：直接作用于血管紧张素Ⅱ型受体，因而阻断 AngⅡ的血管收缩、水钠潴留及细胞增生等不利作用。降压作用起效缓慢，但作用持久且平稳。常用药物有氯沙坦、缬沙坦、坎地沙坦、厄贝沙坦等。

除上述五大类主要降压药外，还有一些药物曾多年用于临床并有一定降压效果，但由于副作用较多，目前不主张单独使用，但可用于复方制剂或联合治疗。包括α受体拮抗剂，如哌唑嗪、特拉唑嗪、多沙唑嗪；交感神经抑制剂，如利血平、可乐定；直接血管扩张剂，如肼屈嗪。此外，还有一类新型降压药为肾素抑制剂，代表药物为阿利吉仑，但其对心脑血管事件的影响尚待大规模临床试验评估。

（三）高血压的合理用药

1. ACEI

（1）降压起效慢，3～4 周时达最大作用，限制钠盐摄入或联合使用利尿剂可使其起效迅速并增强疗效。

（2）对各种程度的高血压均有一定的降压作用，可改善心室重构，减少心衰的再住院率及降低死亡率，明显延缓肾功能恶化，特别适用于伴有心力衰竭、房颤、心肌梗死、蛋白尿、糖耐量减退或糖尿病肾病的高血压患者。

（3）高血钾、妊娠、双肾动脉狭窄是其绝对禁忌证。

（4）最常见的不良反应为干咳。

（5）老年人对降压作用较敏感，应用 ACEI 需酌减剂量。

2. β受体拮抗剂

（1）适用于轻、中度高血压，对合并冠心病的高血压更为适用。对老年高血压疗效相对较差。

（2）不良反应：主要有头晕、乏力、精神抑郁、心动过缓、四肢发冷等，多数不良反应轻而持续时间较短，不需要停药。

（3）心脏传导阻滞、哮喘、慢阻肺和周围血管病患者禁用，且长期应用者不宜突然停药，而应逐渐减量后停用，以免血压骤然上升。

3. CCB

（1）降压起效迅速，疗效和幅度相对较强，个体差异性较小，与其他类型降压药物联用可明显增强降压作用。

（2）二氢吡啶类钙拮抗剂：适用于老年高血压、合并周围血管病、妊娠女性、单纯收缩期高血压、合并心绞痛或颈动脉粥样硬化的患者；对于存在心功能不全的患者如需使用钙拮抗剂降压，需优选非洛地平、氨氯地平，这两种药物对心脏功能影响很小。

（3）二氢吡啶类钙拮抗剂：降压效果好、禁忌证少、不良反应较少，主要不良反应由扩血管作用引起，如头痛、面部潮红、踝部水肿、反射性心率加快等，有些患者还可能出现面部的水肿。

（4）非二氢吡啶类钙拮抗剂：适用于合并心绞痛、颈动脉粥样硬化、室上性心动过速的患者；心动过缓或房室阻滞是其禁忌证。

4. 利尿药

（1）适用于轻、中度高血压，对更年期女性、单纯收缩期高血压、合并肥胖或糖尿病、合并心力衰竭和老年人高血压有较强疗效。

（2）利尿药在目前治疗中建议使用小剂量，多与其他降压药物合用；与其他降压药物合用时能增强合用降压药物的降压效应。

（3）利尿药治疗开始时限制饮食中盐的摄入量可增加利尿药的降压作用，否则即使合用其他降压药物血压也不易下降到满意值。

（4）使用利尿药应监测血钾：排钾利尿药如氢氯噻嗪可能引起血钾降低；保钾利尿药如螺内酯应注意是否有高血钾情况的发生。

5. ARB

（1）低盐饮食或联合使用利尿剂能明显增强疗效。

（2）治疗对象同 ACEI，目前主要用于有 ACEI 适应证又不能耐受其不良反应的患者。

（3）绝对禁忌证同 ACEI 类药物。

（四）降压方案的选择

我国临床主要推荐的优化联合治疗方案是：ACEI/ARB＋二氢吡啶类 CCB；ARB/ACEI＋噻嗪类利尿剂；二氢吡啶类 CCB＋噻嗪类利尿剂；二氢吡啶类 CCB＋β 受体拮抗剂。

次要推荐使用的联合方案是：利尿剂＋β 受体拮抗剂；α 受体拮抗剂＋β 受体拮抗剂；二氢吡啶类 CCB＋保钾利尿剂；噻嗪类利尿剂＋保钾利尿剂。三种降压药联合一般必须包含利尿剂。

大多数无并发症的患者可单独或联合使用噻嗪类利尿剂、β 受体拮抗剂、钙通道阻滞剂、血管紧张素转化酶抑制剂、血管紧张素 Ⅱ 受体拮抗剂，从小剂量开始。

高脂血症

血脂是血浆中甘油三酯（triglyceride，TG）、胆固醇和类脂的总称。血浆中一种或几种脂质高于正常值时称为高脂血症。临床上可将高脂血症分为高胆固醇血症、高甘油三酯血症、混合型高脂血症和低高密度脂蛋白血症。

由于脂质不溶或微溶于水，在血浆中与蛋白质结合以水溶性的脂蛋白形式存在。因此，高脂血症常为高脂蛋白血症的反映；与脂质结合的蛋白质称为载脂蛋白（apoprotein，Apo），Apo 分为 A、B、C、D、E 五类。应用超速离心或电泳的方法可将血浆脂蛋白分为 5 大类：乳糜微粒（chylomicron，CM）、极低密度脂蛋白（very-low-density lipoprotein，VLDL）、中间密度脂蛋白(intermediate-density lipoprotein，IDL)、低密度脂蛋白(low-density lipoprotein，LDL)和高密度脂蛋白(high-density lipoprotein，HDL)。已有充分证据表明，LDL、IDL 增高有明显的致动脉粥样硬化作用；CM、VLDL 为富含 TG 的脂蛋白，某些富含 TG 的脂蛋白也可导致动脉粥样硬化。HDL 通过逆运转胆固醇机制，有抗动脉粥样硬化作用。

一、病因及发病机制

高脂血症分为两类，即原发性高脂血症和继发性高脂血症。不论何种病因，若引起脂质来源、脂蛋白合成、代谢过程关键酶异常或降解过程受体通路障碍等，均可能导致血脂异常。

(一)原发性高脂血症

一般情况下，在排除了继发性高脂血症后，即可诊断为原发性高脂血症。已知部分原发性高脂血症是由于先天性基因缺陷所致；而另一部分原发性高脂血症的病因目前尚不清楚。

(二)继发性高脂血症

继发性高脂血症是由于全身系统性疾病或药物因素引起的血脂异常。可引起血脂升高的系统性疾病主要有糖尿病、肾病综合征、甲状腺功能减退症、肾衰竭、肝脏疾病、系统性红斑狼疮、糖原累积症、骨髓瘤、脂肪萎缩症、急性卟啉病、多囊卵巢综合征等。此外，某些药物如利尿剂、β 受体阻滞剂、糖皮质激素等也可能引起继发性血脂升高。

二、临床表现

高脂血症患病率随年龄而增高，高胆固醇血症高峰在 50～69 岁，50 岁之前男性高于女性，50 岁之后女性高于男性；家族性血脂异常可发生于婴幼儿。多数血脂异常患者无任何症状和异常体征，多于常规血液检查时被发现。异常脂质在真皮内沉积可引起黄色瘤，多表现为两眼睑内眦扁平黄色斑块。

三、治疗

(一)治疗原则

高脂血症治疗目的在于降低缺血性心血管疾病(缺血性脑卒中和冠心病)的患病率和死亡率。首先应当注重生活方式的调整，如控制饮食和适当锻炼。用药期间需监测血脂水平和可能的副作用。对于继发性高脂血症，比如继发于糖尿病、甲状腺功能减退等疾病的，要积极治疗原发病。

(二)非药物治疗

由于血脂异常与生活方式和饮食方式有密切联系，因此改善生活方式和饮食治疗是降低血脂的最基础措施，无论是否进行药物调脂治疗都必须坚持控制饮食和改善生活方式。

1. 减少饱和脂肪酸和胆固醇的摄入，少吃动物脂肪、肥肉，多吃蔬菜、水果、谷物，适当增加蛋白质和碳水化合物的比例；尽量选择能降低低密度脂蛋白胆固醇(low-density lipoprotein-cholesterol，LDL-ch)的食物(植物甾醇、可溶性纤维)。

2. 减轻体重，坚持有规律的体力劳动和运动，增加肝脏内的脂肪的分解和消耗。

3. 针对性控制诱发心血管事件的危险因素，减少饮酒或戒烈酒、控制摄盐和血压、戒烟。

(三)药物治疗

高胆固醇血症首选他汀类药物，高甘油三酯症首选贝特类药，也可选用烟酸类药。他汀类药物是目前临床上应用最广的调脂药物,其副作用较轻。

1. H mg-CoA 还原酶抑制剂(他汀类) 竞争性抑制胆固醇合成过程中的限速酶活性,从而阻断胆固醇的生成,上调细胞表面的 LDL 受体,加速血浆 LDL 的分解代谢。主要药物有氟伐他汀、洛伐他汀、普伐他汀、辛伐他汀等。

2. 纤维酸衍生物(贝特类) 通过增强脂蛋白脂肪酶的活性加速脂蛋白的分解,同时也能减少肝脏中脂蛋白的合成,从而降低血脂。主要药物有苯扎贝特、吉非贝齐等。

3. 胆汁酸结合剂(树脂) 属碱性阴离子交换树脂,在肠道内与胆酸不可逆结合,阻碍胆酸的肝肠循环,阻断胆固醇的重吸收;上调肝细胞膜表面的 LDL 受体,加速由胆固醇合成胆酸,增加血中 LDL 清除,降低 TC 和 LDL-C。主要药物有消胆树脂、考来烯胺等。

4. 烟酸类 烟酸属 B 族维生素,其调血脂作用机制不明,可能与抑制脂肪组织脂解和减少肝脏中 VLDL 合成和分泌有关。主要药物为烟酸。

5. 普罗布考 通过渗入到脂蛋白颗粒中影响脂蛋白代谢而产生调脂作用。

(四)高脂血症的合理用药

1. 他汀类

(1)适应证:高胆固醇血症、以胆固醇升高为主的混合性高脂血症。

(2)不良反应:大多数人对他汀类药物的耐受性良好,副作用通常较轻且短暂,包括头痛、失眠、抑郁,以及消化不良、腹泻、腹痛、恶心等消化道症状。

(3)可有血清转氨酶增高,常为短暂轻度增高,应注意检查转氨酶水平,尤其是谷丙转氨酶(ALT);有活动性肝病或不明原因血转氨酶持续升高的患者禁用。

(4)宜与饮食共进,以利吸收;晚上服药有利于更好地发挥药效。

(5)目前认为单一他汀类药物治疗发生肌病的危险性极低,发生机制尚不清楚。合并有多种系统疾病(如慢性肾功能不全,尤其是糖尿病合并肾功能不全);多种药物联用,尤其与环孢素、雷公藤、环磷酰胺、免疫抑制药、大环内酯类抗生素以及吡咯类抗真菌药(如酮康唑)合用可使肌溶解和急性肾衰竭的发生率增加,应用时应格外谨慎。用药前应进行无肌酸激酶(CK)基础测定,定期监测 CK、肾功能(血肌酐和尿素氮)。联合用药应缩短监测 CK 期间,若 CK 升高超过正常上限的 10 倍,应果断停药。有少数他汀类肌毒性患者 CK 不高但伴血肌酐升高,应特别注意。

2. 贝特类

(1)适应证:高甘油三酯血症、以甘油三酯升高为主的混合性高脂血症。

(2)不良反应:偶见短暂转氨酶升高,禁用于肝肾功能不良者。

(3)可增强抗凝药物的作用,两药合用需调整抗凝药物剂量。

3. 胆汁酸结合剂

(1)适应证:高胆固醇血症、以胆固醇升高为主的混合性高脂血症。

(2)不良反应:最主要的副作用为胃肠症状,大剂量使用可引起脂溶性维生素和叶酸吸收减少。

(3)能减少地高辛、华法林、甲状腺素、噻嗪类利尿药、β 受体阻断药和其他一些阴离子药物的吸收,故这些药物需在服用树脂剂前 1 h 或后 4 h 服用。

4. 烟酸类

(1)适应证:高甘油三酯血症、以甘油三酯升高为主的混合性高脂血症。

（2）不良反应：烟酸产生强烈的皮肤潮红或瘙痒，使许多病人不能耐受，但若坚持治疗几周后，多数病人此种反应会减轻。

（3）活动性溃疡病、显著或不能解释的肝功能异常、痛风或显著高尿酸血症者禁用。

（4）烟酸缓释制剂最好于进食低脂食品后或睡前服用，并宜从小剂量开始，逐步增量。

（5）烟酸与吉非贝齐合用，肌病的发生率增加（约 5 倍）；与阿司匹林合用，可能减少烟酸的代谢消除。

5. 普罗布考

（1）适应证：高胆固醇血症，尤其是混合子型家族性高胆固醇血症。

（2）常见的不良反应：腹泻、腹痛、恶心、呕吐、消化不良。偶见心电图 Q-T 间期延长和严重室性心律失常，是本品最严重的不良反应，故下列情况忌用：① 近期心肌损害，如新近心肌梗死者；② 严重室性心律失常，如心动过缓者；③ 有心源性晕厥或有不明原因晕厥者；④ 有 Q-T 间期延长者；⑤ 正在服用延长 Q-T 间期的药物；⑥ 血钾或血镁过低者。此外，服用三环类抗抑郁药、Ⅰ类及Ⅲ类抗心律失常药和吩噻嗪类药物的患者服用本品发生心律失常的危险性大。

（3）本品能加强香豆素类药物的抗凝血作用。

冠状动脉粥样硬化性心脏病

冠状动脉粥样硬化性心脏病指冠状动脉（冠脉）粥样硬化导致管腔狭窄或阻塞，和（或）因冠状动脉痉挛所引起的心肌缺血缺氧或坏死的心脏病，简称冠心病（coronary heart disease，CHD），也称缺血性心脏病。冠心病是严重危害人类健康的常见病，多发于中老年人，男性多于女性，近年发病有年轻化趋势。

根据冠心病的发病特点和治疗原则可将其分为两类：① 慢性心肌缺血综合征（chronic ischemic syndrome，CIS），包括稳定型心绞痛、缺血性心肌病、无症状性心肌缺血、冠状动脉正常的心绞痛（如 X 综合征）；② 急性冠状动脉综合征（acute coronary syndrome，ACS），由于急性心肌严重缺血甚至坏死所导致的一系列疾病，包括不稳定型心绞痛（unstable angina，UA）、非 ST 段抬高型心肌梗死（non-ST-segment elevation myocardial infarction，NSTEMI）、ST 段抬高型心肌梗死（ST-segment elevation myocardial infarction，STEMI）、心源性猝死。

冠心病，心绞痛最为常见，心肌梗死（myocardial infarction，MI）最为严重，下面主要围绕这两种疾病介绍。

稳定型心绞痛

心绞痛是心肌暂时性供氧和需氧之间失去平衡引起心肌缺血、缺氧所致，以发作性胸痛为主要表现的临床综合征。稳定型心绞痛是指心绞痛发作的程度、频率、性质和诱因在数周内无显著变化的一类心绞痛。

一、病因及发病机制

稳定型心绞痛的发病机制主要是冠状动脉存在固定狭窄或部分闭塞的基础上发生需氧

量的增加。冠脉狭窄或部分闭塞时,其扩张性减弱,血流量减少,对心脏的供血量相对比较固定。在劳力、情绪激动等情况下,一旦心脏负荷突然增加,心率加快、心肌张力和心肌收缩力增加等导致心肌耗氧量增加,而冠状动脉的供血却不能相应增加以满足心肌对血液的需求,即可引起心绞痛。除体力劳动和情绪激动外,稳定型心绞痛也可由饱食、寒冷、吸烟、心动过速、休克等诱发。

二、临床表现

稳定型心绞痛以发作性胸痛为主要临床表现,疼痛的特点为:

1. 部位　常位于胸骨后或左前胸,范围常不局限,可波及心前区,可放射到颈部、咽部、颌部、上腹部、肩背部、左臂、左手指侧,以及其他部位。每次心绞痛发作部位往往相似。

2. 性质　疼痛性质呈紧缩感、绞榨感、压迫感、烧灼感、胸憋、胸闷或有窒息感、沉重感,有的患者只诉胸部不适,主观感觉个体差异较大。

3. 持续时间　阵发性发作,每次持续数分钟,一般不会超过 10 min。休息或含化硝酸甘油可迅速缓解。

4. 表现　发作时可有心率加快、血压升高、表情焦躁、皮肤潮湿等;心电图显示 ST 段压低,T 波低平、倒置。

三、稳定型心绞痛的治疗

治疗有两个主要目的:预防心肌梗死和猝死,改善预后;减轻症状和缺血发作,改善生活质量。生活中应注意控制易患因素,轻度心绞痛患者,可选用 β 受体拮抗剂或合并硝酸酯类药物。严重心绞痛患者,必要时加用除短效二氢吡啶类外的钙离子通道阻滞剂。对药物治疗不能控制症状者,还有介入治疗、冠状动脉旁路移植术、激光血运重建术、脊髓电刺激等。

（一）非药物治疗

生活中应尽量避免各种导致心绞痛发作的因素,注意调节生活方式。一次进食不应过饱;戒烟限酒;减轻精神负担,保持良好心情;调整日常生活和工作量,避免过于劳累;保持适当的体力活动,但以不导致疼痛症状为度;一般不需卧床休息。

（二）发作时药物治疗

较重的发作,可使用作用较快的硝酸酯制剂。可选药物有:

1. 硝酸甘油　扩张冠脉,降低阻力,增加冠脉循环的血流量;另一方面通过对周围血管的扩张作用,减少静脉回流心脏的血量,降低心室容量、心脏内压、心排血量和血压,降低心脏前后负荷和心肌的需氧,从而缓解心绞痛。

2. 硝酸异山梨酯　作用机制同硝酸甘油。

（三）缓解期药物治疗

1. 抗心绞痛和抗缺血的药物

（1）硝酸酯类药物:为内皮依赖性血管扩张剂,能减少心肌需氧和改善心肌灌注,从而降低心绞痛发作的频率和程度,增加运动耐量。常用药物有硝酸甘油、硝酸异山梨酯。

（2）β 受体拮抗剂:能抑制心脏 β 肾上腺素能受体,减慢心率,减弱心肌收缩力,降低血压,从而降低心肌耗氧量以减少心绞痛发作和增加运动耐量。常用药物有美托洛尔、阿替洛尔、比索洛尔等。

（3）CCB：通过阻断钙离子进入血管平滑肌细胞和心肌细胞而抑制其收缩；另外，具有直接扩张血管和负性肌力的作用。常用药物有硝苯地平、维拉帕米、氨氯地平、地尔硫䓬等。

2. 预防心肌梗死、改善预后的药物

（1）阿司匹林：通过抑制环氧化酶和血栓烷 A_2 的合成达到抗血小板聚集的作用，所有患者只要没有用药禁忌都应该服用。

（2）氯吡格雷：是一种血小板聚集抑制剂，可有效减少血小板激活和聚集。一般在对阿司匹林有绝对禁忌证时可口服氯吡格雷。

（3）他汀类药物：能有效降低 TC 和 LDL-Ch，还有延缓斑块进展、稳定斑块和抗炎等调脂以外的作用。所有冠心病患者，无论其血脂水平如何，均应给予他汀类药物。常用药物有辛伐他汀、普伐他汀、氟伐他汀等。

（4）ACEI 或 ARB：可使冠心病患者的心血管死亡、非致死性心肌梗死等主要终点事件的相对危险性显著降低。临床常用的 ACEI 类药物包括卡托普利、吲哚普利、依那普利、贝那普利等。

（四）稳定型心绞痛的合理用药

1. 硝酸酯类药物

（1）硝酸甘油服用时，每次 0.5 g，舌下含化，1～2 min 即开始起作用，约半小时后作用消失。对约 92％的患者有效，其中 76％的患者在 3 min 内起效。硝酸异山梨酯服用时，每次 5～10 mg，舌下含化，2～5 min 见效，作用维持 2～3 h。延迟见效或完全无效应考虑患者是否并非患冠心病或者为严重的冠心病。

（2）硝酸酯类药物长期应用易产生耐药性，防止耐药发生的最有效方法是每天足够长（8～10 h）的无药期。

（3）硝酸酯类与硝苯地平合用时应慎重，因其可导致反射性心动过速、头痛和皮肤潮红。一般选择作用缓和的钙通道阻滞药如氨氯地平和硝酸酯类合用。

（4）硝酸甘油需在遮光、密封、阴凉处保存，勿贴身存放。硝酸甘油为挥发性药品，易在高温、光照条件下分解失效，因此，若贴身存放在口袋中或暴露于光线中，均会加速硝酸甘油的挥发，使药物失效。

（5）硝酸甘油片剂的有效期一般为 1 年，但若频繁开启，其有效期将缩短至 3～6 个月，因此最好半年更换一次。

（6）使用过程中，可通过下述方法判断硝酸甘油片剂是否有效：舌下含服时可感觉到稍带甜味并有刺激性、灼烧感即为有效。

2. 其他

（1）β 受体拮抗剂经常与硝酸酯制剂联合应用，比单独应用效果好，但应注意从小剂量开始，以免引起直立性低血压等不良反应；停用本药应逐步减量，突然停用有诱发心肌梗死的可能。

（2）钙通道阻滞剂更适用于同时有高血压的患者，需要长期用药的患者推荐使用控释、缓释或长效剂型。

（3）他汀类药物总体安全性较高，但应用时应注意监测转氨酶及肌酸激酶等生化指标，及时发现药物可能引起的肝脏损害和肌病，有活动性肝病或不明原因血转氨酶持续升高的患者禁用。

不稳定型心绞痛和非 ST 段抬高型心肌梗死

不稳定型心绞痛（unstable angina，UA）和非 ST 段抬高型心肌梗死（non-ST-segment elevation myocardial infarction，NSTEMI）是由于动脉粥样硬化斑块破裂，伴有不同程度的表面血栓形成及远端血管栓塞所导致的一组临床症状。部分不稳定型心绞痛常发生心肌坏死而没有 ST 段抬高，因而称为非 ST 段抬高型心肌梗死；因此，UA 和 NSTEMI 病因和临床表现相似但程度不同，主要不同表现在缺血是否严重到有足够心肌受到损害。

一、病因及发病机制

UA/NSTEMI 病理特征为不稳定粥样硬化斑块破裂或糜烂基础上血小板聚集、冠状动脉痉挛收缩，并发血栓、微血管栓塞导致急性或亚急性心肌供氧的减少和缺血加重。可由劳力负荷诱发，但劳力负荷中止后胸痛并不能缓解。NSTEMI 常因心肌严重的持续性缺血导致心肌坏死，病理上出现病灶性或心内膜下心肌坏死。

二、临床表现

（一）不稳定型心绞痛

1. 静息型心绞痛　心绞痛发作在休息时，并且持续时间通常在 20 min 以上。

2. 初发型心绞痛　1 个月内新发心绞痛，可表现为自发性发作与劳力性发作并存。

3. 恶化劳力型心绞痛　既往有心绞痛病史，近 1 个月内心绞痛恶化加重，发作次数频繁，时间延长或痛阈（引起疼痛的最低刺激量）降低。

4. 变异型心绞痛　通常为自发性，其特点为一过性 ST 段抬高，多数自行缓解，不演变为心肌梗死，但少数可演变成心肌梗死。

（二）非 ST 段抬高型心肌梗死

临床表现与不稳定型心绞痛相似，但症状更严重，持续时间更长。

三、实验室检查

（一）心电图

心电图不仅可以帮助诊断，而且根据其异常的严重程度和范围提供预后信息。症状发作时的心电图尤其有意义，与之前心电图对比，可提高心电图异常的诊断价值。若心电图改变持续 12 小时以上，则提示有 NSTEMI 的可能。

（二）连续心电监护

一过性急性心肌缺血不一定表现为胸痛，出现胸痛症状前就可能发生心肌缺血。连续的心电监护可发现无症状或心绞痛发作时的 ST 段改变。连续 24 小时心电监测发现，85%～90% 的心肌缺血可不伴有心绞痛症状。

（三）其他检查

其他实验室检查还包括冠状动脉造影、心脏标志物检查、胸部 X 线、心脏超声检查等。

四、不稳定型心绞痛和非 ST 段抬高型心肌梗死的治疗

UA/NSTEMI 是严重的具有潜在危险的疾病,其治疗目的是即刻缓解缺血症状和避免严重不良后果(即死亡、心肌梗死和再发心肌梗死)。

(一)非药物治疗

急性期卧床休息 1～3 日,吸氧,持续心电监护;保持环境安静,消除紧张情绪和顾虑,营造良好的生活环境和精神状态。进食不宜过饱,保持排便通畅。

(二)药物治疗

1. 抗心肌缺血药物　主要目的是缓解心肌耗氧量或扩张冠状动脉,缓解心绞痛发作。

(1)硝酸酯类药物:硝酸酯类药物扩张静脉,降低心脏前负荷和左心室舒张末压,降低心肌耗氧量,改善左心室局部和整体功能。还可扩张正常和粥样硬化的冠状动脉,缓解心肌缺血。常用的口服硝酸酯类药物包括硝酸甘油、硝酸异山梨酯和 5-单硝酸异山梨酯。

(2)β 受体拮抗剂:降低心肌耗氧量,减少心肌缺血反复发作,减少心肌梗死的发生,对改善近、远期预后均有重要作用。常用的有普萘洛尔、美托洛尔、阿替洛尔、比索洛尔等。

(3)钙通道阻滞剂:已经使用足量硝酸酯和 β 受体阻滞剂的患者,或不能耐受硝酸酯和 β 受体阻滞剂的患者,或变异型心绞痛的患者,可以使用钙离子通道阻滞剂,常用药物有硝苯地平、维拉帕米、氨氯地平、地尔硫䓬等。

(4)吗啡:应用硝酸酯类药物后症状没有缓解或充分抗缺血治疗后症状复发,且无低血压及其他不能耐受的情况时,可建议患者就医。

2. 抗血小板治疗

(1)阿司匹林:通过对环氧酶(COX)-1 的作用直接抑制血栓素 A2 合成,抑制血小板黏附聚集活性。

(2)二磷酸腺苷(ADP)受体拮抗剂:可有效减少血小板激活和聚集。代表药物有普拉格雷、替格瑞洛、氯吡格雷等,氯吡格雷与阿司匹林联合应用可提高抗血小板疗效。

(3)血小板膜糖蛋白(GP)Ⅱb/Ⅲa 受体阻滞剂:能有效地与血小板表面的 GPⅡb/Ⅲa 受体结合,从而抑制血小板聚集。代表药物为阿昔单抗。

3. 抗凝治疗　常规应用于中危和高危的 UA/NSTEMI 患者中,常用药物有普通肝素、低分子肝素等。

4. 调脂治疗　他汀类药物在急性期应用时可促使内皮细胞释放一氧化氮,有类硝酸酯的作用,远期有抗炎症和稳定斑块的作用,能降低冠状动脉疾病的死亡和心肌梗死发生率。在 ACS 早期给予他汀类药物,可改善预后,降低终点事件。UA/NSTEMI 患者均应尽早(24 h 内)使用他汀类药物,常用药物有辛伐他汀、普伐他汀、氟伐他汀等。

5. ACEI 或 ARB　对 UA/NSTEMI 患者,长期应用 ACEI 能降低心血管事件发生率,若不存在低血压或其他已知禁忌证(如肾衰竭和已知过敏),应该在第一个 24 h 内给予口服 ACEI,不能耐受 ACEI 者可用 ARB 替代。

急性 ST 段抬高型心肌梗死

急性 ST 段抬高型心肌梗死(ST-segment elevation myocardial infarction，STEMI)是指急性心肌缺血性坏死，大多是在冠脉病变的基础上，发生冠脉血供急剧减少或中断，使相应的心肌严重而持久的急性缺血所致。本病既往在欧美常见，在我国虽不如欧美多见，但近年来数据表明其发病率也在逐渐升高。

一、病因及发病机制

STEMI 基本病因是冠脉粥样硬化，造成一支或多支管腔狭窄和心肌供血不足，而侧支循环未充分建立。在此情况下，一旦供血急剧减少或中断，使心肌严重而持久急性缺血达 20～30 min 以上，即可发生 STEMI。

大多数 STEMI 是由于不稳定的粥样斑块溃破，继而出血和管腔内血栓形成，而使管腔闭塞。少数情况下粥样斑块内出血或血管持续痉挛，也可使冠状动脉完全闭塞。促使斑块破裂出血及血栓形成的诱因有进食过多脂肪等饱餐、重体力活动、情绪过分激动、血压剧升、用力大便、休克、脱水、出血等。

二、临床表现

STEMI 的临床表现与梗死的面积大小、部位、冠状动脉侧支循环情况密切相关。多数患者在发病前数日有乏力，胸部不适，活动时心悸、气急、烦躁、心绞痛等前驱症状，其中以新发生心绞痛或原有心绞痛加重最为突出。疼痛是最先出现的症状，而后有发热、心动过速等全身症状以及胃肠道症状、心律失常、低血压、休克、心力衰竭等。可并发乳头肌功能失调或断裂、心脏破裂、栓塞、心室壁瘤、心肌梗死后综合征等症状。

三、急性 ST 段抬高型心肌梗死的治疗

对 STEMI，强调及早发现，及早住院，并加强住院前的就地处理。治疗原则是尽快恢复心肌的血压灌注，及时处理严重心律失常、泵衰竭和各种并发症，防止猝死，使患者不但能度过急性期，且康复后还能保持尽可能多的有功能的心肌。

（一）非药物治疗

1. 休息　患者应立即卧床休息，保持环境安静，消除紧张情绪和顾虑，营造良好的生活环境和精神状态。

2. 吸氧　间断或持续吸氧。

3. 护理　进食不宜过饱，保持排便通畅，第 1 周卧床休息，第 2 周逐渐离床活动，第 3～4 周逐渐到室外慢走。

4. 监测　进行心电图、血压、呼吸、静脉压等的监测，随时调整治疗措施。

（二）药物治疗

1. 解除疼痛　心肌再灌注治疗开通梗死相关血管、恢复缺血心肌的供血是解除疼痛最有效的方法，在再灌注治疗前可选用下列药物尽快解除疼痛。

（1）吗啡或哌替啶：可减轻患者交感神经过度兴奋和濒死感。

（2）硝酸酯类药物：通过扩张冠状动脉，增加冠状动脉血流量以及增加静脉容量，而降低心室前负荷。

（3）β受体拮抗剂：能减少心肌耗氧量和改善缺血区的氧供需平衡，缩小心肌梗死面积，减少复发性心肌缺血、再梗死、室颤及其他恶性心率失常，对降低急性期病死率有肯定的疗效。一般首选心脏选择性的药物，如阿替洛尔、美托洛尔和比索洛尔。

2. 抗血小板治疗

（1）阿司匹林：通过对环氧酶（COX）-1 的作用直接抑制血栓素 A2 合成，抑制血小板黏附聚集活性。

（2）二磷酸腺苷（ADP）受体拮抗剂：可有效减少血小板激活和聚集。代表药物有普拉格雷、替格瑞洛、氯吡格雷等，氯吡格雷与阿司匹林联合应用可提高抗血小板疗效。

（3）血小板膜糖蛋白（GP）Ⅱb/Ⅲa 受体阻滞剂：能有效地与血小板表面的 GPⅡb/Ⅲa 受体结合，从而抑制血小板聚集。代表药物为阿昔单抗。

3. 抗凝治疗　凝血酶使纤维蛋白原转变为纤维蛋白是最终形成血栓的关键环节，因此抑制凝血酶非常重要。常用药物有普通肝素、低分子肝素等。

4. ACEI 或 ARB　ACEI 有助于改善恢复期心肌的重构，减少 STEMI 的病死率和充血性心力衰竭的发生。除非有禁忌证，应全部选用，前壁 MI 或有 MI 史、心衰和心动过速等高危患者受益更大。

5. 调脂治疗　他汀类药物在急性期应用时可促使内皮细胞释放一氧化氮，有类硝酸酯的作用，远期有抗炎症和稳定斑块的作用，能降低冠状动脉疾病的死亡和心肌梗死发生率。常用药物有辛伐他汀、普伐他汀、氟伐他汀等。

参考文献

[1] 中国高血压防治指南修订委员会，卫生部疾病控制局高血压联盟（中国）国家心血管病中心. 中国高血压防治指南（第三版）[Z].2010.

[2] 国家药典委员会. 中华人民共和国药典临床用药须知[M]. 北京：中国医药科技出版社，2011.

[3] 中华医学会. 临床诊疗指南·心血管分册[M]. 北京：人民卫生出版社，2009.

[4] 姜远英. 临床药物治疗学[M]. 北京：人民卫生出版社，2011.

[5] 郭航远. 心血管疾病临床用药与规范化诊疗指南[M]. 杭州：浙江大学出版社，2006.

[6] 欧阳钦. 临床诊断学[M]. 2 版. 北京：人民卫生出版社，2010.

[7] 牟燕，王清. 心血管疾病药物治疗学[M]. 北京：化学工业出版社，2011.

[8] 王成章，蔡长春. 心血管系统合理用药[M]. 北京：中国医药科技出版社，2009.

[9] 葛均波，徐永健. 内科学[M]. 北京：人民卫生出版社，2013.

[10] 王顺年，等. 临床合理用药指南[M]. 北京：人民军医出版社，2012.12

[11] 中华医学会心血管病学分会，糖尿病学分会，内分泌学分会，检验分会，卫生部心血管病防治中心血脂异常防治委员会. 中国成人血脂异常防治指南（2007 版）[Z].

[12] 中华医学会心血管病学分会，中华心血管病杂志编辑委员会. 急性 ST 段抬高型心肌梗死诊断和治疗指南[J]. 中华心血管病杂志，2010,38(8):1-20.

（撰稿人：尹晓晓）

第五节　血液和造血系统疾病

缺铁性贫血

缺铁性贫血(iron deficiency anemia，IDA)是由于人体内储存铁缺乏，影响血红蛋白合成而发生的一种小细胞低色素性贫血，是最常见的营养性贫血。本病可发生于各个年龄阶段，但是多见于育龄期妇女以及婴幼儿。

一、病因及发病机制

（一）病因

1. 铁摄入不足　多见于婴幼儿、青少年、妊娠和哺乳期妇女。婴幼儿需要的铁量较大，由于乳汁中含铁量低，如未及时添加蛋类、肉类等含铁量较为丰富的辅食，容易导致缺铁。妊娠期妇女由于供给胎儿造血需要，加之分娩失血以及哺乳等原因，耗铁量增加，相对铁摄入不足，也会导致缺铁。

2. 铁吸收障碍　胃部分或次全切除术后，胃酸分泌不足且食物胃-空肠排空迅速，绕过铁的主要吸收部位十二指肠，可导致铁的吸收减少。此外，多种原因造成的胃肠道功能紊乱，例如长期不明原因腹泻、慢性肠炎、吸收不良综合征等均可因铁吸收障碍而引发 IDA。

3. 铁丢失过多　长期慢性铁丢失而得不到纠正也会造成 IDA。一些疾病以及频繁献血会导致体内血液丢失过多，从而导致缺铁而发生 IDA，例如胃肠道慢性失血，它是成年男性和绝经期妇女缺铁最常见的原因。

（二）发病机制

铁是人体必需的微量元素，存在于所有生存的细胞内。在血红蛋白的合成受到影响之前，体内的储存铁已耗尽，此时为缺铁。铁缺乏症包括开始时体内储存铁耗尽（iron depletion，ID），继之缺铁性红细胞生成（iron deficient erythropoiesis，IDE），最终引起 IDA。

二、临床表现

（一）贫血表现

一般常见的症状有面色苍白、倦怠乏力、头昏头痛、耳鸣、心悸和心率加快，活动后出现气促、眼花耳鸣等症状。

（二）缺铁原发病表现

常见的有消化性溃疡、肿瘤或痔疮导致的黑便、血便或腹部不适，钩虫感染导致的腹痛或大便性状改变，妇女月经过多，肿瘤性疾病的消瘦，血管内溶血的血红蛋白尿等。

（三）组织缺铁和含铁酶活性降低表现

出现上皮组织发育异常导致的症状，如皮肤干燥与角化、毛发易折脱落；指（趾）甲缺乏光泽、脆薄易裂，重者则出现指（趾）甲扁平或者匙状甲；口腔炎、舌炎、舌乳头萎缩、口角炎、缺铁性吞咽困难（称 Plummer-Vinson 征）。儿童患者容易出现精神行为异常的情况，如烦躁易怒、易兴奋激动、注意力不集中；少数病例会表现出异食癖，如嗜食泥土、粉笔、冰等；儿童、青少年出现发育迟缓，智力低下，体力、耐力下降，易感染等症状。

三、缺铁性贫血的治疗

（一）非药物治疗

1. 缺铁性贫血 一经确诊，首先必须着手查明其原发病因，例如了解婴幼儿的喂养情况，青少年儿童的饮食习惯，女性的月经量，育龄期妇女的妊娠失血情况，患者是否有慢性胃肠道失血或钩虫感染等。只有去除缺铁原因后，本病才有可能经铁剂治疗痊愈。

2. 患者贫血严重时应卧床休息，避免劳累过度和登高活动，下蹲起身时动作应缓慢，以免出现昏厥和摔伤。

3. 患者应该补充富含铁的食物，如动植物蛋白、绿色蔬菜等。

4. 患者出现严重贫血且有不易控制的出血或组织明显缺氧时，应及时就医、考虑输血。

（二）药物治疗

在明确诊断以及查明病因并纠正病因的同时应给予铁剂治疗，以达到使患者血红蛋白升至正常和恢复铁储存这两个目的，但是贫血病因查明之前应避免用铁剂或者其他补血药物，以免干扰诊断。

1. 口服铁剂 口服铁剂价廉方便，效果良好，是治疗 IDA 的首选药物。铁剂经口服吸收入血后，被分离进入细胞线粒体，与原卟啉形成血红素，血红素与珠蛋白合成血红蛋白，供血细胞携氧所用。此外，铁还是许多酶的组成成分，参与多种生化代谢。补充铁剂可使这些代谢恢复正常，缓解原先由缺铁所引起的一系列症状。宜选二价铁剂，治疗剂量为元素铁 $100\sim150$ mg/d，常用硫酸亚铁、琥珀酸亚铁、多糖铁复合物、富马酸亚铁、葡萄糖酸亚铁、二维亚铁颗粒等。

2. 注射铁剂 作用机制同口服铁剂，适用于对口服铁剂不耐受、胃肠道正常解剖部位发生改变而影响铁吸收以及需要迅速纠正铁缺乏的患者。常用右旋糖酐铁和蔗糖铁。

3. 维生素与稀盐酸 铁在二价状态下吸收最为完全，而在碱性环境下氧化成的三价铁则很难被吸收。维生素 C 作为还原剂，可减少二价铁被氧化，而稀盐酸则有利于食物中的铁解离。故服用铁剂时，加服维生素 C 以及稀盐酸有利于其吸收。

（三）缺铁性贫血的合理用药

1. 缺铁患者补充铁剂，在血红蛋白恢复正常后，仍需继续服 $3\sim6$ 个月，以补充缺失的贮存铁量。有条件者可做血清铁蛋白测试，在血清铁蛋白 >30 $\mu g/L$（女性）或 50 $\mu g/L$（男性）后停药。

2. 口服铁剂最主要的不良反应是消化道反应，如恶心呕吐、上腹部不适、腹痛腹泻等，常因铁剂侵蚀消化道黏膜所致。因此，口服铁剂宜餐后或餐时服用，同服维生素 C 以促进铁吸收。注射铁剂不良反应较多，有此需要者建议详询医生；避免婴幼儿肌注铁剂。注射铁剂期间，不宜同时口服铁，以免发生毒性反应。

3. 小儿误服 1 g 以上铁剂可引起急性铁中毒，表现为坏死性胃肠炎症状，可有呕吐、腹痛、血性腹泻症状，重者甚至出现休克、呼吸困难、死亡。应立即送医就诊，以磷酸盐或碳酸盐溶液洗胃，胃内注入去铁胺解救。

4. 口服铁剂忌与浓茶、含有钙盐/镁盐的药物或多潘立酮（吗丁啉）、西沙比利等胃动力药同服,以免影响铁吸收。

5. 乙醇中毒、肝炎、急性感染、肠道炎症(如肠炎、结肠炎、憩室炎等)、胰腺炎以及消化性溃疡情况下慎用铁剂。用药期间需提醒患者定期做下列检查,以观察治疗反应:① 血红蛋白测定;② 网织红细胞计数;③ 血清铁蛋白及血清铁测定。

巨幼细胞贫血

巨幼细胞贫血(megaloblastic anemia,MA)是由于叶酸和(或)维生素 B_{12}(氰钴胺)缺乏,影响细胞 DNA 的生物合成,以至于细胞分裂发生障碍的一种贫血。本病呈大红细胞性贫血,骨髓及周围血细胞出现特殊的巨型改变,主要表现在红细胞系,白细胞系和巨核细胞系也可有巨型改变。

一、病因及发病机制

(一)病因

1. 叶酸缺乏

(1)摄入不足:叶酸在新鲜果蔬中含量相当丰富,一般可以满足体内需求。然而由于叶酸性质很不稳定,易被光热分解,如果食物加工不当,如烹调时间过长或温度过高,可使叶酸大量丢失;此外,儿童与青少年偏食,较少摄入富含叶酸的蔬菜、肉蛋类食物,也可发生叶酸缺乏。

(2)需要量增加:婴幼儿、青少年、妊娠和哺乳期妇女、甲状腺功能亢进症、慢性感染、肿瘤等消耗性疾病患者,对叶酸的需要量增加,正常的饮食不能满足机体的需求,如未及时补充,也会导致叶酸缺乏。

(3)吸收障碍:食物中的叶酸主要在空肠近端被吸收,某些消化道疾病例如小肠炎症、小肠切除、腹泻、空肠结肠瘘,以及小肠吸收不良综合征等均可影响叶酸在体内的吸收。

(4)利用障碍:某些药物如苯妥英钠、卡马西平、异烟肼、口服避孕药、甲氨蝶呤、乙胺嘧啶等可阻滞叶酸的吸收,干扰叶酸的代谢和利用。

(5)排出增加:血液透析、酗酒等可增加叶酸排出。

2. 维生素 B_{12} 缺乏

(1)摄入不足:长期营养不良或者饮食习惯不佳者,如完全素食主义者,会因摄入减少而导致维生素 B_{12} 缺乏。此外,婴幼儿生长发育以及妇女哺乳期需要的维生素 B_{12} 增多,正常饮食不能满足机体需要,如未及时补充,也会导致维生素 B_{12} 缺乏。

(2)吸收障碍:维生素 B_{12} 缺乏最常见的原因,常见于:

① 消化道疾病:例如萎缩性胃炎、胃大部切除、肠道广泛炎症、回肠切除、小肠吸收不良综合征等。

② 胃酸和胃蛋白酶、胰蛋白酶缺乏。

③ 先天性内因子缺乏。

④ 药物因素:某些药物如对氨基水杨酸、新霉素、二甲双胍、秋水仙碱和苯乙双胍等可影响维生素 B_{12} 吸收。

⑤ 寄生虫和细菌感染:肠道内寄生虫或细菌大量繁殖时会与人体竞争维生素 B_{12},导致人体能够吸收的维生素 B_{12} 减少。

（3）利用障碍：先天性钴胺素传递蛋白Ⅱ缺乏可引起维生素 B_{12} 输送障碍，影响维生素 B_{12} 在体内的利用。

（二）发病机制

叶酸是体内许多酶反应中的辅酶成分，参与 DNA 等重要化合物的合成。叶酸缺乏时，DNA 合成障碍，而 RNA 合成所受影响不大，细胞内 RNA/DNA 比值增大，造成细胞体积增大，细胞质发育正常而细胞核发育延迟，形成巨幼细胞形态。维生素 B_{12} 参与叶酸的代谢及 DNA 的合成，一旦缺乏，即可影响 DNA 合成并导致叶酸缺乏。

叶酸和维生素 B_{12} 都是 DNA 合成过程重要的辅酶，因此，任何原因造成的叶酸和维生素 B_{12} 缺乏都可引起 MA。此外，维生素 B_{12} 缺乏还可引起相应的神经系统症状。

二、临床表现

（一）血液系统表现

多数患者表现为慢性进行性贫血，常有面色苍白、头昏眼花、倦怠乏力、体力耐力下降、心悸气促、耳鸣等症状。此外，患者还可因无效造血而使红细胞寿命缩短而出现黄疸；白细胞和血小板减少者容易感染或有轻度出血倾向。

（二）消化系统表现

患者常有食欲不振、腹胀腹泻、呕吐便秘等症状。在口腔也有相应的表现，以舌炎最为突出，出现舌质红、舌乳头萎缩、舌面光滑，俗称"牛肉舌"，并伴有烧灼痛。

（三）神经系统表现

维生素 B_{12} 缺乏时可出现缓慢进行的脊髓后、侧索以及周围神经受损，如手足麻木、感觉障碍、共济失调或步态不稳等，恶性贫血者表现特别明显。此外，部分患者会出现诸如抑郁、失眠、记忆力下降、谵妄、幻觉、妄想甚至精神错乱、人格变态等精神症状。叶酸缺乏时也会引起患者情感改变，出现易怒、妄想等精神症状。

三、巨幼细胞贫血的治疗

（一）非药物治疗

首先应查明原发病并采取相应治疗措施，如老年人发生 MA 很可能存在肿瘤基础，特别是胃癌或结肠癌；妊娠期妇女和婴幼儿应多注意进食新鲜绿色果蔬和动物性蛋白、肉类等，补充叶酸和维生素 B_{12}；青少年儿童患者则应注意饮食均衡搭配，避免偏食。贫血严重时应注意卧床休息，减少或避免剧烈运动，以免摔伤和晕厥，必要时可适当输血。

（二）药物治疗

未作骨髓检查前，患者不应给予叶酸和维生素 B_{12} 治疗，以免干扰诊断。应尽量区别是叶酸缺乏还是维生素 B_{12} 缺乏，并针对所缺乏物质以及程度用药；不能确定者可同时补充叶酸和维生素 B_{12}，避免单纯补充叶酸而造成维生素 B_{12} 过多消耗，从而加重神经系统症状。常用的药物有：

1. 叶酸　主要在空肠近端吸收，以 N5-甲基四氢叶酸的形式存在于血中，与血中的叶酸结合蛋白结合，在维生素 B_{12} 协助下转变成为四氢叶酸，参与细胞 DNA 合成，从而纠正巨型变细胞的染色质改变。常用口服叶酸片，成人治疗量一次 $5\sim10$ mg，一日 3 次，吸收不良者宜加大剂量，直至血象恢复正常；若无原发病，一般不需维持治疗；小儿可酌情给予 $5\sim$

15 mg/d。小剂量(一次 0.4 mg,一日 1 次)用于妊娠期妇女预防胎儿神经管畸形。胃肠道疾患致使口服叶酸制剂难以吸收者,可考虑肌内注射叶酸或者亚叶酸钙。

2. 维生素 B_{12}　口服或者肌注吸收入血后,通过血中的运钴蛋白运转到组织中,参与体内重要的代谢环节。口服维生素 B_{12} 片 0.5 mg,每日 1 次,直至血象恢复正常,口服吸收障碍者肌注 0.025~0.1 mg/d 或隔日 0.05~0.2 mg。若有神经系统表现,治疗维持半年到 1 年;恶性贫血或者全胃切除患者,需治疗维持终生。

3. 复方叶酸注射液　内含叶酸和维生素 B_{12}。

(三)巨幼细胞贫血的合理用药

1. 维生素 B_{12}

(1)维生素 B_{12} 过敏史者禁用,有家族遗传性球后视神经炎及弱视症者禁用。不可滥用,不可静脉给药,其他副作用无特异性。

(2)有条件时,用药过程中应监测血中维生素 B_{12} 浓度。

(3)本病的老年心脏病患者用维生素 B_{12} 治疗时,如可能出现低钾血症伴心律失常时,可考虑补钾。

(4)恶性贫血者口服本品无效,须肌内注射给药。

2. 叶酸

(1)如同时有维生素 B_{12} 缺乏或单纯维生素 B_{12} 缺乏特别是恶性贫血时,不可单用叶酸治疗,以免加重神经系统损伤。

(2)除吸收不良的患者,一般不用维持治疗。偶有过敏反应。长期用药可出现畏食、恶心、腹胀等胃肠症状。大量服用时,可使尿呈黄色。

(3)维生素 C 可促进叶酸转变为四氢叶酸的活性过程,叶酸治疗时可适当服用维生素 C 0.2 g,3 次/d。

3. 抗叶酸、抗癫痫药以及口服避孕药可影响叶酸的吸收和利用,最终影响 DNA 的合成,忌用。

参考文献

[1] 王建民. 现代血液病药物治疗学[M]. 上海:第二军医大学出版社,2008.

[2] 戴德哉. 临床医学概论[M]. 北京:科学出版社,2011.

[3] 葛均波,徐永健. 内科学[M]. 北京:人民卫生出版社,2013.

[4] 姜泊. 内科学[M]. 北京:高等教育出版社,2012.

[5] [加]普雷斯科(Pressacco J)编;史丽敏,等,译. 临床药物治疗手册[M]. 北京:化学工业出版社,2008.

[6] 朱健华,蒋道荣. 临床医学概论(上册)[M]. 北京:科学出版社,2011.

[7] 陈立,赵志刚. 临床药物治疗学[M]. 北京:清华大学出版社,2012.

[8] 廖端芳,姚继红. 临床药物治疗学[M]. 北京:科学出版社,2009.

[9] 邵志高. 临床药物治疗学[M]. 南京:东南大学出版社,2011.

[10] 李俊,翟所迪. 临床药物治疗学[M]. 北京:人民卫生出版社,2007.

[11] 唐锦治,刘文励. 血液病诊疗指南[M]. 北京:科学出版社,2005.

[12] 肖志坚. 血液病合理用药[M]. 北京:人民卫生出版社,2009.

[13] 中华医学会. 临床诊疗指南·血液学分册[M]. 北京：人民卫生出版社，2006.

[14] 王吉耀. 内科学[M]. 北京：人民卫生出版社，2010.

[15] 张玉生. 自身免疫性溶血性贫血的临床诊断与治疗[J]. 中华实用诊断与治疗杂志，2009，23（7）：719-721.

（撰稿人：黄晓娟）

第六节　外科疾病

软组织扭挫伤

扭伤（sprain）和挫伤（contusion）是常见的软组织闭合性损伤，一般发生于骨与软骨以外的组织，如肌肉、肌腱、韧带、滑囊、脂肪垫、血管、皮肤等。

一、病因及发病机制

挫伤系钝性暴力或重物打击作用于体表较大面积时，其强度虽未造成皮肤破裂，但致使皮下组织、肌肉和小血管损伤。扭伤为外力作用于关节时，使其发生过度扭转，并可引起关节囊、韧带和肌腱损伤，严重者甚至断裂的一种常见软组织创伤。机体软组织发生扭挫伤时，最初是真皮与深筋膜指尖或浅层肌的部分组织受损，微血管破裂出血；继而发生炎症。

二、临床表现

1. 挫伤和扭伤处皮肤均无裂口，局部肿胀、疼痛、青紫和皮下瘀血，压痛明显。

2. 挫伤严重者可发生肌纤维撕裂、深部血肿、神经血管损伤及关节活动障碍等。如果挫伤发生于内脏（如脑挫伤），可造成实质细胞坏死和功能障碍。

3. 扭伤发生时可伴有邻近关节的活动受限，韧带损伤或断裂可造成相应关节活动的受限和异常。活动关节时可导致疼痛加重。严重的扭伤可伤及肌肉以及肌腱，甚至会发生关节软骨损伤和骨撕脱等，治愈后可因韧带或者关节囊薄弱而复发。

三、实验室检查

1. 主要是 X 光片，需与骨折鉴别。

2. 核磁共振成像（MRI）检查可确定损伤的有无及程度。

四、软组织扭挫伤的治疗

（一）非药物治疗

1. 物理治疗

（1）伤后 24 小时内局部不宜使用活血化瘀类药物。如无出血，冷敷有效；出现血肿可加压包扎,较大的血肿可先穿刺抽血后加压包扎,以减少组织内出血和瘀血。

(2)伤后 24 小时后可做热敷和理疗,以促进局部血液循环,加快血肿、创伤后炎症水肿的消退。

(3)四肢关节扭伤常需固定伤肢关节 2 周。

2. 运动治疗

(1)急性期疼痛剧烈,应局部制动,减少肌肉活动。急性期过后可酌情进行相应肌肉及关节的活动,以改善血液循环,恢复关节活动范围及肌力。

(2)早期活动以不痛为原则,后期为了克服关节活动障碍可以有轻度疼痛。

3. 健康教育

(1)使患者了解软组织扭挫伤后的修复机制,以及不同阶段的治疗目标和方法,解除患者的思想顾虑,增强治疗的信心。

(2)预防软组织扭挫伤,可通过纠正不良姿势、维持正确体位达到。

(3)注意劳逸结合,避免疲劳,改善工作环境。

(4)坚持科学运动方法。

(二)药物治疗

急性期疼痛明显,予镇痛药物以缓解症状,配合活血化瘀药物以改善血液循环,促进组织修复。

1. 镇痛药　常用的镇痛药有水杨酸甲酯、双氯芬酸钠等。

(1)水杨酸甲酯:有搽剂、膏剂或喷雾剂等外用制剂,局部涂擦有扩张皮肤血管的作用,从而促进局部血液循环,并反射性地影响相应部位皮肤、肌肉、神经及关节,起到消炎、镇痛作用。

(2)双氯芬酸钠:属于非甾体抗炎药,通过抑制环氧化酶活化,从而阻断花生四烯酸向前列腺素的转化,具有消炎止痛、退热和抗风湿作用。

2. 活血化瘀药　多是中成药,具有活血散瘀、消肿止痛的功效,如跌打活血散、活血止痛散、跌打丸、三七、跌打损伤丸、克伤痛搽剂等。

(三)软组织扭挫伤的合理用药

1. 镇痛药

(1)使用中可见皮肤刺激如烧灼感,或过敏反应如皮疹、瘙痒等,应及时停药。

(2)外用制剂避免接触眼睛和其他黏膜(如口、鼻等)。

2. 活血化瘀药

(1)孕妇禁用。

(2)皮肤溃破处禁用。

外科感染

外科感染(surgical infection)一般指发生在组织损伤(扭挫伤、烧伤等)、空腔器官梗阻、手术器械检查,以及手术后等并发的感染,这类感染单用抗菌药物解决不了,常需配合适当、及时的外科治疗。外科感染有以下特点:常为多种细菌的混合感染;局部症状明显;多为器质性病变,常有组织化脓坏死。

一、病因及发病机制

外科感染由致病微生物侵入人体,导致炎症反应的局部激活而形成临床感染。常见的化脓性致病菌有葡萄球菌、链球菌、大肠杆菌、绿脓杆菌、变形杆菌等。抗生素滥用可改变部分细菌的耐药性,使耐药细菌成为导致外科感染的重要因素之一。此外,人体抵抗力与感染的发生有十分密切的关系,各种原因导致的人体抵抗力下降均会增加感染的机会。人体易感因素包括:① 局部性抗感染力降低,如胃肠穿孔等;② 全身性抗感染力降低,如大面积烧伤或休克,糖尿病、尿毒症、肝硬化等慢性疾病,以及衰老等。

二、临床表现

1. 局部症状 急性炎症有红、肿、热、痛和功能障碍的典型表现。体表与浅处的化脓性感染均有局部疼痛和触痛,皮肤肿胀、色红、温度增高,还可发现肿块或硬结;慢性感染也有局部肿胀或硬结肿块,但疼痛大多不明显;体表病变脓肿形成时,触诊可有波动感。如病变的位置深,则局部症状不明显。

2. 器官-系统功能障碍 感染侵及某一器官时,该器官或系统可出现功能异常,例如泌尿系统感染时有尿频、尿急;肝脓肿时可有腹痛、黄疸;腹内胀气发生急性感染时常有恶心、呕吐等。

3. 全身症状 轻微感染可无全身症状,严重感染常有发热、呼吸及心跳加快、头痛乏力、全身不适、食欲减退等表现。严重脓毒症时可有尿少、神志不清、乳酸血症等器官灌注不足的表现,甚至出现休克和多器官功能障碍。

4. 特殊表现 某些感染可能有特殊的临床表现,如破伤风有肌强直性痉挛;皮肤炭疽有发痒性黑色脓包等。

三、外科感染的治疗

治疗外科感染的原则是通过恰当的外科干预来消除感染病因和毒性物质(脓液、坏死组织等),辅以合理的抗菌药物使用以增强人体的抗感染和修复能力,最终促进组织恢复。

(一)非药物治疗

1. 局部处理

(1)保护感染部位:避免受压,适当限制活动或加以固定,以免感染范围扩展。

(2)物理疗法:有改善局部血液循环、增加局部抵抗力、促进吸收或局限化的作用,较深的感染可用热敷或湿热敷。

(3)手术疗法:手术治疗包括脓肿的切开引流和发炎脏器的切除。脓肿虽穿破但引流不畅者,可行扩大引流术。局部炎症剧烈,迅速扩展,或全身中毒症状明显者,亦可切开减压,引流渗出物,以减轻局部和全身症状,阻止感染继续扩展。

2. 全身支持治疗

(1)保证病人有充分的休息与睡眠,维持病人良好的精神状态。

(2)维持体液平衡以免脱水、电解质紊乱与酸碱平衡失调,加强营养支持,补充足够的维生素、蛋白质等。

(3)如有贫血、白细胞减少或低蛋白血症,需适当予以输血。

（4）同时治疗原发疾病,如纠正糖尿病人的高糖血症与酮症、肾功能不全病人的氮质血症等。

（二）药物治疗

外科感染的处理关键在于恰当的外科干预和抗菌药物的合理应用,任何一种抗菌药物都不能代替外科干预的治疗,一般起到辅助治疗的作用。

常用的抗菌药物有 β-内酰胺类抗生素(如青霉素类、头孢菌素类抗生素)、大环内酯类抗生素(如红霉素、罗红霉素、阿奇霉素等)、林可霉素类抗生素(如林可霉素、克林霉素)、多肽类抗生素(如万古霉素等)、氨基糖苷类抗生素(如链霉素、卡那霉素、庆大霉素等)、四环素类及氯霉素类抗生素和人工合成抗菌药(如喹诺酮类抗菌药、磺胺类抗菌药)等。

（三）外科感染中抗生素的合理用药

1. 抗生素的应用原则

（1）根据病原菌药敏试验结果选药,确定合理剂量、给药途径和疗程等。在药敏结果获得前,可根据经验治疗用药,药敏试验结果获得后及时调整用药。

（2）不宜长期使用广谱抗生素或同时使用多类抗生素,以免大量杀灭体内正常菌群,导致菌群失调,诱发二重感染。

（3）密切监视多重耐药菌株,如多重耐药肠球菌、耐青霉素 G 肺炎链球菌等,一旦发现应立即选用有效药物治疗。

（4）尽量避免在皮肤或黏膜伤口局部使用抗生素药物,以免引起过敏或诱发耐药菌株。

（5）预防治疗用药要有明确指征。

（6）抗菌药物的联合用药指征:① 病原菌尚未明确的危重细菌性感染。② 单一抗菌药不能控制的混合感染。③ 单一抗菌药难控制的耐药菌株。④ 长疗程治疗易产生耐药性的感染如结核病、真菌感染。

（7）治疗脓肿时,药物治疗应与引流并行。

2. 抗生素的选择及应用　抗生素需对症选用。

（1）感染葡萄球菌可选用苯唑西林、氯唑西林、氨基糖苷类或头孢唑啉。

（2）感染金黄色葡萄球菌和粪肠球菌可用青霉素(如舒安西林、他唑西林)、阿米卡星或万古霉素。

（3）感染屎肠球菌只能用万古霉素。

（4）感染大肠杆菌、变形杆菌和克雷伯菌属可用氨基糖苷类、舒安西林、哌拉西林、氨曲南或第二、三代头孢。

（5）感染肠杆菌属、沙雷菌和不动杆菌可用第三代头孢或阿米卡星;如果发现它们对第三代头孢耐药,应改用喹诺酮类或亚胺培南。

（6）感染绿脓杆菌可用派拉西林、氨曲南、阿米卡星、环丙沙星、头孢哌酮、头孢羧肟或亚胺培南。

（7）厌氧菌可用甲硝唑、替硝唑。

另外,当病原菌不明时,要针对该部位感染最常见的细菌,结合平时掌握的细菌耐药情况选择用药。若感染来势凶猛,为保证能迅速将其控制,可考虑选用广谱、杀菌活性强、耐药较少的抗菌药,如亚胺培南、阿米卡星、头孢羧肟、环丙沙星、他唑西林和其他第三代头孢菌素(头孢克肟、头孢特仑酯、头孢他美酯、头孢布烯、头孢地尼等)。用药剂量应掌握在既能形成有效血药浓度又不产生毒副反应的范围内。

冻　疮

一、病因及发病机制

冻疮是由于低温寒冷侵袭所引起的局限性、红斑性炎症损害,是对寒冷、潮湿、非冰冻环境的异常炎症反应。在我国一般发生于冬季和早春,长江流域比北方多见,尤其是冬天降温急剧且环境潮湿的温带地区。冻疮往往在不自觉中发生,出现症状才察觉。其发生过程尚不十分清楚,可能因低温、潮湿的作用,使血管处于长时间收缩或痉挛状态,继而发生血管持续扩张、血液瘀滞,血细胞和体液外渗,局部渗血、瘀血、水肿等。

二、临床表现

1. 常发于足、手、耳等部位,特别是手背外侧、小指(趾)背外侧更易发生。

2. 患部出现红肿,先有寒冷感和针刺样疼痛,皮肤苍白,严重者可起水疱;去除水疱皮后见创面发红、有渗液;并发感染后形成糜烂或溃疡;患部通常伴有瘙痒或烧灼感。

3. 好转后皮肤消肿,愈后可能有色素沉着,较重者也可能留有瘢痕。

4. 治愈后遇寒冷潮湿环境,如未注意,可复发。

三、冻疮的治疗

治疗的关键是患者脱离湿冷环境,保持冻疮局部温暖和干燥,否则治疗难以奏效,并易复发。必要时辅以外用止痒药(糖皮质激素、樟脑软膏等)以及外用抗菌药膏。有冻疮病史者(尤其是儿童),在寒冷季节应特别注意手、足、耳等的保暖,并涂抹冻疮膏等预防。

（一）非药物治疗

患部不宜立即烘烤及用热水浸泡,通常于易受冷部位涂擦凡士林或其他油脂类以保护皮肤。常用 40～42℃的温水浸患处,亦可应用摩擦、超短波、红外线治疗,以改善末梢血液循环。

（二）药物治疗

1. 西药外用制剂

（1）冻疮未破溃者可用以下药物:

① 10％樟脑软膏:外用为皮肤刺激剂,有一定的扩张血管作用,可刺激皮肤冷觉感受器而有清凉感;用力涂擦局部可使皮肤发红,促进局部血液循环,并有微弱的局部麻醉作用,继之有麻木感,可镇痛、止痒并消除炎症。

② 复方辣椒碱乳膏(卡普欣乳膏):本品含有 0.075％香草壬烯酰胺,有抗炎、镇痛、止痒作用。本药尚有促进局部血液循环作用,改善外周神经病变的组织代谢和营养供给,从而减轻局部的病理反应。

③ 硫黄基黏多糖(喜疗妥):含肝素,有抗血栓形成、消炎止痛、改善患处局部血液循环、促进渗出液的吸收、消除水肿、促进病损组织复原等作用。

（2）冻疮发生破溃者可用以下药物:

① 5％硼酸软膏:对细菌和真菌有弱的抑制作用。虽不易穿透完整皮肤,但可从损伤皮肤、伤口和黏膜等处吸收。

② 1%红霉素软膏:红霉素为大环内酯类抗生素,对大多数革兰阳性菌、部分革兰阴性菌及一些非典型性致病菌如衣原体、支原体均有抗菌活性。

③ 莫匹罗星软膏(百多邦):涂于皮肤后,能透入人体皮肤,吸收后可迅速代谢成无活性产物,并经肾脏排泄。

④ 3%硼酸溶液:具有防腐作用,且刺激性小。

2. 中药及成药

(1)温经散寒药和活血化瘀药:具有温经散寒、通络、活血化瘀、改善末梢血循环的作用。温经散寒药有桂枝、细辛、附子、肉桂、生姜、当归等;活血化瘀药有桃仁、红花、丹参、川芎、益母草等。

(2)云南白药散:冻疮已溃破者,将患处洗净后,直接撒云南白药药粉于创面,消毒纱布包扎;冻疮未溃破者,用白酒将云南白药药粉调成糊状外敷,并注意保温。

(3)十滴水:外擦患部,每天 6~10 次,对于冻疮未破溃者疗效较好;若局部皮肤破溃糜烂,可先用红霉素软膏涂擦,炎症消退后再用十滴水。

(4)伤湿止痛膏:局部贴敷治疗皮肤红肿,对自觉热痒或灼痛的轻度冻疮有良好疗效,一般贴后 24 h 可痊愈,未愈者可再换贴几次,但冻疮破溃以及过敏者不宜使用。

(三)冻疮膏的合理用药

1. 用药部位如有烧灼感、红肿等情况应停药,并将局部药物洗净。

2. 避免接触眼睛和其他黏膜(如口、鼻等)。

3. 小儿和老年人应避免大面积使用冻疮膏。

良性前列腺增生症

良性前列腺增生(benign prostatic hyperplasia,BPH)又称前列腺增生或良性前列腺肥大,是引起中老年男性排尿障碍最常见的原因。

一、病因及发病机制

当前列腺上皮与基质细胞过度增生,导致前列腺体积增大,出现相应临床症状时,称之为BPH。有关BPH发病机制的研究很多,但至今病因仍不完全清楚。目前普遍认为BPH与年龄增长、体内雄激素及雌激素的平衡失调关系密切。

二、临床表现

BPH多在50岁以后出现症状,60岁左右症状愈加明显。症状的严重程度一般取决于引起梗阻的程度、病变发展速度以及是否合并感染等。常见的症状包括下尿路征候群(lower urinary tract symptoms,LUTS)及并发症。

(一)LUTS

1. 膀胱刺激症状 表现为尿频、尿急、夜尿增多及急迫性尿失禁。合并感染或结石症状时,尿频、尿急、尿痛症状更加明显。

2. 膀胱出口梗阻症状 表现为排尿迟缓费力、尿线变低、尿流无力、尿末滴沥、排尿时间延长,严重时出现尿潴留及充溢性尿失禁等。

（二）并发症

1. 血尿　由于前列腺表面黏膜毛细血管充血及血小管扩张破裂引起,可表现为镜下血尿或肉眼血尿。

2. 泌尿系统感染　膀胱出口梗阻易导致泌尿系统感染。下尿路感染时表现尿急、尿频、排尿困难加重,继发上尿路感染时出现腰痛、发热及全身中毒症状。若膀胱出口梗阻不予解除,泌尿系统感染不易控制,容易复发。

3. 膀胱结石　尿中晶粒在膀胱内停留时间延长,形成结石。

4. 肾功能损害　若膀胱出口梗阻导致大量残余尿长期存在而未得到恰当处理,可继发上尿路积水及肾功能损害,患者表现为食欲下降,贫血,意识迟钝,血肌酐升高。

5. 长期排尿困难　依靠增加腹压帮助排尿,可引起腹股沟疝、内痔及脱肛。

三、实验室检查

1. 血肌酐测定　可了解有无肾功能受损及其受损程度。

2. 血清前列腺特异抗原(prostate specific antigen, PSA)测定　当前列腺体积较大,质地较硬,或有结节时,应测定血清 PSA,以排除前列腺肿瘤。正常 PSA＜4 ng/ml,如异常增高,应考虑癌肿。

四、前列腺增生症的治疗

BPH 未引起明显排尿梗阻者一般无需处理,可观察等待;梗阻较轻或不能耐受手术的患者可采取药物治疗或非手术微创治疗;梗阻症状严重或出现诸如反复尿潴留、膀胱结石等并发症且能够耐受手术的患者,应采用外科手术治疗。

（一）非药物治疗

1. 观察等待　适用于有轻度症状及部分中毒症状而不要求治疗的患者。观察期间需密切随访,每年至少复诊一次;一旦症状加重,应开始治疗。

2. 其他非药物治疗　包括:① 手术治疗,如经尿道前列腺切除术等;② 非手术介入疗法,如经尿道微波热疗等。

（二）药物治疗

BPH 的治疗药主要包括 5α-还原酶抑制剂、α1-受体阻滞剂,以及植物制剂等。

1. 5α-还原酶抑制剂　5α-还原酶是睾酮向双氢睾酮转变的重要酶。5α-还原酶抑制剂通过抑制 5α-还原酶进而抑制双氢睾酮的产生,引起前列腺上皮细胞萎缩,使前列腺体积部分缩小,改善排尿症状,减少急性尿潴留及手术的危险。服药后 3 个月左右见效,停药后易复发,故需长期服药,对体积较大的前列腺治疗效果明显,如与 α1-受体阻滞剂联用效果更佳。常用药物包括非那雄胺(保列治)和依立雄胺(爱普列特)等。非那雄胺口服 5 mg/d;依立雄胺餐前或餐后服用 5 mg/次,一日 2 次,疗程通常 4 个月。

2. α1-受体阻滞剂　此类药物可阻断前列腺及膀胱颈平滑肌细胞的 α1 受体,降低膀胱颈及后尿道周围的平滑肌张力,减少尿道阻力,缓解排尿梗阻症状。对症状较轻、前列腺增生体积较小的患者有良好疗效,副作用轻微,主要为头晕、鼻塞、低血压等,常用特拉唑嗪、阿夫唑嗪、坦索罗辛(坦洛新)、多沙唑嗪等。多沙唑嗪控释片,睡前口服 4 mg/d。阿夫唑嗪口服 2.5 mg/次,一日 3 次,最大剂量 10 mg/d,65 岁以上患者每天服药 2 次;另有缓释片,口服

10 mg/次,一日 1 次。特拉唑嗪睡前服用,初始剂量 1 mg,1～2 周后日剂量可加倍以达到预期效果;维持剂量 5～10 mg/次,一日 1 次,最大剂量 10 mg/d。坦索罗辛餐后服用0.2 mg/次,一日 1 次。

3. **植物制剂** 一些植物类药物(包括中草药)在治疗 BPH 时(尤其是缓解 LUTS)也有良好疗效,但其具体生物学作用机制尚不十分清楚。目前临床应用的植物制剂主要有普适泰(舍尼通)、前列康、前列通片、清淋颗粒、普安乐片、前列舒乐颗粒、癃闭舒胶囊等。舍尼通片早晚各服用 1 次,每次 1 片,疗程 3～6 个月。

(三) 前列腺增生症的合理用药

1. 5α-还原酶抑制剂

(1) 非那雄胺

① 本品对约半数 BPH 患者有效,可显著改善其症状。

② 偶见有食欲不振、恶心、头昏、性欲减退、乳房不适、过敏等不良反应,但并不严重。

③ 长期服用本品有望防止 BPH 进一步发展,使患者免于手术治疗。

④ 一般服药后 3 个月见效,最大疗效可在用药半年后出现,停药后症状复发,故应长期服用。

⑤ 本品对前列腺重量>40 g,尤其是 50 g 以上患者效果最好,体积较小的前列腺不主张使用本品。

(2) 依立雄胺

① 治疗前需明确诊断,注意排除外感染、前列腺癌、低张力膀胱及其他尿道梗阻性疾病等。

② 患者对本品的耐受一般较好,可见恶心、食欲减退、腹胀腹泻、头昏、皮疹、性欲下降、阳痿、耳鸣耳塞等不良反应,但并不严重。

2. α1-受体阻滞剂 该类药物起效快,是需要迅速减轻症状的 BPH 患者的首选药物。另外,所有 α-受体阻滞剂均可引起头痛、头昏、乏力、体位性低血压,并有降血压的作用,但是各药所致的不良反应严重程度不同,故使用应从小剂量开始,逐渐调整增加。

(1) 选择性 α1 受体短效阻滞剂

① 哌唑嗪:疗效较好,副作用少,大多数患者可耐受,偶见体位性低血压。

② 阿夫唑嗪:半衰期相对较短(3～5 h),故一般用缓释制剂。

(2) 选择性 α1 受体长效阻滞剂

① 特拉唑嗪:适用于轻度 BPH 及腺体较大不宜手术者的对症治疗,毒副作用轻微。

② 坦索罗辛:突出优点为不良反应轻、复发率低。

③ 多沙唑嗪:降低血压的作用大于特拉唑嗪,疲乏无力、眩晕、头痛、嗜睡、体位性低血压等不良反应发生率也稍高于特拉唑嗪。

3. 普适泰

(1) 治疗前需明确诊断,注意排除外感染、前列腺癌、低张力膀胱及其他会引起 BPH 症状的疾病。

(2) 绝大多数病人对本品高度耐受,仅极少数人有轻微的腹胀、胃灼热和恶心,停药后症状即会消失。

参考文献

[1] 陈孝平,汪建平. 外科学[M]. 北京:人民卫生出版社,2013.

[2] 王安利. 运动医学[M]. 北京:人民体育出版社,2009.

[3] 黄晓琳. 康复医学[M]. 北京:人民卫生出版社,2013.

[4] 盛吉芳,朱肖鸿. 感染科疾病临床治疗与合理用药[M]. 北京:科学技术文献出版社,2008.

[5] 孙学东. 前列腺增生症合理用药与调养[M]. 西安:西安交通大学出版社,2010.

[6] 中华医学会. 临床诊疗指南外科分册[M]. 北京:人民卫生出版社,2006.

[7] 中华医学会. 临床诊疗指南创伤学分册[M]. 北京:人民卫生出版社,2007.

[8] 中华医学会. 临床诊疗指南烧伤外科学分册[M]. 北京:人民卫生出版社,2007.

[9] 中华医学会. 临床诊疗指南泌尿外科分册[M]. 北京:人民卫生出版社,2006.

[10] 吴在德. 外科学[M]. 北京:人民卫生出版社,2011.

[11] 李蓝青. 外科感染中抗生素的合理应用[C]. 中国中西医结合学会疡科分会第十次全国学术会议论文汇编,2001.

[12] 李浩勇,胡波,刘继红. 良性前列腺增生的药物治疗[J]. 医药导报,2011,30(1):41-44.

[13] 李柏均. 良性前列腺增生的诊治进展[J]. 华夏医学,2011,24(4):508-510.

[14] 任德权. 临床实用中成药[M]. 北京:人民卫生出版社,2002.

[15] 宋民宪. 国家中成药[M]. 北京:人民卫生出版社,2010.

[16] 中国国家处方集:化学药品与生物制品卷[M]. 北京:人民军医出版社,2010.

[17] 康震. 常见疾病谱用药:速查速用手册[M]. 北京:化学工业出版社,2014.

（撰稿人:张歆衍　王世家）

第七节　耳鼻咽喉头颈外科疾病

扁桃体炎

急性扁桃体炎

急性扁桃体炎(acute tonsillitis)为腭扁桃体的急性非特异性炎症,常继发于上呼吸道感染,并伴有程度不等的咽部黏膜和淋巴组织炎症,是一种很常见的咽部疾病。多发生于儿童及青年。在季节更替、气温变化时容易发病。临床常将急性扁桃体炎分为两类,即急性卡他性扁桃体炎和急性化脓性扁桃体炎。后者包括急性滤泡性扁桃体炎和急性隐窝性扁桃体炎两种类型。

一、病因及发病机制

（一）致病菌

乙型溶血性链球菌为本病的主要致病菌。细菌和病毒混合感染者不少见。急性扁桃体炎的病原体可通过飞沫或直接接触传染。通常呈散发性,偶有区域性,多见于集体生活者,例如部队、工厂、学校。

（二）诱因

在正常人的咽部及扁桃体隐窝内存留着某些病原体,机体防御能力正常时不发病。而当人体抵抗力降低时,病原体则大量繁殖,毒素破坏隐窝上皮,细菌侵入其实质而发生炎症。受凉、潮湿、过度劳累、烟酒过度、有害气体刺激、上呼吸道有慢性病灶存在等均可成为诱因。

二、临床表现

三种扁桃体炎的症状基本相似,急性卡他性扁桃体炎的全身症状及局部症状均较轻。

1. 全身症状　多见于急性滤泡性及急性隐窝性扁桃体炎。起病急,可有畏寒、高热、头痛、食欲下降、疲乏无力、周身不适、便秘等症状。小儿患者可因高热而引起抽搐、呕吐及昏睡。

2. 局部症状　剧烈咽痛为其主要症状,常放射至耳部,多伴有吞咽困难。部分出现下颌角淋巴结肿大,有时可出现转头不便。炎症波及咽鼓管时则出现耳闷、耳鸣、耳痛甚至听力下降。葡萄球菌感染者,扁桃体肿大较显著,在幼儿还可引起呼吸困难。

三、急性扁桃体炎的治疗

因本病具有传染性,故本病患者应适当隔离。

（一）非药物治疗

卧床休息,进流质饮食及多饮水,加强营养及疏通大便;如多次反复发作急性扁桃体炎,特别是已有并发症者,应建议在急性炎症消退后去医院施行扁桃体切除术。

（二）药物治疗

1. 抗生素　抗生素为主要的治疗方法。青霉素类药物对主要致病菌具有抗菌作用,为首选,根据病情轻重,决定给药途径,可选用青霉素 G,也可肌注普鲁卡因青霉素或口服青霉素 V,或口服阿莫西林。若治疗 2～3 天后病情无好转,需仔细检查并分析原因,改用其他类抗生素或磺胺类药物,或加用抗病毒药物,或酌情使用糖皮质激素。

2. 解热镇痛药　咽痛较剧,高热、头痛与四肢酸痛者,可口服解热镇痛药对乙酰氨基酚或阿司匹林等。

3. 局部治疗药物　局部治疗的目的是止痛、口咽消毒、保持口腔和咽部的清洁及帮助排除黏稠分泌物。常用复方硼砂液、口泰(复方氯己定含漱液)或 1:5 000 呋喃西林液漱口;含服碘含片、度米芬含片。

（三）急性扁桃体炎的合理用药

（1）对于复方硼砂含漱液,小儿、老年人、孕妇及哺乳期妇女慎用;含漱后应吐出,误服本品后可引起局部组织腐蚀,吸收后可发生急性中毒,早期症状为呕吐、腹泻、皮疹,以及中枢神经系统先兴奋后抑制等症状;用时应避免接触眼睛。

(2)复方氯己定含漱液连续使用不宜超过3个疗程;该药同样仅供含漱用,含漱后应吐出;用时应避免接触眼睛。

(3)呋喃西林溶液可能会引起过敏性反应,如过敏性皮炎。

(4)服用西地碘含片偶见皮疹、皮肤瘙痒等过敏反应;孕妇、哺乳期妇女及甲状腺疾病患者慎用。

慢性扁桃体炎

慢性扁桃体炎(chronic tonsillitis)多由急性扁桃体炎反复发作或因腭扁桃体隐窝引流不畅,窝内细菌、病毒滋生感染而演变为慢性炎症,是临床上最常见的疾病之一。慢性扁桃体炎可发生于任何年龄,但随着年龄的增长而减少,一般儿童最多见,青年次之,中年人较少,老年人很少见。

一、病因及发病机制

1. 主要致病菌为乙型溶血性链球菌,金黄色葡萄球菌、绿色链球菌、肺炎链球菌及流感嗜血杆菌和腺病毒亦可诱发本病。

2. 急性扁桃体炎反复发作,使隐窝内上皮坏死,隐窝引流不畅,细菌与炎性渗出物聚集其中,导致本病。

3. 可继发于急性传染病,如猩红热、白喉、流感、麻疹等;也可继发于鼻腔及鼻窦等邻近组织器官感染。

二、临床表现

1. 常有急性扁桃体炎反复发作病史,发作时常有咽痛,发作间歇期自觉症状少,可有咽内发干、发痒、异物感、刺激性咳嗽等轻微症状。

2. 若扁桃体隐窝内潴留干酪样腐败物或有大量厌氧菌感染,则出现口臭。

3. 扁桃体过度肥大,可能出现呼吸不畅、睡眠打鼾、吞咽或言语共鸣障碍。

4. 由于隐窝脓栓被咽下,刺激胃肠,或隐窝内细菌、毒素等被吸收引起全身反应,导致消化不良、头痛、乏力、低热等。

三、慢性扁桃体炎的治疗

(一)非药物治疗

扁桃体摘除术是治疗慢性扁桃体炎较为彻底的方法。应严格掌握手术适应证,只有对那些不可逆性炎症性病变才考虑施行扁桃体切除术。

(二)药物治疗

1. 抗菌药物 用抗生素进行治疗,主要以青霉素为主。

2. 免疫疗法或抗变应性疗法 基于慢性扁桃体炎是感染-变态反应的观点,本病治疗不应仅限于抗菌药物和手术,而应将免疫治疗考虑在内,包括使用有脱敏作用的细菌制品(如用链球菌变应原和疫苗进行脱敏),以及各种增强免疫力的药物,如注射胎盘球蛋白、转移因子等。

（三）慢性扁桃体炎的合理用药

（1）由于胎盘球蛋白在制作过程中产生聚合球蛋白，因此，肌肉注射可以引起局部疼痛；静脉注射可以引起类似过敏反应，表现为面色潮红或苍白、血压下降、胸闷、恶心呕吐、寒战、发烧，重者可以虚脱，故应禁止静脉注射。

（2）转移因子可能会引起局部酸胀感，个别出现皮疹、皮肤瘙痒、痤疮增多及一过性发热等反应。

鼻　炎

鼻炎（rhinitis），是病毒、细菌、变应原、各种理化因子以及某种全身性疾病引起的鼻腔黏膜的炎症。根据临床表现分为急性鼻炎和慢性鼻炎。根据是否有变应性因素，分为变应性和非变应性鼻炎，后者又可分为萎缩性鼻炎、药物性鼻炎、干燥性鼻炎等。

急性鼻炎

急性鼻炎（acute rhinitis）系鼻腔黏膜的急性感染性炎症，主要为病毒感染，后期可并发细菌感染。许多急性传染病常以鼻炎为其前驱症状。

一、病因及发病机制

各种上呼吸道病毒感染为急性鼻炎的首要病因，也可在病毒感染基础上继发细菌感染。其中以腺病毒、流感和副流感病毒以及冠状病毒最为常见。当机体由于各种原因出现抵抗力下降，使病毒侵犯鼻黏膜而致病，病毒经飞沫传播，传播方式主要是经呼吸道吸入，其次是通过被污染的物体或食物进入机体。

本病的诱因多见于：受凉、过劳、营养不良、维生素缺乏、全身性慢性疾病等全身因素；以及鼻中隔偏曲、慢性鼻炎、鼻窦炎、鼻息肉及腺样体肥大、扁桃体炎等局部因素。

二、临床表现

1. 初期有鼻内和鼻咽部干燥、瘙痒感，频发喷嚏，常伴有疲乏、头痛、周身不适。

2. 起病 1～2 天后即有鼻塞、大量流清涕。常有咽痛、发热，体温 37～38℃，同时有头部闷胀、四肢腰背酸痛，此期持续 1～2 天。

3. 鼻塞、鼻涕转为脓性，如累及鼻窦可有较严重的头痛，向下呼吸道发展可出现咳嗽，此期约 3～5 天。但易有鼻窦炎、气管炎等并发症使流浓涕、咳嗽、咳痰拖延日久。

三、急性鼻炎的治疗

（一）非药物治疗
注意休息，保证热量供给。

（二）药物治疗
病毒感染须等待体内抗体生成而逐渐恢复，治疗目的是减轻、控制症状，防止并发症出现。

1. 抗病毒药物　急性鼻炎主要为病毒感染，应酌情使用抗病毒药物，如利巴韦林。

2. **抗菌药物** 对抵抗力低下者，可酌情使用抗生素预防细菌感染；当有并发症或合并细菌感染时，全身应用抗菌药物治疗，如红霉素、青霉素等。

3. **抗组胺药物** 该类药物具有抗过敏作用，通过阻断组胺受体抑制小血管扩张，降低血管通透性，缓解打喷嚏和流涕等症状。常用的抗组胺药有马来酸氯苯那敏、苯海拉明、西替利嗪、阿伐斯汀等。

4. **解热镇痛药** 通过减少前列腺素合成，使周围血管扩张、出汗与散热而发挥解热作用，通过阻断痛觉神经末梢的冲动而产生镇痛作用。该类药物能缓解全身不适、酸痛和头痛等症状。常用药物有阿司匹林、对乙酰氨基酚等。

5. **减充血剂** 可使黏膜消肿而缓解鼻塞，如羟甲唑啉及麻黄碱。常用1%（小儿用0.5%）麻黄碱滴鼻液滴鼻或用盐酸羟甲唑啉喷雾剂喷鼻。

（三）急性鼻炎的合理用药

1. 抗病毒药物

① 利巴韦林主要严重不良反应是溶血性贫血，可能会恶化已经存在的心脏疾病，如出现任何心脏病恶化症状时，应立即停药，并给予相应治疗。若出现贫血现象，可通过减少用量来减轻症状。

② 利巴韦林不宜长期使用，以免引起严重不良反应；该药还有致畸形的作用，故妊娠早期禁用。

2. 抗组胺药

① 第一代抗组胺药如马来酸氯苯那敏、苯海拉明大多有中枢抑制作用，因此从事驾驶、登高作业、机械操作、精密设备使用等人员不应服用；同时还具有抗胆碱能作用，可致口干、视力模糊、尿潴留、便秘等。

② 第二代抗组胺药如西替利嗪、阿伐斯汀中枢抑制作用较弱，且抗 H_1 受体的作用明显增强，但可诱发心脏毒性，引起心律失常。此类不良反应发生率虽低，但可致命，应予警惕；另外，由于大环内酯类抗生素（如红霉素、阿奇霉素、罗红霉素、克拉霉素）和抗真菌药（如酮康唑、伊曲康唑、氟康唑）可引起第二代抗组胺药血药浓度升高，增加心脏毒性的发生风险，故禁止与第二代抗组胺药同时使用。

3. 减充血剂

① 减充血剂超量使用可导致血压升高等不良反应，未控制的严重高血压或心脏病、同时服用单胺氧化酶抑制剂的患者禁用。

② 有冠心病、高血压、甲状腺功能亢进、糖尿病等重要器质性和代谢疾病的患者慎用含羟甲唑啉及麻黄碱的药物。

③ 采用该类药物滴鼻后，偶见鼻腔有一过性轻微烧灼感或干燥感，少见有头痛、头晕、心率加快等反应，久用可致药物性鼻炎，药液浓度过高或滴入过多可致反应性充血等，因此，应采用间断给药，每次宜间隔4~6 h。

④ 该类药物不宜长期应用，口服一般连续使用不宜超过7 d，滴鼻液连续使用不得超过3 d。

⑤ 麻黄碱类物质根据《危险化学品安全管理条例》《易制毒化学品管理条例》受公安部门管制。药品零售企业销售含麻黄碱类复方制剂，应当查验购买者的身份证，并对其姓名和身份证号码予以登记。除处方药按处方剂量销售外，一次销售不得超过2个最小包装。

慢性鼻炎

慢性鼻炎(chronic rhinitis)是鼻黏膜及黏膜下层的慢性炎症性疾病。主要特点是鼻腔黏膜肿胀,分泌物增加。病程持续数月以上或反复发作,迁延不愈,常无明确的致病微生物感染。一般分为慢性单纯性鼻炎(chronic simple rhinitis)和慢性肥厚性鼻炎(chronic hypertrophic rhinitis)两种类型。

一、病因及发病机制

（一）全身因素

① 慢性鼻炎可以是一些全身疾病的局部表现:如贫血,结核,糖尿病,风湿病以及慢性心、肝、肾疾病等,均可引起鼻黏膜长期瘀血或反射性充血;② 维生素 A、维生素 C 缺乏,烟酒过度等,可使鼻黏膜血管舒缩功能发生障碍,或黏膜肥厚,腺体萎缩;③ 内分泌失调:如甲状腺功能低下可引起鼻黏膜水肿;青春期、月经期和妊娠期鼻黏膜即可发生充血、肿胀,少数可引起鼻黏膜肥厚;④ 免疫功能障碍:全身免疫功能障碍可以是先天性的,也可以是后天性的,如艾滋病、器官移植或肿瘤病人长期使用免疫抑制剂。

（二）局部因素

① 急性鼻炎的反复发作或治疗不彻底,变为慢性鼻炎;② 鼻腔或鼻窦慢性炎症,可使鼻黏膜长期受到脓性分泌物的刺激,促使慢性鼻炎发生;③ 鼻中隔偏曲、鼻腔狭窄、异物、肿瘤妨碍鼻腔通气引流,使得病原体容易局部存留,以致易反复发生炎症;④ 鼻腔用药不当,引起药物性鼻炎;⑤ 黏膜纤毛功能、结构异常或出现分泌功能障碍也容易发生慢性鼻炎。

（三）职业和环境因素

长期吸入各种粉尘,如煤、岩石、水泥、面粉、石灰等可损伤鼻黏膜纤毛功能;各种化学物质及刺激性气体(如二氧化硫、甲醛及酒精等)均可引起慢性鼻炎;环境温度和湿度的急剧变化也可导致本病。

二、临床表现

（一）慢性单纯性鼻炎

鼻塞、鼻涕增多为主要症状,还可伴有嗅觉减退、闭塞性鼻音、头痛、记忆力减退等症状。

1. 鼻塞　① 间歇性:白天、温暖、劳动和运动时鼻塞减轻,睡眠、寒冷、静坐时加重;② 交替性:变换侧卧方位时,两侧鼻腔阻塞随之交替,居上侧通气较好,下侧较重。

2. 多涕　一般为黏液涕。继发感染时有脓涕。

3. 下鼻甲肿胀　黏膜中度充血,鼻甲黏膜表面平滑,用探针轻触下鼻甲黏膜,立即出现凹陷,并可迅速恢复原状。用减充血剂后黏膜肿胀迅速消退。

（二）慢性肥厚性鼻炎

主要有以下症状:① 鼻塞多为持续性,轻重不一;② 黏涕,不易擤出;③ 有闭塞性鼻音,耳鸣和耳闭塞感,并有头痛、头昏、咽痛,少数病人嗅觉减退;④ 下鼻甲肥大、苍白、表面不光滑,严重者呈桑葚状,用减充血剂收缩效果差。

三、慢性鼻炎的治疗

（一）非药物治疗

1. 病因治疗 找出全身、局部和环境等方面的致病原因，并及时治疗以消除致病原因。如矫正鼻腔畸形，如鼻中隔偏曲，结构性鼻炎等；加强身体锻炼，提高机体免疫力；注意培养良好的心理卫生习惯，避免过度疲劳；有免疫缺陷或长期使用免疫抑制剂者，尽量避免出入人群密集场所，并注意戴口罩。

2. 手术治疗 对于药物及其他治疗无效者，可行手术治疗。

（二）药物治疗

1. 慢性单纯性鼻炎的药物治疗

（1）减充血剂：通常用 0.5%～1%麻黄碱滴鼻液或盐酸羟甲唑啉喷雾剂，以缓解鼻塞症状。

（2）糖皮质激素：通过降低鼻黏膜炎性反应程度而缓解鼻塞，常用的有丙酸倍氯米松、布地奈德鼻喷雾剂等。

（3）生理盐水：鼻内分泌物较多或较黏稠者，可用生理盐水清洗鼻腔，以清除鼻内分泌物，改善鼻腔通气。

2. 慢性肥厚性鼻炎的药物治疗

（1）糖皮质激素：同慢性单纯性鼻炎。

（2）下鼻甲黏膜下注射硬化剂：适用于早期肥厚性鼻炎，常用药物有 50%葡萄糖、80%甘油、5%鱼肝油酸钠或 5%苯酚甘油等。

（三）慢性鼻炎的合理用药

糖皮质激素：使用布地奈德鼻喷雾剂治疗时间不得超过 3 个月；长期使用高剂量治疗的儿童和青少年可能引起生长发育迟缓。

萎缩性鼻炎

萎缩性鼻炎（atrophic rhinitis）是一种缓慢发生的弥漫性、进行性鼻腔萎缩性病变。发展缓慢，病程长。女性多见，体质瘦弱者较强健者多见。

一、病因及发病机制

本病可分为原发性和继发性两种，前者病因目前仍不十分清楚，后者则病因明确。

（一）原发性

传统观点认为原发性萎缩性鼻炎是某些全身性慢性疾病的鼻部表现，如内分泌紊乱、自主神经功能失调、营养不良（如维生素 A、B、D、E）、血中胆固醇含量偏低、遗传因素、某些特殊细菌（如臭鼻杆菌、类白喉杆菌等）的感染。近年研究发现本病与微量元素缺乏或不平衡有关，免疫学研究则发现本病患者大多免疫功能紊乱，组织化学研究发现鼻黏膜乳酸脱氧酶含量降低，故有学者提出本病可能是一种自身免疫性疾病。

（二）继发性

继发性者病因明确，可由很多局部因素引起：① 慢性鼻炎、慢性鼻窦炎的脓性分泌物长期刺激鼻黏膜；② 高浓度有害粉尘、气体对鼻腔的持续刺激；③ 多次或不适当鼻腔手术致鼻腔黏膜广泛损伤;④ 特殊传染病(如结核、梅毒和麻风等)对鼻腔黏膜的损害。

二、临床表现

(一)鼻及鼻咽部干燥

鼻腔过度通气,鼻黏膜腺体萎缩,分泌减少,病人感觉鼻、鼻咽干燥不适,分泌物不易排除。鼻内常有痂皮,有时带血。

(二)鼻塞

鼻内痂皮阻塞鼻腔;或鼻黏膜萎缩,神经感觉迟钝,虽有气流通过,但不能察觉,而自觉鼻塞,称为"假性鼻塞"。

(三)鼻出血

鼻黏膜萎缩变薄、干燥,易破裂出血;或挖鼻和用力擤鼻致毛细血管损伤所致。

(四)嗅觉障碍

嗅区黏膜萎缩或被痂皮堵塞导致嗅觉减退甚至消失。

(五)头痛、头晕

头痛多发生于前额、颞侧或后枕部。因鼻黏膜萎缩,鼻腔过度通气,鼻腔保温调湿的调节功能减退,大量冷空气刺激所致;或因鼻内脓痂压迫鼻黏膜之故。

(六)恶臭

臭鼻杆菌、变形杆菌等细菌在鼻腔脓痂下生长繁殖,使脓痂中的蛋白质腐败分解,产生恶臭气味;或由于某些细胞的脂肪变性而产生。

三、萎缩性鼻炎的治疗

(一)非药物治疗

1. 全身治疗　改善营养,改进环境和个人卫生。① 补充维生素 A、维生素 B、维生素 C、维生素 D、维生素 E,特别是维生素 B_2、维生素 C、维生素 E,以保护黏膜上皮,增加结缔组织抗感染能力,促进组织细胞代谢、扩张血管和改善鼻黏膜血液循环;② 适当补充铁、锌等微量元素可能对本病有一定治疗作用。

2. 手术治疗　病变较重,保守治疗效果不好者可行鼻腔缩窄术。

(二)药物治疗

1. 复方薄荷油　滴鼻,可滑润黏膜,促进黏膜血液循环和软化干痂,便于擤出。

2. 链霉素液　滴鼻使用,可抑制细菌生长,减少黏膜糜烂,帮助黏膜生长。

3. 新斯的明　涂抹鼻腔,促进黏膜血管扩张。

4. 鼻腔冲洗　温热生理盐水或1:(2 000～5 000)高锰酸钾溶液,每日 1～2 次,进行鼻腔冲洗,去除痂皮及臭味,清洁鼻腔,可以刺激鼻黏膜增生。

(三)萎缩性鼻炎的合理用药

1. 复方薄荷油　婴幼儿慎用或在医师指导下使用。

2. 链霉素液　链霉素具有耳毒性,应避免过量或长期使用。

3. 新斯的明　可致药疹,大剂量时可引起恶心、呕吐、腹泻、流泪、流涎等,严重时出现共济失调等,应严格控制剂量;此外,过敏体质、心律失常、窦性心动过缓、血压下降、迷走神经张力升高等禁用。

药物性鼻炎

全身或局部使用药物引起鼻塞的症状时,称为药物性鼻炎(drug-induced rhinitis)。尤其是局部用药引起的最为常见,故亦称"中毒性鼻炎"(toxic rhinitis)。

一、病因及发病机制

全身用药引起鼻塞的药物主要有:① 抗高血压药物:如 α 肾上腺素受体阻滞剂(利血平、甲基多巴胺等);② 抗交感神经药物;③ 抗乙酰胆碱酯酶药物:如新斯的明、硫酸甲基噻嗪、羟苯乙胺等可引起鼻黏膜干燥;④ 避孕药物或使用雌激素替代疗法可引起鼻塞。

局部用药主要是长期使用减充血剂,如萘甲唑林类(滴鼻净)最为常见。临床上药物性鼻炎主要指的是局部用药引起的鼻炎。主要原因是鼻腔黏膜血管长时间收缩会造成血管壁缺氧,出现反跳性血管扩张,造成黏膜水肿,从而出现鼻塞的症状。

二、临床表现

1. 持续性鼻塞,轻重不一,有逐渐加重的趋势。

2. 检查可见鼻腔黏膜呈紫红色,肿胀,或苍白色水肿,表面不平,触之有橡皮感。

3. 对减充血剂收缩反应差。

三、药物性鼻炎的治疗

(一) 非药物治疗

1. 等离子射频消融　利用等离子高频产生的能量迅速分解蛋白,针对局部病灶进行消融、凝固、止血。该治疗方法 6 岁以上的儿童都可以接受。

2. 手术治疗　下鼻甲减容,如下鼻甲中、后段下缘部分切除;骨性肥大者可行下鼻甲成形术或黏膜下切除术。下鼻甲减容应在矫正鼻腔其他畸形的基础上进行。

(二) 药物治疗

治疗药物性鼻炎,首先应停用减充血剂滴鼻,至少要坚持两个星期以上,然后治疗原发病,并用其他药物,如糖皮质激素替换原药。在滴鼻的同时,内服抗组胺药物,常用的有氯雷他定等,有助于改善症状。

(三) 药物性鼻炎的合理用药

1. 糖皮质激素　详见慢性鼻炎的合理用药。

2. 抗组胺药

① 对肝功能受损者,氯雷他定的清除率减少,故应减低剂量,可按隔日服药 10 mg;孕妇慎用;服药期宜停止哺乳。

② 其他详见急性鼻炎的合理用药。

干燥性鼻炎

干燥性鼻炎(rhinitis sicca)是以鼻黏膜干燥,分泌物减少,但无鼻黏膜和鼻甲萎缩为特征的慢性鼻病。

一、病因及发病机制

病因不明确,可能与全身状况、外界气候、环境状况等有关。

1. 气候干燥、高温或寒冷,温差大的地区,易发生干燥性鼻炎。

2. 工作及生活环境污染严重,如环境空气中含有较多粉尘,长期持续高温环境下工作,好发本病。大量吸烟亦易发病。

3. 全身慢性病患者易患此病。

4. 维生素缺乏 如维生素 A 缺乏,黏膜上皮发生退行性病变、腺体分泌减少;维生素 B_2 缺乏可导致上皮细胞新陈代谢障碍,黏膜抵抗力减弱,易诱发本病。

二、临床表现

鼻内发干,鼻腔分泌物减少,鼻内有刺痒感或异物感,经常引起喷嚏,灼热感,常诱使患者挖鼻,引起小量鼻出血,嗅觉一般不减退。鼻中隔前下区黏膜常糜烂,可有小片薄痂附着,去之常出血。鼻腔刺激、不适感或对吸入冷空气过敏而面部疼痛。部分患者有头痛。

三、干燥性鼻炎的治疗

(一)非药物治疗

降尘、降温、通风等改善环境条件,加强个人保护,如戴口罩等措施。

(二)药物治疗

1. 鼻腔灌洗治疗 用温生理盐水、1%～3%苏打水或 1∶5 000 高锰酸钾溶液灌洗鼻腔(自鼻吸入,由口吐出,反复数次),以清除鼻腔内痂皮,保持鼻腔湿润。这类药物配制简便,无刺激性,适于长期使用。

2. 局部用药 局部可用复方薄荷油或鼻腔润滑剂滴鼻,还可用软膏涂鼻腔。

薄荷油具有润滑鼻黏膜、刺激神经末梢、促进鼻黏膜恢复分泌功能的特点;鼻腔润滑剂滴鼻腔或用棉签涂布鼻黏膜表面,有利于鼻腔黏膜的修护,常用液体石蜡、复方薄荷石蜡油、25%葡萄糖甘油等。

3. 口服黏液促排剂 促进腺体及杯状细胞分泌增多,增强呼吸道黏膜纤毛摆动,使黏液主动排除出去,并可选择性刺激浆液分泌增多,如吉诺通等。

此外,还可以适当补充各种维生素,如维生素 A、维生素 B、维生素 C 等。

(三)干燥性鼻炎的合理用药

1. 鼻腔灌洗一日 1 次或数日 1 次,这类药物配制简便,适于长期使用。

2. 复方薄荷油无明显毒副作用,但有一定刺激性,小儿难以接受。故小儿采用 50%的蜂蜜水代替薄荷油滴鼻治疗,疗效与薄荷油点鼻治疗无明显差异。蜂蜜水味甘甜,无明显气味及刺激性,易于接受。

3. 鼻软膏切勿接触眼睛,鼻黏膜损伤者慎用。

4. 吉诺通胶囊不可打开或嚼破后服用。

变应性鼻炎

变应性鼻炎(allergic rhinitis,AR),即过敏性鼻炎,是机体接触变应原后主要由免疫球蛋白 E(immunoglobulin E，IgE)介导的鼻黏膜非感染性疾病。是耳鼻喉科疾病的常见病、多发病，可发生于任何年龄，但多见于青少年。临床上分为常年性变应性鼻炎(perennial allergic rhinitis)和季节性变应性鼻炎(seasonal allergic rhinitis)两种类型。

一、病因及发病机制

引起本病的变应原按进入人体的方式可分为吸入性和食入性两种。

1. 吸入性变应原　通过呼吸吸入鼻腔，此类变应原多悬浮于空气中。① 季节性变应性鼻炎主要由树木、野草、农作物在花粉播散季节播散到空气中的植物花粉引起，故季节性变应性鼻炎又称花粉症(pollinosis)；② 常年性变应性鼻炎主要由屋尘螨、屋尘、真菌、动物皮屑、羽绒等引起。

2. 食入性变应原　是指由消化道进入人体而引起鼻部症状的变应原物质，如牛奶、蛋类、鱼虾、肉类、水果等。

本病的发病机制实质上是由 IgE 介导的鼻黏膜的 I 型变态反应。

二、临床表现

症状可因与刺激因素接触的时间、数量以及患者的机体反应状况不同而异。

常年性变应性鼻炎随时可发作，时轻时重，或每晨起床时发作后而逐渐减轻。一般在冬季容易发病，常同全身其他变应性疾病共存。季节性变应性鼻炎，呈季节发作，多在春秋季发病，迅速出现症状，发病时间可为数小时、数天至数周不等，发作间歇期完全正常。

典型症状为鼻痒、阵发性鼻涕连续发作、大量水样鼻涕和鼻塞。具体表现如下：

1. 鼻痒和连续喷嚏　每天常有数次阵发性发作，随后出现鼻塞和流涕，尤以晨起和夜晚明显。鼻痒见于多数病人，有时鼻外、软腭、面部和外耳道等处发痒，季节性鼻炎以眼痒较为明显。

2. 大量清水样鼻涕　急性反应趋向减弱或消失时，可减少或变稠厚，若继发感染可变成黏脓样分泌物。

3. 鼻塞　程度轻重不一，单侧或双侧，间歇性或持续性，亦可为交替性。

4. 嗅觉障碍　由黏膜水肿、鼻塞而引起者，多为暂时性。因黏膜持久水肿导致嗅神经萎缩而引起者，多为持久性。

部分患者有结膜充血、水肿和眼睑肿胀等症状。

三、变应性鼻炎的治疗

（一）非药物治疗

1. 避免接触变应原　对已经明确的过敏原，应尽量避免与之接触：花粉症患者在花粉播散季节尽量减少外出；对真菌、室尘过敏者应保持室内通风、干爽等；对动物皮屑、羽毛过敏者应避免接触动物，禽鸟等。

2. 手术治疗　对部分药物和(或)免疫治疗效果不理想的患者，可考虑手术治疗。

（二）药物治疗

由于服用药物简便，效果明确，因而是治疗本病的首选措施。

1. 抗组胺药　能与炎性介质组胺竞争 H_1 受体而阻断组胺的生物效应，部分抗组胺药还兼具抗炎作用,对治疗鼻痒、喷嚏和鼻分泌物增多有效,但对缓解鼻塞作用较弱,疗程一般不少于 2 周,适用于轻度间歇性和轻度持续性变应性鼻炎,与鼻用糖皮质激素联合治疗中、重度变应性鼻炎。推荐口服或鼻用第二代或新型 H_1 抗组胺药,临床常用西替利嗪、氯雷他定等。

2. 糖皮质激素

① 鼻用激素:常用药包括曲安奈德滴鼻剂、丙酸倍氯米松气雾剂等。可有效缓解鼻塞、流涕和喷嚏等症状。对中、重度持续性患者疗程不少于 4 周。局部吸收,起效快,安全性好。

② 口服激素:糖皮质激素全身用药的机会不多,仅用于少数重症患者,疗程一般不超过 2 周,主要采用短期突击疗法,多选用泼尼松,根据患者自身肾上腺皮质激素分泌的昼夜规律,晨起空腹给药,以缓解症状。

3. 肥大细胞膜稳定剂　肥大细胞致敏后可以释放预合成和新合成的多种介质,在变应性鼻炎的发病中起重要作用。该类药物有稳定肥大细胞膜的作用,可阻止该细胞脱颗粒和释放介质。常用药物包括色甘酸钠、酮替芬等。

4. 减充血剂　多采用鼻内局部应用治疗鼻塞,对鼻充血引起的鼻塞症状有缓解作用,常用 1%(小儿用 0.5%)麻黄碱滴鼻液滴鼻或用盐酸羟甲唑啉喷雾剂喷鼻。口服减充血剂如伪麻黄碱,药效持续时间长。

5. 抗胆碱药　用于治疗鼻溢严重者,如溴化异丙托品喷鼻剂可明显减少鼻水样分泌物。

(三)特异性免疫治疗

主要用于常规药物治疗无效的成人和儿童(5 岁以上)、由尘螨导致的变应性鼻炎。变应原特异性免疫治疗常用皮下注射和舌下含服。疗程分为剂量累加阶段和剂量维持阶段,总疗程不少于 2 年。应采用标准化变应原疫苗,由具备资质的人员进行操作。

(四)变应性鼻炎的合理用药

1. 色甘酸钠口服无效,只能喷雾吸入;少数患者可有咽痛、气管刺激症状,甚至诱发哮喘,与少量异丙肾上腺素同时吸入可预防。

2. 酮替芬有与抗组胺药物类似的中枢抑制作用,服后可出现困倦感、乏力感等;少数病人服药后有口干、恶心、胃肠不适等反应。

鼻黏膜肿胀

一、病因及发病机制

鼻黏膜肿胀的病因首推感冒,其次为鼻部过敏或受到感染,再次是由慢性鼻炎、慢性鼻窦炎、过敏性鼻炎继发所致。

感冒后,病毒进入鼻黏膜细胞,导致其释放出引发炎症的物质,使鼻黏膜肿胀。

鼻部感染常见的有鼻窦炎,其病原菌大多为金黄色葡萄球菌、肺炎球菌、流感杆菌及少数肠道革兰阴性菌,鼻黏膜血管也会发生肿胀。

二、临床表现

鼻黏膜表面布满了丰富的血管和黏液腺的纤毛,鼻中隔前下部也有纤密的毛细血管网。

当其出现过敏反应或受到刺激、感染时,会迅速扩张肿胀,导致鼻塞或流涕等症状。

感冒后,鼻黏膜肿胀,产生较多的黏液性或脓性物质,当其部分溢出时,即称之为流鼻涕。

鼻部感染后,鼻黏膜血管也会发生肿胀,从而导致鼻塞。

三、鼻黏膜肿胀的治疗

（一）非药物治疗

1. 注意工作、生活环境的空气洁净,避免接触灰尘及化学气体特别是有害气体。

2. 加强锻炼,提高身体素质,通过运动,可使血液循环改善,鼻甲内的血流不致阻滞。

3. 注意保暖,气候转变极易感冒引发鼻炎,季节转换注意观看天气预报及时进行适当添衣。

4. 盐水洗鼻,可以有效预防鼻炎。

（二）药物治疗

1. 减充血剂　常用药物有伪麻黄碱、萘甲唑林、羟甲唑啉、赛洛唑啉和盐酸麻黄碱等。

2. 抗组胺药　能与炎性介质组胺竞争 H_1 受体而阻断组胺的生物效应,部分抗组胺药还兼具抗炎作用,对治疗鼻痒、喷嚏和鼻分泌物增多有效,但对缓解鼻塞作用较弱。该类药物可分为第一代抗组胺药和第二代抗组胺药两类。第一代抗组胺药有马来酸氯苯那敏和苯海拉明等。第二代抗组胺药常用的药物有阿伐斯汀和西替利嗪等。

（三）鼻黏膜肿胀的合理用药

1. 减充血剂　详见急性鼻炎的合理用药。

2. 抗组胺药　详见急性鼻炎的合理用药。

晕动病

晕动病（motion sickness）又称运动病,是因机体暴露于被动运动环境中,受到不适宜的运动环境刺激,引起定向（orientin）功能和平衡（body balance）功能失调的正常保护性应激生理反应。

一、病因及发病机制

（一）病因

运动刺激是晕动病主要的外因,此外,晕动病的发生还与遗传因素、视觉、个体体质以及客观环境（如通风不良、噪音、特殊气味）等因素有关。

1. 遗传因素　晕动症属染色体显性遗传病。对患有晕动症的家系调查资料表明,家系中每代都出现病人,男、女人数大致相等,当亲代中只有 1 人患病时,子代患病的危险为 50%,当亲代中 2 人都患病时,子代 100% 患病,其遗传规律为显性遗传,其发病概率与性别无关。

2. 视觉　当人体在移动或改变方向时,如果产生运动觉与视觉不协调就会出现眩晕。

3. 环境和个人体质　高温、高湿、通风不良、噪音、特殊气味、情绪紧张、睡眠不足、过度疲劳、饥饿或过饱、身体虚弱、内耳疾病等均易诱发晕动证。

（二）发病机制

迄今为止,晕动病的发病机制中枢神经系统在晕动病的发病过程中是如何产生作用的仍不清楚。

二、临床表现

1. 本病常在乘车、航海、飞行或其他运行数分钟至数小时后发生。

2. 初时感觉上腹不适,继有恶心、面色苍白、出冷汗,继而出现眩晕、精神抑郁、唾液分泌增多和呕吐。

3. 严重者可出现血压下降、呼吸深而慢、眼球震颤等症状。

4. 症状一般在停止运行或减速后数十分钟或几小时内消失或减轻。亦有持续数天后才逐渐恢复,并伴有精神萎靡、四肢无力。

5. 经多次发病后,症状反可减轻,甚至不发生。

三、晕动病的治疗

（一）非药物治疗

1. 抗晕锻炼　经常晕车的人平时可做一些抗晕锻炼,如练滚轮、坐轮椅、走浪桥、荡秋千等,以提高自己的耐受性。

2. 放松　乘坐交通工具时不要紧张,不要总想着会出现晕动症,可不时与人聊天以分散自己的注意力,以此来预防晕动症。

3. 睡眠充足　旅行前要有足够的睡眠,只有精神好才能提高机体对运动刺激的对抗能力。

4. 固定头部　头部适当固定,避免过度摇摆。不要看窗外飞驰而过的景物,不看书报,不玩扑克,最好闭目养神或睡眠。

5. 空气流通　最好坐于靠窗且与行驶方向一致的正向座位,以呼吸新鲜流动的空气。

（二）药物治疗

1. 抗胆碱药　抗胆碱药可减少前庭核神经元的兴奋性,同时抑制前庭神经的自发放电率。常用药物包括东莨菪碱、阿托品和山莨菪碱等。该类药物中,东莨菪碱的作用最强,效果最好,尤其对患有严重晕动病或易于患晕动病的人效果明显。

2. 抗组胺药　该类药物因对中枢活性强,可完全对抗组胺引起的胃肠道平滑肌的收缩等,起到明显的防晕和镇吐作用。常用药物有苯海拉明、茶苯海明、异丙嗪、氯苯那敏等。

3. 拟交感神经药　该类药物有激动中枢系统的作用,从而可抑制晕动病的发生。常用药物包括苯丙胺、麻黄碱、可卡因、甲基苯丙胺、维洛沙秦、苯丁胺、哌甲酯等。

4. 钙拮抗药　又称钙通道阻滞药,其用于抗晕动病的机制可能是通过扩血管作用改变血流动力学,增加脑的血液供应,相应提高了对前庭刺激的耐受能力。另外,钙拮抗药可抑制细胞的兴奋反应,使前庭受刺激时传入冲动减少。常用氟桂利嗪和桂利嗪。

5. 胃肠促动药　有加强胃肠蠕动,促进胃排空,协调胃肠运动,防止食物反流的作用。常用药物有甲氧氯普胺和多潘立酮。甲氧氯普胺还起到一定的抗晕船作用。

（三）晕动病的合理用药

1. 抗胆碱药

（1）东莨菪碱的防晕作用可能与其抑制前庭神经内耳功能或大脑皮层功能有关，可与苯海拉明合用增加疗效。

（2）东莨菪碱需控制剂量以免发生副作用。可在暴露于运动环境前半小时服用。

2. 拟交感神经药

（1）由于该类药物单独使用时大都有中枢副作用，所以常与其他类抗晕动病药物合用。常见的是与东莨菪碱等抗胆碱能药合用，以减轻对中枢的副作用，并发挥较佳的抗晕作用。

（2）该类药物有成瘾性，应严格控制用量；服用大剂量后最严重的后果就是一种毒性神经病，其症状类似偏执型精神分裂症。

（3）短期内反复用该类药物，作用可逐渐减弱（快速耐受现象），停药数小时后可以恢复。

（4）高血压、动脉硬化、冠心病、甲状腺功能亢进、神经衰弱患者、孕妇、老年及小儿禁用。

3. 钙拮抗药

（1）患有帕金森病等锥体外系①疾病时，应当慎用氟桂利嗪和桂利嗪。

（2）严格控制药物剂量，当应用维持剂量达不到治疗效果或长期应用出现锥体外系反应②时，应当减量或停服。

（3）有抑郁症病史的病人禁用氟桂利嗪和桂利嗪。

（4）驾驶员和机械操作者慎用，以免发生意外。

4. 胃肠促动药

（1）大剂量长期使用甲氧氯普胺可能导致锥体外系反应（特别是年轻人），可出现肌震颤、发音困难、共济失调等；肾衰竭，即重症慢性肾衰竭使锥体外系反应危险性增加，使用甲氧氯普胺的量应减少。

（2）嗜铬细胞瘤、乳癌、机械性肠梗阻、胃肠出血等疾病患者禁用多潘立酮。

（3）心脏病患者（心律失常）以及接受化疗的肿瘤患者应用时需慎用多潘立酮，有可能加重心律失常。

参考文献

[1] 王守儒，霍勤. 五官病学[M]. 北京：人民军医出版社，2006.

[2] 崔永华，高起学. 耳鼻咽喉—头颈外科疾病诊疗指南[M]. 北京：科学出版社，2005.

[3] 王秀兰. 临床药物治疗学：呼吸性疾病[M]. 北京：人民卫生出版社，2007.

[4] 孔维佳. 耳鼻咽喉头颈外科学[M]. 北京：人民卫生出版社，2010.

[5] 田勇泉. 耳鼻咽喉头颈外科学[M]. 北京：人民卫生出版社，2013.

[6] 中华医学会. 临床诊疗指南：耳鼻咽喉头颈外科分册[M]. 北京：人民卫生出版社，2009.

---

① 锥体外系：是人体运动系统的组成部分，其主要功能是调节肌张力、肌肉的协调运动与平衡。

② 锥体外系反应：是指肌张力增高、面容呆板、动作迟缓、肌肉震颤、流涎等帕金森综合征样症状；急性肌张力障碍，出现强迫性张口、伸舌、斜颈、呼吸运动障碍及吞咽困难；静坐不能，出现坐立不安、反复徘徊；迟发性运动障碍，出现口-舌-颊三联征，如吸吮、舔舌、咀嚼等。

[7] 中华医学会耳鼻咽喉头颈外科学分会鼻科学组. 变应性鼻炎诊断和治疗指南[J]. 柳州医学,2012 (3):205-206.

[8] 张石革,孙定人. 鼻黏膜肿胀与药物治疗[J]. 中国药房,2005(4):80.

[9] 王蓬. 鼻黏膜肿胀与药物治疗[N]. 医药养生保健报,2005-09-26.

[10] 卓杰先. 晕动症的发生、预防及体育疗法研究[J]. 柳州师专学报,2007(3):123-126

[11] 钟桂香,严佳,贺全山. 抗晕动病药物的研究进展[J]. 医药导报,2010(6):747-749.

[12] 陈谢劳,胡文祥. 抗运动病药物的研究进展[J]. 武汉工程大学学报,2007(1):25-28.

[13] 王志斌,李真真,李玲,等. 抗运动病药物研究进展[J]. 世界临床药物,2010(2):111-115.

[14] 尹磊,李敏,王海明. 抗运动病药物种类和临床应用[J]. 中华航海医学与高气压医学杂志,2004 (2):61-62.

[15] 张素珍. 眩晕症的诊断与治疗[M]. 北京:人民军医出版社,2007.

[16] 张林,黄矛. 晕动病易感性的研究[J]. 现代生物医学进展,2010(16):3157-3122.

[17] 杨贺,李巍. 慢性干燥性鼻炎的诊治[J]. 中国实用乡村医生杂志,2008(12):4-5.

（撰稿人：韩洪娜）

第八节　传染病

细菌感染性腹泻

细菌感染性腹泻(bacterial diarrhea)是指由细菌引起,以腹泻为主要表现的一组常见肠道传染病,一般为急性表现,也有病程超过 14 天的为迁延性腹泻。

一、病因及发病机制

常见的病原菌有沙门菌属、志贺菌属、大肠埃希菌、弯曲菌、耶尔森菌、金黄色葡萄球菌、副溶血性弧菌、艰难梭菌等。发病机制主要有两种,即细菌毒素介导的分泌性腹泻和细菌直接侵袭的侵袭性腹泻。

某些细菌性腹泻的患者、携带者、动物(鱼类、家畜等)是主要传播源。粪-口传播是各种细菌性腹泻的主要传播途径,亦可通过食品(如被污染的牛奶和肉制品,甚至水果、蔬菜等)、水、生活用品或苍蝇的污染而传播。人群普遍易感,彼此之间没有交叉免疫力。儿童、老年人及有免疫抑制或慢性疾病者为细菌感染性腹泻的高危人群,且易发生严重并发症。另外,外出旅游者也为本病的特殊高危人群。

二、临床表现

1. 潜伏期　短至数小时,长达数天,甚或数周;往往急性发病,仅个别起病较缓慢;临床表现轻重不一,从隐性感染或病原携带者到呈暴发型经过;病程自数天至 1~2 周不等,常为自限性,少数可复发。

2. 临床症状　胃肠道症状最为突出,包括食欲差、恶心、呕吐、腹胀、腹痛和腹泻,腹泻次数从3次/d至不计其数,粪便性状异常,呈水样便或黏液、脓血便,可有里急后重感并伴局部压痛;常伴有畏寒、发热、乏力、头晕、全身不适等表现,病情严重者,因大量失水引起脱水、电解质紊乱,甚至发生休克。

三、实验室检查

（一）外周血常规检查

一般白细胞总数升高或正常,中性粒细胞增多或伴核左移。

（二）粪便常规

肉眼观察粪便的外形、量、稠度及有无食物残渣、黏液、脓血等。不同细菌感染后粪便可呈稀水样便、洗肉水样便、脓血便、血便、黏液便等性状。

（三）粪便培养

粪便培养为确诊依据。

四、细菌感染性腹泻的治疗

（一）非药物治疗

1. 一般治疗

（1）腹泻时一般不禁食,可进流食或半流食,忌多渣油腻和刺激性食物,暂时停饮牛奶及其他乳制品,避免引起高渗性腹泻。

（2）腹泻频繁,伴有呕吐和高热等严重感染中毒症状者,应卧床休息、禁食,并鼓励多饮水。

2. 补充水和电解质

（1）口服补液盐治疗:适用于急性腹泻轻、中度脱水及重度脱水的辅助治疗,服用剂量和次数根据患者腹泻次数和脱水程度掌握。

（2）重症腹泻伴脱水、电解质紊乱、酸中毒或休克者,应建议就医。

（3）补锌:世界卫生组织（WHO）建议,一发生腹泻即补锌,可降低腹泻的病程和严重程度,以及脱水的危险。可服用锌糖浆或药片。

（二）药物治疗

1. 对症治疗　腹泻较严重者可在初期进行对症治疗,其后根据评估决定进一步药物治疗。

（1）可予阿托品类药物,但慎用或禁用阿片制剂,因其能强烈抑制肠蠕动,使肠毒素易被吸收而加重中毒或诱发中毒性巨结肠。

（2）可使用肠黏膜保护制剂如蒙脱石散（思密达）等,以吸附病原菌和毒素,并增强黏液屏障,防御病原菌的侵入。

（3）亦可使用小檗碱（黄连素）,具有良好的收敛和轻微抑菌作用,对于细菌性腹泻有一定作用。

2. 抗菌药物治疗　某些患者,如重症患者、肠道防御功能受损或免疫功能缺陷的患者,使用抗菌药物可减少疾病持续时间,减低疾病严重程度,避免感染侵袭,切断病原体在人与人之间的传播等。复方新诺明、氨苄西林等抗菌药因其使用方便、相对安全、成本较低而被广泛使用,但由于细菌耐药性的存在,对于特异性病原体可选用喹诺酮类、头孢菌素类、阿奇霉素类抗生素进行治疗,详见表 4-11。

表 4-11　细菌感染性腹泻的药物治疗

疾病	病原体	首选药物	备选药物
沙门菌属肠胃炎	沙门菌属	喹诺酮类×7 d	复方磺胺甲噁唑、氨苄西林、磷霉素
大肠埃希菌肠炎	大肠埃希菌	重症时用喹诺酮类×5 d	庆大霉素、磷霉素或呋喃唑酮
葡萄球菌食物中毒	金黄色葡萄球菌	不推荐抗菌治疗	
旅游者腹泻	急性:产肠毒素大肠埃希菌、志贺菌属、沙门菌属、弯曲杆菌、艰难梭菌等;慢性:孢子虫	拉丁美洲和非洲:左氧氟沙星 500 mg 口服 1 次;或其他氟喹诺酮类 bid×3 d 或利福霉素 200 mg 口服×3 d	东南亚及其他地方:阿奇霉素 1 g 口服 1 次或 500 mg×3 d
副溶血弧菌食物中毒	副溶血性弧菌	多西环素、呋喃唑酮×7 d	复方磺胺甲噁唑、喹诺酮类
空肠弯曲菌肠炎	空肠弯曲菌	喹诺酮类	红霉素等大环内酯类

（三）抗菌药物治疗细菌感染性腹泻的合理用药

1. 大多数细菌感染性腹泻有自限性,约 50% 的患者在 3 天内可自行缓解,故应避免所有的腹泻病人均常规给予抗生素进行治疗。

2. 喹诺酮类　常见不良反应为胃肠道反应和中枢神经系统反应,中枢神经系统反应以头晕、头痛、失眠等为主,停药后可恢复;18 岁以下未成年人慎用,妊娠期、哺乳期女性禁用;肝肾功能不全者慎用。

3. 庆大霉素　使用时每日宜分 2～3 次给药,以维持有效血药浓度,并减轻毒性反应。

4. 呋喃唑酮　用药期间饮酒可引起双硫仑样反应,表现为皮肤潮红、瘙痒、发热、头痛、恶心、腹痛、心动过速、血压升高、胸闷、烦躁等,故服药期间和停药后 5 天内,禁止饮酒。

病毒感染性腹泻

病毒感染性腹泻又称病毒性肠胃炎(viral gastroenteritis),是由肠道内病毒感染引起的,以呕吐、腹泻水样便为主要临床特征的一组急性肠道传染病。

一、病因及发病机制

有多种病毒可引起肠胃炎,其中最常见的为轮状病毒和诺罗病毒,其次为肠腺病毒和其他病毒等。病毒感染性腹泻的发生机制与细菌性腹泻的发生机制有所不同。一些病毒具有肠毒素样作用,可致肠黏膜对水和电解质的过度分泌。但大多数与腹泻有关的病毒通过其他途径引起腹泻。如轮状病毒主要通过侵犯上部小肠黏膜,致上皮细胞发生病变,使小肠腔局部形成高渗状态,吸收大量液体,引起渗透性腹泻。

二、流行病学

(一)轮状病毒

1. 传染源　为被感染的人和动物。该病毒感染后潜伏期较短,为 2～4 d。腹泻第 3～4 d 粪便中可排出大量病毒,腹泻停止则不再从粪便中排出病毒。患病婴儿的母亲带病毒率高达 70%。

2. 传播途径　主要为粪-口传播,易感者只需 10 个病毒即可感染,家庭亲密接触也是主要传播途径之一。另外,呼吸道也可能传播本病。

3. 人群易感性　轮状病毒可分为 A～G 七个组,A、B、C 三组与人类疾病有关,D～G 组仅与动物疾病有关。A 组轮状病毒主要感染婴幼儿,B 组轮状病毒主要感染青壮年,C 组轮状病毒主要感染儿童。感染后均可产生抗体。

4. 流行特征　A 组轮状病毒感染呈世界性分布,全年均可发病。在温带和亚热带地区以秋冬季为多见,是发展中国家婴幼儿秋冬腹泻的主要原因。B 组轮状病毒主要发生于中国,以暴发性流行为主,有明显季节性。C 组轮状病毒感染多为散发,偶有小规模流行。

(二)诺罗病毒

1. 传染源　主要为患者,隐性感染者也可能为传染源。感染后粪便排毒时间短暂,患病后 3～4 d 内从粪便排出病毒,其传染性持续到症状消失后 2 天。

2. 传播途径　主要为粪-口传播。可散发,也可暴发。散发病例为人-人接触感染。暴发流行通常由食物或水污染造成。当易感者接触污染物被感染后发病较快。每次暴发流行时间为 1～2 周。贝壳类生物通过过滤聚集病毒成为特殊的危险因素。

3. 人群易感性　普遍易感,但发病者以成人和大龄儿童多见。诺罗病毒抗体无明显保护性作用,故本病可反复感染。

4. 流行特征　流行地区广泛,全年发病,秋冬流行较多。常出现暴发流行。诺罗病毒引起的腹泻占急性非细菌性腹泻的 1/3 以上。

(三)肠腺病毒

1. 传染源　患者和隐性感染者为主要传染源。粪便中可持续排毒 10～14 d,通常是在腹泻停止前 2 d 到停止后 5 d。无症状的病毒携带者也可传染本病,传染性与有症状患者相同。

2. 传播途径　以粪-口传播和人-人接触传播为主要传播途径。部分患者也可由呼吸道传播感染。

3. 人群易感性　发病者多为婴幼儿,患病高峰年龄为 6～12 月龄,成人很少发病。感染后可获得一定免疫力,儿童期感染后可获得长久免疫力。

4. 流行特征　世界地区分布,全年易感,夏、秋发病率较高。以散发和地方性流行为主,暴发流行少见。

三、临床表现

腹泻,大便≥3 次/d,粪便的性状异常,可为稀便、水样便,亦可为黏液便、脓血便及血便;可伴有恶心、呕吐、食欲不振、发热、腹痛及全身不适等。病情严重者,因水分大量丢失引起脱水、电解质紊乱甚至休克。

四、实验室检查

（一）血象

外周血白细胞多为正常，少数可稍升高。

（二）大便常规

无脓细胞及红细胞，但可有少量白细胞。

（三）病原学检查

可进行电镜或免疫电镜、免疫学检测、大便培养等。

五、病毒感染性腹泻的治疗

1. 无特异性治疗，主要是针对腹泻和脱水进行对症和支持治疗。

2. 轻度脱水及电解质平衡失调可以口服等渗液或 WHO 推荐的口服补液盐（oral rehydration salts，ORS），补液治疗是 WHO 推荐的首选治疗。配方为：1 L 水中含氯化钠3.5 g，碳酸氢钠 2.5 g，氯化钾 1.5 g，葡萄糖 20 g（或蔗糖 40 g）。米汤加 ORS 液治疗婴儿脱水很有益，高渗性脱水应稀释 1 倍后再用，脱水纠正后应立即停服。慢性病毒性腹泻，尤其是轮状病毒引起的婴儿腹泻，可喂以含轮状病毒抗体的牛奶或母奶。

3. 严重脱水及电解质紊乱应静脉补液，特别是缺钾时应建议患者及时就医。

4. WHO 推荐蒙脱石散剂作为病毒性腹泻的辅助治疗，尤其是在治疗轮状病毒腹泻时疗效显著，不良反应小。常用剂量为 1 岁以下患儿 1 g，1～3 岁 1.5 g，3 岁以上及成人为 3 g，用温水 50 ml 调服，3 次/d，疗程 3 天。

5. 患者有明显痉挛性腹痛时，可口服山莨菪碱（654-2）或次水杨酸铋以减轻症状。

6. 由于小肠受损害，其吸收功能下降，故饮食宜清淡及富含水分。吐泻频繁者禁食 8～12 h 后逐步恢复正常饮食。

7. 预防中需注意管理传染源，切断传播途径；重视食品、饮水及个人卫生，加强粪便管理和水源保护；特别注意手的卫生；保持良好个人卫生习惯，不吃生冷变质食物。

蛔虫病与蛲虫病

蛔虫病

蛔虫病（ascariasis）是指似蚓蛔线虫（ascaris lumbricoides）寄生于人体肠道所致的寄生虫病。

一、病因及发病机制

吞入感染期虫卵后，在小肠孵出幼虫，随血流经肺时其代谢产物和幼虫死亡可产生炎症反应。幼虫损伤毛细血管可导致出血及细胞浸润，严重感染者肺病变可融合成片，支气管黏膜嗜酸性粒细胞浸润、炎性渗出与分泌物增多，导致支气管痉挛与哮喘。成虫寄生在空肠及回肠上段，虫体可分泌消化物质附着于肠黏膜，引起上皮细胞脱落或轻度炎症。大量成虫可缠结成团引起不完全性肠梗阻。蛔虫钻孔可引起胆道、胰管、阑尾蛔虫病等，胆道蛔虫病可并发急性胰腺炎或慢性胰腺炎。

本病为最常见的蠕虫病,世界各地均可流行,发展中国家发病率高。常为散发,也可发生集体感染。患者及带虫者含受精卵的粪便为主要传染源。猪、鸡、犬、猫、鼠等动物,以及苍蝇等昆虫,可携带虫卵或吞食后排出存活的虫卵,也可成为传染源。传播途径主要为吞入感染期蛔虫卵感染,其感染可以水、蔬菜、动物等为媒介,亦可随灰尘飞扬吸入咽部吞下而感染。普遍易感,儿童发病率高。使用未无害化处理的人粪施肥的农村,人口感染率可高达50%。

二、临床表现

1. 自吞食虫卵至成虫成熟约75日,在小肠内生存期为1～2年;小肠中有少数蛔虫感染时可无症状,大量感染可引起蛔虫病。

2. 肠道蛔虫常引起反复发作的上腹部或脐周痛,虫体的机械性刺激及其分泌的毒物和代谢产物可引起消化道功能紊乱和异性蛋白反应。

3. 儿童严重感染者,可引起营养不良、精神不安、磨牙、惊夜等。

4. 并发症:肠内蛔虫受到各种刺激后易使蛔虫骚动及钻孔,可引起严重的并发症,如胆道蛔虫症、蛔虫性肠梗阻、胰管蛔虫病等,还可能向脑、眼、耳鼻喉、气管、支气管、胸腔、腹腔、泌尿生殖道等器官移行。

三、实验室检查

1. 血常规　幼虫移行、异位蛔虫病及并发感染时血白细胞和嗜酸性粒细胞增多。

2. 病原学检查　粪涂片或饱和盐水漂浮法可查到虫卵。B超及逆行胰胆管造影有助于胆、胰、阑尾蛔虫病的诊断。

3. 影像学检查　可通过腹部彩超判断胆道蛔虫病,通过X线钡餐检查判断胃蛔虫病等。

四、蛔虫病的治疗

1. 药物治疗　蛔虫病和蛲虫病的药物治疗主要目的为驱虫、防传播,一般使用抗肠道线虫药。

(1) 甲苯达唑:又称甲苯咪唑,为苯并咪唑类衍生物。为治疗蛔虫病的首选药,可治疗单独感染或混合感染。可影响虫体多种生化代谢途径。本品是广谱高效的杀虫药,对蛔虫有杀灭作用,且对肠虫的幼虫、成虫及虫卵均有杀灭作用,故具有控制传播的意义。本品对肠虫的抑制与致死作用产生较慢,一般用药后清除肠虫需3日以上。

(2) 阿苯达唑:又称丙硫咪唑、肠虫清,是甲苯达唑的同类物。在体内代谢为亚砜类或砜类后,使寄生虫无法存活和繁殖,对蛔虫有杀灭作用。对肠道内及肠道外虫体均有效,并可杀灭蛔虫的虫卵,疗效优于甲苯达唑,但血药浓度高。

(3) 噻苯达唑:又称噻苯咪唑,是甲苯达唑的同类物。可使虫体肌肉痉挛性麻痹。是本类中作用最强的广谱驱虫药,对人、家禽、家畜的蛔虫的成虫、幼虫及虫卵均有杀灭作用。但其首选用于粪类圆线虫病的治疗,也用于蛔虫混合感染的治疗。

(4) 左旋咪唑:为四咪唑的左旋体,可抑制虫体肌肉琥珀酸脱氨酶的活性,阻断延胡索酸还原为琥珀酸,当虫体与之接触时,能使其神经肌肉去极化,致使其肌肉发生持续性收缩而麻痹,同时本品的拟胆碱作用有利于虫体排出。此外,本品对虫体的微管结构也可能有抑制作用。本品对蛔虫有杀灭作用,且抗蛔虫作用较强。

(5)噻嘧啶:为人工合成四氢嘧啶衍生物,其枸橼酸盐称为驱虫灵,是一种去极化型神经肌肉阻滞剂,通过抑制胆碱酯酶,对寄生虫的神经肌产生阻滞作用,从而麻痹虫体使之停止活动,安全排出体外。本品为广谱抗肠蠕虫药,对蛔虫有效。

(6)哌嗪:本品具有麻痹蛔虫肌肉的作用,使蛔虫不能附着在宿主肠壁,肠蠕动时随粪便排出。常用其枸橼酸盐(驱蛔灵)和磷酸盐,低毒、高效,但服药时间较长。在麻痹蛔虫前没有兴奋作用,故使用较为安全。

2. 蛔虫病的合理用药

(1)动物试验证明甲苯达唑、阿苯达唑、噻嘧啶有致畸作用,故孕妇及2岁以下儿童禁用。

(2)噻苯达唑不宜单独用于驱除蛔虫,以防止刺激蛔虫向口腔或鼻腔等器官移行;另外,噻苯达唑的不良反应较甲苯达唑和阿苯达唑多,治疗时常见恶心、呕吐、腹泻、皮疹、嗜睡、乏力、白细胞减少、心动过缓或低血压等症状。

(3)左旋咪唑的不良反应随剂量而变化,单剂量用药治疗蛔虫病时,常见有恶心、呕吐、头晕、乏力等较轻的不良反应;大剂量反复用药时,可出现发热、肌肉痛、关节痛、中性粒细胞和血小板减少、光敏反应或过敏反应;妊娠早期、肝功能异常者慎用,活动性肝炎患者禁用。

(4)噻嘧啶与哌嗪有拮抗作用,不宜合用。

蛲虫病

蛲虫病(enterobiasis)是指由蠕形住肠线虫(enterobius vermicularis,蛲虫)寄生于人体肠道而引起的传染病。这两种寄生虫均属于常见感染肠道的线虫类蠕虫。

一、病因及发病机制

蛲虫头部可刺入肠黏膜,偶尔可深入黏膜下层,引起炎症及微小溃疡。由于蛲虫寄生期短暂,故肠黏膜病变一般较轻。蛲虫偶尔可穿破肠壁,侵入腹腔或阑尾,诱发急性或亚急性炎症反应。极少数女性患者可发生异位寄生,如侵入阴道、子宫、输卵管等,引起相应部位的炎症。雌虫在肛门周围爬行、产卵可致局部瘙痒,长期慢性刺激及搔抓产生局部皮肤损伤、出血和继发感染。

本病世界各地均可流行,发展中国家发病率高于发达国家;温带、寒带地区感染率高于热带,尤以居住拥挤、卫生条件差的地区多见。人是蛲虫唯一的终宿主,患者是唯一的传染源,排出的虫卵具有传染性。传播途径主要经消化道传播。普遍易感,多为儿童,有家庭聚集性。

二、临床表现

1. 一般症状轻微,主要表现为夜间肛门及阴部奇痒,因而失眠、烦躁不安、惊夜等;有时有食欲不振、腹痛、恶心等消化道症状。

2. 偶有蛲虫侵入泌尿系统或女性生殖系统,引起尿频、阴道炎、输卵管炎或腹膜炎。

三、实验室检查

1. 成虫检查　根据雌虫的生活习性,于患者入睡后1~3 h,可在其肛门、会阴、内衣等处找到成虫。

2. 虫卵检查　最常用棉签拭子法及透明胶纸粘贴法。一般于清晨便前检查,连续检查3~5次,检出率可接近100%。由于雌虫多不在肠道内产卵,因此粪虫卵检出率小于50%。

四、蛲虫病的治疗

1. 药物治疗　同蛔虫病的药物治疗,但部分有所差别。

(1)恩波吡维铵:即扑蛲灵,为青铵染料。为治疗蛲虫感染的首选药。可干扰蛲虫的呼吸系统,抑制需氧呼吸;同时又抑制蛲虫转运糖的酶系统,阻碍其对葡萄糖吸收而杀灭蛲虫。

(2)甲苯达唑:非治疗蛲虫感染的首选药。

(3)左旋咪唑:虽对蛲虫有杀灭作用,但抗蛲虫作用较弱。

(4)哌嗪:较少用于抗蛲虫。

2. 蛲虫病的合理用药　同蛔虫病的合理用药,但部分有所不同。值得指出的是,恩波吡维铵不良反应少,偶见呕吐、腹痛、腹泻或光敏反应,可染红大便,不慎亦可染红衣裤,肠胃炎症时不宜使用。

参考文献

[1] 杨绍基. 传染病学[M]. 8版. 北京:人民卫生出版社,2013.

[2] 廖端芳,姚继红. 临床药物治疗学[M]. 北京:科学出版社,2009.

[3] 陈立,赵志刚. 临床药物治疗学[M]. 北京:清华大学出版社,2012.

[4] 鲁春燕,张建娜. 消化系统疾病药物治疗学[M]. 北京:化学工业出版社,2010.

[5] 郑长青. 消化内科用药常规与禁忌[M]. 北京:人民军医出版社,2011.

[6] 杨宝峰. 药理学[M]. 8版. 北京:人民卫生出版社,2013.

(撰稿人:陈蕾)

第九节　皮肤病

接触性皮炎

接触性皮炎(contact dermatitis)是由于皮肤或黏膜接触外源性物质后,在接触部位所发生的急性或慢性炎症反应。依据发病机制和临床表现可分为刺激性接触性皮炎和变态反应性接触性皮炎。

一、病因及发病机制

（一）病因

接触性皮炎的病因是皮肤或黏膜接触致病的外源性物质。能引起接触性皮炎的外源性物质很多，主要有动物性、植物性和化学性三种。动物性如毒毛、动物的毒素等；植物性如生漆、荨麻、补骨脂等；化学性如化妆品、镍、铬、塑料、香料、杀虫剂、染料等。

（二）发病机制

接触性皮炎的发病机制有原发性刺激和变态反应。

原发性刺激：接触物对皮肤有强烈的刺激性和毒性作用，无个体选择性，任何人接触后都会在接触部位发生皮炎，而无潜伏期，如强酸、强碱、斑蝥或某些刺激性较强、浓度较大的化学物质等。

变态反应：主要为Ⅳ型变态反应*（迟发性变态反应）。接触物基本上无刺激性，变应原作用于少数具有特异性过敏体质的皮肤或黏膜。

二、临床表现

（一）刺激性接触性皮炎

接触物本身对皮肤具有直接的刺激作用，任何人接触后均可发生。刺激性接触性皮炎又分为急性刺激性和累积性刺激性两种。皮肤接触强刺激剂后，迅速出现红斑、水疱、大疱、糜烂甚至坏死、溃疡；皮肤反复接触弱刺激性物质可出现红斑、鳞屑、皮肤干燥或皲裂等，也可呈湿疹样改变。皮损边界较清，形状与接触物范围一致，分布不一定对称。皮损好发于暴露部位，手最常受累，患者自觉瘙痒、烧灼或疼痛感。

（二）变态反应性接触性皮炎

1. 发病时间　初次接触过敏原后不立即发病，需要 4～20 天潜伏期（平均 7～8 天），使机体先致敏、再次接触该变应原后可在 12～64 h 发生皮炎。

2. 发病部位　常发生在过敏原直接接触的皮肤部位和远离部位，也可在接触过敏原多年无症状后突然发病。

3. 发病表现　急性期皮炎的皮损为红斑、丘疹、水疱或大疱、糜烂、渗出、结痂，且边界清楚。慢性期则为暗红斑、皮肤增厚、苔藓样变、皲裂，好发于暴露部位。当接触物为粉尘、气体或机体高度敏感时，皮损可泛发而无一定的鲜明界限。自觉瘙痒、烧灼感或胀痛感，严重病例可有全身反应，如发热、畏寒、头痛、恶心等。

三、接触性皮炎的治疗

（一）非药物治疗

应细致询问病史，找出致敏物和刺激物，当病因去除后，再给以适当处理，则能迅速痊愈。治疗中避免接触一切外来刺激性、易致敏物质，以免加重病情。

---

*　Ⅳ型变态反应又称迟发型超敏反应，属细胞免疫，系由抗原与致敏 T 细胞直接作用，释放淋巴因子，引起淋巴细胞为主的单核细胞浸润，导致组织损伤性病变。

（二）药物治疗

1. 全身治疗

（1）抗组胺类药物：抗组胺类药物与组胺竞争靶细胞膜上的受体，使组胺不能发挥其致病作用。

第一代抗组胺药物与组胺竞争结合效应细胞上的 H_1 受体，拮抗组胺引起血管扩张和通透性增加，减少皮肤红斑水肿；具有脂溶性，易穿透血-脑脊液屏障，有不同程度中枢神经系统的抑制作用，可镇静止痒。代表药物有苯海拉明、氯苯那敏、赛庚啶、酮替芬、羟嗪等。可选用其中一种口服，有较好的止痒效果。

第二代抗组胺药物有较强的抗组胺作用和 H_1 受体的高选择性；脂溶性差，不易穿透血-脑脊液屏障。常用的第二代抗组胺药物有西替利嗪、氯雷他定、特非那定、皿治林、阿司咪唑等。

（2）维生素 C：常与抗组胺类药联合应用，可增强毛细血管壁的致密度，降低其通透性，亦有拮抗组胺和缓激肽的作用，故能增强抗组胺药的治疗效果。口服 0.1～0.3 g/次，3 次/d。

（3）皮质类固醇激素：急性严重或泛发性变态反应性接触性皮炎患者，应短期应用皮质类固醇口服。皮质类固醇激素对人体的作用与剂量有关，临床上主要利用它的超生理剂量抗炎、抗过敏、抗纤维化、抑制免疫、抗毒素和抗休克等药理作用来治疗皮肤病。代表药物有泼尼松，30～40 mg/d。

（4）继发感染者，应同时应用有效抗生素内服。

2. 局部治疗　根据病因及皮损特点选择适当的剂型和药物。

（1）急性期：轻度红肿、丘疹、水疱而无渗液时，选择炉甘石洗剂外涂，1 次/2 h。洗剂外用于皮肤后水分很快挥发，留下粉剂均匀地黏在皮肤表面，因此具有散热、止痒、收敛、干燥和消炎作用。也可外用皮质类固醇激素霜剂，如 0.1％泼尼松冷霜、0.1％曲安西龙（去炎松）冷霜等。

急性皮炎有明显的渗液者，应用开放性湿敷溶液。可使皮肤血管收缩、血行减慢，新陈代谢降低，达到止痒、消炎、清洁皮损及抑制渗出的作用。常用的湿敷溶液有 3％硼酸液、生理盐水、庆大霉素生理盐水、地塞米松生理盐水。

（2）亚急性期：红肿、水疱及渗出明显减轻时，采用氧化锌糊剂包敷，每日 1 次，或外涂，每日 2～3 次；皮质类固醇激素乳剂也可选用。

（3）慢性期：一般选用皮质类固醇激素软膏或霜剂外用，软膏能软化痂皮，去除鳞屑，增强药物渗透性及黏着性，使软膏中药物容易被吸收，作用渗入持久。常用的有 0.1％泼尼松冷霜、1％氢化可的松软膏、复方地塞米松乳膏（皮炎平霜）、醋酸氟轻松软膏（肤轻松霜）、丙酸氯倍他索软膏（恩肤霜）、卤美他松霜等，每日 2～3 次。

（三）接触性皮炎的合理用药

1. 抗组胺类药物

（1）第一代抗组胺药物有镇静、嗜睡作用，故驾驶员、高空作业者、机器操作者禁用。

（2）老年人、青光眼和尿潴留病人不宜用兼有抗胆碱作用的抗组胺药，如赛庚啶等。

（3）某些抗组胺药如羟嗪（安泰乐）可引起畸胎，故孕妇禁用。

（4）应用酮替芬者，在服药期应定期检查肝功能。

（5）长期服用本药可引起食欲增进和体重增加，以酮替芬尤为常见。

（6）心脏毒性作用，第二代抗组胺药可诱发心律失常。

（7）本类药物长期应用可产生耐药性，需经常更换使用。

（8）服药时勿同时应用可引起组胺非特异性释放的药物，如多黏菌素、金霉素、鸦片制剂及维生素 B_1 等。

（9）应用特非那定和阿司咪唑时，勿同时服用大环内酯类抗生素、酮康唑、伊曲康唑、西咪替丁，以免增加心脏毒性作用。

（10）需长期用药者，见效后可逐渐减量维持，症状完全控制后应再服一段时间，以减少复发。

2. 维生素 C

（1）维生素 C 毒性虽低，但大剂量口服可引起恶心、呕吐、腹痛、腹泻。

（2）维生素 C 与维生素 B_2 或复方维生素 B 或维生素 K 并用后，可导致维生素 C 和其他三种药的作用减弱或消失。

（3）维生素 C 不能与多种抗生素配伍应用，如四环素类、乳糖红霉素、两性霉素 B、氯霉素、青霉素、庆大霉素等；磺胺类药与大剂量维生素 C 合用也可引起结晶尿，造成肾损害。

3. 皮质类固醇激素

（1）长期大剂量应用者易发生下列不良反应：皮肤萎缩、多毛、血栓形成、出血倾向、骨质疏松、高血糖，诱发和加重溃疡病、神经精神症状、青光眼等。

（2）该药禁忌证包括：严重精神病、肾上腺皮质功能亢进症、活动性溃疡病、活动性肺结核、中度以上的糖尿病、严重高血压、妊娠早期和产褥期。

（3）长期治疗者需限制钠摄入，加用制酸剂，补充钙、钾，定期应用蛋白同化激素，警惕感染、糖尿病、高血压、白内障等的发生，有酒精过敏者忌用氢化可的松针剂。

湿　疹

湿疹（eczema）是由多种内外因素所致的一种具有明显渗出倾向的皮肤炎症。其特点为自觉剧烈瘙痒，皮损多样性，对称分布，有渗出倾向，慢性病程，易反复发作。

一、病因及发病机制

湿疹的病因复杂，一般认为与变态反应、遗传因素、某些全身性疾病等密切相关，一般是由多种内外因素相互作用引起，如消化功能失调、内分泌失调、神经精神因素、体内存在慢性病灶、生活环境、气候条件（冷、热、潮湿、干燥）、日常用品、饮食习惯等。其中，湿疹为变态反应性疾病，发病机制可能与Ⅳ型变态反应有关。

二、临床表现

根据皮损表现，可以将湿疹分为急性、亚急性、慢性三种类型。多为对称性，皮损中央较重，边缘较轻，边界模糊，常伴有剧痒。

（一）急性湿疹

皮损呈多形性，为红斑基础上针头至粟粒大小的丘疹、丘疱疹、小水疱，瘙痒后出现糜烂、渗液、皮疹，常融合成片，病变中心较重，逐渐向周围蔓延，边界不清。当合并感染时可形成脓疱、脓液渗出或结脓痂，局部淋巴结可肿大。感染严重时多伴有发热等全身症状。自然病程2～3周,常转为慢性,反复发作。

（二）亚急性湿疹

多由急性转变而来,特点为炎症减轻,渗液停止且伴有少许脱屑现象。皮损以小丘疹、鳞屑和结痂为主,可有轻度浸润,自觉仍有剧烈瘙痒。

（三）慢性湿疹

可由急性、亚急性皮损反复发作迁徙而成,亦可一开始即成慢性炎症。表现为患部皮肤浸润、增厚,色素沉着,表面粗糙,覆以少许糠秕样鳞屑,个别有不同程度的苔藓样变。病情时轻时重,延续数月或更久。自觉有明显瘙痒,常呈阵发性。

三、湿疹的治疗

（一）非药物治疗

去除病因,避免再接触,避免长期食用辛辣腥膻等食物,避免过度疲劳和精神过度紧张,注意皮肤卫生,不用热水及盐水烫洗皮肤。

（二）药物治疗

1. 内用药物

（1）抗组胺类药物:第一代和第二代抗组胺药物均可选用,可单用,可交替使用,亦可联合使用。作用机制同接触性皮炎。

第一代抗组胺药物常用的有氯苯那敏（扑尔敏）、苯海拉明、赛庚啶等。氯苯那敏有较强的抗过敏作用,中枢镇静作用和抗胆碱作用比其他抗组胺药小;常用的第二代抗组胺药物有阿伐斯汀、西替利嗪、阿司咪唑等。西替利嗪具有选择性的抗H_1受体特性,且中枢镇静作用小。

（2）镇静剂:因湿疹瘙痒严重,影响睡眠,故在服用抗组胺类药物时需同时服用镇静剂,如地西泮、谷维素等。

（3）抗生素:有继发感染时应给予有效抗生素治疗,根据继发感染情况选用相应的抗生素药物治疗。

（4）糖皮质激素:糖皮质激素具有抗炎、抗过敏、抗病毒和抗休克多方面作用。用于接触性皮炎、急性湿疹能使肿胀迅速消退,渗液明显减少。对多种治疗效果不明显者,可根据病情轻重,短期应用糖皮质激素,待症状减轻后逐渐减量至停药。可静滴去氢化可的松或口服泼尼松。

2. 外用药物

（1）急性湿疹:无渗透时可外用炉甘石洗剂,或选用3％硼酸溶液冷湿敷;渗液多时可选用1∶8 000高锰酸钾溶液、3％硼酸溶液冷湿敷;当渗液减少时,外涂3％黑豆馏油、氧化锌糊剂或皮质激素霜剂;有继发感染者可用0.1％依沙吖啶溶液湿敷,或选用皮康霜、复方酮康唑软膏和派瑞松等含抗生素的制剂外涂。

（2）慢性湿疹:可外用皮质类固醇激素制剂,如曲安西龙尿素软膏、恩肤霜等;皮损局限者可用曲安奈德新霉素贴膏（肤疾宁贴膏）外贴,或用曲安奈德混悬液作局部封闭,也可外涂10％～20％黑豆馏油软膏、乙氧苯柳胺软膏等。

四、湿疹的合理用药

1. 婴儿湿疹　不宜外用刺激性药物,不任意用热水及肥皂水烫洗,以免皮疹加重。婴儿湿疹在发病期不要注射防疫针,不要接触种过痘或单纯疱疹患者,以免引起牛痘样湿疹。

2. 镇静剂

(1)地西泮宜短期或间断性用药,尽可能应用控制症状的最低剂量,停药时逐渐减少剂量。因为长期应用不仅会产生耐受性,而且还会产生精神和躯体依赖性,形成躯体依赖性后停用本药出现戒断症状(如失眠、焦虑、兴奋、心动过速、呕吐、出汗及震颤,甚至惊厥,以及感冒样症状、感觉障碍等)。

(2)老年患者、肝肾功能不全、呼吸功能不全、青光眼、重症肌无力等慎用地西泮。

(3)胃及十二指肠溃疡患者慎用谷维素。

3. 其他药物　详见接触性皮炎的合理用药。

荨麻疹

荨麻疹(urticaria),俗称风疹块,是一种由内外多种致敏因素引起的,以起风团为主要临床表现的常见皮肤病,部分病例累及胃肠、呼吸及内分泌系统。

一、病因及发病机制

荨麻疹一般分为急性、慢性和特殊类型的荨麻疹。急性荨麻疹整个病程短于 6 周,多数能治愈,并能找到病因,如感染、药物、食物、接触过敏等;慢性荨麻疹病程超过 6 周,反复发作,常难找到病因。

二、临床表现

1. 急性荨麻疹

(1)皮疹为大小不等的风团,色鲜红,也可为苍白色,孤立散在或融合成片,数小时内风团减轻,变为红斑而逐渐消失,但不断有新的风团出现。

(2)病情严重者可有烦躁、心慌、恶心、呕吐等症状,甚至血压下降,发生过敏性休克样症状;有的可因累及胃肠道黏膜而出现腹痛、恶心、呕吐、腹泻,有的似急腹症,有的因食管水肿有进食困难;累及喉头黏膜时,可出现喉头水肿、呼吸困难,甚至窒息。如有高热、寒战等全身中毒症状,应注意有无严重感染的可能。约有 90% 的急性荨麻疹在 2～3 周后症状消失,不再复发。

2. 慢性荨麻疹　全身症状一般较轻,风团时多时少,反复发作,病程在 6 周以上。大多数患者不能找到病因,有约 50% 的病人在 5 年内病情减轻,约 20% 患者病程可长达 20 年以上。

3. 特殊类型荨麻疹

(1)皮肤划痕症:亦称人工荨麻疹。用钝器划或用手搔抓皮肤后,沿着划痕发生条状隆起,并有瘙痒,不久即消退。

(2)寒冷性荨麻疹:较常见。可分为家族性(较罕见)和获得性两种。好发于面部、手背等暴露部位,在接触冷物、冷空气、冷风或食冷物后,发生红斑、风团,有轻到中度瘙痒。如户外游泳或冷水浴可全身泛发。多合并血管性水肿,遇热后风团可很快消退。皮损泛发者可有面部潮红、头痛、寒战、心动过速、消化道症状,甚至呼吸困难,意识丧失等。

(3)胆碱能性荨麻疹:即小丘疹状荨麻疹。在热水浴,进食辛辣的食物、饮料,饮酒,情绪紧张,工作紧张,剧烈运动等刺激后数分钟发生风团。风团直径为 $1\sim3$ mm,周围有轻重不等的红晕。可于 $20\sim60$ min 内消退,亦可长达 3 h。泛发者可伴有乙酰胆碱的全身反应,如头痛、脉缓、流涎、瞳孔缩小及痉挛性腹痛、呕吐、腹泻等。重者可致晕厥、低血症等过敏性休克症状。

(4)日光性荨麻疹:较少见。皮肤日光照后发生红斑、风团,伴痒或痛,光激发试验能诱发皮损。风团除发生于暴露日光部位的皮肤外,也可发生于非暴露部位。严重时可发生弥漫性皮肤水肿,并可伴有全身反应,如畏寒、头痛、乏力、腹痛,甚至晕厥。

(5)压迫性荨麻疹:身体受压部位如臀部、上肢、掌跖等处受一定压力后,$4\sim8$ h,局部发生水肿胀性斑块,累及真皮和皮下组织,多数有痒感,或灼痛、刺痛等。一般持续 $8\sim12$ 小时后可消退。

(6)血清病性荨麻疹:由异体血清、疫苗或药物引起;皮损以充血性环状风团为多见,伴发热、关节痛、淋巴结肿大。

三、荨麻疹的治疗

(一)非药物治疗

1. 询问病史或全面检查,找出并去除病因。

2. 对于慢性荨麻疹患者,应尽力远离诱因以防加重病情。

3. 各型患者应注意饮食,以清淡为主。

(二)药物治疗

1. 全身治疗

(1)抗组胺药:抗组胺药是本病的主要治疗药物。急性荨麻疹可选用 $1\sim2$ 种抗组胺药物。慢性荨麻疹一般也以抗组胺治疗为主,一种抗组胺药物无效时,可 $2\sim3$ 种同时给药。

① H_1 受体拮抗剂:应作为本病的首选药物,竞争性地与靶细胞的 H_1 受体结合,使组胺无受体、失去作用。此类药物还有抗其他炎性介质及抑制血管渗出作用。常用的有氯苯那敏、异丙嗪、赛庚啶、阿司咪唑、氯雷他定等。

② H_2 受体拮抗剂:主要抑制组胺对 H_2 受体的作用,有抑制胃液分泌,增强细胞免疫功能的作用。此类药与 H_1 受体拮抗剂联合使用对急性荨麻疹及其他各型荨麻疹的疗效比单独使用 H_1 受体拮抗剂好,常用西咪替丁、雷尼替丁。对于顽固性荨麻疹可试用 H_1 受体拮抗剂与 H_2 受体拮抗剂如西咪替丁、雷尼替丁联合使用。

(2)皮质类固醇激素:皮质类固醇激素对人体的作用与剂量有关,临床上主要利用它的超生理剂量抗炎、抗过敏、抗纤维化、抑制免疫、抗毒素和抗休克等药理作用来治疗皮肤病。适用于重症,伴全身症状的急性荨麻疹、血清病性及压迫性荨麻疹。一般常用泼尼松或氢化可的松。

(3)氨茶碱:能抑制组胺等过敏介质释放,如有支气管痉挛选用。与 H_1 受体拮抗剂合用对喉水肿者效果显著,亦可用于慢性荨麻疹。

(4)解痉药物:急性荨麻疹如有腹痛者可给予山莨菪碱、阿托品等,可解除胃肠平滑肌痉挛，缓解疼痛。

（5）钙剂：钙剂是一种非特异性抗过敏药，能降低毛细血管通透性，增加血管壁致密度，对中枢神经有轻度抑制作用，故具有消炎、抗渗出、止痒、消肿等作用，与抗组胺药联用。常用葡萄糖酸钙。

（6）维生素 C：有拮抗组胺和缓激肽作用，降低机体敏感性，与抗组胺药联用。

（7）肥大细胞膜稳定剂：色甘酸钠可用于运动诱发的荨麻疹和血管性水肿。

2. 局部治疗　原则为对症止痒，选用温和、止痒、收敛制剂，例如炉甘石，1%～2%薄荷脑，2%苯酚，3%水杨酸等配成酊剂或洗剂外用。

局部使用遮光剂，对日光性荨麻疹有效，如 5%对氨苯甲酸酊、二氧化钛霜、氧化锌软膏等。

（三）荨麻疹的合理用药

1. 抗组胺药物的给药时间可根据风团的发生时间进行调整，例如晨起较多，则临睡前应给予较大剂量；若临睡时多，则晚饭后给予较大剂量。风团控制后，可持续再服药月余，并逐渐减量。

2. 氨茶碱

（1）联合应用氨茶碱、激素和抗胆碱药物具有协同作用。

（2）由于茶碱类药物的"治疗窗"窄，其代谢存在较大的个体差异，可引起心律失常、血压下降甚至死亡，在有条件的情况下应监测其血药浓度，及时调整浓度和滴速。

（3）影响茶碱类药物代谢的因素较多，如发热性疾病、妊娠，抗结核治疗可以降低茶碱的血药浓度；而肝脏疾患、充血性心力衰竭以及合用西咪替丁或喹诺酮类、大环内酯类等药物均可影响茶碱代谢而使其排泄减慢，增加茶碱的毒性作用，应引起临床医师的重视，并酌情调整剂量。

3. 解痉药物

（1）该类药物可抑制中枢神经系统，引起嗜睡、视物模糊、口干、肠胃和呼吸道分泌物减少、注意力不易集中、记忆力下降等。

（2）青光眼、前列腺肥大患者禁用阿托品、山莨菪碱等药物。

4. 肾上腺素

（1）器质性心脏病、高血压病、冠状动脉病、心源性哮喘、阻塞性心肌病、心律失常，尤其是室性心律失常、甲亢及糖尿病患者，以及脑组织挫伤、分娩患者禁用肾上腺素。

（2）长期大量应用肾上腺素可致耐药性，停药数天后，耐药性消失。

（3）用于过敏性休克时，应补充血容量，以抵消血管渗透性增加所致的有效血容量不足。

5. 色甘酸钠的用法用量，口服 100～400 mg/次，4 次/d，饭前 10～30 min 或睡前服用。

6. 寒冷季节、高热病人、幼儿及年老体弱者不宜大面积涂用局部洗剂或酊剂，以免体温过多散失。

7. 其他药物　详见接触性皮炎的合理用药。

痤　疮

痤疮(acne)是一种毛囊及囊皮脂腺的慢性炎症性皮肤病,多发于颜面、胸、背部等富含皮脂腺的部位,是皮肤科常见的病症之一。

一、病因及发病机制

痤疮发生的原因很多,发病机制也很复杂。其中,内分泌影响及皮脂分泌增加、毛囊皮脂腺导管的异常角化和微生物如丙酸杆菌的作用是痤疮的重要病因。此外,遗传、高脂肪、高糖及刺激性饮食、情绪紧张和某些药物的应用如异烟肼、糖皮质激素等亦可诱发痤疮的发生。

二、临床表现

痤疮多发于青春期男女,常见于面、额部,其次胸、背及肩部等皮脂溢出部位。皮损初起为与毛囊一致的圆锥形丘疹称粉刺,分为开放性的黑头粉刺和闭合性的白头粉刺,同时伴有炎症损害如炎性丘疹、脓丘疹、脓疱、结节、囊肿等。痤疮病程慢性,时轻时重,多数至青春期逐渐缓解,少数患者至中年期方愈,可遗留色素沉着、瘢痕。

临床上根据病情的严重程度,采用Pillsbury分类法将痤疮分为Ⅰ～Ⅳ度:

Ⅰ度(轻度):散发至多发的黑头粉刺,可伴散在分布的炎性丘疹。

Ⅱ度(中等度):Ⅰ度＋炎症性皮损数目增加,出现浅在性脓疱,但局限于颜面。

Ⅲ度(重度):Ⅱ度＋深在性脓疱,分布于颜面、颈部和胸背部。

Ⅳ度(重度～集簇性):Ⅲ度＋结节、囊肿,伴瘢痕形成,发生于上半身。

三、痤疮的治疗

(一)一般处理

1. 避免使用含油脂及粉质过多的化妆品及皮质类固醇制剂。

2. 常用温水洗涤患处,使用香肥皂。

3. 避免挤捏、搔抓等刺激。

4. 少吃刺激性食物,控制高脂和糖类饮食。

5. 纠正便秘,禁用溴、碘类药物。

(二)药物治疗

1. 外用药物

以粉刺、丘疹、脓疱患者为主。

(1)维A酸类:有角质溶解及剥落作用,可使粉刺表面的角质栓易于去除,脂栓易于排出,常用0.05％～0.1％维A酸霜。

(2)过氧苯甲酰制剂:有杀菌及抑制皮脂分泌的作用,可明显减少痤疮丙酸杆菌数量,还具有抑制粉刺形成的作用。常用5％～10％过氧苯甲酰凝胶或霜剂、红霉素过氧苯甲酰凝胶。

(3)抗菌药物:常用1％林可霉素醑、2％～4％红霉素乙醇。

(4)其他:具有抑制真菌、寄生虫和细菌以及降低皮肤游离脂肪含量的常用外用药物包括2.5％硫化硒洗剂,5％硫黄洗剂,1％～2％水杨酸酊等。

2. 内用药物

结节、囊肿或皮损数量多、炎症显著的重症痤疮患者,可服用药品。

（1）抗菌药物

① 四环素类:常用的是四环素,对其他抗生素无效的病例常用米诺环素有效,其脂溶性好,易于进入皮脂腺,抗菌效果显著。

② 大环内酯类:主要是红霉素。

（2）维 A 酸类药物:可使毛囊角化趋于正常,促进粉刺中皮脂的排出,抑制新粉刺的形成,减轻炎症反应,并对痤疮丙酸杆菌有抑制作用。严重痤疮,可口服 13-顺维 A 酸。

（3）维生素类:维生素 A 有抑制毛囊角化和脂质的过氧化物形成的作用,口服维生素 A,≤5 万 U/每次,3 次/d。还可口服维生素 B$_2$、维生素 B$_6$、维生素 E。

（4）皮质类固醇:适用于严重的结节囊肿性痤疮、聚合性痤疮的炎症期和爆发性痤疮,可口服小剂量泼尼松。

（5）抗雄激素药物:螺内酯、西咪替丁等主要用于严重的或顽固性妇女痤疮,不作为常规用药。

（三）痤疮的合理用药

1. 维 A 酸

（1）维 A 酸用于治疗痤疮,初始时可出现红斑、灼痛或脱屑等反应,继续用药 2～3 周后出现治疗效果,一般须 6 周达到最大疗效。

（2）不宜长期连续大剂量摄入维生素 A。成人连续数月摄入 5 万 U 以上维生素 A 会引起中毒现象。

（3）不宜涂敷于皮肤皱褶部如腋窝、腹股沟处。

（4）不宜接触眼或黏膜部。

（5）用药部位要避免强烈的日光照射,宜在晚间睡前应用,对患有急性或亚急性皮炎、湿疹及妊娠期妇女禁用。

（6）维 A 酸与过氧苯甲酰联合应用时,在同一时间、同一部位应用有物理性配伍禁忌,应早晚交替使用,即夜间睡前应用维 A 酸凝胶或乳膏,晨起洗漱后应用过氧苯甲酰凝胶。如单独应用维 A 酸,初始时宜采用低浓度 0.025％～0.03％制剂;耐受后应用 0.05％～0.1％制剂。与有光敏感性药物合用有增加光敏感的危险。

2. 过氧苯甲酰

（1）皮肤有急性炎症及破损患者禁用红霉素过氧苯甲酰凝胶。

（2）妊娠及哺乳期妇女、儿童慎用。

（3）使用时注意避免接触眼、鼻、口腔黏膜。

（4）若与其他抗痤疮药(硫黄、维 A 酸)合用可加重对皮肤的刺激性,也可引起皮肤干燥、瘙痒、红斑、接触性皮炎,若出现刺激性加重时应立即停药。

（5）过氧苯甲酰能漂白毛发,不宜用在有毛发的部位,接触衣服后也易因氧化作用而脱色。

3. 抗生素类药物

（1）为减少痤疮丙酸杆菌的耐药性,应尽可能使用非抗生素类抗菌药物。

（2）如应用某种抗生素有效,可重复使用数疗程,疗程的间歇期配合使用过氧苯甲酰外用制剂。

（3）外用抗生素的疗程为 4～8 周，在此基础上一旦没有用药指征，即应停药。

4. 抗雄激素药物

（1）长期应用螺内酯可见男性乳房发育、性欲丧失、阳痿，女性月经不规则、乳房胀痛。此外有高血钾症，偶发头痛、嗜睡及消化症状。

（2）高血钾者禁用，无尿、低钠血症、肝肾功能不全、酸中毒、乳房增大或月经不调者慎用螺内酯。

手足癣

手足癣(tinea manuum and tinea pedis)是手癣和足癣的总称。手癣和足癣是发生在手掌和足跖以及指(趾)间的皮肤癣菌感染，亦可波及手、足背及腕、踝部，是临床上最常见的真菌性皮肤病。

一、病因及发病机制

（一）病因

致病菌已成为我国当前手足癣的主要致病菌，主要为红色毛癣菌，占 60% 以上。其他的致病菌包括癣毛癣菌、絮状表皮癣菌、断发毛癣菌等。

直接接触感染部位、使用患者的鞋袜和日常用品是手足癣的主要传播方式。手足癣还与自然和社会因素有关。地理、环境、湿度、温度等自然因素都会改变皮肤真菌的生存条件；劳动、居住条件、文化、卫生状况等社会因素影响皮肤的防御能力。

（二）发病机制

皮肤癣菌在底物的诱导下产生多种蛋白水解酶，进一步分解各种蛋白，为其生长代谢提供所需的养分，并向周围组织扩散及侵入更深的组织。此外，真菌的代谢产物作为抗原可刺激机体产生抗体和致敏淋巴细胞，并与其发生反应，引起皮损。

二、临床表现

1. 急性损害为丘疹、丘疱疹和水疱。慢性损害有鳞屑和角质，伴有皮肤增厚、皲裂。

2. 足癣好发于足趾间特别是第 3～4 及第 4～5 趾间。常浸渍、糜烂。亦可为跖部成簇水疱。继发感染可出现脓疱。跖踝部足癣表现为慢性非炎症性鳞屑性斑片。可扩展到足的两侧。

3. 伴瘙痒，亦可有烧灼、刺痛感。疼痛往往提示有继发感染。

4. 足癣可继发下肢丹毒或蜂窝织炎。急性期足癣若过度使用刺激性药物可出现湿疹样变甚至泛发全身导致自身敏感性皮炎。手癣往往先单侧发病。

5. 急慢性损害常可并存　慢性手足癣常伴甲癣，表现为甲板变厚变脆和颜色改变；急性损伤为丘疹、丘疱疹和水疱，慢性损伤为鳞屑和角化，伴有皮肤增厚、皲裂，伴瘙痒，也可有烧灼、刺痛感，疼痛往往提示有激发感染。

依致病真菌的种类和病人体质及表现的区别，临床常分 5 种类型，见表 4-12。

表 4 - 12　手足癣的临床分型与特点

分型	常发部位	特点	常发季节
间擦型	第3、4趾间，亦可全趾	趾间皮肤浸软、脱皮，部分趾间皮肤皲裂，有时有红色糜烂面，有臭味	夏重冬轻
水疱型	足底或手掌	边界清楚，皮肤不红，疱破脱屑，有时继发细菌感染，水疱变为脓疱	夏季多见
鳞屑型	足跖	以鳞屑为主，伴有稀疏而干燥的小水疱，局部有红斑、丘疹	四季，以夏季多见或加重
角化型	足跟、足跖、足缘	皮肤干燥粗厚、角化过度，皮肤纹理增宽，易发生皲裂	四季，以冬季多见或加重
体癣型	足背	典型的弧状或环状的体癣改变，常并发体癣	夏季多见或加重

三、手足癣的治疗

（一）非药物治疗

预防手足癣要做到以下四点：

1. 平时讲究个人卫生，勤洗澡。患者的内衣、裤、床单等要在日光下曝晒或热水烫洗。勿用公用拖鞋、脚盆、擦布等，以免交叉感染。

2. 平时减少化学性、物理性、生物性物质对手脚皮肤的刺激。

3. 避免接触患有癣病的动物。

4. 尽量避免搔抓和热水烫，避免接触各种洗涤剂、肥皂和有机溶剂等。

（二）药物治疗

真菌性皮肤病的治疗以外用药为主，泛发性真菌性皮肤病科采用口服抗真菌药物。

1. 唑类抗菌药　唑类是人工合成的广谱抗真菌药，唑类对酵母菌、丝状菌、双相真菌等均有较好的抑制作用，其中克霉唑、联苯苄唑、氟康唑、伊曲康唑、咪唑康常用于手足癣的治疗。

2. 丙烯胺类抗真菌药　常用的是特比萘芬。特比萘芬为第二代丙烯胺类抗真菌药，能抑制真菌细胞膜上角鲨烯环氧化酶，从而达到杀灭和抑制真菌的双重作用。低浓度时抑菌，高浓度时杀菌。能外用亦能口服。

3. 含酸性药物制剂　例如 6％～12％苯甲酸，5％～10％水杨酸有抗真菌和角质剥落作用。

外用药详细治疗方案如表 4 - 13。

表 4 - 13　手足癣外用药治疗方案

类型	药物治疗方案
水疱型足癣	① 复方苯甲酸酊、十一烯酸软膏或用 10％冰醋酸溶液浸泡 ② 1％特比萘芬霜剂、咪康唑霜剂，外用涂擦

类型	药物治疗方案
间擦型、糜烂型足癣	① 先用 0.1％依沙吖啶液或 3％硼酸液浸泡后,涂擦含有 5％水杨酸或 5％～10％硫黄的粉剂 ② 若无明显糜烂时,用足癣粉、足光粉、枯矾粉,或局部涂擦复方水杨酸酊或复方土槿皮酊 ③ 如渗出不明显时,用 10％水杨酸染膏按常规包扎
鳞屑型、角化型足癣	① 复方苯甲酸软膏、10％水杨酸软膏、复方十一烯酸软膏等
手癣	② 复方苯甲酸搽剂、3％克霉唑软膏、2％咪康唑霜剂、10％水杨酸软膏、1％特比萘芬霜剂,外用涂擦或包扎治疗

对于局部治疗无效或者顽固病例,如顽固鳞屑角化型损害,可口服特比萘芬、伊曲康唑、氟康唑。

（三）手足癣的合理用药

1. 用药剂型的选择

由于治疗方式的需要和药物性质的不同,治疗手足癣的药物常有多种剂型,药店中常见的剂型有粉剂、洗剂、溶剂、酊剂、乳剂、油剂、糊剂、软膏剂、硬膏剂等。若用药剂型选择不当,不但可导致治疗无效,还可能延误病情。

（1）使用洗剂时,用药前须先摇匀,再用棉签或毛刷蘸药涂抹于患处,根据病情每日 3～5 次;用药前一般不用清除积存的药物,但若堆积过多,可先擦去再涂药。

（2）溶剂主要用于糜烂渗出时的治疗,使用时可采用湿敷法,先用湿敷液将患部擦净,然后取消毒纱布 4～6 层浸湿溶液后,按皮肤损害部位的大小敷于患处,每小时更换一次,湿敷至渗液消失或明显好转为止。皮肤损害部位渗出液少时,可在纱布外加一层塑料薄膜覆盖,然后用绷带包扎,以延长纱布的湿润时间,避免溶液蒸发太快。每隔 4～6 h 更换一次。

（3）乳剂除有明显的红肿糜烂及化脓性感染外,各类型的手足癣均可使用。使用时,可直接涂于患处,不需包扎,但皮肤有渗液和脓液者禁用。

（4）酊剂是药物溶解或浸泡在乙醇中制成的,具有消炎、杀菌、止痒及溶解角质等作用,如复方苯甲酸溶液、复方土槿皮酊等。适用于皮肤无破损的各型手足癣。由于酊剂含有酒精,对皮肤有一定刺激性,患者在使用时会有烧灼感,一般儿童患者不适用该剂型。

（5）软膏适用于各类手足癣,但不利于水分蒸发,故间擦型手足癣有渗出时忌用。

（6）使用硬膏时,应先加热使其软化,然后贴于患处,以便能牢固地粘在皮肤表面,加强药物对皮肤的渗透。

2. 治疗用药的疗程　由于手足癣的严重程度和治疗药物选择等方面的不同,患者用药疗程是存在差异的。若患者忽视用药疗程的重要性,未坚持治疗完整疗程,导致真菌未被全部杀死,从而产生耐药性。在这样的情况下,不但较难达到治疗的效果,而且手足癣容易复发,加大治疗难度。下面简要介绍手足癣治疗用药的合适疗程:

（1）首选外用药:注意分清急慢性损害,对症下药,外用疗程平均 2～4 周。可选用盐酸氯康唑霜、硝酸咪康唑霜、噻康唑霜、硫康唑霜等外涂局部,1～2 次/d,7～10 d 为 1 个疗程,临床治愈后可再用 7～10 d,以防复发。亦可选用阿莫罗芬霜剂,有 0.125％、0.25％、0.5％三种规格,1 次/d,连续 1～6 周。

（2）系统治疗:仅用于顽固病例如顽固鳞屑角化损害或局部治疗无效者。如药物特比萘芬 250 mg/d,服用 2～4 周;伊曲康唑 200 mg/d,服用 2 周或 400 mg/d,服用 1 周;氟康唑 150 mg,1 次/周,连续 3～4 周。

疖肿与脓疱疮

疖与疖病

疖与疖病(furuncle and furunculosis)是毛囊及毛囊周围的急性化脓性炎症,主要由金黄色葡萄球菌感染而引起。多个疖和(或)反复发作者,称为疖病。

一、病因及发病机制

病原菌主要为金黄色葡萄球菌,其次为表皮葡萄球菌。发病与皮肤不洁、高温、潮湿、多汗及局部皮肤擦伤、身体抵抗力降低、体弱、贫血、糖尿病、长期使用糖皮质激素及免疫抑制剂等有着较为密切的关系。

二、临床表现

疖与疖病好发于头面、颈项、背及臀部,多见于夏季,卫生条件差、搔抓、高温及多汗等常为其诱发因素。皮损为发生于毛囊及毛囊周围的炎性丘疹或结节,呈圆锥状,鲜红色,黄豆大或更大,基底红晕,浸润明显,局部有红、肿、热、痛及压痛,中心可化脓形成脓栓,脓栓排出后,可留瘢痕。常伴邻近淋巴结肿大、压痛,重者可有发热和全身不适等症状。

三、疖肿的治疗

1. 非药物治疗

（1）积极治疗与本病有关的疾病,如糖尿病、湿疹、其他瘙痒性皮肤病等。去除一切可能的诱发因素。

（2）上唇及鼻部的疖肿,切忌用手挤捏,以免引起蜂窝织炎、海绵窦血栓性静脉炎及败血症等严重并发症。

（3）其他疗法:可选用紫外线、红外线、超短波、热透疗法及 He-Ne 激光治疗。

2. 药物治疗

（1）局部治疗:治疗以抗菌、消炎、止痛、促进炎症吸收和缓解症状为原则。

未成脓栓者热敷或 2.5%碘酊外擦,4～5 次/d;或外敷 10%鱼石脂软膏,1 次/d;或外用 2%莫匹罗星软膏(百多邦),3～4 次/d。

如中央有脓栓形成,应用血管钳夹出脓栓,再涂上 2.5%碘酊,如有脓腔需放置引流条,周围敷消炎膏,如 10%鱼石脂软膏。

如疖已形成脓肿,且有明显的波动感,则要彻底切开引流,并放置引流条使之引流通畅,视脓液多少,换敷料 1～2 次/d,直到脓液引流干净,而面部尤其是靠近口鼻部的疖在加强抗菌治疗时切忌挤压及随意切口,以免引起感染扩散到颅内。

（2）全身治疗

① 抗生素治疗：早期、足量、足疗程有效抗菌治疗。

首选半合成耐青霉素酶的新青霉素，如苯唑西林（苯唑青霉素）、氯唑西林（氯青霉素）；对青霉素过敏者可选用氨基糖苷类的阿米卡星或喹诺酮类的左旋氧氟沙星、莫西沙星。新型喹诺酮类抗菌药对金黄色葡萄球菌和链球菌的抗菌作用好，尤其是氟喹诺酮类药，如左旋氧氟沙星。或作细菌培养药敏试验，选择敏感抗生素。

② 免疫调节药：对于疖病，首先应寻找病因，如贫血、免疫功能低下者，应予以治疗。可服用左旋咪唑，亦可试用丙种球蛋白、干扰素、胸腺肽、卡介菌多糖核酸等免疫调节药。

3. 疖肿的合理用药

（1）半合成耐青霉素酶的新青霉素对儿童的安全性不确定而不推荐用于儿童。

（2）左旋咪唑 150 mg/d，连服 3 d，停药 11 d 再服，3 个月为一个疗程。长期用药时，可出现粒细胞减少症，停药后可恢复。偶见肝功能异常，肝炎活动期患者禁用。

（3）干扰素常见的副作用有类流感综合征，包括发热、寒战和肌肉疼痛部位反应。大剂量可引起白细胞和血小板减少。

脓疱疮

脓疱疮（impetigo）俗称"黄水疮"，是一种常见的急性化脓性皮肤病，是由凝固酶阳性的金黄色葡萄球菌或溶血性链球菌或由两者混合感染而引起的化脓性皮肤病。根据细菌学检查、脓疱形态特点及组织学，脓疱疮可分为寻常性脓疱疮和大疱性脓疱疮。

一、病因及发病机制

脓疱疮主要由凝固酶阳性的金黄色葡萄球菌感染所致，其次为溶血性链球菌引起，亦可为二者混合感染。寻常型脓疱疮的细菌培养常为 A 组 β-溶血性链球菌和金黄色葡萄球菌。大疱性脓疱疮易引起流行，其病原为金黄色葡萄球菌噬菌体 II 组 71 型，由于该菌产生一种表皮松解毒素的外毒素，使表皮颗粒层发生松懈，产生大疱。夏秋季节气温高、湿度大，加上皮肤浸渍等原因容易在儿童中流行，亦可因身体抵抗能力低下或患瘙痒性皮肤病而诱发。

二、临床表现

1. 寻常型脓疱疮　是儿童最常见的细菌性感染性疾病之一，传染性强，多见于学龄前儿童。皮损好发于颜面、鼻、口周等部位。初起为红色斑疹，迅速出现米粒至黄豆大小的水疱，水疱很快变为脓疱，基底部有炎性红晕，常群集分布，脓疱疱壁薄，易破，露出红色湿润糜烂面，表面干燥后形成橘黄色结痂。经数日后痂脱落自愈。自觉瘙痒。细菌可因搔抓后自身接种至其他部位，皮损发展至躯干、四肢。

2. 大疱性脓疱疮　儿童多见，多发于面部、躯干、四肢，偶见于掌跖；在温暖潮湿的季节，成人亦可发病，多发于腋窝、腹股沟处，亦可出现于手部。皮损为散在性大疱，疱壁薄，初起为米粒至黄豆大小水疱或脓疱，迅速变为大疱，大疱内容初清澈，后变浑浊，疱壁初紧张，1～2 日后变得松弛，伴瘙痒。脓疱或大疱的基底无明显炎性红晕。脓疱破溃后脓液干燥结痂，呈淡黄色，痂周围可出现新发脓疱。痂脱落后可自愈，留下暂时性色素沉着。

三、脓疱疮的治疗

1. 寻常型脓疱疮

（1）非药物治疗：争取早期治疗，注意个人卫生，保持皮肤清洁，加强营养，以提高机体抵抗能力，及时治疗各种瘙痒性皮肤病，在托儿所、幼儿园的患儿应隔离，其衣物、玩具应消毒。

（2）药物治疗

① 局部治疗：对皮损数目少或较局限者，仅用局部治疗即可，以止痒、杀菌、消炎、干燥为治疗原则。首先用1∶5 000的高锰酸钾溶液或依沙吖啶，或生理盐水洗涤，洗时要剪开脓疱，洗尽污秽、脓痂或脓液。如渗出多时，可作湿敷；分泌物减少时，可外擦2%莫匹罗星软膏（百多邦MPC），2～3次/d，连用7～10日。

② 抗生素治疗：对伴有发热、淋巴结炎、皮损广泛、体弱儿童或经外用药治疗无效者可给予抗生素治疗。可口服氯唑西林，口服阿莫西林-克拉维酸（商品名安灭菌）。

③ 支持疗法：对体弱儿童损害广泛者可输血浆或全血，亦可肌注免疫球蛋白。加强营养，适当补充维生素A、维生素C及复合维生素B。

④ 抗组胺药：瘙痒明显者，可酌情选用抗组胺药物。

2. 脓疱疮的合理用药

（1）阿莫西林-克拉维酸，对儿童尚缺乏安全性临床资料，以上两种药均需作青霉素皮试后决定是否使用。

（2）头孢唑林与青霉素有交叉过敏现象。

（3）高锰酸钾溶液遇有机物释放出新生态氧，发挥杀菌作用，生成的二氧化锰与蛋白质结合而形成复合物，具有收敛作用。水溶液宜新鲜配制。高锰酸钾结晶不可直接与皮肤接触。

（4）莫匹罗星软膏不宜涂敷于眼部、鼻内；中度或严重肾损伤者及妊娠期妇女禁用。

参考文献

[1] 陈兴平. 实用皮肤病诊疗学[M]. 北京：中国医药科技出版社，2004.

[2] 张其亮，李树莱. 美容皮肤科学[M]. 北京：人民卫生出版社，2004.

[3] 靳培英. 皮肤病药物治疗学[M]. 北京：人民卫生出版社，2009.

[4] 中华医学会. 临床治疗指南：皮肤病与性病分册[M]. 北京：人民卫生出版社，2006.

[5] 孙方敏，白涛. 临床常见疾病诊疗手册[M]. 北京：人民军医出版社，2002.

[6] 张信江. 现代皮肤病药物治疗学[M]. 北京：人民军医出版社，2002.

[7] 胡晋红. 皮肤药理学[M]. 北京：化学工业出版社，2008.

[8] 胡晓军，王世才. 皮肤病性病药物治疗指南[M]. 北京：人民军医出版社，2006.

[9] 耿东升. 药物变态反应的机制[J]. 西北药学杂志，2012，27（4）：385 - 389.

[10] 中华医学会. 临床诊疗指南：皮肤病与性病分册[M]. 北京：人民卫生出版社，2006.

[11] 戴德银，代升平. 常见病诊断与用药[M]. 2版. 北京：化学工业出版社，2012.

（撰稿人：薛小銮）

第十节　口腔科疾病

龋　病

龋病(dental caries，decayed tooth)是以细菌为主、多种因素复合作用所导致的牙齿硬组织发生慢性进行性破坏的一种疾病,病牙又称龋齿或者蛀牙。龋病发病率高,分布广,平均龋患率可在 50％左右,是很常见的口腔疾病。

一、病因及发病机制

关于龋病的发病机制,目前公认的是四联因素学说,这四个因素分别是致龋细菌、口腔环境、宿主和时间。

(一) 致龋细菌

口腔是众多微生物的贮藏地和集散地,部分细菌有致龋作用,致龋细菌是龋病发生的必要条件。致龋菌主要是借助菌斑黏附于牙体,一般可分为两类,一是产酸菌属,主要为变形链球菌、放线菌属和乳杆菌,可使碳水化合物分解产酸,导致牙齿无机质脱矿;其次是革兰阳性球菌,可使有机质分解,使病牙形成龋洞。

(二) 口腔环境

作为牙齿的外环境,口腔中的食物和唾液与龋病的发生密切相关。食物中的碳水化合物既与菌斑基质的形成有关,又可作为致龋菌代谢的底物,为其提供能量来源。正常情况下的唾液可以起到抑菌、减少细菌积聚和抑制菌斑生成的作用,当某些疾病(如口干症)致使唾液的量和质发生变化时,就有可能导致龋病的发生。

(三) 宿主

牙齿作为致龋菌的宿主,其形态、矿化程度和组织结构与龋病发生有直接关系,例如牙齿的窝沟处因不易清理而较易受致龋菌及酸性代谢产物的侵蚀,矿化不良、组织内含氟量少的牙抗龋能力较差。另外,唾液的组成和流量也会影响宿主对龋病的易感程度。

(四) 时间

龋病的发生是一个较为缓慢的过程,从初期龋到临床形成龋洞需 1.5～2 年,即使致龋细菌、适宜的环境和易感宿主同时存在,龋病也不会立即发生,所以当上述三个因素同时存在较长的时间,牙齿才可能龋坏产生龋洞。

致龋细菌、适宜的环境、易感宿主和较长的时间这四个因素与龋病形成之间的关系如图 4－2 所示。

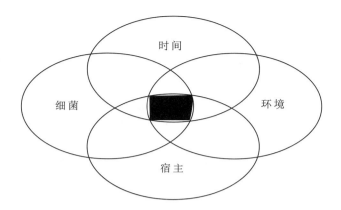

图 4 - 2　龋病的四联因素学说图

二、临床表现

主要是牙体硬组织,包括牙釉质、牙本质和牙骨质,发生色泽变化并形成实质性病损。初时牙体硬组织脱矿,釉质呈白垩色,继而病变部位因色素沉着而局部呈黄褐至棕褐色,随着无机质脱矿和有机质分解的进一步加重,病变部位最终发生缺损而形成龋洞。当病变向牙体深部发展之后,可引起牙髓病、根尖周病等并发症,对患者健康危害极大。

按照龋坏程度、进展速度可进行如下分类:

（一）按龋坏程度分

1. 浅龋　龋坏限于釉质或牙骨质,牙面呈白垩色或黑色着色,局部粗糙感。一般无自觉症状,对冷、热、酸、甜等刺激无明显反应。

2. 中龋　龋坏侵入牙本质浅层,有龋洞形成,牙本质呈黄褐至深褐色,可有冷、热、酸、甜激发痛和探痛,刺激消失症状也消失。

3. 深龋　龋坏侵入牙本质深层,但未穿髓,龋洞深大,无自发痛,龋洞中有食物嵌入或病牙遇冷、热、化学刺激时会出现疼痛,刺激消失症状消失。

（二）按进展速度分

1. 慢性龋（chronic caries）　又称干性龋,一般龋病都属此种类型,病程长,龋坏组织质地较干硬,呈黑褐色,病变进展慢。当龋病发展到某一阶段时,由于病变环境改变,牙体隐蔽部位外露或开放,原有致病条件发生变化而使得龋损停止发展,这种特殊的龋损坏又称为静止龋（arrested caries）。

2. 急性龋（acute caries）　又称湿性龋,多发于儿童或青年,病程短而进展迅速,龋坏组织质地松软湿润,呈浅棕色,易挖除。如在短时间内多个牙甚至全口牙均发生急性龋坏,龋坏向深部发展快,在牙颈部常呈环状,又称为猛性龋或猖獗龋（rampant caries）,常见于口干症及头颈部肿瘤经放射治疗的患者。

3. 继发性龋（secondary caries）　龋病治疗后,由于充填物边缘或窝洞周围牙体组织破裂而在充填或修复体边缘形成的龋坏,继发龋比较隐蔽,不易被查出。

三、龋病的治疗

龋病的治疗原则是停止龋病发展,恢复牙齿外形和功能,保护牙髓。根据这三个原则,选择适当的治疗方法。

（一）非药物治疗

1. 龋病的预防从增强牙齿的抗龋能力、控制牙菌斑、限制进食碳水化合物及寻找糖替代品方面入手。

2. 对于急性龋患者,应首先查明病因,针对病因治疗。对有口干症和（或）头颈部肿瘤经放射治疗史的患者,可给予人工唾液,并采取口腔综合预防措施。

（二）药物治疗

对于病变早期尚未形成龋洞者,可采用药物或再矿化等保守疗法。防龋药物的主要作用是增强牙齿的抗龋能力以及抑制细菌生长控制牙菌斑。

1. 氟化物　氟化物主要通过促进釉质的再矿化、改善口腔的生态环境、抑制和影响细菌的糖酵解过程等来抑制菌斑的形成。机体对氟化物的摄取分全身和局部两种。前者包括饮水加氟、食物加氟或氟化物片剂口服;后者包括氟化物牙膏的使用、氟化物溶液漱口或局部牙面涂氟。常用2%氟化钠溶液、8%氟化亚锡溶液等。

2. 氯己定　氯己定（洗必泰）有二价阳离子,对细菌表面有亲和力,对革兰阴性菌、阳性菌均有强的抑菌作用,对变形链球菌、放线菌作用显著。防龋制品有漱口剂、牙膏、防龋涂漆及缓释装置等。0.12%～0.2%氯己定溶液用于口腔含漱,具有明显抑制牙齿表面及牙根部连接部位菌斑形成的作用。

（三）再矿化疗法

再矿化液含有不同比例的钙、磷和氟,能够使已经脱矿、变软的釉质发生再矿化,恢复硬度,使早期釉质龋终止或消除。用法:将含有再矿化液的棉球置于龋损处数分钟,反复3～4次;也可配成漱口液,每日含漱。

（四）修复性治疗

修复性治疗指用手术的方法去除龋坏组织,制成一定的洞形,然后选用适宜的修复材料修复缺损部分,恢复病牙的形态与功能。

（五）安抚治疗

深龋患者治疗时,对一些无自发痛,但有明显激发痛,备洞过程中极其敏感的患牙,应先做安抚治疗,待症状消失后再做修复。

（六）龋病的合理用药

1. 氟化物

（1）氟化物广泛存在于水以及其他物质中,摄入过量时会有毒性。其安全耐受量和潜在致死量分别为 1 mg/kg、5 mg/kg。患者摄入的氟化物超过 1 mg/kg,可能出现氟中毒。摄入不足 5 mg/kg 者可饮用大量牛奶解毒;超过 5 mg/kg 者,需尽快送往医院洗胃解救。

（2）氟化物主要通过胃肠道快速吸收,1 h 后血浆浓度达高峰。氟化物主要通过肾脏排泄,乳汁和唾液中也可发现少量氟化物。由于胎盘屏障阻碍氟化物的通过,因此,出生之前应用氟化物来防龋对胎儿几乎是无效的。

（3）长期摄入过量氟化物会致氟牙症,这在天然水含氟量较高的地区较为流行。临床表现为口腔白斑,严重者会出现较严重的凹坑状缺损和染色,严格控制氟化物的摄入量可防止氟牙症的发生。

2. 氯己定

(1)牙膏中含有的阴离子表面活性剂可与氯己定产生配伍禁忌,故使用本品的口腔制剂后至少需 30 min 才可刷牙。

(2)氯己定毒性低、刺激性小,过敏反应少见,但长期使用后会出现牙齿、舌变黑,味觉失调。少数患者可引起口腔黏膜剥脱,一般停药后可自愈。

牙龈病

牙龈病(gingival diseases)指局限于牙龈、未侵犯深部牙周组织、以炎症为主的一组疾病,包括牙龈组织的炎症以及全身疾病在牙龈的表现。牙龈病种类多,本书主要介绍慢性边缘性龈炎及急性坏死性溃疡性龈炎。

牙龈炎若未及时治疗,病损有可能发展成为牙周炎,损坏牙齿,严重影响消化功能和面容美观,降低生活质量。

一、慢性边缘性龈炎

慢性边缘性龈炎(chronic marginal gingivitis)又称边缘性龈炎、单纯性龈炎,病损部位位于游离龈和龈乳头,是由口腔内菌斑引起的龈组织非特异性炎症,无深部牙周组织破坏,是最常见的牙龈病。

(一)病因及发病机制

龈缘附近牙面上积聚的牙菌斑是本病发生的主要因素,其他因素诸如牙结石、食物嵌塞、不良修复体等均可导致牙菌斑聚集,从而引发或者加重牙龈炎症。

(二)临床表现

1. 病发部位 病损部位一般局限于游离龈和龈乳头,游离龈和龈乳头变为深红色或暗红色,病情较重时,炎性充血可波及附着龈。

2. 出血 牙龈探诊易出血,龈沟液渗出增多,常以刷牙或者咬硬物时出血为主诉症状,一般无自发性出血。

3. 颜色形态 龈乳头圆钝肥大,牙龈质地松软脆弱,缺乏弹性,随着附着龈点彩消失,表面光洁发亮。

4. 假性牙周袋 牙周组织健康时,龈沟深度不超过 2～3 mm,当牙龈有炎症时龈沟可加深达 3 mm 以上,形成假性牙周袋,但上皮附着(龈沟底)仍位于正常的釉牙骨质界处,这是区别牙龈炎和牙周炎的重要指征。

(三)慢性边缘性龈炎的治疗

1. 非药物治疗 通过洁治术彻底消除牙菌斑和牙结石,其他始动因子如食物嵌塞、不良修复体也要彻底纠正。与此同时,教育患者养成良好的口腔卫生习惯,控制牙菌斑的形成,定期进行复查和洁治,以巩固疗效,防止复发。对于少数慢性龈炎增生明显、炎症消退后牙龈形态仍不能恢复正常的患者,可施行牙龈成形术。

2. 药物治疗 炎症较重时可进行局部药物治疗,常用 1%～3% 的过氧化氢溶液冲洗龈沟,或用碘制剂于龈沟上药,必要时可用抗菌类漱口剂(例如氯己定)含漱。有急性龈乳头炎时应先消炎,并去除局部刺激因素。

(1) 1%～3%过氧化氢溶液:强氧化剂,pH 为 3～5,有消毒、防腐和除臭等作用,遇有机物或过氧化氢酶,能释放新生态氧,改变牙周袋内厌氧环境,使菌体内活性基团氧化,干扰酶系统,抑制厌氧菌生长。此外,还具有氧化发泡,清除脓血、坏死组织等功效。

(2) 碘制剂:有防腐、收敛、腐蚀上皮及肉芽组织作用。常用复方碘甘油、复方碘溶液。

(3) 氯己定:双胍类高效、广谱杀菌剂,能吸附于细菌表面,改变细胞膜结构,在脓血中仍有抗菌作用,对革兰阴性菌、革兰阳性菌、真菌均有效。常用 0.12%～0.2%氯己定含漱液。

3. 慢性边缘性龈炎的合理用药

(1) 过氧化氢液:长期使用可使牙齿脱钙或产生黑毛舌。

(2) 碘制剂:需避光保存,碘过敏者慎用。

(3) 氯己定:见"龋病的合理用药"。

二、急性坏死性溃疡性龈炎

急性坏死性溃疡性龈炎(acute necrotizing ulcerative gingivitis,ANUG)是指发生于龈缘和龈乳头的急性炎症和坏死。

(一) 病因及发病机制

下列因素与 ANUG 的发生有关:

1. 慢性龈炎或牙周炎　已存在的慢性龈炎和牙周炎是本病发生的重要条件。

2. 机会性感染　某些局部组织创伤或者全身因素导致深牙周袋内或冠周炎的牙龈组织抵抗力降低,梭形杆菌和螺旋体在此大量繁殖,并侵入牙龈组织,致使牙龈发生急性坏死性炎症。

3. 吸烟史　多数 ANUG 患者有较长的吸烟史,多见于青壮年男性。

4. 亚健康状态　例如工作繁忙、睡眠不足、过劳、情绪紧张等。

5. 其他因素　营养不良的儿童特别是维生素 C 缺乏者,某些全身性消耗性疾病如恶性肿瘤、艾滋病、急性传染病、血液病、严重的消化紊乱等也易诱发本病。

(二) 临床表现

1. 年龄与性别　常发于 18～30 岁的年轻人,以男性吸烟者多见。在不发达国家或者贫困地区可发于营养不良或者罹患麻疹、黑热病等传染病的儿童。

2. 病情与病程　本病起病急,病程较短,常为数天至 1～2 周。以龈乳头和龈缘的坏死为其特征性损害,尤以下前牙多见,病损一般不波及附着龈。开始时龈乳头充血肿胀,在个别牙间乳头的顶端发生坏死性溃疡,上覆盖灰白色污秽的坏死物,除去后可见牙间乳头的颊、舌侧尚存,而中间凹下的如火山口状。

3. 出血　患处牙龈极易出血,甚至有自发性出血,患者自诉晨起时枕头有血迹,口中有血腥味,唾液增多且黏稠。

4. 疼痛　患者疼痛明显,或有牙龈撑开感和胀痛,并有典型的腐败性口臭。

5. 全身症状　轻症患者一般无明显全身症状,重症患者可有低热、疲乏等全身症状,并可伴有下颌下淋巴结肿大和压痛。

6. "走马牙疳"　急性期如未能及时治疗且患者抵抗力低时,坏死可波及唇颊侧黏膜,发展成为坏死性龈口炎,甚至合并产气荚膜杆菌感染,使面颊部组织迅速坏死和穿孔,称为"走马牙疳"。

本病若在急性期治疗不彻底或反复发作可转为慢性坏死性龈炎,病损延及深层牙周组织,引起牙周袋形成、牙槽骨吸收和牙齿松动,称为坏死性溃疡性牙周炎。

（三）急性坏死性溃疡性龈炎的治疗

1. 非药物治疗

（1）急性期:应首先轻轻去除牙间乳头和龈缘间的坏死组织,并初步去除大块的龈上牙石,清洁牙面。

（2）支持疗法:全身给予维生素 C、蛋白质等加强营养,积极治疗全身疾病。

（3）教导患者养成良好的口腔卫生习惯,及时劝解吸烟患者戒烟。

（4）急性期过后对已存在的慢性龈炎或者牙周炎采取洁治、刮治等牙周基础治疗以及必要的牙周手术,以控制局部菌斑,防止复发。有系统疾病患者应及时予以治疗。

2. 药物治疗

（1）过氧化氢溶液:强氧化剂,有消毒、防腐和除臭等作用,局部用药可使用 1%～3% 过氧化氢溶液轻轻擦拭,去除坏死物;使用 1% 过氧化氢溶液作为氧化性含漱剂。

（2）硝基咪唑类抗菌药:具有抗滴虫、抗阿巴米虫和抗螺旋体作用。杀菌机制为简单扩散,通过膜进入厌氧菌细胞,被细胞内的硝基还原酶还原成一种细胞毒,然后作用于敏感菌株的 DNA、RNA 和蛋白质合成代谢,导致菌株死亡。常用甲硝唑、替硝唑。可贴敷剪成小块的甲硝唑或者替硝唑药膜,重症患者可口服甲硝唑(200 mg/次,每日 3 次,连服 3 天)或者替硝唑等抗厌氧菌药物 2～3 天,有利于控制疾病。

3. 急性坏死性溃疡性龈炎的合理用药

（1）过氧化氢溶液:长期使用可使牙齿脱钙或产生黑毛舌。

（2）甲硝唑

① 甲硝唑对许多急性牙科以及口腔感染有效,最常见的副作用为胃肠道副作用,包括恶心、呕吐、食欲不振、腹部绞痛,一般不影响治疗。

② 如与酒精同服,会产生严重的恶心与呕吐(又称双硫仑样反应)。

③ 神经系统症状有头痛、眩晕,偶有感觉异常、肢体麻木、共济失调、多发性神经炎等,大剂量可致抽搐。少数病例可出现荨麻疹、潮红、瘙痒、膀胱炎、排尿困难、口中金属味及白细胞减少等症状,均属可逆性,停药后自行恢复。

（3）替硝唑

① 不良反应少而轻微,偶有消化道症状(如恶心、呕吐、胃痛等),个别有眩晕感、口腔金属味、皮疹、荨麻疹、痒等过敏反应、头痛、疲倦或白细胞减少。少数病人可见神经紊乱症状,如头昏、头痛、眩晕及运动性共济失调等,偶见短暂性癫痫发作。

② 与酒精同服也会出现双硫仑样反应,因此,服用替硝唑时忌酒。

③ 替硝唑虽无致畸作用,但可通过胎盘,也可经乳汁排出,故早期妊娠及哺乳期妇女最好不用。此外,对替硝唑及硝基亚硝基烃咪唑衍生物过敏者禁用。血液病患者或有血液病史者禁用。

牙周炎

牙周炎(periodontitis)是由牙菌斑生物膜引起的、累及四种牙支持组织(牙龈、牙周膜、牙槽骨和牙骨质)的慢性感染性疾病,往往引发牙周支持组织的炎性破坏、牙周袋的形成、进行性附着丧失和牙槽骨吸收,最后可导致牙松动丧失,是我国成人丧失牙齿的首位原因。常见的牙周炎主要有慢性牙周炎、侵袭性牙周炎、反映全身疾病的牙周炎、坏死性牙周炎。本书主要介绍慢性牙周炎与侵袭性牙周炎。

一、慢性牙周炎

慢性牙周炎(chronic periodontitis, CP)又称为成人牙周炎(adult periodontitis, AP)或慢性成人牙周炎(chronic adult periodontitis, CAP),是最常见的一类牙周炎,约占牙周炎患者的95%,虽常见于成人,也可发生于儿童和青少年,系由长期存在的慢性龈炎向深部牙周组织扩展引起。牙龈炎和牙周炎之间虽有明确的病理学区别,但在临床上,两者却是逐渐的、隐匿的过渡,因此,早期发现和诊断牙周炎十分重要。

(一)病因及发病机制

1. 牙菌斑　CP的主要致病因子为牙菌斑,以及牙石、食物嵌塞、不良修复体等加重菌斑滞留的局部刺激因素。

2. 免疫力降低　当机体的防御能力足以抵挡细菌的毒力和破坏力时,则不发生病变,或者病变局限于牙龈软组织;当细菌的数量及毒性增强,或机体防御能力削弱时,龈下菌斑中毒力较强的牙周致病菌就会大量滋生,使原有的慢性龈炎发展成为牙周炎。

(二)临床表现

1. 牙周附着丧失,有牙周袋形成,有别于因牙龈肥大所致的假性牙周袋。

2. 牙龈有不同程度的炎症表现,红肿,探针出血,可有溢脓。炎症一般与牙石、菌斑的量一致。

3. X线片显示有不同程度的骨吸收,呈水平型或垂直型吸收。

4. 多根牙的分叉区受累严重时,两个或多个分叉区可相通。

5. 重度牙周炎可以发生患牙松动或病理性移位。

6. 可存在原发性或继发性咬合创伤。

(三)慢性牙周炎的治疗

CP需采取一系列综合治疗,针对不同病情的患牙逐个制订治疗计划,主要包括基础治疗、手术治疗、维护期治疗几个阶段。其中基础治疗是每位患者都应该实施的。

1. 基础治疗　关键是彻底清除牙菌斑、牙石等病原刺激物,消除牙龈炎症,使牙周袋变浅和改善牙周附着水平,并争取适当的牙周组织再生,使疗效长期稳定地保持。

(1)控制菌斑:应检查和记录菌斑控制的程度,尽量使有菌斑的牙面只占全部牙面的20%以下。

(2)洁治术和刮治术:通过洁治术彻底清除龈上牙石,龈下刮治术除了要清除龈下牙石外,还需将暴露在牙周袋内的含有大量内毒素的病变牙骨质刮除,使根面平整光滑,有利于牙周支持组织重新附着于根面,形成新附着。

（3）去除其他局部致病因素：如充填体或修复体的悬突及不良外形；充填龋齿；消除食物嵌塞；调整咬合等。

（4）抗菌剂：对洁治、刮治反应不佳或有急性炎症（如牙周脓肿）时，可用抗菌制剂作为辅助。

（5）全身疾病的治疗：对患有某些系统疾病如糖尿病、消化道疾病、贫血等 CP 患者，应积极治疗并控制全身疾病，以利于牙周组织愈合。

2. 手术治疗　基础治疗之后若牙周病情仍未能控制者，应考虑进行牙周手术；对于附着丧失严重、过于松动等确无保留价值的患牙应尽早手术拔除；建立平衡颌关系以使患牙消除创伤而减少动度，改善咀嚼功能。

3. 维护期治疗　采用牙周支持疗法，预防牙龈炎症以及牙周袋复发。

二、侵袭性牙周炎

侵袭性牙周炎（aggressive periodontitis，AgP）是一组在临床表现和实验室检查均与 CP 有明显区别的牙周炎，包含青少年牙周炎、快速进展性牙周炎和青春前期牙周炎，曾合称早发性牙周炎，虽多发于年轻人，但也可见于成年人。

（一）病因及发病机制

某些特定微生物的感染，以及机体防御能力的缺陷是引起侵袭性牙周炎的两个主要因素。

1. 微生物　大量研究表明伴放线聚集杆菌（actinobacillus actinomycetemcomitans，Aa）是 AgP 的主要致病菌，患者龈下菌斑中可分离出 Aa，阳性率 90%～100%。

2. 机体防御能力　研究表明，AgP 患者外周血的中性多核白细胞和（或）单核细胞的趋化功能降低，吞噬功能障碍，该缺陷带有家族性。

（二）临床表现

1. 本病一般发生于 30 岁以下者，但也可发生于年龄较大者或儿童。

2. 除具有 CP 的主要特征外，一般来说，牙周组织的炎症和破坏程度重于菌斑、牙石等局部刺激的量。

3. 本病可分为局限性和广泛型。局限型多在青春期前后发病，主要侵犯第一恒磨牙和恒切牙，除此以外的牙齿不超过 2 颗。广泛型累及的牙齿多，至少包括 3 个非第一磨牙和切牙，病变广泛严重，且发展迅速。

（三）侵袭性牙周炎的治疗

1. 非药物治疗　治疗基本同 CP，采用洁治、刮治、根面平整、牙周手术等基础治疗，彻底消除感染，加强定期复查和必要的后续治疗。

2. 药物治疗

（1）全身用药

① 硝基咪唑类抗菌药：常用甲硝唑，口服 0.2 g，每日 3 次，共服 7 天。

② 青霉素类抗菌药：常用的有阿莫西林，对于革兰阴性菌和革兰阳性菌均有杀菌作用，口服阿莫西林可有效抑制 Aa 和厌氧致病菌。

（2）局部用药：可在根面平整后的深牙周袋内放置缓释的甲硝唑、米诺环素、氯己定等抗菌制剂。

3. 维持治疗　炎症控制后,对于病情不太重而有牙移位的患者,可用正畸方法将移位牙复位排齐。进入维护期后,应进行牙周支持疗法,定期复查监控病情。增强机体的防御能力,可使用中医药治疗,例如服用六味地黄丸可明显减少复发率。服药后,患者的白细胞趋化和吞噬功能及免疫功能也有所改善。

4. 侵袭性牙周炎的合理用药

(1) 抗生素的选用应依据患者所在地常见病原菌类型及药物敏感情况;长期应用抗生素和激素易继发真菌感染,应予以重视。

(2) 甲硝唑:同"急性坏死性溃疡性龈炎的合理用药"。

(3) 阿莫西林

① 常见的不良反应为胃肠道反应、皮疹等,临床应注意观察。

② 青霉素过敏者禁用、传染性单核细胞增多症患者慎用或禁用。

③ 不宜与口服避孕药同服。

(4) 米诺环素

① 典型不良反应为前庭功能改变,引起眩晕、耳鸣、恶心、呕吐、共济失调等,给药后可很快出现,女性多于男性,老年人多于年轻人,12%～52%的患者可因反应严重而被迫停药,停药后24～48 h后可以恢复。

② 长期服药者可出现肤色色素沉着,需停药后数月才能消退。

口腔单纯疱疹

口腔单纯疱疹是由单纯疱疹病毒(herpes simplex virus,HSV)感染所致的口腔黏膜疾病。临床分为原发性单纯疱疹和复发性单纯疱疹。

一、病因及发病机制

HSV是疱疹病毒的一种,为有包膜的DNA病毒,分为Ⅰ型单纯疱疹病毒(HSV1)和Ⅱ型单纯疱疹病毒(HSV2)两个血清型。引起口腔损害的主要为HSV1。HSV主要通过飞沫、唾液、疱疹液直接接触传染,也可通过食具和衣物间接传染,胎儿还可以经产道感染。

HSV携带者平日无明显病态,当其体力衰弱时,一些环境不良因素如发热、着凉、受伤、日照、消化不良、精神紧张或者应用免疫抑制剂,会引起口唇、颊内和外阴部疱疹,甚至反复出现此类症状。

二、临床表现

1. 原发性单纯疱疹　以6岁以下儿童较多见,尤其以6个月至2岁患儿更多。成人亦可发病,发病前常有疱疹病损病人接触史。潜伏期4～7天,有发热、乏力、咽痛。前驱期1～2天,在黏膜广泛充血水肿后,出现成簇小水疱。疱壁透明、薄,易破,形成溃疡面和继发感染的糜烂面。约10天后可自愈。唇及口周皮肤亦可罹患。

2. 复发性单纯疱疹　有原发性单纯疱疹史,有发热、感冒、疲劳、创伤、局部机械刺激等诱因。常在原发部位复发,成簇小疱,多发于唇及口唇周围皮肤。愈合后无瘢痕,但可有色素沉着。

三、口腔单纯疱疹的治疗

1. 物理疗法　可用氦氖激光疗法。

2. 支持疗法　急性发作者应卧床休息,保持电解质平衡,补充维生素 C、维生素 B,补充营养。发热者用退热剂,继发感染者用抗生素。

3. 药物治疗

(1) 局部治疗:以防止继发感染为主。常用阿昔洛韦软膏局部涂布,有渗出结痂者用生理盐水或硫酸锌液湿敷,金霉素甘油局部涂布等。

(2) 全身治疗

① 阿昔洛韦:对 HSV1 和 HSV2 有较强的抑制作用和高度的选择性,是目前认为抗 HSV 最有效的药物之一。一般原发患者,口服阿昔洛韦 200 mg,每天 5 次,5～7 天 1 个疗程;频繁复发者(1 年复发 6 次以上),口服阿昔洛韦 200 mg,每天 3 次,连续口服 6～12 个月。有免疫缺陷或并发症的病人(如 HSV 脑炎),可静脉滴注阿昔洛韦 5～10 mg/kg,每 8 小时一次,疗程 5～7 天。

② 利巴韦林:广谱强效抗病毒药物,可阻碍病毒核酸的合成。口服 200 mg,每天 3～4 次;或肌内注射 5～10 mg/(kg·d),每天 2 次,5～7 天为一个疗程。

③ 疫苗和免疫球蛋白:疫苗系预防病毒感染最有效的方法,但 HSV 疫苗尚在研制当中。注射免疫球蛋白可使机体获得短暂性的抗病毒能力(被动免疫),对一定人群有预防和治疗效果。

④ 免疫调节剂:对机体的免疫功能产生双向调节作用,使过高或过低的免疫功能趋于正常,用于免疫缺陷性疾病、难治性细菌或病毒感染等。常使用的免疫调节剂有胸腺素、转移因子、左旋咪唑。胸腺素可口服或肌注。口服 5～30 mg/d,分 1～3 次口服,1～2 个月 1 个疗程。左旋咪唑口服 50 mg/次,一日 3 次,服 2 日停 5 日,2～4 周为 1 个疗程。转移因子腋窝注射给药,用量及注意事项详询医生。

⑤ 环氧合酶抑制剂:可降低复发性疱疹的复发频率和严重程度。常用环氧合酶抑制剂有吲哚美辛、布洛芬。用法用量:吲哚美辛 25 mg,每日 3 次,口服;布洛芬 200 mg,每日 4 次,疗程 1 个月至数月。

⑥ 中医药治疗:以疏风清热、凉血解毒、泻火通腑为主。可用银翘散或夏桑菊等方剂。中成药可用板蓝根冲剂等。

4. 口腔单纯疱疹的合理用药

(1) 本病抗病毒治疗禁用肾上腺皮质激素类药物。

(2) 阿昔洛韦

① 口服几乎无毒,静注耐受较好,常见的不良反应有注射处静脉炎、皮肤瘙痒或者荨麻疹、胃肠道反应(恶心、呕吐、腹泻等)、精神神经系统症状(头昏、头痛、眩晕、共济失调等)、血液系统症状(贫血、血小板减少性紫癜、弥散性血管内凝血、红白细胞减少等)、低血压、血尿、蛋白尿、高胆红素血症等。

② 本药有肝肾副作用,故肝肾功能不全者慎用。

③ 本药还可通过血脑屏障和胎盘屏障并聚集在乳汁中,有潜在的致畸作用,故儿童、孕妇及哺乳期妇女亦应慎用。

（3）利巴韦林

① 一般全身不良反应：消化系统有口渴、消化不良、食欲减退，胃部不适，恶心呕吐，轻度腹泻、便秘等；肌肉骨骼系统症状有肌肉痛、关节痛；神经系统有眩晕、失眠，情绪化，易激惹、抑郁、注意力障碍，神经质等；呼吸系统症状有呼吸困难，鼻炎等；皮肤附件系统出现脱发、皮疹、瘙痒等。另外还观察到味觉异常、听力异常表现。

② 严重不良反应是溶血性贫血，可能会恶化已经存在的心脏疾病，出现任何心脏病恶化症状时，应立即停药并给予相应治疗。若出现贫血现象，可通过减少用量来减轻症状。

③ 不宜长期使用，孕妇及肝病者忌用。

（4）免疫调节剂

① 胸腺素：主要不良反应为过敏反应等。

② 左旋咪唑：不良反应率＜5％，主要有消化道、神经系统反应（如头晕，失眠）和变态反应（如荨麻疹）。长期连续用药可出现粒细胞减少症，停药后可恢复。偶见肝功能异常，肝炎活动期患者禁用。

（5）环氧合酶抑制剂

① 吲哚美辛：孕妇、儿童、机械操作人员、精神失常、溃疡病、帕金森病及肾病患者禁用。与阿司匹林可有交叉过敏，可引起喘息；对于其他非甾体类抗炎药过敏者也可能对本品过敏。用药期间定期随访检查血象及肝肾功能。本品还可能导致角膜沉着、视网膜改变等，故长期用药者还应定期进行眼科检查。

② 布洛芬：可引起过敏反应如皮疹、哮喘等，与阿司匹林有交叉过敏。可引起视力模糊及中毒性弱视，一旦出现，应立即停药。其胃肠道反应较轻，易于耐受，但长期服用时仍应注意。

口腔念珠菌病

口腔念珠菌病（oral candidosis）是由假丝酵母菌属（念珠菌属）感染所引起的口腔黏膜疾病，是人类最常见的口腔真菌感染。

一、病因及发病机制

引起人类念珠菌病的主要是白色念珠菌、热带念珠菌和高里念珠菌，其中白色念珠菌和热带念珠菌的致病力最强。25％～50％的健康人可带有念珠菌，但是并不发病，当宿主因长期使用广谱抗生素致使菌群失调、长期使用免疫抑制剂或放射治疗或者先天疾患致使免疫功能低下时，该菌就会大量繁殖而致病。

二、临床表现

按主要病变部位可分为念珠菌性口炎、念珠菌性唇炎与念珠菌性口角炎。

1. 念珠菌性口炎

（1）急性假膜型（雪口病）：最常见的口腔念珠菌病，以新生婴儿最多见，发生率为4％，多在出生2～8天内发生，故又称为新生儿鹅口疮或者雪口病。好发部位为颊、舌、软腭以及唇，损害区黏膜充血，表面有白色或蓝白色小斑点或丝绒状斑片，稍用力可擦掉。患儿通常烦躁不安、哭闹、哺乳困难,有时伴有轻度发热。

(2)急性红斑型:多发于成年人,常由于长期服用广谱抗生素所致,故又称抗生素口炎、抗生素舌炎,还可见于长期使用激素者以及 HIV 感染者,且大多数患者患有消耗性疾病,如白血病、营养不良、内分泌紊乱、肿瘤化疗后等。主要表现为黏膜充血、糜烂,舌背乳头呈团块萎缩,周围舌苔增厚,严重时双颊、上腭以及口角也可出现红色斑块。病人常有味觉异常或味觉丧失,口腔干燥,黏膜灼痛。

(3)慢性肥厚型:又称增殖型念珠菌口炎,损害部位常对称地位于口角内侧三角区,呈结节状或者颗粒状增生,或为类似白斑的白色角质斑块,类似一般的黏膜白斑。

(4)慢性红斑型:即义齿性口炎,义齿上附着的真菌是主要致病原因,多见于女性患者。损害部位常位于上颌义齿腭侧面接触的腭、龈黏膜,黏膜呈亮红色水肿,或有黄白色的条索状或斑点状假膜。

2.念珠菌性唇炎　念珠菌感染引起的慢性唇炎,多发于 50 岁以上患者,一般发生于下唇,可同时有念珠菌性口炎或口角炎,分糜烂型和颗粒型两种。前者在下唇红唇中长期存在鲜红色的糜烂面,周围有过角化现象,表面脱屑。后者则表现为下唇肿胀,唇红皮肤交界处常有散在突出的小颗粒。

3.念珠菌性口角炎　多发生于儿童、身体衰弱患者和血液病患者,患者双侧口角区的皮肤与黏膜发生皲裂,邻近的皮肤与黏膜充血,皲裂处常有糜烂和渗出物,或有薄痂,张口时疼痛或者出血。儿童唇周皮肤呈干燥状并附有细的鳞屑,伴有不同程度的瘙痒感。

三、口腔念珠菌病的治疗

治疗原则是去除可能的诱发因素,以局部治疗为主,全身治疗为辅。

1.药物治疗

(1)局部药物治疗

① 2%～4%碳酸氢钠(小苏打)溶液:溶液呈碱性,可使口腔成为碱性环境,阻止白色念珠菌的生长和繁殖,是治疗婴幼儿鹅口疮的常用药物,用于清洗婴幼儿的口腔。轻症患儿病变在 2～3 天内即可消失,但仍需继续用药数天,以防复发,也可用于清洗母亲乳头及浸泡义齿,以免交叉感染或者重复感染。

② 制霉菌素:四烯类抗真菌药,不易被肠道吸收。可能是通过破坏细胞膜释放钾,进而引起细胞内糖原分解中止而失去活力来达到抑菌的作用。多用来治疗皮肤、黏膜以及消化道的白色念珠菌感染。局部可用 5 万～10 万 U/ml 的水混悬液涂布,每 2～3 小时 1 次,涂布后可咽下,疗程为 7～10 日。

③ 咪康唑:人工合成的广谱抗真菌药,还可抗革兰阳性菌。散剂用于口腔黏膜,霜剂适用于舌炎及口角炎治疗。

④ 氯己定:选用 0.2%溶液或 1%凝胶局部涂布,冲洗或含漱;也可与制霉菌素配伍成软膏或霜剂,加入少量曲安奈德(去炎舒松),以治疗口角炎、义齿性口炎等。以氯己定液与碳酸氢钠液交替漱洗,可消除白色念珠菌的某些协同致病菌。

⑤ 西地碘片:活性成分为分子碘,在唾液作用下迅速释放,直接卤化菌体蛋白质,杀灭各种微生物。每次 1 片含服,每日 3～4 次。

(2)全身药物治疗

① 抗真菌药：抑制真菌细胞膜主要成分麦角固醇的合成进而发挥抑菌作用。代表药物有氟康唑、酮康唑、伊曲康唑。其中氟康唑是目前临床应用最广的抗真菌药物，也是治疗本病的首选药物，口服，首次1日200 mg，以后每日1次，每次100 mg，连续7~14 d。酮康唑可与其他局部用的抗真菌药联用，效果更好，对皮肤、消化道等口腔外真菌病也有明显疗效，成人剂量200 mg，每天3次，一个疗程不宜超过7~10天。伊曲康唑可治愈80％以上的浅部皮肤黏膜真菌或酵母菌感染，作用强于酮康唑，口服100 mg/d。

② 免疫调节剂：对于身体衰弱、有免疫缺陷、长期使用免疫抑制剂的口腔念珠菌病患者，以及慢性念珠菌感染者，需辅以增强免疫力的治疗措施，如注射胸腺素、转移因子等。

2. 手术治疗　对久治不愈，疑为癌前病损的，宜尽早施行手术切除。

3. 口腔念珠菌病的合理用药

（1）制霉菌素：口服副作用极小，偶尔可引起恶心、腹泻或者食欲减退。

（2）抗真菌药

① 氟康唑：常见的不良反应有消化道反应（恶心、呕吐、腹痛或腹泻等）、过敏反应（皮疹、渗出性多形红斑等）以及肝毒性。氟康唑与其他吡咯类药物还可发生交叉过敏反应，因此对任何一种吡咯类药物过敏者禁用本品。对氟康唑耐药的感染可选用伊曲康唑治疗。

② 酮康唑：不可与制酸药或者抗胆碱药合用，否则会影响吸收。肝病者慎用。

③ 伊曲康唑：不良反应有白细胞减少、味觉丧失、蛋白尿等，主要在肝脏代谢，因此大剂量或者长期使用有肝损害，肝病者慎用。

（3）免疫调节剂

① 胸腺素：主要不良反应为过敏反应。

② 转移因子：注射局部有酸、胀、痛感，个别病例出现风疹性皮炎、皮肤瘙痒，少数人有短暂发热。慢性活动性肝炎用药后可见肝功能损害加重，然后逐渐恢复。

复发性阿弗他溃疡

复发性阿弗他溃疡（recurrent aphthous ulcer，RAU）又称复发性口腔溃疡、复发性口疮、复发性阿弗他口炎等，是具有周期性复发和自限性特征的口腔黏膜溃疡，为口腔黏膜病中最常见的溃疡类疾病。临床上一般可分为轻型、重型和口炎型三型。

一、病因及发病机制

RAU病因复杂，存在明显的个体差异，发病因素主要包括以下5个：

1. 免疫因素　细胞免疫异常、体液免疫异常和自身免疫异常。

2. 遗传因素　RAU的发病有遗传倾向。

3. 系统性疾病因素　RAU与胃溃疡、十二指肠溃疡、溃疡性结肠炎、局限性结肠炎、肝胆疾病等密切相关。

4. 环境因素　生活工作环境、社会环境、心理状态等与RAU发病有关。

5. 其他因素　体内氧自由基的产生和清除失调、微循环障碍等与RAU发病有关。

RAU的确切病因和发病机制仍不能完全确定，一般认为RAU是多种因素综合作用的结果。

二、临床表现

1. 轻型复发性阿弗他溃疡 80%的 RAU 为此型。溃疡孤立散在,较小,数目不多,每次1～5 个,直径为 2～4 mm,呈圆形或椭圆形,边界清晰。多发于角化程度较差的区域,如唇、颊黏膜。有"红黄凹痛"的特点:外周有约 1 mm 的充血红晕带(红),表面覆有浅黄色假膜(黄),溃疡中央凹陷、基底软(凹),灼痛感明显(痛)。本病复发有规律性,一般分为发作期、愈合期和间歇期,不留瘢痕。

2. 重型复发性阿弗他溃疡 又称复发性坏死性黏液周围炎或腺周口疮,发作期可长达月余甚至数月,也有自限性。溃疡常单个发生,大而深,似"弹坑"状,直径可达 10～30 mm,好发于黏膜腺体丰富区域,深及黏膜下层直至肌层。周边红肿隆起,基底较硬,但边缘整齐清晰,表面有灰黄色假膜或灰白色坏死组织。溃疡疼痛较重,愈后可留瘢痕,甚至造成舌尖、腭垂缺损或畸形。

3. 疱疹样复发性阿弗他溃疡 又称口炎型口疮或阿弗他口炎,溃疡直径小于 2 mm,可达数十个,呈"满天星"状,散布于黏膜任何部位。邻近溃疡可融合成片,黏膜发红充血,疼痛较重。唾液分泌增加,可伴有头痛、低热、全身不适等症状,愈后不留瘢痕。

三、复发性阿弗他溃疡的治疗

1. 非药物治疗 利用激光、微波等治疗仪或口内紫外线照射,有减少渗出、促进愈合的作用。

2. 药物治疗

(1) 局部药物治疗:主要是消炎止痛、防继发感染,促进愈合。

① 消炎类药物

a. 药膜:有保护溃疡面、减轻疼痛、延长药物作用的效果。

b. 软膏剂:0.1 %曲安西龙软膏。

c. 含漱液:0.1%高锰酸钾液、0.02%呋喃西林液、3%复方硼砂溶液、0.02%氯己定液,每日 4～5 次,每次 10 ml,含 5～10 min。

d. 含片:西地碘片(华素片)、溶菌酶片。每日 3 次,每次 1 片,含服。

e. 散剂:复方皮质散、中药锡类散、冰硼散及西瓜霜等,局部涂布,每日 3～4 次。

② 止痛类药物:疼痛难忍和影响进食者,可擦干溃疡面,于溃疡处涂布达克罗宁液、普鲁卡因液,或利多卡因液等,有迅速麻醉止痛的效果。

(2) 全身药物治疗:主要是去除诱因、促进愈合,防复发。

① 糖皮质激素:免疫功能亢进患者,视病情轻重可选用泼尼松、地塞米松等糖皮质激素类药物。

② 细胞毒类免疫抑制剂:免疫功能亢进患者中的重症病例,可少量使用环磷酰胺、甲氨蝶呤、硫唑嘌呤等细胞毒类免疫抑制剂。

③ 免疫增强剂:免疫功能低下患者可考虑选用转移因子、左旋咪唑、胸腺素等免疫增强剂,主要用于增强机体的抗肿瘤、抗感染能力,纠正免疫缺陷。胸腺素可口服或肌注,口服 5～30 mg/d,分 1～3 次口服,1～2 个月 1 个疗程。左旋咪唑口服 50 mg/次,一日 3 次,服 2 日停 5 日,2～4 周为 1 个疗程。转移因子腋窝注射给药,用量及注意事项详询医生。

3. 复发性阿弗他溃疡的合理用药

（1）糖皮质激素：剂量较大时，应注意电解质平衡及其他不良反应，对高血压、动脉硬化、糖尿病、胃溃疡、骨质疏松、青光眼、癫痫等患者慎用。长期使用注意停药反应。

（2）细胞毒类免疫抑制剂：长期大量使用可能有骨髓抑制、肾功能损害、粒细胞减少、全血降低，出现恶心、呕吐、皮疹、皮炎、色素沉着、脱发、黄疸、腹水等不良反应，故使用前必须了解肝肾功能和血象，使用中注意不良反应，一旦出现，应立即停药。一般用药在 2 周之内，连服不超过 4～6 周。

（3）免疫增强剂：见"口腔单纯疱疹的合理用药"之"免疫调节剂"。

口腔扁平苔藓

口腔扁平苔藓（oral lichen planus，OLP）是口腔黏膜病中最常见的疾病之一，病损可同时或者分别发生于皮肤和黏膜，一般不具有传染性。该病好发于中年，女性多于男性，多数患者有疼痛、粗糙不适等临床症状。

一、病因及发病机制

该病的病因尚未十分明确，可能与以下的因素有关：

1. 精神因素　OLP 发病与失眠、劳累情绪波动、更年期或者经前期精神紧张等有关，这些因素去除后，病情常可缓解。

2. 免疫因素　免疫因素研究显示 OLP 可能是一种口腔黏膜以 T 细胞介导的免疫反应性疾病。临床上用皮质激素及氯喹等免疫抑制剂治疗有效，也证明本病与免疫有关。

3. 内分泌因素　本病以女性患者多见，与妊娠期、更年期有关。临床可见有的女性 OLP 患者在妊娠期间病情缓解，哺乳期后月经恢复时，病损复发。

4. 感染因素　通过病理切片及电子显微镜检查，曾发现病损内有可疑的病毒与细菌。

5. 微循环障碍因素　对 OLP 患者及正常人血管微循环的观察发现，高黏血症及微循环障碍与 OLP 的发生有关。

6. 遗传因素　有的患者有家族史，也曾在一个家庭中发现有数人发病。

7. 其他因素　其他诸如糖尿病、肝炎、高血压、消化道功能紊乱患者及锌、碘、镁等微量元素缺乏者有可能发生扁平苔藓。

二、临床表现

1. 口腔黏膜病损　可发生于口腔黏膜的任何部位，以颊部最多见，其次为舌、龈、前庭、唇、腭及口底等部位，大多左右对称，多无自觉症状。有些患者感黏膜粗糙、木涩感、烧灼感、口干，偶有虫爬痒感。

黏膜可发生红斑、充血、糜烂、溃疡等，遇辛辣、热、酸、咸刺激时有局部烧灼痛，可同时出现多样病损，并可相互重叠和相互转变，病损消退后，可留有色素沉着。病损主要呈珠光白色条纹，表面光滑，相互交错成网状、树枝状、环状、条索状或融合为斑状等多种形态。

2. 皮肤病损　有散在或成簇的针头或绿豆大紫红色多角形扁平丘疹，周界清晰，触诊硬韧，融合如苔藓状，剧烈瘙痒，多有搔痕。陈旧性损害为暗紫红色或褐色色素沉着。多发于四肢、颈、腰腹、生殖器。

3. 指(趾)甲病损　甲部扁平苔藓多见于拇指,常呈对称性,甲体变形无光泽,常有纵沟或嵴,可增厚或者变薄,一般无自觉症状。

三、口腔扁平苔藓治疗

1. 非药物治疗　去除各种刺激因素,例如调颌、残根拔除、拆除不良修复体等,以减少它们对口腔黏膜的刺激;清除牙垢牙石,消除牙菌斑对口腔黏膜的刺激,保持口腔的卫生;同时应避免辛辣刺激的食物和过冷过热刺激;对消化道等全身系统疾病要做内科治疗;同时要注意心理治疗,保持心情舒畅,改善睡眠,补充维生素,应用中药调整等都可能对 OLP 有一定的治疗辅助作用。

2. 药物治疗

(1) 局部药物治疗

① 含漱剂:用 4%碳酸氢钠溶液、复方硼砂溶液、0.1%依沙吖啶(利凡诺)液或 0.05%氯己定液等漱口,可保持口腔卫生,减轻和消除炎症,依沙吖啶液对糜烂渗出较多的病损有收敛和减少渗出的作用。

② 肾上腺皮质激素:局部用肾上腺皮质激素软膏、凝胶和油膏,亦可选用药膜、含片、气雾剂,有消炎、止痛、促愈合的作用。局部糜烂不愈或充血明显者,可采用曲安奈德或泼尼松龙混悬液进行局部封闭治疗,每周 2 次,2~3 周为 1 疗程,以达到消炎止痛的目的。糜烂充血消除后常常遗留色素沉着,是病情稳定的表现。

③ 维 A 酸:维生素 A 的代谢中间产物有明显的角质溶解作用。对于病损角化程度高的患者,用 0.1%维 A 酸软膏涂抹,可避免全身用药时的副作用。

(2) 全身药物治疗

① 肾上腺皮质激素:皮质激素不仅能减少淋巴细胞浸润,且能减轻水肿,对本病有较好的疗效。通常以局部用药为主。大面积或长期反复多灶性糜烂者可考虑口服泼尼松(15~30 mg/d,服用 1~3 周)、确炎松、曲安奈德等。

② 氯喹:主要是稳定溶酶体膜,产生抗炎作用及减轻组织和细胞的损伤。口服125 mg/次,每日 2 次,饭后服用。

③ 雷公藤多苷片:雷公藤有很强的抗炎作用,可抑制体液免疫,对细胞免疫有双向调节作用。成人可口服 0.5~1 mg/(kg·d),2 个月为 1 个疗程,可服用 1~4 个疗程。

④ 昆明山海棠片:主要有抗炎、解热镇痛等作用。成人口服剂量为 0.5 g/次,每天 3 次,饭后服用。

⑤ 维生素 A 胶丸:维生素 A 具有促生长,维持上皮组织如皮肤、结膜、角膜等正常功能,并参与视紫红质合成的作用,以增强视网膜感光力,参与体内许多氧化过程尤其是不饱和脂肪酸的氧化。

⑥ 免疫增强剂:免疫功能低下者可采用免疫增强剂,常见的有左旋咪唑、转移因子等。

3. 口腔扁平苔藓的合理用药

(1) 维 A 酸:治疗口腔扁平苔藓有一定疗效,但因其副作用较大,目前较少口服,现多配成软膏、酊剂、药膜等剂型局部外用。副作用为引起黏膜充血、发红、糜烂,一旦出现应立即停药。停止用药后,白色角化病损可能复发。

（2）雷公藤多苷：有类似皮质激素的性质，有一定免疫抑制作用，其副作用为胃肠道反应、血液系统副作用、肝肾病变、影响男性生殖能力、导致月经紊乱等。长期服用者应定期复查血象，孕妇忌用，心血管疾病患者和小儿慎用。

（3）昆明山海棠：偶有胃痛、纳差、口干、闭经等不良反应。本品有肾毒性，肾功能不全者慎用。

（4）肾上腺皮质激素：肾上腺皮质激素以局部应用为好，口服副作用较多，长期应用可导致体内免疫功能降低、中枢抑制、营养物质代谢紊乱（出现满月脸、水牛背、向心性肥胖）、诱发白内障等。

（5）氯喹：常见不良反应有胃肠道反应、皮炎皮疹、头痛耳鸣、白细胞减少、视力障碍、药物性精神病等。服药期间注意血象、肝功能变化，定期复查。妊娠初期服药可能致畸，因此孕妇慎用。

（6）维生素 A 胶丸：维生素 A 口服一般无毒性，长期大量服用可引起慢性中毒症状，表现为食欲不振、头痛、发热、腹痛、皮肤发痒、易激动、毛发脱落、骨膜增生性改变等。

参考文献

［1］张志愿，余光岩. 口腔科学［M］. 北京：人民卫生出版社，2013.

［2］王志伟，桑爱明. 临床医学概论（下册）［M］. 北京：科学出版社，2011.

［3］冯崇锦. 口腔科疾病临床诊断与治疗方案［M］. 北京：科学技术文献出版社，2010.

［4］大卫·A·米歇尔（David A. Mitchell），劳拉·米歇尔（Laura Mitchell），保罗·博隆顿（Paul Brunton），著；刘宏伟，主译. 牛津临床口腔科手册［M］. 北京：人民卫生出版社，2006.

［5］范勇斌. 临床医师速成手册之口腔科疾病［M］. 北京：军事医学科学出版社，2005.

［6］陈卫民，朱声荣，毛靖. 口腔疾病诊疗指南［M］. 北京：科学出版社，2005.

［7］肖忠革，周曾同. 口腔药理学与药物治疗学［M］. 上海：上海世界图书出版社，2009.

［8］中华医学会. 临床诊疗指南·口腔医学分册［M］. 北京：人民卫生出版社，2004.

（撰稿人：黄晓娟）

第十一节　　眼科疾病

睑腺炎

睑腺炎（hordeolum）又称麦粒肿，因感染部位不同通常可分为外睑腺炎与内睑腺炎。外睑腺炎为睫毛毛囊根部皮脂腺及睑缘腺体的急性化脓性炎症，内睑腺炎为睑板腺急性化脓性炎症或睑板腺囊肿继发感染。

一、病因及发病机制

睑腺炎是化脓性细菌侵入眼睑腺体后引起的急性炎症,多数致病菌为葡萄球菌,尤其是金黄色葡萄球菌,也可能是溶血性链球菌与绿脓杆菌。此外,抵抗力下降、屈光不正、营养不良或维生素缺乏也容易诱发本病。

二、临床表现

1. 睑腺炎患者患处通常有红、肿、热、痛等急性炎症表现,水肿越重则疼痛越重,有时还伴有发热、寒战、头痛等全身症状。

2. 外睑腺炎

(1) 炎症反应集中在睫毛根部的睑缘处,初起时眼睑红肿范围较弥散,如病变靠近外眦部,可引起反应性球结膜水肿。

(2) 剧烈疼痛,触诊有硬结,压痛明显,同侧淋巴结肿大和触痛。

(3) 轻者可自行消退,一般 2～3 日后局部皮肤出现黄色脓头,硬结软化,自行溃破脓肿排出后疼痛立刻缓解,红肿亦逐渐消退。

(4) 重者可发展为眼睑蜂窝织炎,并伴有耳前淋巴结肿大和压痛,以及畏寒、发热等全身症状。

3. 内睑腺炎

(1) 受紧密的睑板组织限制,肿胀范围一般较小。

(2) 眼睑红肿,有硬结、疼痛和压痛,红肿一般较外睑腺炎轻,但疼痛却更重。

(3) 脓肿未穿破前睑结膜面充血、肿胀,2～3 日后其中心形成黄色脓点,多可自行穿破睑结膜而痊愈。

(4) 若患者抵抗力低下或致病菌毒性较强,则炎症反应剧烈,可发展为眼睑脓肿。

三、睑腺炎的治疗

内睑腺炎与外睑腺炎治疗方法大致相同。

1. 物理热敷　早期睑腺炎患者可热敷患处以缓解症状,促进眼睑血液循环以及炎症消散。每次热敷 15～20 min,每日 3～4 次。

2. 药物治疗　根据患者实际情况,可局部使用抗生素,在患处滴广谱抗生素眼药水或涂眼药膏;局部炎症重或伴淋巴结肿大者,建议口服或到医疗机构肌内注射抗生素,必要时静脉输液;顽固反复发作者,可做脓液培养,结合药敏结果选用合适的抗生素,或注射转移因子调节免疫功能,每次 2 mg,每周 2 次,5 周为一疗程。治疗眼睑炎常用药物及方法如下:

(1) 青霉素类:常用药物为青霉素 G、阿洛西林。青霉素 G 抗菌作用很强,低浓度时可抑菌,高浓度时有杀菌作用,是治疗眼部感染最有效的药物之一。青霉素眼膏点眼的有效浓度为 10^5 U/g,肌内注射时 40 万～80 万 U/次,静脉注射或静脉滴注时 100 万 U/次;阿洛西林对铜绿假单胞菌有强大的抗菌活性,临床以结膜下注射 100 mg 为常规剂量。两种药物均注射使用,从业人员应建议患者到医疗机构进行治疗。

(2) 氨基糖苷类:氨基糖苷类药物与青霉素类、万古霉素类合用可产生协同作用。常用药物为卡那霉素、庆大霉素、阿米卡星。0.5% 卡那霉素溶液(或眼膏)治疗外眼感染有效;庆大霉素主要用于治疗铜绿假单胞菌、耐药金黄色葡萄球菌及其他各种敏感菌所致的眼部感染性疾病,0.3％～1％溶液(每小时1次至每日3～6次)或眼膏(每日3次)点眼;阿米卡星是抗菌谱最广的氨基糖苷类抗生素,对革兰阴性杆菌和金黄色葡萄球菌均有较强的抗菌活性。

（3）头孢菌素类:头孢菌素类和青霉素类在化学结构、理化性质、生物活性、作用机制及临床应用等方面极为相似,但因头孢菌素类对敏感细菌的抗菌活性常不及青霉素等,一般不作首选药。当治疗耐青霉素的细菌时,由于本类抗生素价格昂贵,常用红霉素或氯霉素等代替。红霉素眼膏涂于眼睑内,一次适量,每日2～3次,最后1次宜在睡前使用。氯霉素眼膏涂入眼睑内,一次适量,每日3次;或氯霉素滴眼液滴眼,每次1～2滴,每日3～5次。

3. 手术治疗　应用上述治疗措施2周左右仍残留硬结者,建议到医疗机构进行手术切除。

4. 睑腺炎的合理用药

（1）氨基糖苷类抗生素

① 氨基糖苷类均具肾毒性/耳毒性(耳蜗、前庭)和神经肌肉阻滞的副作用,因此,用药期间建议患者到医疗机构监测肾功能(尿常规、血尿素氮、血肌酐),严密观察听力及前庭功能,注意观察神经肌肉阻滞症状。一旦出现上述不良反应先兆时,须及时停药。需注意局部用药时亦有可能发生上述不良反应。

② 本类药物不宜与其他具有肾毒性、耳毒性、神经肌肉阻滞剂或强利尿剂等药物同用。

③ 新生儿、婴幼儿、老年患者应尽量避免使用氨基糖苷类抗生素。

④ 肾功能减退患者应用本类药物时,需根据其肾功能减退程度减量给药,并应进行血药浓度监测调整给药方案,实现个体化给药。

⑤ 阿米卡星与两性霉素B、氨苄西林、头孢噻吩、肝素、新生霉素、苯妥英钠、华法林等有配伍禁忌,不可合用。

⑥ 滴用氯霉素滴眼液后存在不易发现的再生障碍性贫血的风险,因此在临床中应慎用。长期使用(超过3个月)可引起视神经炎或视神经乳头炎(特别是小儿)。长期应用本品的患者应事先做眼部检查,并密切注意患者的视功能和视神经炎的症状,一旦出现即停药。同时服用维生素C和维生素B。

（2）转移因子:转移因子注射局部有酸、胀、痛感,个别病例出现风疹性皮炎、皮肤瘙痒、少数人有短暂发热。慢性活动性肝炎用药后可见肝功能损害加重,然后逐渐恢复。

干眼症

干眼症(dry eye)是指任何原因引起的泪液质或量异常,或动力学异常导致的泪膜稳定性下降,并伴有眼部不适,和(或)眼表组织病变为特征的多种疾病的总称。其多发人群为司机、电脑工作者、老年人等,轻者眼部长期不适,生活质量下降,重者可合并眼部感染、致盲、丧失劳动能力,严重影响人们的身体健康。

一、病因及发病机制

（一）病因

干眼症病因繁多、病理过程复杂,眼表面的病理性改变、基于免疫的炎症反应、细胞凋亡、

性激素水平的降低以及外界环境均可能导致干眼。一般而言,干眼症的病因或诱因包括:

1. **工作环境及性质**　长期在空调开放、空气不流通的环境里工作可引起干眼症状,如"大楼疾病综合征"、"办公室眼病综合征"。经常从事注意力集中的工作或活动也可引起干眼,如长时间使用电脑,在荧光屏前工作、阅读可形成"视屏终端综合征"。此外,在黑暗的房间看电影或者长时间驾车引起瞬目减少,可使眼表面积暴露增大及泪液蒸发加速,也能导致干眼。

2. **药物因素**　长期服用抗高血压及抗抑郁药物可使泪液分泌减少,局部长期滴用抗生素、抗病毒等眼药可因药物本身或防腐剂毒性而使干眼病情加重。

3. **眼部外伤史、手术史及既往病史**　眼表角膜缘干细胞是角膜上皮更新的重要来源,是维持眼表上皮健康的重要组成部分。眼表化学伤、热烧伤、长期佩戴角膜接触镜、角结膜缘多次手术或冷凝、眼类天疱疮及眼表严重的感染均可造成角膜缘干细胞的破坏或功能障碍。此外,头部放疗、三叉神经减压术均可能使角膜缘干细胞基质微环境发生改变。

4. **其他因素**　全身免疫性疾病患者可伴有干眼症状。如类风湿性关节炎、强直性脊柱炎、系统性红斑狼疮及韦格纳肉芽肿等,因此诊断时对全身情况的询问不容忽视。

（二）发病机制

泪膜的持续异常可损伤眼表正常的修复或防御机制,导致眼表和泪腺处于慢性炎症状态。炎症是干眼症发病机制中最关键的因素,性激素分泌失衡、神经机能障碍和细胞凋亡也共同参与干眼症的发病过程。

二、临床表现

主要表现为眼部干燥、异物感、烧灼感、视疲劳、畏光、眼红、视物模糊、视力波动、黏丝分泌物等。对于症状严重者,应详细询问全身病史及伴随症状如有无口干、关节痛等,以确定是否伴有系统性疾病,如干燥综合征 * (Sjogren's syndrome, SS)。

三、干眼症的治疗

干眼症的病因复杂,治疗时须正确分析其病因与分类,根据症状及病因将多方面治疗相结合,最终改善眼表炎症,恢复正常泪膜结构及功能,维持眼表的正常环境。

（一）消除诱因

1. 尽量避免长时间使用电脑,少接触空调及烟尘环境等干眼诱因。

2. 要注意眼睑卫生与进行睑部物流清洁,包括热敷、按摩和擦洗。首先热敷眼睑 5～10 min 软化睑板腺分泌物;然后将手指放于眼睑皮肤面相对睑板腺的位置,边旋转边向睑缘方向推压,以排出分泌物后进行;最后用较温和的、无刺激性的香波或专用药液(如硼酸水溶液)清洗局部眼睑缘和睫毛,由于夜晚鳞屑堆积,清晨清洗眼睑更有效。

（二）保留泪液

泪液的替代治疗可补充部分泪液,但仍应尽量保存自身泪液,延长其在眼表停留的时间,减少人工泪液的使用。

---

　*　干燥综合征(Sjogren's syndrome，SS)，SS 为累及多系统的疾病,除全身结缔组织病外,主要表现为角结膜干燥和口腔干燥。

1. 硅胶眼罩及湿房镜　提供密闭环境,减少眼表面的空气流动及泪液的蒸发以达到保存泪液的目的,对于干眼症以及角膜暴露患者十分有效,某些患者甚至可以停用人工泪液。

2. 治疗性角膜接触镜　对于轻度干眼症患者,此类治疗配合人工泪液具有较好疗效,但使用时需要保持接触镜的湿润状态。中重度干眼患者,佩戴的镜片易干燥脱落,故较少使用。

3. 泪小点栓子及泪小点封闭　泪小点栓子可暂时阻塞泪道,延长眼表自身泪液停留时间,减少人工泪液使用频率。泪小点栓子对轻、中度干眼患者的疗效较好,对于重症干眼患者使用栓子无效后可考虑到医疗机构行永久性泪小点封闭术,包括热烧灼、手术切除等。

4. 睑缘缝合　建议眼睑位置异常的睑内翻、外翻患者到医疗机构行睑缘缝合术。

（三）药物治疗

水液缺乏型干眼是由于各种原因导致泪膜中水液层缺乏而导致干眼,此类干眼以含泪液成分的药物替代治疗为主,替代物需要接近正常泪液的成分,分为人工泪液和自体血清两种。

1. 人工泪液　人工泪液是干眼的主要治疗药物。我国目前可选择的人工泪液种类繁多,药品经营企业从业人员应了解每一种人工泪液的成分、黏稠度、作用机制、防腐剂类型等的优缺点,根据患者干眼的类型、程度、经济状况及患者对治疗的反应作出相应选择。

人工泪液主成分大致包括以下几种类型:

（1）甲基纤维素类:如 0.3%～2%的羟丙基甲基纤维素及 0.5%或 0.1%的羧甲基纤维素,频繁滴药。甲基纤维素类黏稠度高,尤其适合蒸发过强型重症干眼症的治疗。

（2）丙二醇及聚丙二醇:常用浓度 0.3%～0.4%,黏性与保湿性均较好。

（3）脂类:如蓖麻油或矿物油。含有脂类的人工泪液通过重塑泪膜脂质层减少泪液蒸发,适用于蒸发过强型干眼症。

（4）透明质酸:常用浓度 0.1%,亦有应用 0.3%浓度者。可促进上皮修复,还有一定的抗炎作用与抗凋亡作用。

（5）聚乙烯吡咯烷酮:常用浓度 2%,可促进角膜上皮细胞间连接的修复。此外,聚乙烯醇也可以增加泪膜持续时间,当眼表黏蛋白减少时可起到积极作用,一次 1 滴,一日 5～6次,或根据症状适当增减。

（6）右旋糖酐:常用浓度为 0.1%,一般与其他润滑剂配伍使用。

（7）硫酸软骨素:常用浓度 1%～3%。分子中带大量负电荷,保水性较强。对角膜有较强亲和作用,能在表面形成一层透气保水膜,促进角膜创伤的愈合及眼部新陈代谢,改善眼部干燥症状。

2. 自体血清　其成分与正常泪液最接近,如表皮生长因子、转化生长因子、维生素 A、免疫球蛋白以及细胞外基质相关蛋白等。然而,由于其制备复杂和来源受限,应用并不广泛,一般只在重症干眼将引起角膜并发症时才使用。

3. 促泪液分泌药物

（1）胆碱能受体激动药:泪腺分泌受自主神经支配,毛果芸香碱、新斯的明及西维美林等拟胆碱药作用于胆碱能受体能促进泪液分泌。毛果芸香碱,口服,一次 5～7.5 mg,每日4 次;新斯的明,口服,一次 15 mg,每日 3 次;西维美林,口服,一次 15～30 mg,每日 3 次,连续用药 4～12 周。

（2）必嗽平：增加泪液分泌，临床疗效评价不一，应用较少。口服，一次 16 mg，每日 3 次，连续用药 2～3 月。

4. 抗炎与免疫抑制药物　干眼患者经常存在眼表面非感染性的基于免疫的炎症反应，可能与性激素水平降低、淋巴细胞凋亡减少及眼表面轻微摩擦所致的损伤-愈合反应有关。常规人工泪液不能从根本上缓解症状，故抗炎和免疫抑制治疗是干眼治疗的重要措施。

（1）环孢霉素：环孢霉素对干眼的治疗主要体现在免疫调控，而不仅是免疫控制或抗炎方面。环孢霉素滴眼液治疗干眼疗效较好，起效时间需数周，常用浓度为 0.05％或 1％。

（2）局部糖皮质激素：糖皮质激素类药物是目前最好的抗炎药，短期局部使用糖皮质激素可有效减轻干眼症状与体征。常用甲泼尼龙、可的松、地塞米松滴眼液，浓度一般为 0.1％，每日 1～4 次。

（3）口服四环素类：四环素类药物是经典的广谱亲脂性抗菌药物，常见有四环素、金霉素、多西环素、米诺环素等。有利于重建泪膜脂质层，减轻炎症反应。尤其适合蒸发过强型重症干眼症患者。

（4）非甾体类抗炎药：常用 0.1％普拉洛芬、0.1％溴芬酸钠、0.1％双氯芬酸钠，可减轻眼表炎症而达到治疗干眼的作用。

5. 性激素　绝经后妇女干眼的发病率明显升高，提示性激素水平的变化可能是干眼的重要原因之一。有研究发现绝经妇女体内雌激素和雄激素水平均下降，还有研究表明雄激素水平降低是导致 SS 患者泪腺功能降低的主要原因之一。因此，已有局部应用雄激素以改善泪腺和睑板腺的分泌功能，在某些患者群体中获得了良好疗效。

（四）手术治疗

重症干眼患者，使用任何药物病情均无改善时，建议及时就医，可考虑自体颌下腺移植手术。但该手术只能部分解决干眼症的泪液分泌问题，并不能解决干眼并发症，如睑球粘连、角膜新生血管和角膜混浊等。

（五）干眼症的合理用药

1. 眼用凝胶　易附着在角膜表面导致视朦，故除重症干眼症及合并暴露性角膜溃疡之外，一般不主张使用眼用凝胶。

2. 人工泪液　一天给药次数一般不得超过 6 次，过度频繁给药会破坏正常的泪膜，加速泪液蒸发。此外，大多数人工泪液不宜在佩戴隐形眼镜或角膜接触镜时使用，如佩戴软性隐形眼镜时不宜使用羟丙甲基纤维素。

3. 糖皮质激素与抗菌药物合用时有诱发真菌或病毒感染、延缓创伤愈合、升高眼压和导致晶状体混浊等风险，因此不应当随意使用，除非患者是在眼科专科医师的密切监护下。

4. 避免服用加重干眼症状的药物　许多全身用药，如抗抑郁药、部分降血压药物会减少泪液分泌，加重干眼症状，因此，水样液缺乏型干眼患者应尽可能避免服用这些药物。

结膜炎

虽然眼表的特异性和非特异性防护机制使结膜具有一定的预防感染和使感染局限的能力，但当这些防御能力减弱或外界致病因素增强时，将引起结膜组织的炎症发生，其特征是血管扩张，渗出和细胞浸润，这种炎症统称为结膜炎。

一、细菌性结膜炎(bacterial conjunctivitis)

正常情况下结膜囊内可存有细菌,约 90% 的人结膜囊内可分离出细菌,其中 35% 的人更可分离出一种以上的细菌,属正常菌群,其主要是表皮葡萄球菌(>60%)、类白喉杆菌(35%)和厌氧痤疮丙酸杆菌,这些细菌可通过释放抗生素样物质和代谢产物,减少其他致病菌的侵袭。当致病菌的侵害强于宿主的防御机能或宿主的防御功能受到破坏的情况下,如干眼、长期使用糖皮质激素等,即可发生感染。患者眼部有结膜炎症和脓性渗出物时,应怀疑细菌性结膜炎。按疾病发病快慢可分为超急性(24 h 内)、急性或亚急性(几小时至几天)、慢性(数天至数周)细菌性结膜炎。

(一)病因及发病机制

1. 超急性细菌性结膜炎(hyperacute bacterial conjunctivitis) 由奈瑟菌属细菌(淋球菌或脑膜炎球菌)引起。成人淋球菌性结膜炎主要是通过性传播而感染,新生儿主要是分娩时经患有淋球菌性阴道炎的母体产道感染,发病率大约为 0.04%。奈瑟脑膜炎球菌性结膜炎最常见的患病途径是血源性播散感染,也可通过呼吸道分泌物传播。成人淋球菌性结膜炎较脑膜炎球菌性结膜炎更为常见,而脑膜炎球菌性结膜炎多见于儿童。

2. 急性或亚急性细菌性结膜炎(acute or subacute conjunctivitis) 又称"急性卡他性结膜炎",俗称"红眼病",传染性强,多见于春秋季节,可散发感染,也可流行于集体生活场所。最常见的致病菌是肺炎双球菌、金黄色葡萄球菌和流感嗜血杆菌。病原体可随季节变化,有研究显示冬季主要是肺炎双球菌引起的感染,流感嗜血杆菌性结膜炎则多见于春夏时期。

3. 慢性细菌性结膜炎(chronic conjunctivitis) 可由急性结膜炎演变而来,或毒力较弱的病原菌感染所致。多见于鼻泪管阻塞或慢性泪囊炎病人,或慢性睑缘炎或睑板腺功能异常者。最常见的病原体是金黄色葡萄球菌和摩拉克菌。

(二)临床表现

1. 超急性细菌性结膜炎 潜伏期短(10 小时至 2~3 天不等),病情进展迅速,结膜充血水肿伴有大量脓性分泌物。可迅速引起角膜混浊、浸润,周边或中央角膜溃疡,治疗不及时几天后可发生角膜穿孔,严重威胁视力。

2. 急性或亚急性细菌性结膜炎 发病急,潜伏期 1~3 天,两眼同时或相隔 1~2 天发病。发病 3~4 天时病情达到高潮,以后逐渐减轻,病程一般少于 3 周。患者多伴有睑缘炎,晨起由于黏液脓性分泌物糊住眼睑而睁眼困难,较少累及角膜。上睑结膜和穹隆结膜可有结膜下出血,球结膜水肿,但很少引起严重化脓性结膜炎。可有上呼吸道症状,很少引起肺炎。部分患者伴有体温升高、身体不适等全身症状。

3. 慢性细菌性结膜炎 进展缓慢,持续时间长,可单侧或双侧发病。症状多种多样,主要表现为眼痒,烧灼感,干涩感,眼刺痛及视力疲劳。结膜轻度充血,可有睑结膜增厚、乳头增生,分泌物为黏液性或白色泡沫样。摩拉克菌可引起眦部结膜炎,伴外眦角皮肤结痂、溃疡形成及睑结膜乳头和滤泡增生。金黄色葡萄球菌引起者常伴有溃疡性睑缘炎或角膜周边点状浸润。

(三)细菌性结膜炎的治疗

本病以去除病因的抗感染药物治疗为主,根据病情轻重选择是否进行结膜囊冲洗,局部用药、全身用药或联合用药。在等待实验室结果时可局部使用广谱抗生素,确定致病菌属后给予敏感抗生素。目前眼科常用的抗生素有氨基糖苷类、氟喹诺酮类和头孢菌素类三类药物,见表4-14。

表4-14 眼科感染常见病原菌及抗菌药物的选择

病原菌	首选药	次选药
淋球菌	氧氟沙星	氨基糖苷类、环丙沙星
铜绿假单胞菌	妥布霉素	环丙沙星、阿米卡星
支原体	四环素类	大环内酯类、卡那霉素
肺炎链球菌	头孢唑啉	大环内酯类、氟喹诺酮类
溶血链球菌	头孢唑啉	阿奇霉素、林可霉素
变形杆菌	氧氟沙星	头孢菌素类、环丙沙星
沙眼衣原体	阿奇霉素	克拉霉素、红霉素

1. 局部治疗

(1) 结膜囊冲洗:当患眼分泌物多时,可用冲洗剂如生理盐水或1/10 000高锰酸钾溶液冲洗结膜囊。冲洗时避免损伤角膜上皮,冲洗液勿流入健康眼睛,以免造成交叉传染。

(2) 抗生素滴眼剂局部滴用或眼膏涂眼:急性阶段1~2 h 1次。目前常使用广谱氨基糖苷类或喹诺酮类药物,如0.3%庆大霉素、0.3%妥布霉素、0.3%环丙沙星、0.3%氧氟沙星、0.3%~0.5%左氧氟沙星眼药水或眼药膏。特殊情况下可使用合成抗生素滴眼液,如甲氧苯青霉素。耐药性葡萄球菌性结膜炎可使用5 mg/ml万古霉素滴眼液。慢性葡萄球菌性结膜炎对杆菌肽和红霉素反应良好,还可适当应用收敛剂,如0.25%硫酸锌眼药水。

2. 全身治疗

(1) 奈瑟菌性结膜炎应及时就医,全身使用足量的抗生素,肌注或静脉给药。淋球菌性结膜炎角膜未波及,成人应到医疗机构大剂量肌注青霉素或头孢曲松钠1 g即可,如果角膜也被感染,加大剂量,每日1~2 g,连续5 d。青霉素过敏者可每日肌注大观霉素2 g。除此之外,还可联合口服阿奇霉素1 g或多西环素100 mg,每日2次,持续7 d;或喹诺酮类药物,如环丙沙星0.5 g或氧氟沙星0.4 g,每日2次,连续5 d。新生儿可到医疗机构静注或分4次肌注青霉素G 100 000 U/(kg·d),共7 d,或肌注头孢曲松钠0.125 g、静注或肌注头孢噻肟钠25 mg/kg,每8 h或12 h 1次,连续7 d。

大约1/5外源性(原发性)脑膜炎球菌性结膜炎可引起脑膜炎球菌血症,单纯局部治疗患者发生菌血症的概率比联合全身用药患者高20倍,因此,必须联合全身治疗。脑膜炎球菌性结膜炎可到医疗机构静注或肌注青霉素,过敏者可用氯霉素代替。有脑膜炎球菌性结膜炎患者接触史者应进行预防性治疗,可口服利福平,推荐剂量成人600 mg,儿童10 mg/kg,每日2次,持续2 d。

(2) 流感嗜血杆菌感染而致的急性细菌性结膜炎,或伴有咽炎、急性化脓性中耳炎的患者局部用药的同时应口服头孢类抗生素或利福平。

(3) 慢性结膜炎的难治性病例和伴有酒糟鼻患者需口服多西环素100 mg,每日1~2次,持续数月。

3. 细菌性结膜炎的合理用药

（1）青霉素类药物过敏反应发生率极高，初次全身使用时必须进行皮肤敏感试验，阳性反应者禁用。

（2）头孢菌素类与青霉素类有交叉变态反应，青霉素过敏者、孕妇（尤其是妊娠期不足3个月的孕妇）慎用头孢菌素类抗生素。

（3）随着庆大霉素耐药菌株逐年增多，目前由妥布霉素替代作为首选药物，同时应选用另一种抗革兰阳性菌的药物联合使用，如头孢菌素类药物。

（4）由于氟喹诺酮类抗菌药耐药菌株正逐年上升，且该类药物对部分革兰阳性菌特别是肺炎链球菌及某些链球菌属不敏感，因此临床治疗时应尽量避免单一使用。此外，虽然滴用喹诺酮类药物左氧氟沙星滴眼液后有很好的耐受性，但本品的滴眼液和眼用凝胶均不宜长期使用，以免诱发耐药菌或真菌感染。滴用环丙沙星时偶有局部刺激性症状，产生局部灼伤和异物感，出现眼睑水肿、流泪、畏光、视力减低、过敏反应等。

（5）抗菌药物与糖皮质激素合用时有诱发真菌或病毒感染、延缓创伤愈合、升高眼压和导致晶状体混浊等风险，因此不应当随意使用。特别是不能给尚未确诊的"红眼"患者开具这类药物，因为这种情况有时是由于难以诊断的单纯性疱疹病毒感染所致。如果使用这类制剂，不应当超过10 d，并在使用期间应当定期测量眼压。

二、病毒性结膜炎

病毒性结膜炎（viral conjunctivitis）是一种常见感染，病变程度因个体免疫状况、病毒毒力大小不同而存在差异，通常有自限性。本节重点介绍急性出血性结膜炎、流行性角结膜炎。

（一）病因及发病机制

1. 急性出血性结膜炎　本病为国家法定的丙类传染病，病原体为新型肠道病毒70和柯萨奇病毒A24变种，主要通过接触传染。

2. 流行性角结膜炎　由腺病毒引起的急性传染性结膜炎，可呈流行性发病，也可为散发，病原体为腺病毒，通过接触途径传播。

（二）临床表现

1. 急性出血性结膜炎

（1）多发于夏、秋季，起病急，一般会在感染后数小时至24 h内发病，双眼同时或先后起病。

（2）眼部出现眼痛、畏光、异物感、流泪、眼红等症状。

（3）眼睑充血水肿，睑、球结膜重度充血，常伴有结膜下点状或片状出血。

（4）睑结膜多有滤泡形成，可有假膜形成。

（5）中、重度患者可出现角膜上皮点状病变。

（6）多数患者有耳前淋巴结或颌下淋巴结肿大、触痛。

（7）少数患者还有全身发热、乏力、咽痛及肌肉酸痛等症状。个别患者可出现下肢轻瘫。

2. 流行性角结膜炎

（1）起病急、症状重、双眼发病，潜伏期为5～12天。

（2）主要症状为充血、疼痛、畏光，伴有水样分泌物。

（3）儿童可有全身症状，如发热、咽痛、中耳炎、腹泻等。

（4）急性期眼睑水肿，结膜充血水肿，48 h 内出现滤泡和结膜下出血，色鲜红，量多时呈暗红色。

（5）伪膜（有时真膜）形成后能导致扁平瘢痕，睑球粘连。

（6）发病数天后，角膜可出现弥散的斑点状上皮损害，并于发病 7～10 d 后融合成较大的、粗糙的上皮浸润。2 周后发展为局部的上皮下浸润，并主要散布于中央角膜，角膜敏感性正常。发病 3～4 周后，上皮下浸润加剧，形态大小基本一致，数个至数十个不等。上皮下浸润可持续数月甚至数年之久，逐渐吸收，极个别情况下浸润最终形成瘢痕，造成永久性视力损害。

（三）病毒性结膜炎的治疗

1. 急性出血性结膜炎

（1）防止传播：加强个人卫生，防止传播是预防的关键。患者应进行适当隔离，禁止进入公共浴池及游泳场，发现本病应及时向卫生、防疫部门做传染病报告。

（2）药物治疗：可滴用抗病毒滴眼液。对于角膜上皮病变的患者，给予人工泪液及促进上皮细胞修复的药物。为预防继发感染，可用抗菌药滴眼液。

2. 流行性角结膜炎

（1）非药物治疗：必须采取措施减少感染传播。所有接触感染者的器械必须仔细清洗消毒，告知患者避免接触眼睑和泪液，经常洗手。当出现感染时尽可能避免人群之间的接触。治疗无特殊方法，局部冷敷和使用血管收缩剂可减轻症状。

（2）药物治疗：急性期可使用抗病毒药物抑制病毒复制，如干扰素滴眼剂、0.1％阿昔洛韦、0.15％更昔洛韦、0.1％利巴韦林、4％吗啉胍等，每小时 1 次。

合并细菌感染时加用抗生素治疗。出现严重的膜或伪膜、上皮或上皮下角膜炎引起视力下降时可考虑使用糖皮质激素眼药水，病情控制后应减少糖皮质激素眼药水的点眼频度至每日 1 次或隔天 1 次。

3. 病毒性结膜炎的合理用药　糖皮质激素可减轻角膜的炎症，但停药后可能引起复发以及并发症，应用中要注意逐渐减药，不要突然停药，以免复发，还应严格控制糖皮质激素使用的适应证。原则上，上皮型和溃疡性角膜炎禁用糖皮质激素，实质型或并发葡萄膜炎时，在应用抗病毒药物的同时可慎用低浓度、小剂量的糖皮质激素，同时应密切随诊，一旦炎症控制应逐渐减量直至停药。

三、衣原体性结膜炎

衣原体是介于细菌与病毒之间的微生物，归于立克次纲衣原体目。衣原体目分为两属。Ⅰ属为沙眼衣原体，可引起沙眼、包涵体性结膜炎和淋巴肉芽肿；Ⅱ属为鹦鹉热衣原体，可引起鹦鹉热。衣原体性结膜炎包括沙眼、包涵体性结膜炎、性病淋巴肉芽肿性结膜炎等。下文重点介绍沙眼与包涵体性结膜炎。

沙　眼

沙眼（trochoma）是由沙眼衣原体感染所致的一种慢性传染性结膜角膜炎，是导致盲目的主要疾病之一。全世界有 3 亿～6 亿人感染沙眼，感染率和严重程度同当地居住条件以及个人卫生习惯密切相关。20 世纪 50 年代以前该病曾在我国广泛流行,是当时致盲的首要病因,70 年代后随着生活水平的提高、卫生常识的普及和医疗条件的改善,其发病率大大降低,但仍然是常见的结膜病之一。

（一）病因及发病机制

沙眼由沙眼衣原体感染所致。沙眼为双眼发病,通过直接接触或污染物间接传播,节肢昆虫也是传播媒介。易感危险因素包括不良的卫生条件、营养不良、酷热或沙尘气候。热带、亚热带区或干旱季节容易传播。

（二）临床表现

1. 初发感染　主要发生在儿童、青少年时期,常双眼受累。

2. 睑结膜大量滤泡形成,睑结膜充血,乳头增生,结膜呈绒布样外观。

3. 急性期　症状包括畏光、流泪、异物感,较多黏液或黏液脓性分泌物。

4. 慢性期　结膜肥厚,血管纹理模糊不清,形成结膜瘢痕;睑板肥厚变形,发生内翻倒睫;形成角膜血管翳及角膜小凹。

5. 临床分为三期　活动期（Ⅰ期）,睑结膜乳头增生和滤泡同时存在,上穹隆结膜组织模糊不清,发生角膜血管翳;退行期（Ⅱ期）,自结膜瘢痕开始出现到大部分结膜瘢痕化,仅存在少许活动性病变;完全结瘢期（Ⅲ期）,活动性病变完全消失,代之以瘢痕,无传染性。

（三）沙眼的治疗

1. 非药物治疗　应注意个人卫生和环境卫生。

2. 药物治疗　包括全身和眼局部药物治疗及对并发症的治疗。

（1）眼部治疗:局部用 0.1％利福平眼药水、0.1％酞丁胺眼药水、0.5％新霉素眼药水、0.3％氧氟沙星或 0.25％氯霉素滴眼液等点眼,4 次/日。夜间使用红霉素类、四环素类眼膏,如红霉素眼膏、金霉素眼膏等,涂于眼睑内,一次适量,每日 1～3 次（红霉素 2～3 次,金霉素 1～2 次）,最后 1 次宜在睡前使用,疗程最少 10～12 周。

（2）全身治疗:急性期或严重的沙眼应全身应用抗生素治疗,一般疗程为 3～4 周。成人可口服四环素 250 mg,每日 4 次;或口服多西环素 100 mg,每日 2 次,疗程 3～4 周;或口服阿奇霉素,首次 500 mg,以后每次 250 mg,疗程为 4 d。孕妇、哺乳期妇女及 7 岁以下儿童可服用红霉素或螺旋霉素。

3. 手术治疗　手术矫正倒睫及睑内翻是防止形成晚期沙眼瘢痕致盲的关键措施,患者可到医疗机构进行手术治疗。

4. 沙眼的合理用药

（1）利福平全身用药的不良反应发生率不高,较严重的是引起黄疸、肝功能异常、肝肿大,停药后即可恢复正常,肝功能不良、有黄疸者慎用。利福平对动物有致畸胎作用,对人胚胎作用尚不清楚,孕妇、婴儿慎用。此外,利福平治疗沙眼的疗程为 6 周。

（2）新霉素注射给药的毒性大,可引起严重的肾脏和听神经损害,因此其全身应用治疗已被淘汰。眼局部应用全身吸收甚微,不会造成任何全身毒性反应。

（3）氯霉素的合理用药详见睑腺炎的合理用药。

（4）涂用红霉素后可偶见眼痛、视力改变、持性眼红或刺激症状。

包涵体性结膜炎

包涵体性结膜炎(inclusion conjunctivitis)是包涵体性结膜炎衣原体感染所致的结膜炎,主要通过性接触及产道途径传播。包涵体性结膜炎好发于性生活频繁的年轻人,多为双侧。衣原体感染男性尿道和女性子宫颈后,通过性接触或手-眼接触传播到结膜,游泳池可间接传播疾病。新生儿经产道分娩也可能感染。临床上分为新生儿和成人包涵体性结膜炎。

(一)临床表现

1. 成人包涵体性结膜炎

(1)多为青年人,潜伏期为3~4天。

(2)双眼同时或先后感染。初期表现为眼睑水肿,结膜充血、水肿,黏脓性分泌物,耳前淋巴结肿大。

(3)睑结膜出现滤泡,以下睑穹隆部为主,结膜不留瘢痕,无角膜血管翳。

2. 新生儿包涵体性结膜炎

(1)潜伏期为出生后5~14天,有胎膜早破时可生后第1天即出现体征。

(2)感染多为双侧,新生儿开始有水样或少许黏液样分泌物,随着病程进展,分泌物明显增多并呈脓性。结膜炎持续2~3个月后,出现乳白色光泽滤泡,较病毒性结膜炎的滤泡更大。严重病例伪膜形成、结膜瘢痕化。

(3)大多数新生儿衣原体结膜炎是轻微自限的,但可能有角膜瘢痕和新生血管出现。

(4)衣原体还可引起新生儿其他部位的感染进而威胁其生命,如衣原体性中耳炎、呼吸道感染、肺炎。

(二)包涵体性结膜炎的治疗

1. 药物治疗 衣原体感染可波及呼吸道、胃肠道,因此口服药物很有必要。婴幼儿可口服红霉素[40 mg/(kg·d)],分四次服下,至少用药14 d。如果有复发,需要再次全程给药。成人口服多西环素100 mg,每日2次,或口服红霉素1 g,每日1次,连续3周。

局部使用抗生素眼药水及眼膏,如15%磺胺醋酸钠、0.1%利福平等。

2. 包涵体性结膜炎的合理用药 详见沙眼的合理用药。

四、免疫性结膜炎

免疫性结膜炎(immunologic conjunctivitis)又称变态反应性结膜炎,是结膜对外界过敏原的一种超敏性免疫反应。临床常见的有春季卡他性角结膜炎、巨乳头性结膜炎、泡性角结膜炎、过敏性结膜炎、特应性角结膜炎、自身免疫反应性结膜炎等。本书主要介绍春季卡他性角结膜炎、过敏性结膜炎。

春季卡他性角结膜炎

春季卡他性角结膜炎(vernal keratoconjunctivitis, VKC)又名春季角结膜炎,是反复发作的双侧慢性眼表疾病,占变应性眼病的0.5%,有环境和种族倾向。主要影响儿童和青少年,20岁以下男性多见,严重者危害角膜,可损害视力。

(一)病因及发病机制

VKC的确切病因尚不明确,通常认为和花粉敏感有关,各种微生物的蛋白质成分、动物皮屑和羽毛等也可能致敏。

（二）临床表现

1. 持续眼痒，角膜受累时畏光、流泪、异物感。

2. 睑结膜充血，结膜乳头增生，典型的乳头呈卵石样，有黏液性丝状分泌物。

3. 角膜病变为浅层点状角膜炎，多数患者可发生盾形角膜溃疡。

4. 临床上可分为三型，即睑结膜型、球结膜型及混合型。

（三）VKC 的治疗

VKC 是一种自限性疾病，治疗方法的选择取决于患者的症状和眼表病变的严重程度。

1. 非药物治疗　物理治疗包括冰敷，在有空调的房间也可使病人感觉舒适。治疗效果不佳时，可考虑移居寒冷地区。

2. 药物治疗　短期用药可减轻症状，长期用药将对眼部组织有损害作用。

（1）糖皮质激素：局部使用糖皮质激素对迟发性超敏反应有良好的抑制作用。急性期患者可采用激素间歇疗法，先局部频繁（例如每 2 小时一次）应用激素 5～7 d，后迅速减量。顽固睑结膜型春季角结膜炎患者可考虑就医，在睑板上方注射 0.5～1.0 ml 短效激素如地塞米松磷酸钠（4 mg/ml）或长效激素，如曲安西龙奈德（40 mg/ml）。

（2）非甾体抗炎药：在过敏性疾病发作的急性阶段及间歇阶段均可使用，对缓解眼痒、结膜充血、流泪等眼部症状及体征均显示出一定的治疗效果。口服阿司匹林 0.5 g，每日 3 次，或饭后服用吲哚美辛 25 mg，每日 1 次。

（3）肥大细胞稳定剂：常用的有色甘酸二钠及奈多罗米等，最好在接触过敏原之前使用，对于已经发作的患者治疗效果较差。目前多主张在 VKC 易发季节每日滴用细胞膜稳定剂 2%～4% 的色甘酸钠滴眼液，一次 1～2 滴，每日 4～6 次，预防病情发作或维持治疗效果，待炎症发作时才短时间使用激素进行冲击治疗。

（4）抗组胺药：抗组胺药可拮抗已经释放的炎症介质的生物学活性，减轻患者症状，与肥大细胞稳定剂联合使用治疗效果较好。目前推荐用 0.03% 他莫克司眼膏，每日 2 次，8 周后根据病情调整剂量。

3. VKC 的合理用药

（1）长期使用糖皮质激素类会产生青光眼、白内障等严重并发症，加重病毒性、真菌性、细菌性和阿米巴原虫眼部感染的病情，因而糖皮质激素类药物仅适用于急性期患者，且用药前需详细检查角膜情况，有角膜上皮缺损者，一般疗程不宜超过 2 周。单纯疱疹性和溃疡性角膜炎患者禁用地塞米松磷酸钠。

（2）经过一系列药物治疗（抗组胺药、血管收缩剂）仍有强烈畏光以至于无法正常生活的顽固病例，局部应用 2% 的环孢素可以很快控制局部炎症及减少激素的使用量，但是在停药 2～4 月后炎症往往复发。

（3）阿司匹林口服会刺激胃黏膜，引起上腹不适、恶心、呕吐、胃出血等不良反应，大剂量长期服用抑制凝血酶形成，因此有出血倾向者慎用。此外还应注意，阿司匹林与碳酸酐酶抑制剂合用，可使酸中毒倾向增强。

（4）人工泪液可以稀释肥大细胞释放的炎症介质，同时可改善因角膜上皮点状缺损引起的眼部异物感，但需使用不含防腐剂的剂型。

（5）色甘酸钠应在春季结膜炎好发季节前 2～3 周使用，过敏体质者、严重肝肾功能不全者慎用,妊娠3个月以内的妇女禁用。滴眼后偶有刺痛感和过敏反应。

过敏性结膜炎

过敏性结膜炎(allergic conjunctivitis)是由于眼部组织对过敏原产生超敏反应所引起的炎症,本节专指由于接触药物或其他抗原而过敏的结膜炎。

（一）病因及发病机制

过敏性结膜炎有速发型和迟发型两种。速发型结膜炎致敏原有花粉、角膜接触镜及其清洗液等;药物,如睫状肌麻痹药阿托品和后马托品,氨基糖苷类抗生素,抗病毒药物碘苷和三氟胸腺嘧啶核苷,防腐剂硫柳汞和乙二胺四醋酸及缩瞳剂等,一般引起迟发型结膜炎。

（二）临床表现

1. Ⅰ型超敏反应（又称Ⅰ型变态反应*）　接触致敏物质数分钟后迅速发生的为Ⅰ型超敏反应。表现为眼部瘙痒、眼睑水肿和肿胀、结膜充血及水肿,极少数病人可表现为系统性过敏症状。

2. Ⅳ型超敏反应（又称Ⅳ型变态反应）　在滴入局部药物后24～72小时才发生的为迟发Ⅳ型超敏反应。表现为眼睑皮肤急性湿疹、皮革样变。睑结膜乳头增生、滤泡形成,严重者可引起结膜上皮剥脱。下方角膜可见斑点样上皮糜烂。慢性接触性睑结膜炎的后遗症包括色素沉着、皮肤瘢痕、下睑外翻。

（三）过敏性结膜炎的治疗

1. 非药物治疗　查找过敏源,Ⅰ型超敏反应经避免接触过敏原或停药即可得到缓解。

2. 药物治疗　局部点糖皮质激素眼药水（如0.1%地塞米松）、血管收缩剂（0.1%肾上腺素或1%麻黄碱）,伴眼睑皮肤红肿、丘疹者,可用2%～3%硼酸水湿敷。近年来,研制的几种新型药物可明显减轻症状,如非甾体类抗炎药0.5%酮咯酸氨丁三醇,滴眼,一次1滴,一日3次;抗组胺药0.05%富马酸依美斯汀,一次1滴,一日2～4次;以及细胞膜稳定剂奈多罗米钠。严重者可加用全身抗过敏药物,如氯苯那敏、阿司咪唑等抗组胺药或激素等。

3. 过敏性结膜炎的合理用药

（1）糖皮质激素:详见春季卡他性角结膜炎的合理用药。

（2）血管收缩剂:由于肾上腺素具有散瞳作用,因此对有发生原发性闭角型青光眼倾向的人应用时必须谨慎,除非这些人已经做过周边虹膜切除术。此外,肾上腺素用于高血压和心脏病患者时应当格外小心。滴入药物后用手指压迫内眦角泪囊部3～5 min。

（3）酮咯酸氨丁三醇

① 长期应用酮咯酸氨丁三醇时,极个别患者可引起胃肠道溃疡或出血症状,发生率与阿司匹林相当。对阿司匹林过敏者、活动性溃疡病、有出血倾向者、孕妇、乳妇、产妇及16岁以下儿童忌用。此外,还可出现胃肠道疼痛、消化不良、腹泻、口干、嗜睡、头痛、眩晕、汗多等。

② 不宜与其他非甾体类抗炎药并用,以免增加副反应。

③ 心、肝、肾患者和高血压患者慎用。

（4）富马酸依美斯汀

---

* Ⅰ型变态反应,该型变态反应属于IgE介导的速发型变态反应,主要包括致敏,触发及细胞内信号转导,引发血管扩张、血管通透性增加、黏液增加和支气管收缩,以及嗜酸细胞聚集等过程。

① 0.05％富马酸依美斯汀只用于眼部滴用,不能用于注射或口服。

② 佩戴隐形眼镜的患者,如果眼部充血,用本药治疗期间建议不要佩戴隐形眼镜,因本药中的防腐剂苯扎氯铵可被软隐形眼镜吸收。戴软隐形眼镜且眼部不充血的患者,在滴药至少10 min后才能重新戴用隐形眼镜。不能应用本药治疗由隐形眼镜引起的眼部刺激症状。

角膜炎

角膜防御能力减弱,外界或内源性致病因素均可能引起角膜组织的炎症发生,统称为角膜炎(keratitis),是临床最为常见的角膜疾病。

一、细菌性角膜炎

细菌性角膜炎(bacterial keratitis)是由细菌感染引起,角膜上皮缺损及缺损区下角膜基质坏死的化脓性角膜炎,又称为细菌性角膜溃疡(bacterial corneal ulcer)。病情多较危重,如果得不到有效的治疗,可发生角膜溃疡穿孔,甚至眼内感染,最终眼球萎缩。即使药物能控制,也将残留广泛的角膜瘢痕、角膜新生血管或角膜葡萄肿及角膜脂质变性等后遗症,严重影响视力甚至失明。

（一）病因及发病机制

据统计,87％的细菌性角膜炎是由细球菌科(葡萄球菌、细球菌等)、链球菌科、铜绿假单胞菌科和肠杆菌科(枸橼酸杆菌属、克雷白杆菌属、肠杆菌属、变形杆菌属、沙雷菌属等)这四类细菌引起的。细菌性角膜炎的诱发因素包括眼局部因素及全身因素。

1. 局部因素　最常见为角膜外伤后感染或剔除角膜异物后感染,常因无菌操作不严格或滴用污染的表面麻醉剂及荧光素而发生。佩戴角膜接触镜和慢性泪囊炎也是重要的危险因素。此外,干眼症、眼局部长期使用皮质类固醇激素、患有某些眼表疾病或角膜上皮异常的疾病也是常见的局部因素。

2. 全身因素　包括年老衰弱、维生素 A 缺乏、糖尿病、免疫缺陷、酗酒等,这些因素可降低机体对致病菌的抵抗力,也可增加角膜对致病菌的易感性。

（二）临床表现

本病起病急骤,常有角膜创伤或佩戴接触镜史,淋球菌感染多为经产道分娩新生儿。患眼有畏光、流泪、疼痛、视力障碍、眼睑痉挛等症状。眼睑、球结膜水肿,睫状或混合性充血,病变早期角膜上出现界线清楚的上皮溃疡,溃疡下有边界模糊、致密的浸润灶,周围组织水肿。浸润灶迅速扩大,继而形成溃疡,溃疡表面和结膜囊多有脓性分泌物。如出现多个化脓性浸润灶常提示有混合感染。前房可有不同程度积脓。见表 4 - 15。

表 4 - 15　常见 G$^+$球菌与 G$^-$细菌角膜感染临床表现

革兰阳性(G$^+$)球菌角膜感染	革兰阴性(G$^-$)细菌角膜感染
① 多表现为圆形或椭圆形局灶性脓肿病灶,伴有边界明显灰白基质浸润	① 多表现为快速发展的角膜液化性坏死。角膜呈迅速扩展的浸润及黏液性坏死,溃疡浸润灶及分泌物略带黄绿色,前房积脓严重。感染如未控制,可导致角膜坏死穿孔、眼内容物脱出或全眼球炎

革兰阳性(G⁺)球菌角膜感染	革兰阴性(G⁻)细菌角膜感染
② 常发生于已受损的角膜,如大泡性角膜病变、慢性单疱病毒性角膜炎、角膜结膜干燥症、眼部红斑狼疮、过敏性角膜结膜炎等	② 绿脓杆菌引起的感染具有特征性,该型溃疡多发于角膜异物剔除术后或戴接触镜引起的感染;也见于使用了被绿脓杆菌污染的荧光素钠溶液或其他滴眼液
③ 葡萄球菌无论是凝血酶阴性,还是阳性的菌属,均可导致严重的基质脓肿和角膜穿孔	③ 摩拉菌角膜溃疡多见于酒精中毒、糖尿病、免疫缺陷等抵抗力下降人群,表现为角膜下方卵圆形溃疡,并向基质深层浸润,边界清楚,前房积脓少
④ 炎球菌引起的角膜炎,表现为椭圆形、带匍行性边缘、较深的中央基质溃疡,其后弹力膜有放射性皱褶,常伴前房积脓及角膜后纤维素沉着,可致角膜穿孔	④ 奈瑟菌属的淋球菌或脑膜炎球菌感染所致的角膜炎发展迅速,表现为眼睑高度水肿、球结膜水肿和大量脓性分泌物,角膜基质浸润及角膜上皮溃疡,新生儿患者常致角膜穿孔
	⑤ 克雷伯杆菌引起的感染常继发于慢性上皮病变

(三)细菌性角膜炎的治疗

细菌性角膜炎患者需要由眼科专科医师进行治疗,如果病情严重,可将这类患者收住入院,进行加强治疗。

1. 药物治疗

(1)抗菌药物:细菌性角膜炎可对角膜组织造成严重损害,因此临床上对疑似细菌性角膜炎患者应给予积极治疗。局部使用抗生素是治疗细菌性角膜炎的最有效途径。局部使用剂型包括眼药水、眼膏、凝胶剂、缓释剂。初诊的细菌性角膜炎患者可以根据临床表现、溃疡严重程度给予广谱抗生素治疗,然后再根据医疗机构的细菌培养药敏试验等实验室检查结果,调整使用抗生素。抗生素治疗目的在于清除病原菌,由于每一种抗生素都有特定的抗菌谱,因此初诊患者需要使用广谱抗生素或联合使用两种或多种抗菌药物。见表4-16。

表4-16　眼科感染常见病原菌及抗菌药物治疗方案

病原菌	药物治疗方案	代表药物
病原体未明的 G⁺ 球菌	头孢菌素类	50 mg/ml 头孢唑啉
金黄色葡萄球菌	抗菌治疗效果不明显	万古霉素可作为二线用药
G⁻ 杆菌	氨基糖苷类	妥布霉素或庆大霉素
多种细菌引起或革兰染色不明确者	头孢菌素类和氨基糖苷类联合使用	头孢唑啉和妥布霉素
G⁻ 菌和许多 G⁺ 菌及耐药葡萄球菌	氟喹诺酮类和头孢菌素类联合使用	头孢他啶和氟喹诺酮类
链球菌属、淋球菌属	青霉素类	青霉素 G

本病一般不需要全身用药,如果存在以下情况:巩膜化脓、溃疡穿孔、有眼内或全身播散可能的严重角膜炎,继发于角膜或巩膜穿通伤,或无法给予理想的局部用药,应在局部点眼的同时全身应用抗生素。病情控制后,局部维持用药一段时间,防止复发,特别是绿脓杆菌性角膜溃疡。

(2)扩瞳药:并发虹膜睫状体炎者,应给予1%阿托品眼药水或眼膏散瞳。阿托品可松弛虹膜括约肌,使之充分休息,有助于炎症消退;同时还可预防虹膜与晶状体的粘连。

(3)胶原酶抑制剂:减轻角膜胶原组织的溶解破坏,常局部使用依地酸二钠、半胱氨酸等。

(4)维生素类:口服大量维生素 C、维生素 B 有助于溃疡愈合。

2. 手术治疗　药物治疗无效、病情急剧发展,可能或已经导致溃疡穿孔,眼内容物脱出者,可考虑到医疗机构进行治疗性角膜移植。住院患者应该采取隔离措施,预防院内交叉感染。

3. 细菌性角膜炎的合理用药

(1)抗菌药物

① 青霉素类药物过敏反应率、过敏反应休克率都最高,治疗过程中应根据细菌学检查结果及药物敏感试验,谨慎使用并及时调整使用有效抗生素。

② 氨基糖苷类抗生素的合理用药详见睑腺炎的合理用药。此外,头孢菌素类与氨基糖苷类抗生素联合使用时,应注意不可混合同时注射,以免降低疗效。

③ 头孢菌素类药物的合理用药详见细菌性结膜炎的合理用药。

④ 氟喹诺酮类抗生素可抑制茶碱的代谢,与茶碱联合应用时,使茶碱的血药浓度升高,可出现茶碱的毒性反应,应予注意。

(2)阿托品:儿童脑外伤、青光眼及前列腺肥大者禁用阿托品,后者可加重排尿困难。常见的不良反应为口干、视力模糊、心率加快及皮肤潮红等。应用阿托品滴眼后,用手指压迫泪囊部 1~2 min,可减少药液的全身吸收。

二、真菌性角膜炎

真菌性角膜炎(fungal keratitis)是一种由致病真菌引起的致盲率极高的感染性角膜病变。随着抗生素和糖皮质激素的广泛使用以及对本病的认识和诊断水平的提高,其发病率不断增高。

(一)病因及发病机制

引起角膜感染的真菌种类较多,主要由镰孢菌属、弯孢菌属、曲霉菌属和念珠菌属 4 大类引起,前三类属丝状真菌,念珠菌属酵母菌。丝状真菌引起角膜感染多见于农民或户外工作人群,其工作生活环境多潮湿,外伤是最主要的诱因。其他诱因包括长期使用激素/抗生素造成眼表免疫环境改变或菌群失调,过敏性结膜炎,佩戴接触镜,角膜移植或角膜屈光手术等。念珠菌属感染多继发于已有眼表疾病(干眼,眼睑闭合不全,病毒性角膜炎)或全身免疫力低下者(糖尿病、免疫抑制)。

(二)临床表现

1. 共性特征　本病患者多有植物性角膜外伤史(例如树枝、甘蔗叶、稻草)或长期用激素和抗生素病史。起病缓慢,亚急性经过,刺激症状较轻,伴视力障碍。角膜浸润灶呈白色或乳白色,致密,表面欠光泽,呈牙膏样或苔垢样外观,溃疡周围有胶原溶解形成的浅沟或抗原抗体反应形成的免疫环。有时在角膜感染灶旁可见伪足或卫星样浸润灶,角膜后可有斑块状沉着物。前房积脓呈黄白色,黏稠或呈糊状。

2. 特性特征　除了以上共同特征外,部分菌属引起的角膜感染有一定特征性。见表4-17。

表 4 - 17 部分菌属角膜感染的特性临床表现

致病菌	特性表现
茄病镰刀菌属	病程进展迅速,病情严重,易向角膜深部组织浸润,数周内引起角膜穿孔及恶性青光眼等严重并发症
曲霉菌属	症状及进展速度较茄病镰刀菌慢,药物治疗效果较好
弯孢菌属	局限于浅基质层的羽毛状浸润,进展缓慢,对那他霉素治疗反应较好,多能治愈,角膜穿孔等并发病发生率低
丝状真菌	若丝状真菌进入前房,则会形成顽固的真菌性虹膜炎及瞳孔膜闭,可继发青光眼,还可导致并发性白内障及真菌性眼内炎

(三)真菌性角膜炎的治疗

1. 药物治疗

(1)抗菌药物:本病有效的治疗方式是局部应用抗真菌药物。抗真菌药是抑制真菌生长、繁殖或杀灭真菌的药物,眼科较常应用的抗真菌药主要有三类:多烯类抗菌药、唑类抗真菌药(又分咪唑类和三唑类)、嘧啶类抗真菌药。目前,0.15%两性霉素 B 和 5%那他霉素眼药水是抗真菌性角膜炎的一线药物。抗真菌药物联用有协同作用,可减少药物用量,降低毒副作用,目前较为肯定的联用方案为:氟胞嘧啶＋两性霉素 B 或氟康唑、利福平＋两性霉素 B 等。对于严重病例,应及时就医,结膜下注射抗真菌药如咪康唑 5～10 mg 或两性霉素 B 0.1 mg。见表 4 - 18。

表 4 - 18 眼科常用抗真菌药及其用法用量

药物类型	代表药物	用法用量
多烯类抗菌药	两性霉素 B	0.1%～0.3%溶液滴眼睛,每1～2小时1次
	那他霉素	5%那他霉素溶液点眼
唑类抗真菌药	咪康唑	1%蓖麻油溶液点眼,每日4次
	酮康唑	1%蓖麻油溶液点眼,每日4次
	氟康唑	0.2%～1%溶液点眼,每日6～10次
	活力康唑	1%活力康唑滴眼液点眼,每半小时1次
嘧啶类抗真菌药	氟胞嘧啶	1%滴眼液点眼

对于严重病例,全身使用抗菌药物,如每日口服伊曲康唑 200～400 mg,到医疗机构静脉滴注咪康唑 10～30 mg/(kg·d),分三次给药,每次用量一般不超过 600 mg,每次滴注时间为 30～60 min。也可静脉滴注 0.2%氟康唑 100 mg。

(2)扩瞳药:详见细菌性角膜炎治疗中的扩瞳药。

2. 手术治疗 即使诊断明确,用药及时,但仍有 15%～27%患者病情不能控制,这可能和致病真菌侵袭性、毒性、耐药性以及患者伴发的炎症反应强度有关,此时需考虑到医疗机构进行手术治疗,包括清创术、结膜瓣遮盖术和角膜移植术。

3. 真菌性角膜炎的合理用药

(1)治疗过程中注意药物的眼表毒性,包括结膜充血水肿、点状上皮脱落等,药物治疗应至少持续 6 周。不宜使用糖皮质激素。

（2）抗真菌药物起效慢，因此需仔细观察临床体征评估疗效，药物起效体征包括疼痛减轻，浸润范围缩小，卫星灶消失，溃疡边缘圆钝等。

（3）多烯类抗真菌抗生素

① 两性霉素 B 0.1% 溶液点眼后有轻度刺激，但一般能耐受；5% 眼膏点眼可引起角膜水肿和虹膜炎。

② 结膜下注射有强烈刺激性，每次 0.1 mg 尚能耐受，大于此剂量时刺激更强，可能造成组织坏死，须慎用。

（4）唑类抗真菌药点眼后对眼部有轻微刺激。重度真菌性角膜炎应以全身抗真菌治疗为主，氟康唑局部治疗为辅。对三唑类、吡咯类药物过敏者禁用，妊娠及哺乳期妇女禁用，肝肾功能严重障碍者慎用氟康唑。

（5）阿托品的合理用药详见"细菌性角膜炎"的合理用药。

三、单纯疱疹病毒性角膜炎

单纯疱疹病毒（herpes simplex virus，HSV）引起的角膜感染称为单纯疱疹病毒性角膜炎（herpes simplex keratitis，HSK），简称单疱角膜炎。此病为最常见的角膜溃疡，而且在角膜病中致盲率占第一位。

（一）病因及发病机制

HSV 是一种感染人的 DNA 病毒，分为两个血清型，Ⅰ型和Ⅱ型（HSV-1 和 HSV-2）。眼部感染多数为 HSV-1 型（口唇疱疹也是该型感染）。少数人为 HSV-2 型致病。HSV 引起感染分为原发和复发两种类型。

原发感染后，HSV 潜伏在三叉神经节，三叉神经任何一支所支配区的皮肤、黏膜等靶组织的原发感染均可导致三叉神经节感觉神经元的潜伏感染。此外，虹膜组织也是 HSV-1 病毒的潜伏组织，泪腺也有可能是 HSV-1 病毒的潜伏组织。

复发性 HSV 感染是由潜伏病毒的再活化所致。当机体抵抗力下降，如患感冒等发热性疾病后，全身或局部使用糖皮质激素、免疫抑制剂等时，活化的病毒以 0.5 mm/h 的速度逆轴浆流到达沿眼表或角膜的上皮细胞，引起 HSK 复发。

（二）临床表现

1. 原发单疱病毒感染　常见于幼儿，有全身发热，耳前淋巴结肿大，唇部或皮肤疱疹有自限性，眼部受累表现为急性滤泡性结膜炎，假膜性结膜炎，眼睑皮肤疱疹，点状或树枝状角膜炎，其特点为树枝短，出现时间晚，持续时间短。不到 10% 的患者发生角膜基质炎和葡萄膜炎。

2. 复发单疱病毒感染　传统的分类方法未能体现 HSV 感染角膜的不同临床特征，近年来根据角膜病变累及部位和病理生理特点形成了新的分类方法，见表 4-19。

（1）上皮型角膜炎：角膜感觉减退是此型 HSK 的典型体征，病变部的角膜知觉常减低或消失，但其周围角膜的敏感性却相对增加，故患者主观症状上有显著疼痛、摩擦感和流泪等刺激症状。

表 4-19　各型复发性单纯疱疹病毒性角膜炎的发病机制及损害特点

	上皮型角膜炎	营养性角膜病变	基质型角膜炎	内皮型角膜炎
发病机制	病毒在上皮细胞内活化复制	角膜神经功能异常，基质浸润、药物毒性	病毒侵袭伴免疫炎症反应	病毒引起的免疫反应
基质损害特点	继发于上皮损害的基质瘢痕	溃疡引起的瘢痕	组织浸润坏死伴新生血管	内皮功能受损，慢性水肿引起的基质混浊
其他病变	树枝状、地图状边缘性角膜溃疡	持续性上皮缺损	角膜变薄可伴有上皮角膜炎	盘状、线状、弥漫性角膜后沉着物

① 上皮型角膜炎感染初期：表现为角膜上皮细小的囊泡状病变，角膜上皮层可见灰白色，近乎透明，稍隆起的针尖样小疱，点状或排列成行或聚集成簇，一般仅持续数小时至十余小时，因此常被忽略。

② 感染的上皮细胞坏死崩解期：坏死的细胞崩解，向周围的细胞释放出大量的 HSV，临床的相应表现为排列成行的疱疹，扩大融合，中央上皮脱落，形成树枝状溃疡，树枝状末端分叉和结节状膨大，周围可见水肿的细胞边界，荧光素染色可见中央部溃疡染成深绿，病灶边缘包绕淡绿色。

③ 进展期：22%～26% 的树枝状角膜上皮溃疡治疗后可愈合，若病情进展，则发展为地图状角膜溃疡，有时溃疡可有多个，排列成岛屿状，病变深度一般位于浅层。少数未经控制的病例，病变可继续向深部发展，导致角膜实质层形成溃疡。

（2）神经营养性角膜病变：角膜上皮容易干燥脱落，早期角膜上皮弥漫性缺损，进而形成无菌性溃疡。病灶可局限于角膜上皮表面及基质浅层，也可向基质深层发展，溃疡一般呈圆形或椭圆形，多位于睑裂区，边缘光滑，浸润轻微。处理不正确可能会引起角膜穿孔。

（3）基质型角膜炎：几乎所有角膜基质炎患者同时或以前患过病毒性角膜上皮炎，根据临床表现的不同可分为免疫性和坏死性两种亚型。

① 免疫性基质型角膜炎：最常见类型是盘状角膜炎。盘状角膜炎是基质和内皮对病毒的抗原体反应引起，免疫功能好的患者病情有自限性，持续数周至数月后消退。免疫功能不好的患者，角膜中央基质呈现盘状水肿，不伴炎症细胞浸润和新生血管，后弹力层可有皱褶。伴发前葡萄膜炎时，在水肿区域角膜内皮面出现沉积物。慢性或复发性单疱病毒盘状角膜炎后期可发生持续性大泡性角膜病变，炎症的反复发作，导致角膜瘢痕形成或变薄，新生血管化以及脂质沉积。

② 坏死性基质型角膜炎：表现为角膜基质内单个或多个黄白色坏死浸润灶胶原溶解坏死，以及上皮的广泛性缺损。严重者可形成灰白色脓肿病灶、角膜后沉积物、虹膜睫状体炎，引起眼压增高等。坏死性角膜基质炎常诱发基质层新生血管，表现为一条或多条中、深层基质新生血管，从周边角膜伸向中央基质的浸润区。少数病例可引起角膜迅速变薄穿孔，合并了细菌性角膜炎感染时症状更为严重。

（4）角膜内皮炎：角膜内皮炎可分为盘状、弥漫性和线状三种类型，角膜内皮炎引起角膜基质的水肿与角膜基质浸润的区分较为困难，其中盘状角膜内皮炎是最常见的类型，通常表现为角膜中央或旁中央的角膜基质水肿，导致角膜失去透明性，呈现毛玻璃样外观，在水肿区的内皮面有角膜沉积物,伴有轻中度的虹膜炎。线状角膜炎则表现为从角膜缘开始内皮沉积物,伴有周边的角膜基质和上皮水肿,引起小梁炎时可导致眼压增高。角膜内皮的功能通常要在炎症消退数月后方可恢复,严重者则导致角膜内皮失代偿,发生大泡性角膜病变。

(三)单纯疱疹病毒性角膜炎的治疗

治疗原则为抑制病毒在角膜里的复制,减轻炎症反应引起的角膜损害,不同 HSK 亚型其治疗重点有差异。上皮型角膜炎是由于病毒在上皮细胞内复制增殖、破坏细胞功能引起,因而必须给予有效的抗病毒药物抑制病毒的活力,控制病情。基质型角膜炎以机体的免疫炎症反应为主,因此除抗病毒治疗外,抗感染治疗更为重要。内皮型角膜炎的治疗方案在给予抗病毒、抗感染治疗的同时,还应该积极采取保护角膜内皮细胞功能的治疗措施。神经营养性角膜病变多出现于恢复期,治疗同神经麻痹性角膜溃疡。

1. 药物治疗

(1)抗病毒药物:选用对 DNA 病毒敏感的药物,如 0.1% 阿昔洛韦、0.05% 环孢苷、0.1% 碘苷,1% 三氟胸腺嘧啶核苷酸等眼药水,白天频滴患眼,1～2 小时滴眼一次,睡时涂抗病毒眼膏。必要时口服阿昔洛韦剂。此外,还可应用更昔洛韦治疗单纯疱疹病毒性角膜炎,滴用更昔洛韦滴眼液 8 mg,一次 1 滴,每 2 小时一次;滴更昔洛韦眼用凝胶,一次 1 滴,一日 4 次,疗程 3 周;涂更昔洛韦眼膏于眼睑内,一次 5～6 mm(约含更昔洛韦 0.25～0.30 mg),一日 4～6 次。

(2)干扰素及其他诱导体:目前常用的干扰素有人白细胞干扰素、人成纤维细胞干扰素、类淋巴母细胞干扰素。干扰素治疗单疱病毒性角膜炎不仅效果好,还能大大降低复发率,但局部应用干扰素的效果取决于干扰素的浓度而非总量,一般认为眼科抗病毒治疗的有效剂量为 $1 \times 10^6 \, U/ml$。

干扰素诱导体即可诱导生物体产生干扰素的物质,如灭活病毒、衣原体、细菌、原虫等都有此作用。

(3)糖皮质激素:非溃疡性盘状角膜炎病例,应联合滴用糖皮质激素类眼药水。

2. 手术治疗 已穿孔的病例可到医疗机构行治疗性穿透角膜移植。HSV 角膜溃疡形成严重的角膜瘢痕,影响视力,穿透性角膜移植手术是复明的有效手段,但手术宜在静止期进行为佳。

3. 单纯疱疹病毒性角膜炎的合理用药

(1)阿昔洛韦局部滴用角膜穿透性不好,对基质型和内皮型角膜炎治疗效果欠佳,眼膏剂型部分程度上可以弥补这种缺陷。

(2)本病易复发,口服阿昔洛韦 400 mg,每日 2 次,持续 1 年,可减少复发率,口服更昔洛韦、泛昔洛韦和伐昔洛韦也可控制复发率。

(3)碘苷点眼后有局部刺激和疼痛,偶见眼睑过敏反应,停药后症状消失,重新治疗症状再起。角膜损伤者使用碘苷点眼可见角膜上皮水肿,角膜变性和点状着色,须慎用。

(4)穿透性角膜移植手术后局部使用激素时应同时全身使用抗病毒药物。

(5)儿童、孕妇及哺乳期妇女、精神病患者及神经中毒症状者慎用,严重中性粒细胞减少或严重血小板减少者禁用更昔洛韦。

(6)患者并发虹膜睫状体炎时,要及时使用阿托品眼药水或眼膏扩瞳。

角膜软化症

角膜软化症(keratomalacia)由维生素 A 缺乏引起,治疗不及时角膜干燥、软化、坏死、穿破,以粘连性角膜白斑或角膜葡萄肿告终。维生素 A 缺乏引起的眼部干燥症每年至少使全球 2 万～10 万婴幼儿致盲。

一、病因及发病机制

主要病因为伴有麻疹肺炎、中毒性消化不良等病程迁延的疾病或慢性消耗性疾病病程中未及时补充维生素 A 等情况。也见于消化道脂类吸收障碍导致维生素 A 吸收率低。

二、临床表现

1. 双眼缓慢起病,夜盲症往往是早期表现,暗适应功能下降。
2. 泪液明显减少。
3. 结膜失去正常光泽和弹性,色调污暗,眼球转动时,球结膜产生许多与角膜缘平行皱褶,睑裂区内外侧结膜上见到典型基底朝向角膜缘的三角形泡沫状上皮角化斑,称 Bitot 斑。
4. 角膜上皮干燥、无光泽、感觉迟钝,出现灰白混浊,随后上皮脱落,基质迅猛变薄、坏死,合并继发感染、前房积脓。如不及时发现处理,整个角膜软化、坏死、穿破,甚至眼内容物脱出。
5. 维生素 A 缺乏还可致全身多处黏膜上皮角质化如皮肤呈棘皮状,消化道及呼吸道的上皮角质化,患儿可能伴有腹泻或咳嗽,幼儿还伴有骨骼发育异常。

三、角膜软化症的治疗

角膜软化症治疗原则是改善营养,增强体质,补充维生素 A,防止严重并发症。如周身羸弱者,可酌情多次少量输血治疗。具体补充方案是使用维生素 A 眼药水点眼:眼部滴用维生素 A 滴眼液,每日 8～10 次,并用抗生素眼药水及眼膏以防止和治疗角膜继发感染。亦需同时补充其他维生素。

参考文献

[1] 中华医学会. 临床诊疗指南:眼科学分册[M]. 北京:人民卫生出版社,2006.
[2] 赵堪兴,杨培增. 眼科学[M]. 8 版. 北京:人民卫生出版社,2013.
[3] 王育琴. 眼科疾病的合理用药[M]. 北京:人民卫生出版社,2011.
[4] 莱文著,张丰菊,宋旭译. 眼科疾病的发病机制与治疗[M]. 北京:北京大学医学出版社,2012.
[5] 赵家良. 临床病例会诊与点评——眼科分册[M]. 北京:人民军医出版社,2011.
[6] 陈祖基. 眼科临床药理学[M]. 北京:化学工业出版社,2011.
[7] 胡道德,顾磊,刘焰,等. 干眼症的研究进展[J]. 眼科新进展,2007,27(5):380-382.
[8] 刘斐,玄英花,郑善子. 棘阿米巴性角膜炎治疗的研究[J]. 中国药学志,2012,47(22):1864-1866.

(撰稿人:伍琳)

第十二节　妇产科疾病

阴道炎

当阴道的自然防御功能遭到破坏，或机体免疫功能下降、内源性菌群发生变化或外源性致病菌侵入，均可导致炎症发生。本节主要介绍下列几种较为常见的阴道炎症。

滴虫性阴道炎

一、病因及发病机制

滴虫性阴道炎（trichomonal vaginitis，TV）是由阴道毛滴虫感染引起的阴道炎症。可由性交直接传染，也可经浴池、盆具、游泳池、衣物及污染的器械等间接传播。常于月经前后发作。滴虫呈梨形，是一种厌氧的寄生原虫，能消耗阴道上皮细胞内的糖原，阻碍乳酸生成，破坏防御机制，从而导致阴道内菌群失调，致病菌生长繁殖。

二、临床表现

1. 白带增多，呈黄白稀薄脓性液体，常呈泡沫状。
2. 外阴瘙痒、灼热感、疼痛、性交痛。
3. 感染尿道时，可有尿频、尿痛甚至血尿。
4. 到医疗机构进行妇科检查时，可见阴道及宫颈阴道部黏膜红肿，常有散在红色斑点或呈草莓状，后穹隆有多量黄白色、黄绿色脓性泡沫状分泌物。

三、滴虫性阴道炎的治疗

（一）非药物治疗

1. 做好卫生宣传，积极开展普查普治工作，消灭传染源，切断传播途径。防止厕所、盆具、浴室、衣物等交叉感染。

2. 有复发症状的病例多数为重复感染，为避免重复感染，内裤及洗涤用的毛巾应煮沸5～10 min以消灭病原体。

3. 滴虫可通过性交直接传染，故夫妇双方应同时治疗，治疗期间应避免性生活或采用阴茎套。

4. 治疗结束后，于下次月经干净后复查分泌物，经3次月经后复查滴虫均为阴性者方称为治愈。

（二）药物治疗

1. 全身用药　滴虫性阴道炎患者常同时伴有尿道、尿道旁腺、前庭大腺的滴虫感染，膀胱、肾盂，以及男方的包皮皱褶、尿道或前列腺中甚至都可能寄生滴虫，所以治疗宜全身用药，单独局部治疗效果欠佳。主要治疗药物为甲硝唑、替硝唑。

(1) 甲硝唑:本品为硝基咪唑类合成抗菌药,有强大的杀灭滴虫作用,可破坏滴虫的DNA结构;也能杀灭肠道及组织内阿米巴原虫,通过抑制阿米巴原虫氧化还原反应,使原虫氮链发生断裂,在无氧环境中具有抗厌氧菌的作用。初次治疗可选择甲硝唑 2 g,单次口服;或甲硝唑一次 0.4 g,一日 2 次,连续 7 日;初次治疗失败的患者可重复应用甲硝唑 0.5 g,每日 2 次,连服 7 日;若治疗仍失败,则给予甲硝唑 2 g,每日 1 次,连服 3~5 d。口服药物的治愈率为 90%~95%。

(2) 替硝唑:与甲硝唑均为硝基咪唑类合成抗菌药,药理作用与甲硝唑相似,但血药浓度达峰时间与作用维持时间不同。与甲硝唑相比,替硝唑体内抗滴虫活性强、起效快、疗程短、用药次数少。若甲硝唑初次治疗失败,可选择替硝唑 2 g,单次口服;替硝唑一次 0.5 g,一日 2 次,连续 7 d。

2. 局部用药　甲硝唑:不能耐受口服药物或不适宜全身用药者,可选择阴道局部用药。甲硝唑阴道泡腾片 0.2 g,每晚 1 次,连用 7~10 日;或 0.75%甲硝唑凝胶,每次 5 g,每日 2 次,共 7 d。

(三) 滴虫性阴道炎的合理用药

1. 甲硝唑

(1) 主要不良反应:有食欲缺乏、口腔异味、恶心、呕吐等反应,偶见头痛、头晕、失眠、抑郁、皮疹、荨麻疹、白细胞减少等,一旦发现应停药,少数服用甲硝唑有膀胱炎、排尿困难、肢体麻木等,停药后可较快恢复。

(2) 甲硝唑用药期间及停药 24 h 内禁止饮酒,否则可产生戒酒硫样反应 *。

(3) 局部用药前,应用具有清洁消毒作用的液体或降低阴道 pH 的液体冲洗阴道一次,可减少阴道恶臭分泌物,利于药物吸收并减轻瘙痒症状。

2. 替硝唑

(1) 替硝唑主要不良反应有恶心、呕吐、上腹痛、食欲下降及口腔有金属味,可有头痛、头晕、皮肤瘙痒、皮疹、便秘及全身不适。

(2) 替硝唑用药期间及停药 72 h 内禁止饮酒,否则可产生戒酒硫样反应。

(3) 妊娠 3 个月以内的妇女、中枢神经疾病和血液病患者禁用甲硝唑和替硝唑。因甲硝唑、替硝唑能通过乳汁排泄,故若在哺乳期用药,甲硝唑在用药期间及用药后 24 h 内、替硝唑在用药期间及用药后 72 h 内不宜哺乳。

外阴阴道念珠菌病

一、病因及发病机制

外阴阴道念珠菌病是一种常见的阴道炎症,由真菌感染引起,发病率仅低于滴虫性阴道炎。真菌有许多种,80%~90%的病原体为白色念珠菌,10%~20%为光滑念珠菌、近平滑念珠菌、热带念珠菌等其他念珠菌。常见的发病诱因包括妊娠、糖尿病、大量应用免疫抑制

---

* 戒酒硫样反应:由于应用药物(头孢类)后饮用含有酒精的饮品(或接触酒精)导致的体内"乙醛蓄积"的中毒反应,可表现为胸闷、气短、喉头水肿、口唇发绀、呼吸困难、心率增快、血压下降、四肢乏力、面部潮红、多汗、失眠、头痛、恶心、呕吐、眼花、嗜睡、幻觉、恍惚,甚至发生过敏性休克,血压下降至(60~70)/(30~40)mmHg,并伴有意识丧失。

剂及广谱抗生素、胃肠道念珠菌、穿紧身化纤内裤及肥胖,部分患者无发病诱因。

本病主要为内源性感染,少部分患者可通过性交直接传染,极少数患者可能通过接触感染的衣物间接传染。

二、临床表现

1. 外阴瘙痒,外阴、阴道灼痛,还可伴有尿频、尿痛及性交痛。

2. 阴道分泌物增多,呈白色豆渣样或凝乳样。

3. 到医疗机构进行妇科检查时,可见外阴局部充血、肿胀,小阴唇内侧及阴道黏膜表面附有白色块状物或被凝乳状物覆盖,擦除后露出红肿的阴道黏膜面。

三、外阴阴道念珠菌病的治疗

(一)非药物治疗

1. 消除诱因,若有糖尿病应给予积极治疗;及时停用广谱抗生素、雌激素及皮质类固醇激素;勤换内裤,用过的内裤、盆及毛巾均应用开水烫洗。

2. 对于顽固性或经常反复发作性外阴阴道念珠菌病患者,性传播也可能是导致复发的原因之一,治疗期间应避免性生活或采用阴茎套。对反复复发者,可检查性伴侣有无念珠菌龟头炎,必要时对性伴侣同时进行治疗。

3. 阴道真菌常与其他地方真菌感染相并存或交互感染,如口腔及肠道的真菌等。对有典型临床表现或真菌培养阳性者,应及时治疗。

(二)药物治疗

药物治疗主要选择局部或全身应用抗真菌药物。此外,可通过改变阴道酸碱度抑制真菌的生长,如用碱性药物(2%~4%的苏打液等)冲洗阴道。

1. 唑类抗真菌药　包括咪唑类和三唑类。二者均为广谱抗真菌药,对各种浅部和深部真菌均有抗菌活性。两类药物具有相似的作用机制,均能使细菌细胞膜通透性增加,细胞内重要物质外漏,导致真菌死亡;还可干扰真菌的正常代谢,抑制真菌生长。常用的咪唑类药物有克霉唑、咪康唑等;常用的三唑类药物有氟康唑、伊曲康唑等。

(1)全身用药

① 氟康唑 150 mg,顿服。

② 伊曲康唑每次 200 mg,每日 1 次,连用 3~5 d;或用一日疗法,每日口服 400 mg,分 2 次服用。

(2)局部用药

① 咪康唑栓剂:每晚 1 粒(200 mg),塞入阴道深部,连用 7 日;或每晚 1 粒(400 mg),连用 3 d;或 1 粒(1 200 mg),单次用药。

② 克霉唑栓剂,每晚 1 粒(100 mg),塞入阴道深部,连用 7 d,或每日早、晚各 1 粒(100 mg),连用 3 日;或 1 粒(500 mg),单次用药。或克霉唑阴道片 500 mg,每晚 1 片,10 d 为一个疗程。月经期停用。

2. 抗生素类抗真菌药　代表药物为制霉菌素,通过改变细胞膜的通透性致重要细胞内容物漏失而发挥抗真菌作用,是首选的抗真菌药。制霉菌素栓剂,每晚 10 万 U(1 粒),连用 10~14 d;制霉菌素阴道片剂,每日 1 万 U,连用 14 d。

（三）外阴阴道念珠菌病的合理用药

1. 孕妇及哺乳期妇女慎用唑类和抗生素类抗真菌药,用药以局部用药为宜。无性生活史的女性应在医师指导下使用。

2. 氟康唑与其他吡咯类药物可发生交叉过敏反应,因此对任何一种吡咯类药物过敏者都应禁用氟康唑。需定期检测肝、肾功能,用于肝肾功能减退者需减量应用。

3. 伊曲康唑禁止与阿司咪唑、苄普地尔、西沙必利、多非利特、左美沙酮、咪唑斯汀、匹莫齐特、奎尼丁、舍吲哚、特非那定、洛伐他汀、辛伐他汀、三唑仑、麦角生物碱和尼索地平等药物合用。

4. 局部给药时应洗净双手或戴指套或手套;局部用药部位如有烧灼感、红肿等情况应停药,并将局部药物洗净。

5. 咪康唑与其他药物如口服降血糖药或苯妥英同时服用,可增加其他药物的作用及副作用,应慎用。

6. 克霉唑在下述情况下使用应特别小心,并在医师指导下应用:① 第一次患有阴道真菌感染;② 在过去 12 个月中,这种真菌感染发作超过 4 次;③ 妊娠期治疗最好由医生进行或不使用投药器。

7. 制霉菌素口服后不易吸收,对全身真菌感染无治疗作用;毒性大,不做注射用;阴道局部用药可引起白带增多。

细菌性阴道病

一、病因及发病机制

细菌性阴道病(bacterial vaginosis,BV)为阴道内正常菌群失调所致的一种混合感染。正常阴道内以产生过氧化氢的乳杆菌占优势。细菌性阴道病时,阴道内产生过氧化氢的乳杆菌减少而其他细菌大量繁殖,主要有加德纳菌、动弯杆菌、普雷沃菌、紫单胞菌、类杆菌、消化链球菌等厌氧菌以及人型支原体,其中以厌氧菌居多,厌氧菌数量可增加 100～1 000 倍。厌氧菌繁殖的同时可产生胺类物质,使阴道分泌物增多并有腥臭味。细菌性阴道病可通过性交或医用器具传播。

二、临床表现

1. 阴道分泌物增多,有鱼腥臭味,性交后加重。
2. 轻度外阴瘙痒或烧灼感。
3. 到医疗机构进行妇科检查时,可见阴道内有均质分泌物,稀薄,常黏附于阴道壁,但黏度很低,用拭子易从阴道壁擦去,而阴道黏膜无充血或水肿的炎症表现。

三、细菌性阴道病的治疗

（一）非药物治疗

注意个人卫生,勤换内裤,洗涤用具均应用开水烫洗,注意皮肤及外阴清洁。

（二）药物治疗

选用抗厌氧菌药物,主要有甲硝唑和克林霉素等。局部用药与口服用药疗效相似,治愈率为 80% 左右。性伴侣不需要常规治疗。

1. 甲硝唑 具有广谱抗厌氧菌作用。全身用药可口服甲硝唑 500 mg，每日 2 次，共 7 d；或甲硝唑 2 g，单次口服。局部用药选用 0.75% 甲硝唑软膏（胶），每次 5 g，每日 2 次，共 7 d；或用甲硝唑泡腾片 200 mg，每日 1 次，连用 7～14 d。此外，妊娠期细菌性阴道病的治疗也多选择局部给药甲硝唑，对任何有症状的妊娠期妇女及无症状的高危妊娠期妇女均需进行细菌性阴道病的筛查和治疗。

2. 克林霉素：对厌氧菌感染有效，对革兰阳性细菌有较强的抑菌作用。全身用药选用克林霉素 300 mg，每日 2 次，连服 7 d。局部用药选用 2% 克林霉素软膏阴道涂布，每次 5 g，每晚 1 次，连用 7 d。此外，还可用 2%～4% 碳酸氢钠液冲洗阴道进行辅助治疗，改变阴道酸碱度，10 天一疗程。

（三）细菌性阴道病的合理用药

1. 甲硝唑 甲硝唑的合理用药详见"滴虫性阴道炎"的合理用药。

2. 克林霉素

① 口服用药发生的胃肠道反应较常见，但较轻微，表现为恶心、呕吐、食欲减退、腹泻、舌淡、口腔炎，严重者可出现伪膜性肠炎、二重感染等。

② 新生儿、妊娠期、哺乳期妇女禁用，肝功能不全者慎用。

③ 与盐酸林可霉素有交叉耐药性；与红霉素有拮抗作用，不宜与红霉素合用。

老年性阴道炎

一、病因及发病机制

老年性阴道炎（senile vaginitis），又称为萎缩性阴道炎（atrophic vaginitis），见于自然绝经及卵巢去势后妇女，是由于卵巢功能衰退，雌激素水平降低，阴道壁萎缩，黏膜变薄，上皮细胞内糖原减少，阴道内 pH 上升（pH 多为 5.0～7.0），嗜酸性的乳杆菌不再为优势菌，局部抵抗力降低，致病菌易于侵入而引起的阴道炎症。

二、临床表现

1. 阴道分泌物增多，多呈淡黄色，感染严重时白带可呈脓性或脓血性，有臭味。

2. 外阴瘙痒、灼热感，可伴有性交痛。

3. 到医疗机构进行妇科检查时，可见阴道黏膜皱襞消失，上皮菲薄，黏膜充血，表面有散在的小出血点或点状出血斑。严重者偶见浅表溃疡。溃疡面可与对侧粘连，严重时造成狭窄甚至闭锁，炎症分泌物引流不畅形成阴道积脓或宫腔积脓。

三、老年性阴道炎的治疗

治疗原则为增强阴道抵抗力，抑制细菌生长。

（一）雌激素制剂

主要用于增加阴道抵抗力，代表药物为妊马雌酮、雌二醇 E_2、己烯雌酚等。

1. 局部用药 可选择妊马雌酮软膏局部涂抹，每日 2 次；也可选用其他含雌激素的制剂（雌二醇 E_2 或雌三醇 E_3）；或阴道给药己烯雌酚 0.125～0.25 mg，每日 1 次，连用 7 d，或 0.5%

己烯雌酚软膏,每日 1 次,连用 7 d,或结合雌激素软膏,每日 2 次,连用 7 d。

2. 全身用药　可口服含 E$_2$ 制剂,小剂量维持 2～3 个月;或口服己烯雌酚 0.125～0.25 mg,每日 1 次,连用 10 d;或结合雌激素片 0.625 mg,每日 1 次,连用 1～2 个月;或口服尼尔雌醇,首次 4 mg,以后 2 mg,1～2 周 1 次。对同时需要性激素替代治疗的患者,可给予妊马雌酮、利维爱等其他雌激素制剂,如可每日给予妊马雌酮 0.625 mg 和甲羟孕酮 2 mg。

（二）抗生素

通过抑制 DNA 的合成和复制抑制细菌生长。主要运用广谱抗生素,代表药物为甲硝唑、诺氟沙星。甲硝唑 200 mg,放于阴道深部,每日 1 次,7～10 d 为 1 个疗程;诺氟沙星 100 mg,放于阴道深部,每日 1 次,7～10 d 为 1 个疗程。

除了应用抗生素,还可用 1％乳酸液或 0.5％醋酸液或 3％硼酸液冲洗阴道,每日 1 次,增加阴道酸度,抑制细菌生长繁殖。

（三）老年性阴道炎的合理用药

1. 雌激素制剂

（1）雌二醇:哺乳期间大量应用会使乳汁减少,肝、肾功能不全者忌用。

（2）妊马雌酮

① 孕妇及哺乳期妇女禁用,肝功能不全者慎用。

② 主要不良反应有恶心、呕吐、腹胀、头痛、头晕等轻度胃肠道反应,乳房胀痛等。

③ 较长时间和较大剂量服用,可增加患子宫癌的危险,乳腺癌的发生率也可能增高,还可增加血栓性疾病的危险。

2. 抗生素

（1）甲硝唑:长期应用可引起念珠菌感染。关于甲硝唑的合理用药详见滴虫性阴道炎的合理用药。

（2）诺氟沙星

① 本品影响儿童及胎儿软骨组织发育,孕妇、哺乳妇女应避免使用。

② 肝、肾功能均减退者需权衡利弊后应用,并调整剂量。

③ 常见不良反应为轻微的胃肠道反应:上腹部不适、厌食、恶心、呕吐、腹泻,偶见头晕、皮疹等。

3. 其他注意事项

（1）有雌激素禁忌证患者可联合使用青柏洁身洗液（坐浴,每日 2 次）、保妇康栓（塞入阴道,每次 1 粒,每晚一次）、乳杆菌活菌胶囊（塞入阴道,每次 0.25 g,每晚 1 次）。应用时先用保妇康栓消炎杀菌,症状缓解后再应用乳杆菌活菌胶囊补充乳酸杆菌,调节阴道内菌群平衡。应用乳杆菌活菌胶囊时禁用抗生素。

（2）无明显雌激素禁忌证,但经口服雌激素副作用明显或不愿口服雌激素者,症状反复发作者可外用补充雌激素。代表药物为倍美力软膏（阴道内给药,每次 1 g,每日 1 次）。但阴道使用雌激素时也可能出现突破性阴道出血、点滴阴道出血等反应。如阴道分泌物呈黄脓样,可先用抗生素阴道制剂或同时应用。

（3）使用雌激素治疗老年性阴道炎,应定期检查乳腺及子宫。雌激素依赖性肿瘤（乳腺癌或子宫内膜癌）禁用。

混合性阴道炎

一、病因及发病机制

混合性阴道炎是指阴道受多种病菌（如真菌、细菌、滴虫等）、原虫感染而引起的炎症性病变，也就是阴道菌群失调的局部表现。临床实践上单纯某一种病原感染的很少，多数是混合感染，如病毒感染多继发于细菌感染或治疗之后。

混合性阴道炎的病因学主要有三点：① 阴道的自洁功能：阴道菌群之间彼此制约，使病理细菌不能有所作用，假使这种平衡被破坏，互相制约作用消失，氢离子浓度将会下降，乳酸杆菌失去优势，病菌得以繁殖，就产生症状。② 病原体：常为葡萄球菌、大肠杆菌、链球菌等混合感染。当人体免疫力低下、内分泌激素发生变化，或外来因素如组织损伤、性交，破坏了阴部的生态平衡时，常住菌群会变成致病菌，冲破阴道屏障而引起感染。此外，来自于外界的感染主要是接触被感染的公共场所的坐便器、浴盆、浴池、坐椅、毛巾，以及使用不洁卫生纸。③ 刺激因素：主要包括阴道分泌物刺激、混合性感染以及其他刺激因素。

二、临床表现

发病初期时，阴道有灼热、干燥、瘙痒、疼痛等感觉，继而分泌物增加，并转为脓性。阴道黏膜易充血、肿胀，有颗粒状脓疱和小出血点，甚至发生上皮剥脱，形成溃疡。

三、混合性阴道炎的治疗

（一）非药物治疗

1. 要保持外阴清洁干燥，不搔抓外阴，不穿化纤内裤，注意公共卫生。但同时要切忌过度清洁，防止破坏阴道弱酸性环境。

2. 要放弃滥用抗生素。

3. 急性期应少活动，较重者应卧床休息。

4. 控制血糖，注意营养，增强抵抗力。

（二）药物治疗

1. 病因治疗　首先应针对原因进行治疗，除去病因，如治疗糖尿病及肠道蛲虫、进行瘘管修补、治疗宫颈炎及各种原因的阴道炎。必要时，针对致病菌口服或到医疗机构肌注抗生素。

2. 局部治疗

（1）pH4 弱酸性女性护理液坐浴。先用娇妍从前到后冲洗，再涂布紫草油或抗生素软膏，如四环素或金霉素软膏等。

（2）治疗混合性阴道炎的典型药物：硝呋太尔。硝呋太尔是一种全新具有广谱活性的呋喃衍生物，该药通过对呋喃主核侧链上的改变，使得它具有很强的杀菌、杀滴虫的活性，对真菌也有效。睡前将硝呋太尔塞入阴道深处，每次 1 粒，每晚 1 次，6 d 为 1 个疗程；或饭后服用硝呋太尔 1 片（200 mg），每日 3 次，连续 7 d，建议夫妻同时服用。

（三）混合性阴道炎的合理用药

使用硝呋太尔治疗期间切勿饮用酒精饮料，酒精会引起不适或恶心，但这种反应会自行消失。

痛 经

凡在经行前后或行经期出现腹痛、腰酸、下腹坠胀或其他不适,程度较重以致影响生活和工作者,称为痛经(dysmenorrhea)。痛经分为原发性和继发性两种。前者是生殖器官和盆腔无器质性病变的痛经,后者指由于盆腔器质性疾病所引起的痛经。本节仅介绍原发性痛经。

一、病因及发病机制

原发性痛经的发生除体质、精神因素外,主要与患者分泌期子宫内膜前列腺素含量过高有关,因此痛经常发生在有排卵的月经周期。人前列腺素 F2α(PGF2α)在孕激素作用下的分泌期子宫内膜内合成,其受体在子宫肌壁,月经期子宫内膜破碎,PGF2α 即被释放出来,刺激子宫肌壁强烈收缩,使子宫内压力增高,局部血流量减少,缺血缺氧,从而引起痛经。另外,子宫颈管狭窄,子宫过度倾曲,导致经血外流不畅,亦可引起痛经。

二、临床表现

年轻女性从初潮后 6～12 个月开始,在月经来潮前数小时或来潮后出现下腹部持续性或阵发性疼痛,可放射至腰骶部和大腿内侧,历时 1～3 d,自行缓解。重者面色发白,出冷汗,畏寒,恶心,呕吐或腹泻。有时四肢厥冷、尿频和全身乏力。严重病例可发生晕厥而急诊就医。妇科检查无异常发现,有时可有子宫轻度压痛。症状在结婚、分娩后可自行减轻或消失。

三、痛经的治疗

(一)非药物治疗

1. 精神安慰,解除顾虑,避免过度劳累、紧张。

2. 痛经剧烈者应卧床休息,可局部热敷。

3. 经期忌食生冷瓜果及刺激性食品,饮食有节,起居有常,注意保暖。

4. 注意经期卫生,保持外阴清洁。

(二)药物治疗

对本病的治疗,目前多采用短效避孕药、非甾体类抗炎药以及解痉镇痛药。这些药物虽可获得疗效,但短效避孕药易干扰正常月经周期,导致月经紊乱,而后者半衰期短,疗效不能持久,尚达不到根治的目的。

1. 短效避孕药 通过抑制下丘脑-垂体-卵巢轴,抑制排卵和子宫内膜生长,降低前列腺素和加压素水平,缓解疼痛。常用药物有雌激素(如己烯雌酚)、孕激素(如黄体酮、甲羟孕酮)、雌孕激素复合物(如避孕药Ⅰ号、Ⅱ号)。

2. 非甾体类抗炎药 通过抑制前列腺素合成酶的活性,减少前列腺素产生,防止子宫过强收缩和痉挛,降低子宫压力,从而达到治疗目的。常用药物有布洛芬、吲哚美辛、双氯芬酸等。布洛芬 300 mg,必要时口服;吲哚美辛栓 25 mg,置肛门内,每次 1/3～1/2 栓,或口服吲哚美辛 25 mg,每日 3 次;口服双氯芬酸钾 25 mg/片,每日 1～3 次。

3. 解痉镇痛药　可明显缓解子宫平滑肌痉挛,代表药物有阿托品、氢溴酸山莨菪碱等。

（三）痛经的合理用药

1. 短效避孕药

（1）主要适用于近期不计划受孕的患者,口服有效率可达 90% 以上。

（2）常见不良反应包括恶心、呕吐、经间阴道少量出血、体重增加等。

（3）较长时间或较大剂量应用时,生殖系统和乳腺发生疾病的概率增大,还会增加血栓风险。

2. 非甾体类抗炎药

（1）适用于不要求避孕或对口服避孕药效果不好的痛经患者,有效率 60%～90%。

（2）有消化道溃疡者禁用。

3. 解痉镇痛药　使用解痉镇痛药不得超过 1 d,症状未缓解者,需咨询医师或药师。

避　孕

避孕（contraception）是计划生育的重要组成部分,是指采用科学手段使妇女暂时不受孕。理想的避孕方法,应符合安全、有效、简便、实用、经济的原则,对性生活及性生理无不良影响,为男女双方均能接受及乐意持久使用。本节将介绍激素避孕、宫内节育器及其他避孕方法。

一、激素避孕

激素避孕即女性甾体激素避孕。甾体激素避孕药大致分为 4 类:

① 睾酮衍生物。如炔诺酮、左炔诺孕酮、庚炔诺酮和第三代孕激素如孕二烯酮、去氧孕烯等。

② 孕酮衍生物。如甲地孕酮、甲羟孕酮（甲孕酮）、氯地孕酮、环丙孕酮、己酸孕酮等。

③ 螺旋内酯类。如第三代孕激素屈螺酮。

④ 雌激素衍生物。如炔雌醇、炔雌醚、戊酸炔雌醇等。

（一）激素避孕机制

1. 抑制排卵　抑制下丘脑释放促黄体激素释放激素/促性腺激素释放激素（LHRH/GnRH）,使垂体分泌尿促卵泡素（FSH）和促黄体生成素（LH）减少,同时直接影响垂体对 GnRH 的反应,不出现排卵前 LH 峰,故不发生排卵。

2. 对生殖器官的直接作用

（1）改变宫颈黏液性状:避孕药中的孕激素使宫颈黏液量变少,高度黏稠,拉丝度减小,不利于精子穿透。

（2）改变子宫内膜的性状:胚胎着床的关键在于胚胎发育与子宫内膜生理变化过程必须同步。避孕药中的孕激素干扰雌激素效应,抑制子宫内膜增殖,腺体小而直、螺旋动脉发育不良,间质细胞蜕膜样变,这样的内膜不适于受精卵着床。

（3）改变输卵管的功能:在持续的雌、孕激素作用下,改变输卵管正常的分泌活动与蠕动,改变受精卵在输卵管内的正常运行速度,从而干扰受精卵的着床。

（二）激素避孕临床应用种类

1. 口服避孕药

（1）短效口服避孕药：按剂型主要分为糖衣片、纸型片、滴丸 3 种；按雌、孕激素含量的变化，分为单向片、双相片及三相片 3 种。普遍应用的是含雌、孕激素的复方制剂。生育年龄无禁忌证的健康妇女均可服用。

① 单相片：整个周期中雌、孕激素剂量固定。国产避孕药自月经周期第 5 日开始，每晚 1 片，连服 22 d。一般停药后 3～7 d 内行经，于行经的第 5 日再服下一周期的药。服药 1 个月可避孕 1 个月，因此需要每月服药。进口避孕药首次服药在月经的第一日起，连服 21 d，停药一周后再服药（不论月经何时来潮）。常用药物有复方炔诺酮片（口服避孕片Ⅰ号）、复方甲地孕酮片（口服避孕片Ⅱ号）、复方左炔诺孕酮片、去氧孕烯炔雌醇片（妈富隆）、复方孕二烯酮和复方环丙孕酮片。

② 双相片：多数为前 7 片孕激素剂量小，在后 14 片明显增加，雌激素剂量在整个周期中变化不大，服法同单相片。常用药物有去氧孕烯双相片等。

③ 三相片：模仿正常月经周期中内源性雌、孕激素水平变化三个阶段中雌孕激素剂量均不同：第一相，含低剂量雌激素与孕激素，每日 1 片共 6 片；第二相，雌、孕激素剂量均增加，每日 1 片共 5 片；第三相，孕激素量再次增加而雌激素减至开始水平，每日 1 片共 10 片。三相片配方合理，避孕效果可靠，控制月经周期作用良好，突破出血和闭经发生率显著低于单相片，且恶心、呕吐、头晕等副反应少。常用药物有左炔诺孕酮三相片，顺序服用，首次在月经第 1 日服用，有效片连服 21 日，停用 7 日后开始服用下一周期用药。

（2）长效口服避孕药：长效避孕药避孕效果与用药的方法有关。最好采用在月经来潮第 5 日服第 1 片，第 10 日服第 2 片，以后按第 1 次服药日期每月服 1 片；或在月经来潮第 5 日服第 1 片，第 25 日服第 2 片，以后每隔 28 日服 1 片。常用药物有复方炔诺孕酮二号片（复甲 2 号）、复方炔雌醚片、三合一炔雌醚片等。

（3）速效避孕药：即探亲避孕药或事后避孕药。适合于两地分居且探亲时间较短的夫妇。服药时间不受月经周期限制。分为孕激素类制剂、雌孕激素复合制剂和非孕激素制剂。代表药物有甲地孕酮探亲片、炔诺酮探亲片、甲醚抗孕丸等。甲地孕酮探亲片，于性交当日中午口服 1 片，当晚再服 1 片，以后每晚 1 片，直到探亲结束，次晨加服 1 片；炔诺酮探亲片，自探亲当晚起，每晚口服 3 mg，10 日之内必须连服 10 日，若同居半个月，连用 14 日；甲醚抗孕丸 2 mg，于探亲当日中午服 1 丸，当日晚上加服 1 片，以后每次性交后服 1 丸，直至探亲结束，次日再服 1 片。

2. 长效避孕针　长效避孕针主要含有经酯化的孕激素（如己酸孕酮、庚炔诺酮），经肌注后局部沉积储存、缓慢释放而起到持续避孕的作用。常用的有微囊复方甲地孕酮避孕针、醋酸甲地孕酮注射液等，消费者需到医疗机构行肌内注射。

3. 缓释系统避孕药

（1）皮下埋植剂：可缓慢、恒定地向血液中释放药物，发挥避孕作用。目前推广应用的为左炔诺孕酮（LNG）硅胶棒埋植剂Ⅰ型（6 根）、左炔诺孕硅胶棒埋植剂Ⅱ型（2 根）等，于月经第 7 日内到医疗机构在上臂内植入，有效避孕期可长达 5 年。

（2）缓释阴道避孕环（contraceptive vaginal ring，CVR）：为缓释避孕系统，原理同皮下埋植剂，将避孕甾体激素装在载体上，制成环状放入阴道，利用阴道黏膜上皮直接吸收药物进入血液循环产生避孕效果。常用的有甲硅环,含有甲地孕酮 250 mg,可使用 1 年,使用者可自己放入或取出。

(3) 微球和微囊缓释避孕针:是近年发展的一种新型缓释系统的避孕针。采用具有生物降解作用的高分子聚合物与甾体避孕药混合或包裹制成的微球或微囊,通过针头注入皮下,缓慢释放避孕药。目前已有庚炔诺酮微球针剂、左炔诺酮微球针剂、炔诺孕酮微囊针剂等。此三种针剂到医疗机构注射 1 次可避孕 3 个月。

(4) 透皮贴剂:药物由 3 块有效期为 7 日的贴剂构成。此贴剂含人工合成雌激素或孕激素储存区,可从药膜中按一定量及比例释放入血,效果同口服避孕药,可接受性比避孕药大得多。代表药物如 OrthoEvra 贴片,月经第 1 日使用,每周 1 片,连用 3 周,停用 1 周。

(三) 激素避孕药的合理用药

1. 激素避孕的禁忌证　包括:① 严重心血管疾病;② 急、慢性肝炎或肾炎;③ 血液病或血栓性疾病;④ 内分泌疾病如糖尿病需用胰岛素控制者、甲状腺功能亢进症者;⑤ 恶性肿瘤、癌前病变、子宫或乳房肿块患者;⑥ 哺乳期不宜使用,因避孕药中的雌激素可抑制乳汁分泌,影响乳汁质量;⑦ 月经稀少或年龄>45 岁者;⑧ 原因不明的阴道异常流血;⑨ 精神病生活不能自理者。

2. 激素避孕的副作用

(1) 类早孕反应:服药后可出现恶心、头晕、乏力、困倦、食欲缺乏、乳胀、白带增多等类似早孕反应,为雌激素刺激胃黏膜所引起。轻者不需处理,坚持服药数日后,可自然减轻或消失。症状严重者,可考虑更换制剂。

(2) 阴道流血:又称突破性出血。发生阴道流血,或是由于漏服、迟服(不定时)、服药方法错误、药片质量受损等所致;或是由于个人体质不同,服药后体内激素水平不平衡,不能维持子宫内膜正常生长的完整性而发生。

(3) 停经或月经过少:绝大多数停经或月经过少者,在停药后可自然恢复。若停药后月经仍不来潮,应在停药的第 7 日开始服下一个周期避孕药,不宜久等,以免影响避孕效果。连续发生两个月停经者,应考虑调换避孕药种类,如原用避孕药Ⅰ号改用避孕药Ⅱ号;原用Ⅱ号药改用Ⅰ号药。调换药品后仍停经,或连续发生 3 个月停经者,应停止服药,观察一段时间,等待月经自然恢复。停药超过 6 个月依然闭经,称为"避孕药后闭经",原因可能是下丘脑-垂体系统阻断,可试用人工周期调节,使功能恢复,如果妇女原有下丘脑-垂体-卵巢轴的功能不全则往往难以恢复。

(4) 体重增加:较长时间服用短效口服避孕药,少数妇女体重增加。其原因是避孕药中孕激素成分有弱雄激素作用,促进体内合成代谢。或雌激素成分使水钠在体内潴留所致。这种体重增加不会导致肥胖症,不影响健康。

(5) 色素沉着:少数妇女颜面皮肤可出现淡褐色色素沉着,如与妊娠期色素沉着一样。停药后多数妇女可自然减轻或恢复。极少数色素脱失缓慢,但不影响健康。

(6) 其他:如头痛、乳房胀痛、食欲增强、皮疹、瘙痒等,可对症处理,必要时停药。严重头痛及出现视力障碍、原因不明的胸痛、腿痛者需停药观察,并就医做进一步的检查。

二、宫内节育器避孕

宫内节育器(intrauterine device, IUD)是一种相对安全、有效、简便、经济、可逆的节育器具,广大育龄妇女易于接受,目前已成为我国育龄妇女主要的避孕措施。目前,我国已将 TCu200、TCu220C、TCu380A、MLCu375(母体乐铜 375)及孕酮铜(曼月乐)5 种列为推荐的宫内节育器,我国目前使用较多的节育器为母体乐节育器。需由医务人员将宫内节育器放置到妇女体内。

三、其他避孕方法

（一）安全期避孕

安全期避孕又称自然避孕。根据卵子自卵巢排出后最容易受精的时间和精子进入女性生殖道能够存活的时间推算,在排卵前后 4～5 日内为易受孕期,其余的时间不易受孕,故称为安全期,在安全期进行性生活(不用药具)能达到避孕目的。应当注意的是,妇女排卵过程可受生活、情绪、性活动、健康状况及外界环境等因素影响而推迟或提前,还可能发生额外排卵。安全期避孕法并不十分可靠,失败率达 20%。

（二）体外排精避孕

体外排精,指在性交达到高潮即将射精时,阴茎迅速退出阴道,将精液射到体外,勿让精液进入阴道,从而达到避孕的目的。

（三）外用避孕药具避孕

1. 阴茎套　阴茎套也称为男用避孕套。阴茎套为筒状优质薄型乳胶制品,顶端呈小囊状,排精时精液潴留于小囊内,精子不能进入宫腔而达到避孕的目的。正确使用避孕有效率可达 93%～95%,阴茎套还具有防止性传播疾病的作用,故应用广泛。

2. 阴道杀精剂　性交前置女性阴道以灭活精子的一类化学避孕制剂。有药膜、胶冻、阴道泡腾片等不同的剂型。正确使用有效率 95%～99%,副作用小。应用时应注意:① 每次性交前均使用。② 片剂、栓剂和薄膜置入阴道后需等待 5～10 min,溶解后才能起效,而后开始性生活。若置入 30 min 尚未性交,必须再次放置。③ 绝经过渡期妇女阴道分泌物少,不易溶解。最好选用胶冻剂或凝胶剂,不宜选用其他杀精剂。外用杀精剂不作为避孕药的首选。

3. 阴道套　为女用避孕套(female condom),既能避孕,又能防止性传播疾病和艾滋病。目前我国尚无供应。

参考文献

［1］张燕燕. 现代临床医学概论［M］. 2 版. 北京:科学出版社,2012.

［2］乐杰. 妇产科学［M］. 7 版. 北京:人民卫生出版社,2008.

［3］丰有吉. 妇产科学［M］. 2 版. 北京:人民卫生出版社,2010.

［4］马其江,桑海莉,岳小方. 现代中西医妇科学［M］. 北京:中国科学技术出版社,2006.

［5］王志伟,桑爱民. 临床医学概论·下册［M］. 北京:科学出版社,2011.

［6］姜泊. 内科学［M］. 北京:高等教育出版社,2012.

［7］孙淑娟. 感染性疾病［M］. 北京:人民卫生出版社,2012.

［8］［加］普雷斯科(Pressacco J.),著;史丽敏,等,译. 临床药物治疗手册［M］. 北京:化学工业出版社,2008.

［9］尤昭玲. 中西医结合妇产科学［M］. 北京:中国中医药出版社,2006.

[10] 马宝璋. 中医妇科学[M]. 上海：上海科学技术出版社，2006.

[11] 刁伟霞，王刚，王士才. 妇产科疾病药物治疗指南[M]. 北京：人民军医出版社，2006.

[12] 马丁，鲁秋云. 妇产科疾病诊疗指南[M]. 2版. 北京：科学出版社，2005.

[13] 张生皆，黄健，戴桂祥. 感染性疾病药物治疗指南[M]. 北京：人民军医出版社，2006.

[14] 邵孝鈇，迟宝兰. 基层全科医生诊疗指南. 第三卷[M]. 北京：学苑出版社，2006.

[15] 中华医学会. 临床诊疗指南妇产科学分册[M]. 北京：人民卫生出版社，2007.

[16] 中华医学会. 临床诊疗指南急诊分册[M]. 北京：人民卫生出版社，2009.

[17] 中华医学会. 临床诊疗指南泌尿外科分册[M]. 北京：人民卫生出版社，2006.

[18] 胡晓军，王士才. 皮肤病性病药物治疗指南[M]. 北京：人民军医出版社，2006.

（撰稿人：卞云云）

第十三节　其他疾病

发　热

发热（fever），又称发烧，是指机体在致热原作用下或各种原因引起体温调节中枢的功能障碍时，产热增加，散热减少，体温升高超出正常范围。正常成年人体温为 37.0℃，波动范围 36.2～37.2℃。当口腔温度高于 37.3℃，肛温高于 37.6℃，或一日体温变动超过 1.2℃ 即为发热。

一、病因及发病机制

引起发热的原因很多，临床上可分为：① 感染性发热，如病毒、细菌、支原体、螺旋体、寄生虫、真菌等引起感染出现的发热；② 非感染性发热，如组织损伤、炎症、过敏、血液病、结缔组织病或其他疾病引起的发热；③ 其他，如生理性发热（女性经期或排卵期发热）、药物热。

二、临床表现

1. 主要临床表现为体温升高、脉搏加快，突发热常为 0.5～1 d，持续热常为 3～6 d。

2. 可伴有寒战、结膜充血、淋巴结肿大、肝脾肿大、关节肿痛、皮疹、昏迷等。

三、发热的治疗

（一）非药物治疗

主要为物理降温，作用迅速，安全，尤适用于高热。在做物理降温时应注意每隔 20～30 min 量一次体温，同时注意呼吸、脉搏及皮肤颜色的变化。

1. 冷敷　如果高烧无法耐受，可以采用冷敷帮助降低体温。在额头、手腕、小腿上各放一块湿冷毛巾，其他部位应以衣物盖住。当冷敷毛巾达到体温时，进行更换，反复直到烧退为止。也可将冰块包在布袋里，放在额头上。

2. **热敷** 如果体温不是太高,可以采用热敷来退烧。用热的湿毛巾反复擦拭病人额头、四肢,使身体散热,直到退烧为止。但是,如果体温上升到 39℃ 以上,切勿再使用热敷退烧,应以冷敷处理,以免体温继续升高。

3. **擦拭身体** 蒸发也有降温作用。使用冷自来水帮助皮肤驱散过多的热。虽然可以擦拭全身,但应特别加强擦拭一些体温较高的部位,例如腋窝和腹股沟。将海绵挤出过多的水后,一次擦拭一个部位,其他部位应以衣物盖住。体温将蒸发这些水分,有助于散热。

4. **温水浴** 泡温水澡同样也可缓解发热症状。婴儿应用温水泡澡,或是以湿毛巾包住婴儿,每 15 分钟换一次。

（二）药物治疗

首选对乙酰氨基酚,次选阿司匹林、布洛芬等。

1. **对乙酰氨基酚** 本品是非那西丁在体内的代谢产物,其抑制中枢神经系统前列腺素合成的作用与阿司匹林相似,解热镇痛作用强。成人可口服对乙酰氨基酚 0.3～0.6 g,每日 3～4 次。儿童按体重每次 10～15 mg/kg,每 4～6 h 1 次;或按体表面积每日 1.5 g/m^2,分次服,每 4～6 h 1 次。

2. **阿司匹林** 是一种历史悠久的解热镇痛药。其镇痛作用主要是抑制前列腺素及其他能使痛觉对机械性或化学性刺激敏感的物质(如缓激肽、组胺)的合成;其解热作用可能为通过作用于下视丘体温调节中枢引起外周血管扩张,皮肤血流增加、出汗,使散热增加而起解热作用,此种中枢性作用可能与前列腺素在下视丘的合成受到抑制有关。口服阿司匹林 0.3～0.6 g,每日 3 次,必要时每 4 h 一次。

3. **布洛芬** 布洛芬的镇痛、消炎作用机制尚未完全阐明,可能为作用于炎症组织局部,通过抑制前列腺素或其他递质的合成而起作用,由于白细胞活动及溶酶体酶释放被抑制,使组织局部的痛觉冲动减少,痛觉受体的敏感性降低。成人可口服布洛芬胶囊 0.2～0.4 g,每 4～6 h 一次;缓释剂型每次 0.3 g,每日 2 次;软膏每日 3 次,外用。儿童按体重口服布洛芬胶囊 5～10 mg/kg,每日 3 次。

4. **安乃近** 本品为氨基比林和亚硫酸钠相结合的化合物,易溶于水,一般不作为首选药物,仅在急性高热且病情急重,无其他解热药可用的情况下用于紧急退热。

（三）发热的合理用药

1. 对乙酰氨基酚

(1) 宜餐后服药,不宜空腹服用。

(2) 服用期间不得饮酒或含有酒精的饮料。

(3) 本品不良反应较少,正常剂量下对肝脏无损害,可作为退烧药的首选,尤其适宜老年人与儿童应用。

(4) 长期大量与阿司匹林、其他水杨酸盐制剂或其他非甾体抗炎药合用时(如每年累积用量 1 000 g,应用 3 年以上),可明显增加肾毒性的危险,故不宜同时应用两种以上解热镇痛药。

(5) 本品可通过胎盘屏障,对胎儿造成不利影响,故孕妇慎用。

(6) 成人每日用量不得超过 2 g,退热疗程一般不超过 3 d,镇痛不宜超过 10 d;12 岁以下的小儿每 24 h 不超过 5 次量,解热用药一般不超过 3 d,镇痛遵医嘱。

2. 阿司匹林

（1）有加重哮喘和过敏反应的危险，鼻息肉患者禁用。

（2）与酒精同服将增加胃出血危险，故服药期间不得饮酒或含酒精的饮料。

（3）12 岁以下儿童服用本品可能引起瑞夷综合征，长期使用可引起肝损害。

（4）常见不良反应为胃肠道反应，胃病患者慎用，服用时最好与食物同服或用水冲服，以减少对胃肠的刺激。

（5）本品可通过胎盘屏障，妊娠期妇女避免使用。

3. 布洛芬

（1）饮酒或与其他非甾体类消炎药同用可增加胃肠道副作用，并有致溃疡的危险，长期与对乙酰氨基酚同用可增加对肾脏的毒副作用，因此，有阿司匹林过敏、溃疡、肾功能不全和出血性疾病的患者慎用。

（2）具有强的胃毒性作用，各种胃肠道的刺激症状（如恶心、呕吐、厌食、消化不良、烧心、腹痛、隐血、呕血和溃疡发作而致大出血）发生率较高，为 $30\% \sim 40\%$。

（3）成人布洛芬每日最大剂量为 2.4 g；儿童最大剂量为 2.0 g。

头 痛

头痛泛指头颅上半部即眉弓至枕下部范围的疼痛，是临床常见的症状之一。

一、病因及发病机制

引起头痛的病因较多，涉及颅内外神经、血管受压、扩张和破裂者皆可发生头痛。另外，颅外的骨膜、头皮、面部皮肤血管、颈肌及中耳、牙髓、眶内组织等病变可引起局限头痛；全身性疾病也可产生头痛。

头痛的发病机制复杂，主要是由于颅内外痛敏结构内的痛觉感受器受到刺激，经痛觉传导通路传导到达大脑皮层而引起。

二、临床表现

1. 头痛程度有轻有重，时间有长有短，常见胀痛、闷痛、撕裂样痛、电击样疼痛、针刺样痛，部分伴有血管搏动感及头部紧箍感，以及恶心、呕吐、头晕等症状。

2. 继发性头痛还可伴有其他系统性疾病症状或体征，如感染性疾病常伴有发热，血管病变常伴偏瘫、失语等神经功能缺损症状等。

3. 头痛严重者可丧失生活和工作能力。

三、头痛的治疗

（一）非药物治疗

1. 养成均衡膳食、作息有度、坚持锻炼的良好生活习惯。

2. 矫正不良姿势，避免引起头颈和肩背部肌肉的持续性收缩，如长期低头伏案工作、电脑操作离屏幕过近、长时间织毛衣等。

3. 一般头痛患者可自我按摩，紧张性头痛患者可深呼吸消除焦虑。

（二）药物治疗

1. 首选对乙酰氨基酚，其次可选用布洛芬或阿司匹林。长期精神紧张者，推荐合并应用谷维素、维生素 B_1。

2. 对症用药

（1）紧张型头痛患者推荐应用地西泮（安定）。成人可口服地西泮，抗焦虑时每次 2.5～10 mg，每日 2～4 次；用于镇静催眠时，第一日每次 10 mg，每日 3～4 次，以后按需要减少到每次 5 mg，每日 3～4 次，老年或体弱患者应减量。儿童用量：6 个月以下不用；6 个月以上儿童，每次 1～2.5 mg 或按体重 40～2 000 $\mu g/kg$ 或体表面积 1.17～6 mg/m^2，每日 3～4 次，用量根据情况酌量增减。最大剂量不超过 10 mg（4 片）。

（2）发作性紧张型头痛患者可选用阿司匹林、对乙酰氨基酚、罗通定、双氯芬酸、麦角胺咖啡因及 5-HT$_{1B/1D}$胺激动剂。口服罗通定 30～60 mg，每日 3 次。双氯芬酸肠溶片，成人首次 50 mg，以后 25～50 mg，每 6～8 h 一次；小儿每日 0.5～2 mg/kg，每日最大量为 3 mg/kg，分 3 次服。

（3）慢性紧张型头痛患者可适当选用抗抑郁药，或巴氯芬、氯美扎酮、曲马朵、氨酚待因、可待因。成人可口服巴氯芬，第 1～3 日每次 5 mg，每日 3 次；第 4～6 日每次 10 mg，每日 3 次；第 7～9 日每次 20 mg，每日 3 次，以后可再渐增剂量，具体剂量应根据患者的反应进行调整。也可口服氯美扎酮，治疗焦虑时每次 200 mg，每日 3 次；用于镇静催眠时 200～400 mg，睡前服用。

（4）对反复性偏头痛患者推荐应用麦角胺咖啡因片、罗通定片、苯噻啶、舒马曲坦、佐米曲坦。可口服麦角胺咖啡因片，一次 1～2 片，如无效可间隔 0.5～1 h 后再服 1～2 片，一日总量不超过 6 片。口服苯噻啶一次 0.5～1 mg，每日 1～3 次，为减轻嗜睡作用，第 1～3 日每晚服 0.5 mg，第 4～6 日每日中、晚各服 0.5 mg，第 7 天开始每日早、中、晚各服 0.5 mg。如病情基本控制，可酌情递减剂量。每周递减 0.5 mg 到适当剂量维持。如递减后，病情发作次数又趋增加，再酌情增量。

（5）三叉神经痛患者可首选服用卡马西平，如无效可继服苯妥英钠或氯硝西泮等药物。口服卡马西平，初始剂量为每次 100 mg，每日 2～3 次，逐渐增加剂量至疼痛缓解（通常为每次 200 mg，每日 3～4 次）。口服苯妥英钠，开始时 100 mg，每日 2 次，1～3 周内增加至每日 250～300 mg，分 3 次口服，剂量每次 300 mg，每日 500 mg，按需调整。如发作频繁，可按体重 12～15 mg/kg，分 2～3 次服用，每 6 h 一次，第二天开始给予 100 mg（或按体重 1.5～2 mg/kg），每日 3 次，直至调整到恰当剂量为止。儿童开始服用苯妥英钠时每日 5 mg/kg，分 2～3 次服用，然后按需调整，一日不超过 250 mg，维持量为 4～8 mg/kg 或按体表面积 250 mg/m^2，分 2～3 次服用。

（三）头痛的合理用药

1. 首先需明确头痛的诱发原因，治疗原发疾病，不要轻易使用镇痛药，以免延误治疗。

2. 用药一般不超过 5 d，如症状未缓解，或伴有发热、嗜睡、复视、血压或眼压升高、手脚冰凉、神志不清时应就医。

3. 服药宜在餐后，或与食物同服，不宜饮酒或饮用含酒精的饮料，忌食巧克力或辛辣食品。

4. 阿司匹林、对乙酰氨基酚、布洛芬对钝痛如牙痛、头痛、神经痛、肌肉痛、关节痛及痛经等有较好镇痛效果,而对创伤性剧痛和内脏平滑肌痉挛引起的绞痛基本无效。仅对疼痛的症状有缓解作用,不能解除疼痛的致病原因,也不能防止疾病的发展和预防并发症的发生,故不宜长期服用。

5. 布洛芬可引起尿潴留和水肿,有心功能不全史的患者慎用,肾功能明显障碍的患者可发生急性肾衰竭,应慎用。

6. 由于慢性紧张型头痛的慢性特征,具有依赖性的镇痛药应避免或短期使用。

失　眠

失眠(insomnia)是最常见的睡眠障碍,是由于患者入睡困难或睡眠持续困难所导致的睡眠的质(睡眠深度)和量(睡眠时间)下降,不能满足日常的生理和体能的需要,从而影响生活质量。

一、病因及发病机制

失眠的病因很多,包括:① 心理性失眠,如环境改变、情绪影响、各种应激生活事件引起失眠。② 生理性失眠,如时差、长期从事夜班、噪音、光照、温度不宜等引起失眠。③ 躯体疾病伴发失眠,如心悸、咳嗽、尿频、胃肠疾病等引起失眠。④ 精神疾病伴发失眠,如抑郁症、焦虑症、精神分裂症、老年痴呆症、强迫症反应性精神病等常伴有失眠。⑤ 药物性失眠,如服用中枢兴奋药(苯丙胺、利他灵等)引起失眠。⑥ 其他病因,如睡眠卫生习惯不良、睡眠诱发呼吸障碍、高原性反应等。

二、临床表现

1. 入睡困难,入睡时间一般超过 30 min。

2. 睡眠持续困难,睡眠浅,易觉醒(夜间醒 2 次或 2 次以上),频繁觉醒或长时间觉醒。

3. 早醒,且醒后多不能再入睡。

4. 醒后不能使人精神振作或恢复精力。

以上几种情况可同时存在,严重时甚至出现通宵不眠。

三、失眠的治疗

(一) 治疗原则

1. 明确失眠原因,同一病人可能存在多种原因。

2. 心理咨询和心理治疗的目的是缓解或减轻失眠问题、改善病人的生活质量,对长期失眠、多次复发者,还需结合更多的预防措施和行为进行治疗。

3. 药物治疗时应注意药物对睡眠的影响,催眠药有助于睡眠但不宜长期持续使用,以防产生依赖性。

(二) 非药物治疗

1. 心理治疗　失眠症患者常有一定心理社会因素,部分患者病前性格敏感多疑,对健康要求过高,易激惹、急躁。对此可采取相应的心理治疗,如通过心理咨询解释、指导,让患者了解有关睡眠的基本知识,减少预期性焦虑反应。

2. 行为干预　保持有规律的作息,定时睡眠、起床,避免在睡前饮用咖啡和酒,养成良好的睡眠习惯。

3. 生物反馈　加强自我放松训练,减轻焦虑情绪,加快入睡速度。

（三）药物治疗

主要有巴比妥类、苯二氮䓬类和非苯二氮䓬类这三类药物。其中,苯二氮䓬类使用最为广泛,而巴比妥类药物易成瘾,目前临床已基本不用。

1. 苯二氮䓬类药物　苯二氮䓬类是一类具有镇静、催眠及抗焦虑作用的药物,目前认为其中枢作用可能与药物作用于脑内不同部位 γ-氨基丁酸 A 型受体（GABA$_A$）有关。一般认为苯二氮䓬类的镇静催眠作用是其与脑干内受体作用的结果。常用药物包括地西泮、硝西泮、氟西泮、艾司唑仑、劳拉西泮、阿普唑仑、咪达唑仑等。地西泮的用法用量详见头痛;或睡前口服硝西泮 5～10 mg(成人),老年或体弱患者剂量减半;或睡前口服氟西泮 15～30 mg(成人),老年或体弱患者从小量 7.5 mg 开始,后按需调整;或睡前口服艾司唑仑 1～2 mg。

2. 非苯二氮䓬类药物　一种新型的镇静催眠药,起效快,半衰期短,体内不蓄积,后遗作用少,对白天的影响甚微,是目前临床推荐治疗失眠的一线药物。常用药物包括唑吡坦、佐匹克隆、扎来普隆等。可睡前口服唑吡坦,开始应服用最低有效剂量,成人最大剂量每次 10 mg,老年人及肝肾功能不全者,每次 5 mg,治疗时间最长不超过 4 周。或睡前服用佐匹克隆,成人一次 7.5 mg,老年和体弱或肝功能不全患者一次 3.75 mg。

此外,其他一些如抗抑郁药、抗焦虑药、抗精神病药等对失眠症也有一定的疗效。

（四）失眠症的合理用药

1. 苯二氮䓬类药物

（1）停药反跳:苯二氮䓬类药物最常见的副作用为停药后出现反跳性失眠,建议不宜立即停药,而应逐渐减量。

（2）宿醉效应:由于药物残留导致药效延长至第二天,产生宿醉效应(疲劳、头晕、嗜睡等)。

（3）记忆损害:服药后记忆下降,其遗忘程度与药物剂量成正比。

（4）成瘾性:本类药品长期使用可产生药物依赖,尤其是短效苯二氮䓬类药物(如咪达唑仑),故使用时主张采取最小有效剂量、短期间断性使用的方法,另外,本品作为催眠药物使用不宜超过 4 周。

2. 非苯二氮䓬类

（1）唑吡坦

① 本品诱发停药反应的倾向不明显,几乎没有宿醉反应,基本不影响正常睡眠结构,醒后感觉良好。

② 成瘾性不明显,但药物滥用者服用该药会产生药物依赖。

③ 唑吡坦不能与酒精或含酒精的药物同用,以防增强镇静作用、导致注意力不集中,甚至会导致开车和操作机器发生危险,且慎与中枢神经系统抑制剂合用。

④ 妊娠期、哺乳期妇女、严重呼吸衰竭者、肝功能不良者以及肌无力者慎用。

⑤ 65 岁以上的老年病人用药需减半量,以 5 mg 开始,酌情加量至 10 mg,每晚服用。

（2）佐匹普隆

① 大量长期用药突然停药可引起戒断症状。困倦可能延续到第 2 天,影响驾驶、操作机械、高空作业等。

② 连续用药时间不宜过长,突然停药时应进行监护。

③ 15 岁以下儿童、妊娠期、哺乳期妇女禁用。

④ 肌无力者需进行监护,呼吸、肝肾功能不全者应调整剂量。对本品过敏者、睡眠呼吸暂停综合征患者、重症肌无力患者、失代偿呼吸功能不全者禁用。

抑郁症

抑郁症(depression)是神经系统疾病伴发的一种精神障碍,指患者在各种神经系统疾病中或疾病后表现出来的情绪持久低落,兴趣丧失,思维迟钝,意志行为减少等心境障碍或情感性障碍,严重者可有自杀倾向和行为。

一、病因及发病机制

抑郁症的发生与遗传、社会、心理、环境和生物化学等多种因素有关,是一种临床综合征,其病因和发病机制尚不明确,很多神经系统疾病均可伴发抑郁,如中枢神经系统局灶性疾病(如脑卒中、脑肿瘤等)、神经系统变性疾病(如阿尔茨海默病、帕金森病等)。目前认为抑郁症的发病机制主要有以下几方面:① 脑中单胺递质去甲肾上腺素(NA)和 5-羟色胺(5-HT)和多巴胺(DA)功能不足;② 下丘脑-垂体-肾上腺轴功能亢进;③ 海马体积减小和神经可塑性下降;④ 脑中 NA/5-HT 受体敏感性增高。此外,免疫和神经内分泌功能异常以及精神刺激等也可能在发病中起到重要作用。

二、临床表现

抑郁症的临床表现以持续至少 2 周的心境低落为主要特征,并有以下 10 种症状:① 情绪低落,对日常活动丧失兴趣,无愉悦感;② 精力减退,注意力不集中;③ 对自我的评价过低,无端内疚,自罪自责;④ 悲观厌世,认为前途暗淡;⑤ 联想困难,思考能力显著下降;⑥ 不断有想死的念头,具有自杀倾向和行为;⑦ 食欲不振,体重明显下降;⑧ 出现如失眠、早醒或睡眠过多等睡眠障碍;⑨ 有妄想和幻觉等精神病性症状;⑩ 性欲减退,性功能下降。

三、抑郁症的治疗

主要有心理治疗和药物治疗,对有自杀倾向者应密切监护,防止发生危险。

（一）非药物治疗

主要为心理治疗,通过鼓励、支持、解释、安慰、提高认知功能等方法对患者进行心理辅导,帮助患者了解自己,解除心中的疑虑,改善心态,改变不良认知,重拾信心。还可通过指导患者处理人际关系和生活问题,改善抑郁情绪和厌世观念。

（二）药物治疗

抗抑郁症药物主要通过提高中枢单胺递质功能或降低受体的敏感性达到治疗目的。传统的抗抑郁药有单胺氧化酶抑制剂(如苯己肼、异卡波肼等)和三环类抗抑郁药(如阿米替林、地昔帕明、去甲替林等)，但这两类药物毒副作用较大，不良反应多，患者常无法耐受，加之其治疗剂量与中毒剂量相近，目前已较少使用。常用的药物有以下几类：

1. 5-羟色胺再摄取抑制剂　抑制突触前膜 5-HT 的再摄取，增加突触间隙内 5-HT 的浓度，提高 5-HT 能的传导。多用于脑内 5-HT 减少所致的抑郁症，对 5-HT 再摄取的抑制作用选择性强，对其他递质和受体作用甚微，比较安全，是目前治疗抑郁症的一线药物。代表药物有氟西汀、帕罗西汀、舍曲林、氟伏沙明、西酞普兰等。成人可口服氟西汀 20 mg，每日 1次，如必要 3～4 周后加量，最大量每日 60 mg，老年人减量或较少给药次数。或成人早上口服帕罗西汀 20 mg，每日 1 次，根据临床反应增减剂量，一次增减 10 mg，间隔不得少于 1 周，最大量每日 50 mg，老年人或肝肾功能不全者，可从每日 10 mg 开始，每日最高剂量 40 mg。或成人初始服用舍曲林 50 mg，每日 1 次，数周后增加 50 mg，每日最高剂量 200 mg。

2. 去甲肾上腺素和 5-羟色胺双重摄取抑制剂　可同时抑制 5-HT 和 NA 的再摄取，但对肾上腺素能和胆碱能受体及组胺受体无亲和力，所以没有三环类抗抑郁药和单胺氧化酶抑制剂常见的不良反应，安全性和耐受性较好。代表药物有文拉法辛、度洛西汀、曲唑酮等。可口服文拉法辛，初始推荐剂量为每日 75 mg，分 2～3 次服用(缓释制剂每日 1 次)，必要时每日可增加至 225 mg。也可口服度洛西汀，初始剂量为每次 20～30 mg，每日 2 次。或成人初始每日服用 50～100 mg，常用量每日 100～150 mg，每日最高剂量 200 mg，每日 2 次；老年人及肝肾功能不全者应酌减剂量，在产生足够疗效后，可逐步降至最小有效量，维持数月。

3. 去甲肾上腺素和特异性 5-羟色胺能抗抑郁药　是具有对 NA 和特异性 5-HT 双重作用的新型抗抑郁药，代表药物为米氮平，起效快，耐受性好，同时也可避免选择性 5-HT 再摄取抑制剂的相关不良反应如恶心、性功能障碍等。成人初始每日服用米氮平 15 mg，每日 1次(可睡前顿服)，逐渐加大剂量至最佳疗效，有效剂量通常为每日 15～45 mg，肝肾功能不全者减量。

此外，还可以到医疗机构进行物理治疗，如电抽搐治疗(治疗后仍需使用药物进行维持治疗)、重复经颅磁刺激治疗(用于轻中度的抑郁发作)、电痉挛治疗。

(三)抑郁症治疗的合理用药

1. 5-羟色胺再摄取抑制剂

(1) 常见的不良反应有恶心、厌食、腹泻、头痛、失眠、皮疹和性功能障碍。

(2) 有严重肝、肾疾病者及孕妇慎用。

(3) 不能与单胺氧化酶抑制剂联用。

2. 去甲肾上腺素和 5-羟色胺双重摄取抑制剂

(1) 文拉法辛

① 老年病人、高血压患者和肝功能障碍的患者慎用。

② 在服用本品过程中不宜饮酒。用药期间不宜驾驶车辆、操作机械或高空作业。

(2) 度洛西汀

① 禁止与单胺氧化酶抑制剂联用。

② 未经治疗的闭角型青光眼患者禁用。

(3) 曲唑酮

① 嗜睡副作用出现早，继续服药过程中常会消失，但患者不宜驾驶车辆和操作机器。

② 肝肾功能不足、癫痫或伴缺血性心脏病者慎用，心肌梗死恢复期的病人禁用。

③ 本药可能会加强对酒精、巴比妥类药和其他中枢神经系统抑制剂的作用。

3. 去甲肾上腺素和特异性 5-HT 能抗抑郁药

(1) 肝肾功能不良者慎用。

(2) 米氮平半衰期为 20～40 h,因此该药适于每日服用一次(最好在临睡前服用)。

(3) 病人应连续服药,最好在症状完全消失 4～6 个月后再逐渐停药。当剂量合适时,药物应在 2～4 周内有显著疗效。若效果不够显著,可将剂量增加直至最大剂量。但若剂量增加 2～4 周后仍无作用,应停止使用米氮平。

参考文献

[1] 王红,齐文杰,张淑文. 临床药物治疗学[M]. 北京:人民卫生出版社,2007.

[2] 陈主初. 病理生理学[M]. 北京:人民卫生出版社,2005.

[3] 欧阳钦. 临床诊断学[M]. 北京:人民卫生出版社,2010.

[4] 陈文彬,潘祥林. 诊断学[M]. 北京:人民卫生出版社,2013.

[5] 陈孝平,汪建平. 外科学[M]. 北京:人民卫生出版社,2013.

[6] 徐运. 神经系统疾病鉴别诊断学[M]. 上海:第二军医大学出版社,2008.

[7] 中华医学会. 临床诊疗指南·急诊医学分册[M]. 北京:人民卫生出版社,2009.

[8] 上海知了数据系统有限公司. CDR 用药手册[M]. 上海:中国国际出版社,2014.

[9] 国家药典委员会. 中华人民共和国药典临床用药须知[M]. 北京:中国医药科技出版社,2011.

[10] 中华医学会. 临床诊疗指南·疼痛学分册[M]. 北京:人民卫生出版社,2007.

[11] 王玉平. 神经内科常见病用药处方分析[M]. 北京:人民卫生出版社,2013.

[12] 王维治. 神经病学[M]. 北京:人民卫生出版社,2005.

[13] 吴江. 神经病学[M]. 北京:人民卫生出版社,2012.

[14] 贾建平. 神经病学[M]. 北京:人民卫生出版社,2012.

[15] 杨世杰. 药理学[M]. 北京:人民卫生出版社,2010.

[16] 中华医学会. 临床诊疗指南·精神病学分册[M]. 北京:人民卫生出版社,2006.

(撰稿人:石婷)

第五章 药物相互作用

第一节 概 述

一、药物相互作用定义

药物相互作用是指同时或相继使用两种或两种以上药物时,由于药物之间的相互影响而导致其中一种或几种药物作用的强弱、持续时间甚至性质发生不同程度改变的现象。临床上,药物相互作用对患者的影响有三种:有益、无关紧要和有害。尽管多药联用的情况非常普遍,但药物相互作用常常只在对患者造成有害影响时才会引起充分注意。所以狭义的药物相互作用通常是指两种或两种以上药物同时或相继使用时产生的不良影响,可以是药效降低甚至治疗失败,也可以是毒性增加,这种不良影响是单独一种药物应用时所没有的。

二、药物相互作用分类

(一)按发生机制分类

1. 药剂学相互作用 药物制剂在进入可利用状态之前发生化学或物理的相互作用,使药物理化性质发生变化,从而影响药物作用的发挥。

2. 药动学相互作用 药物在其吸收、分布、代谢和排泄过程的任一环节发生相互作用,均可影响药物在血浆或其作用靶位的浓度,最终使其药效或不良反应发生相应改变。

3. 药效学相互作用 两种或两种以上的药物作用于同一受体或不同受体,产生疗效的协同、相加或拮抗作用,对药物在血浆或其作用靶位的浓度可无明显影响。

有时药物相互作用的产生可以是几种机制并存。

(二)按严重程度分类

1. 轻度药物相互作用 轻度药物相互作用造成的影响临床意义不大,无须改变治疗方案。如对乙酰氨基酚能减弱呋塞米的利尿作用,但并不会显著影响临床疗效,也无须改变剂量。

2. 中度药物相互作用 中度药物相互作用药物联用虽会造成确切的不良后果,但临床上仍会在密切观察下使用。如异烟肼与利福平合用,利福平是肝药酶诱导剂,会促进异烟肼转化为具有肝毒性的代谢物乙酰异烟肼,且利福平本身也有肝损害作用,两者合用会增强肝毒性作用,但两药联用对结核杆菌有协同抗菌作用,所以这一联合用药对肝功能正常的结核病患者仍是首选用药方案之一,但在治疗过程中应定期检查肝功能。

3. 重度药物相互作用 重度药物相互作用药物联用会造成严重的毒性反应,需要重新选择药物,或改变用药剂量及给药方案。如骨骼肌松弛药与氨基糖苷类抗生素庆大霉素等合用,可能增强及延长骨骼肌松弛作用甚至引起呼吸肌麻痹,因此麻醉前后禁用庆大霉素等抗生素。

第二节 药动学相互作用

一、影响药物吸收的相互作用

药物相互作用对药物吸收的影响可以表现在两个方面:吸收速率和吸收程度。吸收速率的改变可引起药物到达峰度的时间发生变化,对于一个消除速率很快的药物,吸收速率的延缓有可能使体内药物浓度达不到阈浓度而致治疗失败。吸收程度的影响则可能使体内药物的浓度或吸收量发生变化,进而影响治疗效果。

（一）胃肠道 pH 的影响

大多数溶解在体液中的药物都是以解离型和非解离型混合存在的。药物的非解离型脂溶性较高,易借助简单扩散通过细胞膜被吸收,而药物的解离型脂溶性较低,难以通过细胞膜。因此能改变胃肠道 pH 的药物,会影响目标药的溶解度和解离度进而影响其吸收。如抗酸药可升高胃肠道 pH,导致弱酸性药物磺胺类、氨苄西林、水杨酸类、巴比妥类等解离增加,从而吸收减少。这类相互作用应尽可能避免,一般须分开给药,至少间隔 2～3 h。

（二）结合与吸附的影响

钙、镁、铝等二、三价离子能与四环素类抗生素、异烟肼、左旋多巴等形成不溶性的络合物而影响吸收。喹诺酮类抗菌药也可与这些金属离子络合,如碳酸钙抗酸药可使环丙沙星的吸收平均下降 40%。间隔 2 h 以上给药可避免这类相互作用。

降脂药考来烯胺、考来替泊等是阴离子型交换树脂,对酸性分子如阿司匹林、地高辛、华法林、环孢素、甲状腺素等有很强的亲和力,可妨碍这些药物的吸收。药用炭、白陶土等吸附剂也可使一些与其同服的药物吸收减少,如林可霉素与白陶土同服,其血药浓度只有单独服用时的 1/10。这些相互作用同样可采用延长给药间隔时间的方法加以避免。

（三）胃肠运动的影响

大多数口服药物主要在小肠上部吸收,因此改变胃排空和肠蠕动速度的药物能影响目标药物到达小肠吸收部位的时间和在小肠滞留的时间,从而影响目标药物吸收程度和起效时间。一般而言,胃排空速度加快,药物可更快到达小肠吸收部位,起效更快。如甲氧氯普胺、西沙必利、多潘立酮可加速胃的排空,从而使目标药在血液中药峰浓度出现得更早更高,若甲氧氯普胺与对乙酰氨基酚合用,可使后者吸收加快,药物提前起效;抗胆碱药、抗酸药和镇静催眠药等则会减慢胃排空,导致目标药起效延迟,如溴丙胺太林与对乙酰氨基酚合用,使人体对对乙酰氨基酚的吸收速率减慢。

一般而言,胃肠蠕动加快,药物起效快,但在小肠滞留时间短,可能吸收不完全;胃肠蠕动减慢,药物起效慢,吸收可能完全。这在溶解度低和难吸收的药物中表现得比较明显。例如地高辛片剂在肠道内溶解度较低,与促进肠蠕动的甲氧氯普胺等合用,地高辛的血药浓度可降低约 30%,可能导致临床治疗失败;而与抑制肠蠕动的溴丙胺太林合用,地高辛血药浓度可提高 30% 左右,如不调整地高辛剂量,则可能导致中毒;若口服快速溶解的地高辛溶液或胶囊,则溴丙胺太林对其吸收影响相对较小。

(四)肠吸收功能的影响

细胞毒类抗肿瘤药物如环磷酰胺、长春碱以及对氨基水杨酸、新霉素等能破坏肠壁黏膜,引起吸收不良。如环磷酰胺可使合用的地高辛吸收减少,血药浓度降低,疗效下降。

(五)肠道菌群的改变

消化道的菌群主要位于大肠内,胃和小肠内数量极少。因此主要在小肠内吸收的药物较少受到肠道菌群的影响。口服地高辛后,在部分患者的肠道中,地高辛能被肠道菌群大量代谢灭活,如同时服用红霉素等则可抑制这些肠道菌群的抗生素,使地高辛血浆浓度增加一倍。

部分药物结合物经胆汁分泌,在肠道细菌的作用下可水解为有活性的原药而重吸收,形成肝肠循环。抗菌药物通过抑制细菌可抑制这些药物的肝肠循环,例如,抗生素可抑制口服避孕药中炔雌醇的肝肠循环,导致循环血中雌激素水平下降。

二、影响药物分布的相互作用

影响药物分布的方式可表现为相互竞争血浆蛋白结合部位、改变游离药物的比例和改变药物在某些组织的分布量,从而影响药物在靶部位的浓度。

(一)竞争血浆蛋白结合部位

药物经吸收进入血液循环后,大部分药物或其代谢产物均不同程度地与血浆蛋白发生可逆性结合。当药物合用时,它们可在蛋白结合部位发生竞争,与蛋白亲和力较强的药物可将另一种亲和力较弱的药物从血浆蛋白结合部位置换出来,使后一种药物的游离型增多。由于只有游离型的药物分子才能跨膜转运,产生生物活性,并被分布、代谢与排泄,因此这种蛋白结合的置换可对被置换药的药动学与药效学产生一定的影响。

药物在蛋白结合部位的置换反应能否产生明显的临床后果,取决于目标药的药理学特性,那些蛋白结合率高、分布容积小、半衰期长和安全范围小的药物被置换下来后,往往发生药物作用的显著增强而容易导致不良的临床后果。表 5-1 列出了一些常见的通过血浆蛋白置换而发生药物相互作用的实例。

表 5-1 血浆蛋白置换引起的药物相互作用

目标药(被置换药物)	相互作用药	临床后果
甲苯磺丁脲	水杨酸类、保泰松、磺胺药	低血糖
华法林	水杨酸类、水合氯醛	出血倾向
甲氨蝶呤	水杨酸类、呋塞米、磺胺药	粒细胞缺乏症
硫喷妥钠	磺胺药	麻醉时间延长
卡马西平、苯妥英钠	维拉帕米	两药毒性增强

(二)改变组织分布量

1. 改变组织血流量　某些作用于心血管系统的药物可通过改变组织血流量而影响与其合用药物的组织分布。例如去甲肾上腺素减少肝脏血流量,使得利多卡因在肝脏的分布量减少,导致代谢减慢、血药浓度增高;而异丙肾上腺素增加肝脏血流量,可降低利多卡因血药浓度。

2. 组织结合位点上的竞争置换　与药物在血浆蛋白上的置换一样,类似的反应也可发生于组织结合位点上。由于组织结合位点的容量一般都很大,通常对游离血药浓度影响不大,但有时也能产生有临床意义的药效变化。例如奎尼丁能将地高辛从骨骼肌的结合位点上置换下来,可使 90% 患者地高辛的血药浓度升高约 1 倍。因此,两药合用时,应减少地高辛用量的 30%～50%。

三、影响药物代谢的相互作用

影响药物代谢的相互作用的发生率约占药动学相互作用的 40%,具有重要的临床意义。药物代谢的主要场所是肝脏,肝脏进行生物转化主要依赖于微粒体中的多种酶系,其中最重要的是细胞色素 P450 混合功能氧化酶系(cyto-chrome P450,CYP450)。目前已知约有25 000个化合物受其催化氧化,而在 CYP 中最重要的是 CYP3A4 亚族,不仅酶蛋白含量占组成的 25%～30%,而且功能上也占被 CYP 代谢药物总量的 50%～60%。

CYP 活性可受多种因素影响,尤其是药物能显著影响其活性。表 5-2 列出了常见的各种CYP 的底物、抑制剂和诱导剂。通过表 5-2 有助于推测涉及 CYP 的药物相互作用。当一个CYP 的底物与 CYP 诱导剂合用时,底物代谢加快,作用减弱;与抑制剂合用时则效果相反。

表 5-2　主要 CYP 的常见底物、抑制剂、诱导剂

CYP	底物	抑制剂	诱导剂
1A2	氯氮平 丙咪嗪 萘普生	氟喹诺酮类 西咪替丁 氟伏沙明	烟草 烟熏食物 多氯联苯类
2C9	布洛芬 格列吡嗪 S-华法林	胺碘酮 氟康唑 异烟肼	利福平 苯巴比妥
2C19	奥美拉唑 地西泮 阿米替林	氟西汀 氟伏沙明 奥美拉唑	利福平
2D6	普罗帕酮 氯丙咪嗪 可待因	奎尼丁 西咪替丁 胺碘酮	不受一般诱导 剂影响
2E1	对乙酰氨基酚 乙醇	双硫仑	乙醇(长期) 异烟肼
3A4	克拉霉素 环孢素 奎尼丁 利托那韦 硝苯地平 特非那定	利托那韦 酮康唑 红霉素 维拉帕米 西咪替丁 胺碘酮	卡马西平 利福平 糖皮质激素 苯妥英 苯巴比妥

四、影响药物排泄的相互作用

大多数影响药物排泄的相互作用发生在肾脏。当一个药物改变了肾小管液的 pH、干扰

了肾小管的主动转运过程或重吸收过程或影响到肾脏的血流量时,就能影响一些其他药物的排泄,尤其对以原形排出的药物影响较大。

(一)改变尿液 pH

肾小管的重吸收方式是脂溶扩散,重吸收能力可因尿液 pH 的改变而改变。这主要是因为大多数药物为有机弱电解质,在酸性尿液中,弱酸药(pKa 3.0~7.5)大部分以非解离型存在,脂溶性高,易通过肾小管上皮细胞重吸收;而弱碱药(pKa 7.5~10)的情况相反,大部分以解离型存在,随尿液排出多。临床上可通过碱化尿液增加弱酸性药物的肾清除率,如苯巴比妥多以原形自肾脏排泄,当过量中毒时,用碳酸氢钠碱化尿液,减少重吸收,促进苯巴比妥的排泄而解毒。同理,酸化尿液可促进弱碱性药物的排泄。但在药物相互作用中,尿液 pH 改变的临床意义甚小,因为除小部分药物直接以原形排出,大多数药物经代谢失活后最终从肾脏消除。另外,能大幅度改变尿液 pH 的药物在临床上也很少使用。

(二)干扰肾小管分泌

肾小管的分泌是一个主动转运过程,要通过肾小管的特殊转运载体,包括酸性药物载体和碱性药物载体。当两种酸性药物合用时(或两种碱性药物合用),可相互竞争酸性(或碱性)载体,竞争力弱的药物,其经由肾小管分泌的量减少,经肾脏排泄减慢。如痛风患者合用丙磺舒和吲哚美辛,两者竞争酸性载体,可使吲哚美辛的分泌减少,排泄减慢,不良反应发生率明显增加。

(三)改变肾脏血流量

减少肾脏血流量的药物可妨碍药物的经肾排泄,但这种情况在临床上并不多见。肾脏的血流量部分受到肾组织中扩血管的前列腺素生成量的调控。有报道指出,如果这些前列腺素的合成被吲哚美辛等药物抑制,则锂的肾排泄量会降低并伴有血清锂水平的升高。因此,服用锂盐的患者又需合用某种非甾体抗炎药时,应密切监测其血清锂水平。

第三节　药效学相互作用

药物对机体发挥作用是通过它与机体的效应器官、靶组织、细胞受体或某种生理活性物质相互作用的结果。如不同性质的药物对受体可起激动(兴奋)或阻滞(抑制)作用,两种药物作用于同一"受体"或同一生化过程,而发生相互作用,引起效应的变化,这类相互作用称为药效动力学相互作用。

一、改变药物在受体部位的作用

影响受体部分药物作用强度的相互作用,一般通过三种机制:

(一)改变受体部位的药物浓度

改变受体部位药物浓度至少有三个途径:

1. 药物从无活性的结合状态释放出来及活性药物对受体的再分布。

2. 阻止药物与无活性受体结合。

3. 抑制破坏药物的酶的活性,使药效增强。

（二）改变在受体部位的药物反应

一种药物致使组织或受体对另一种药物的敏感性增强，称为敏感化现象。氯贝丁酯（安妥明）或右旋甲状腺素可增强华法林的抗凝作用，是因为它们可增强华法林与受体的亲和力。排钾利尿药使血钾水平降低，从而使心脏对强心苷更敏感，按通常剂量给药易发生心律失常。

药物相互作用可降低或破坏某些药物在受体部位的活性，例如，口服甲苯磺丁脲的降血糖作用是通过刺激胰岛 β 细胞释放胰岛素的结果。这一作用可被化学结构相似的氯噻嗪类利尿剂拮抗，后者可抑制胰岛素的释放。又如维生素 K 用于香豆素类口服抗凝剂过量解救，就是利用二者可在受体部位产生竞争性拮抗作用。左旋多巴与维生素 B_6 合用会产生非竞争性拮抗作用，两者不宜合用。

（三）改变内源性物质的浓度

1. 合成　甲状腺素可以抑制凝血酶原和某些凝血因子的合成，使血中浓度降低，从而可以增强华法林等的抗凝作用。伪神经递质 α-甲基去甲肾上腺素，阻断酪氨酸羟化酶，导致去甲肾上腺素耗尽，增加全麻下外科手术期血管萎陷的危险。

2. 释放　药物相互作用可能引起肾上腺素能神经末梢释放过量的去甲肾上腺素，使血压升高。

3. 摄取　神经末梢释放的递质，有一部分可被囊泡摄取而储存。胍乙啶、三环类抗抑郁药、氯丙嗪、可卡因等能阻断这种摄取，因而增强肾上腺素能受体的反应以及增强升压药肾上腺素的敏感性，降低苯丙胺、麻黄碱以及间接作用的拟交感神经药的反应性。

二、协同与拮抗相互作用

作用性质相同的药物联合应用，可产生效应增强（相加、协同）或减弱（拮抗），如抗菌药物合并应用可产生药效学的"无关"、"相加"、"协同"和"拮抗"。

（一）相加与协同相互作用

1. 相加　如果联合应用具有相同药理作用的两种药物，其结果可能相加，包括药物的主要作用及副作用均可相加。因此，能发生相加作用的两药合用时，各药需减半剂量使用，否则就有药物中毒的危险。如抗胆碱药阿托品与具有抗胆碱作用的氯丙嗪、抗组胺药合用时，可引起胆碱能神经功能低下的中毒症状；氨基糖苷类抗生素链霉素、庆大霉素等与硫酸镁合用时，由于这类抗生素可抑制神经肌肉接点的传递作用，可加强硫酸镁引起的呼吸麻痹。

2. 协同　两种药物分别作用于不同的作用部位或受体，产生相同的效应，使两药合用时引起的效应大于各药单用的效应的总和，称为协同作用。

（二）拮抗相互作用

两种药物合并应用后引起药效降低，即两药合用时引起的效应小于各药单用的效应的总和，称为拮抗作用。

1. 竞争性拮抗作用　两种药物在共同的作用部位或受体上拮抗，如甲苯磺丁脲降低血糖作用是促进胰岛 β 细胞释放胰岛素，此作用可被化学结构相似的氢氯噻嗪利尿药所拮抗，因氢氯噻嗪利尿药可抑制 β 细胞释放胰岛素。

2. 非竞争性拮抗作用　两种药物与受体的不同部位相结合任何一个存在，不影响另一个的结合，但当拮抗物存在时，作用物就失去作用。这种现象不被作用物的剂量加大所逆转。

第四节　药物与食物间的相互作用

　　药物与食物的相互作用是指药物与食物之间的物理、化学、生理及病理方面的相互联系。这一作用复杂多变,许多药物常可通过各种生化或代谢反应明显影响机体的营养状态;有些药物可通过产生副作用如恶心、呕吐或改变味觉而间接影响食物的摄入;另一些药物则可抑制营养素的合成,使吸收减少,排泄增加,结果不利于药物和营养素的分布、代谢、利用和储藏。老年人对药物与营养物之间的相互作用引起的不良反应特别敏感,应予以注意。

一、食物药物相互作用分类

　　(一)根据食物药物相互作用是否对机体有利分类

　　1. 对机体的不利作用　有些食物的摄入使药物的生物利用度及功效降低、毒性或不良反应增加,如四环素、土霉素;卡托普利餐后比餐前吸收利用率降低,头孢克洛餐后延迟吸收等;有些药物对食物的摄入、营养素的消化、吸收、合成利用、代谢、排泄等产生不良影响,或者产生特殊的不良作用,如酪胺反应,酒精和头孢菌素类抗生素会引起双硫仑样反应,服用单胺氧化酶抑制剂反苯环丙胺治疗的抑郁症患者食用含奶酪的食物后会引起高血压等。

　　2. 对机体产生有利的作用　有些食物使药效增加、毒性或不良反应减少,如卡马西平餐后吸收利用率增加,二甲双胍餐后服用可减轻其引起的胃肠紊乱;有些药物能使食欲增加,促进食物营养素的吸收。

　　(二)根据食物药物在体内的吸收、代谢以及特殊反应中的作用分类

　　1. 食物药物在消化吸收过程中的相互作用　包括食物及其成分对药物吸收的影响、药物对食物摄入以及营养物质吸收的影响。一些碱性药物如抗酸药、四环素、肝素等可使胃肠道 pH 升高,使钙吸收降低。

　　2. 食物药物在代谢过程中的相互作用　包括食物及其成分对药物代谢的影响、药物对营养代谢的影响。如固醇类的避孕药物加速维生素 C 的代谢,使得白细胞及血浆中维生素 C 水平降低,并减少维生素 C 在肠内的吸收。

　　3. 食物药物对生物学功能的相互作用　包括对肠道内功能的影响、协同及拮抗功能的影响、对营养相关功能的影响。如秋水仙碱能够影响肠黏膜转运系统,使得粪便中胆酸、脂肪、蛋白质及钠、钾的排泄增加,血清中胆固醇下降,维生素 B_{12} 的吸收也受损。

　　4. 食物成分与药物的特殊临床反应　例如酪胺反应、脸发红反应和低血糖反应等。

　　(三)根据临床药理作用进行分类

　　临床医师和药学从业人员通常为了工作的方便,会根据临床用药的种类进行观察和研究饮食与药物之间的作用。例如食物与心血管系统药物的相互作用,食物与抗感染药物之间的相互作用,食物与镇痛药的相互作用,食物与抗肿瘤药的相互作用等。

　　(四)根据食物药物相互作用的机制分类

　　1. 食物与药物的协同作用　即食物与药物合用后使药物或食物成分的作用增加。例如食用大豆及其制品时,其中的植物雌激素成分可与雌激素药产生增加药效的协同作用。

　　2. 食物与药物拮抗作用　即食物成分与药品的生物活性相反时,产生减弱药品的药效或降低食物成分的营养功能。如水杨酸类药与食物中维生素 K,在凝血过程中发生的拮抗作用。食物中的维生素 D 与治疗高血压、心绞痛的维拉帕米、硝苯地平等药品的拮抗作用。

3. 增加或减少毒性及不良反应的作用　即某些食物与药物合用时,产生增加或减少药品毒性或药品不良反应的作用。例如驱虫药鹤草酚与植物油合用,因该药溶于植物油而增加吸收,可使鹤草酚的毒性明显增加。又如饮用葡萄柚汁可以明显抑制肝脏和肠壁 CYP450 3A4 的成分,从而增加非洛地平、尼莫地平等抗高血压药的不良反应,造成低血压。与此相反,维生素 B_2 可以减少硼酸的毒性,因为硼酸与维生素 B_2 的核糖侧链结合后由尿排出体外。

二、食物药物相互作用影响因素

食物与药物的相互作用受很多因素的影响。主要分为两大类,即机体自身因素和药物膳食的特性,其他还有环境因素及时间药理学因素。机体自身因素包括机体年龄、性别、营养状况、生活方式、疾病以及遗传因素。药物膳食因素包括药物膳食的理化特性、药物剂型、给药剂量、给药时间、给药途径、膳食数量及其营养素组成以及摄入药物食物的间隔时间等等。

（一）机体自身因素

1. 遗传因素　机体的药物代谢酶,体内转运过程中的蛋白质载体和药物作用受体等,都与遗传密切相关。因此遗传因素也是食物药物相互作用的重要影响因素,如亚甲基四氢叶酸还原酶的基因多态性,可以影响维生素 B_6、维生素 B_{12}、维生素 B_2 及叶酸的需要量。

2. 年龄　不同年龄的病人,因处在机体生长发育和衰老的不同阶段,其生理状态会不同,对药物食物相互作用的反应有所不同。尤其老年人与儿童期生理机能的特殊性使得其对药物吸收、分布、代谢和排泄方式发生改变,表现为对药物的耐受能力不同,对药物不良反应的敏感性增加或减弱。

3. 营养状况　营养不良及营养过剩都会放大药物与食物的相互作用,它们对药物作用比较敏感,对药物食物不良反应的耐受性也较差。

4. 疾病因素　许多疾病会干扰机体的生理功能,影响药物体内过程,可导致药物量或质的不同。另外,疾病影响受体的密度和亲和力,同时疾病时机体调节功能状态与正常人不同,这些都会影响机体对药物反应性,从而影响食物与药物的作用。

（二）药物与膳食因素

1. 药物因素　药物自身的物理性质(如大小、溶解性)和化学特性(与血浆蛋白和其他物质的结合能力)由药物的种类、剂型及给药途径所决定。这些都会影响到药物在体内的分布、吸收和代谢,从而决定其是否受到食物的影响。

2. 膳食因素　食物中含有的营养素的质与量及其他成分都会对药物的吸收代谢产生影响。例如多数药物在进食高蛋白、低碳水化合物膳食时服用,比进食低蛋白、高碳水化合物时服用代谢更快;高脂膳食可以增加脂溶性药物的溶解性,促进脂溶性药物的吸收。

三、饮食对药物作用的影响

饮食对药物的作用主要表现为食物中营养素及其他特殊成分对药物吸收、分布、代谢和排泄的影响。合理的饮食有助于药物的作用,不当的饮食可能降低药物疗效,危害健康,甚至危及生命,导致严重后果。

（一）饮食对药物吸收的影响

食物与药物同时服用可使药物吸收增加，或者阻碍其吸收甚至不吸收。

1. 饮食影响药物溶解性

（1）饮食增加药物的溶解性促进吸收：有些药物不易溶解，而与食物同服后，由于食物在胃内停留时间较长、改变胃肠道的 pH，可增加药物的溶解从而促进其吸收。例如高脂饮食可以增加脂溶性药物的溶解度，促进该类药物的吸收。

（2）食物成分与药物形成不溶性化合物阻碍吸收：有些食物的成分可与药物成分直接结合，形成不溶性的化合物而沉淀，阻碍药物被吸收利用，从而导致药效降低。例如奶类及其制品中的钙，可与四环素及其衍生物（多西环素、米诺环素）结合，形成不溶于水的钙盐。因此服用四环素类药时，不可同时食用奶类及其制品、海带、用石膏或含镁卤盐制作的豆制品这类含钙量较多的食物。

2. 饮食影响药物胃排空过程　食物成分影响胃排空的过程，从而影响药物的吸收。脂肪含量较多、湿度高的固体食物在胃内停留时间较长。抗惊厥药地西泮、抗凝血药双香豆素都可因高脂饮食和延迟胃排空时间增加吸收。而有些食物能够减少、延迟或阻碍某些药物的吸收，产生不利于药物吸收的作用。例如胃中食物可减少阿司匹林的吸收，故应空腹服用。青霉素、土霉素、四环素、异烟肼和阿莫西林等药物都会因食物而减少吸收，而阿莫西林、头孢氨苄、磺胺嘧啶等抗生素可因食物而延缓吸收。

3. 营养素及食物成分影响药物吸收

（1）营养素及食物成分促进药物的吸收：膳食脂肪可以增加抗真菌药灰黄霉素的吸收。食物中的膳食纤维可增加肠道蠕动，增强驱虫药的效果，并且能够提高降压药普萘洛尔的生物利用度。糖类可以增加抗癫痫药苯妥英钠的吸收，维生素 E 与胃酸一起促进铁的吸收。橘子汁可以增加降压药硝苯地平的吸收，一般膳食可以增加抗高血压药肼屈嗪的吸收。

（2）营养素及食物成分抑制药物的吸收：食物中的蛋白质可以抑制左旋多巴的作用，降低普萘洛尔的生物利用度。大量维生素 A 能够破坏可的松类药物的抗炎或抗过敏作用。而维生素 B_6 可促使左旋多巴脱羧形成不能通过血脑屏障的多巴胺而降低药效。含维生素 K 的食物（猪肝、菠菜等）与抗凝药（华法林、双香豆素等）同食，可减低药物抗凝效果。

（二）饮食对药物代谢的影响

饮食对药物代谢的影响，主要是通过食物中营养素及特殊成分影响肝药酶的活性而起作用。

1. 三大产能营养素对药物代谢的影响

（1）蛋白质：药物代谢活动及药物代谢过程需要的酶类，与饮食中蛋白质含量密切相关。蛋白质具有稳定药物的作用，对蛋白质能量营养不良患者在饮食中增加蛋白质量，可减少药物代谢物质的排出而稳定药效。另外，蛋白质摄入不足，也会使药物代谢所需要的酶活性降低，特别是降低细胞色素 P450 的活性，减缓了药物代谢及清除率。如巴比妥类药物对人体的毒副作用与膳食中蛋白质含量有关，膳食中蛋白质的缺乏会使这类药物的副作用延长。

（2）碳水化合物：膳食中碳水化合物不足或过量均会导致药物代谢率的改变。研究表明高碳水化合物会使鼠肝混合功能氧化酶活性减弱，从而增强巴比妥类药物的睡眠作用。另外不同种类的碳水化合物对药物的代谢影响也有所不同，食用高蔗糖的大鼠与食用淀粉大鼠比较,苄星青霉素的毒性作用更强。

（3）脂类：饮食脂肪酸含量及饱和程度可影响肝微粒体混合功能氧化酶系统,并且通过改变肠道菌群间接影响药物的代谢。

2. 维生素 各种维生素的缺乏,也可影响到肝药酶系统。维生素 A、维生素 B_1 及维生素 B_2 的缺乏均可降低还原性辅酶 Ⅱ 的利用度,从而减弱细胞色素 P450 的活性,影响相关药物的代谢。维生素 C 可以刺激肝细胞羟化酶的活性,降低药物的毒副作用。例如大量维生素 C 可以降低四氯化碳的肝毒性,限制地高辛诱导脂质过氧化物酶的潜能。

3. 矿物质 矿物质对药物代谢有重要影响。缺乏钙、镁、铜能够抑制肝药酶的活性,锌是多种酶类的组成部分。铁的缺乏能够引起安替比林的 N-去甲基反应,环己巴比妥的氧化反应和细胞色素 P450 含量的变化。钴、镍等微量元素可抑制血红蛋白类酶的生物合成,影响依赖血红蛋白类酶系药物的代谢。体内钾、钙含量与洋地黄反应有重要关系。血钾较低或钙较高时,使用洋地黄均可能引起心律不齐等不良反应。另外,食物中矿物质含量对药物的排泄产生影响,如接受碳酸锂治疗的精神患者因摄食量减少并存在缺钠时,可导致锂元素的重吸收,从而引起中毒。

（三）特殊饮食对药物作用的影响

某些特殊食物与药物之间存在特殊的相互作用,可以增加药物的毒性或副作用,这种作用值得关注。

1. 酒类 酒类的主要成分是乙醇,除其对机体的营养代谢有不良影响之外,还对许多药物作用产生不良影响。酒类与药物发生作用最常见的为面红反应、双硫仑反应及低血糖反应。

面红反应即摄入酒精时服用某些中枢抑制剂药,出现颜面发红,同时伴有头痛及呼吸困难症状的现象。面红反应严重时可以引起意识丧失。其产生的机制是酒精与药物的中枢镇静作用相互加强,而导致中枢过度抑郁的表现。发生面红反应的常见药物有镇静催眠药、镇痛药、麻醉药和抗组胺药等。

双硫仑反应即某些抑制乙醛脱氢酶或乙醇氧化酶的药物（以双硫仑为代表）与酒精同时摄入,发生面色潮红、头痛心悸、出汗、恶心、呕吐、胸腹疼痛不适以及低血压等现象。引起双硫仑反应的常见药物有甲硝唑、呋喃唑酮、灰黄霉素、酮康唑、硝呋拉太、丙卡巴肼、妥拉唑啉、藿香正气水、氢化可的松,以及磺酰脲类口服降糖药;值得一提的是,头孢类药物作为广泛使用的抗生素之一,其致双硫仑反应也相对较多,包括头孢哌酮、头孢哌酮舒巴坦、头孢曲松、头孢唑林、头孢拉定、头孢美唑、头孢米诺、拉氧头孢钠、头孢甲肟、头孢孟多、头孢氨苄、头孢克洛、头孢匹胺、头孢呋辛等;而头孢噻肟、头孢他啶、头孢磺啶、头孢唑肟、头孢克肟,因不含甲硫四氮唑基团,在应用期间饮酒不会引起双硫仑反应。实际上,任何药物的毒副作用都可能因饮酒而增强。

另外,降糖药与酒精合用时,酒精能刺激体内胰岛素分泌,而且降糖药与酒精都有抑制糖异生作用,两者协同作用会出现虚弱、神志模糊、意识丧失、激动等低血糖现象,称为低血糖反应。产生低血糖反应的降糖药有氯磺丙脲、醋酸己脲等。

2. 茶类 茶类中含有很多化学成分,可与药物发生相互作用从而使药物疗效降低,或发生不良反应,如鞣质、茶碱和咖啡因。因此,服药时应用白开水送服。

茶鞣质,又名茶多酚,是形成茶叶色香味的主要成分之一。由于茶鞣质的存在,茶水不应与生物碱类药物混用,因为鞣质会与麻黄碱、莨菪碱等生物碱类药物发生反应生成难溶的有机碱沉淀,从而影响药物在体内的吸收,如小檗碱、麻黄碱等;茶水也不应与含有金属离子的药物混用,因为鞣质在体内易被分解成鞣酸,而鞣酸可与药物中的金属离子生成不溶于水的鞣酸化合物,如与治疗贫血的铁剂生成鞣酸铁,与治疗溃疡的氢氧化铝生成鞣酸铝,严重者会导致食物中毒;此外,某些抗生素如四环素类、大环内酯类、强心苷类药物洋地黄、地高辛等可与鞣酸结合成不溶性物质而难以吸收。

对于茶碱来说,四环素类、大环内酯类、喹诺酮类抗生素、肝药酶抑制剂会抑制茶碱代谢,增加茶碱毒性,常可出现恶心、呕吐等症状,故服用这些药物时不宜饮茶。此外,β受体阻滞剂如普萘洛尔,会与茶碱发生拮抗作用,降低β受体阻滞剂治疗心绞痛和高血压的疗效;茶碱也可降低双嘧达莫扩张冠状动脉血管的作用。

与此同时,咖啡因和茶碱具有兴奋作用,如果用茶水服用镇静类药物,如苯巴比妥、安定等,则会使药物的镇静作用抵消或减弱;除此以外,茶水中含有咖啡因和茶碱等物质,属于偏碱性的水溶液,因此,不宜在服用阿司匹林等酸性药物之后立即饮茶。

3. 葡萄柚汁　葡萄柚汁能够抑制细胞色素 CYP3A4 酶的活性,抑制药物转运蛋白(P-糖蛋白)和阴离子转运多肽的活性,从而抑制底物药物的代谢,减少药物的排泄,提高生物利用度,导致药物蓄积,增加其效用及不良反应。体内外实验结果显示,葡萄柚汁中起抑制作用的主要活性成分是呋喃香豆素。多个研究证明,葡萄柚汁只能影响口服药物的生物利用度,对静脉使用药物的药效学没有影响,表明葡萄柚汁可以通过抑制某些药物的首过效应而增加其药效和不良反应。非洛地平是最早发现和报道最多的药物,葡萄柚汁能够显著增加非洛地平的生物利用度。

4. 富含酪胺的食物　食用富含酪胺奶酪及红葡萄酒同时服用单胺氧化酶抑制剂类药物,会产生头痛、恶心、呕吐、胸闷、不安、心悸和血压升高等症状,严重时可发生血压剧增和脑血管破裂,这种现象称为酪胺反应。发生该反应的机制是:酪胺能够刺激交感神经系统,产生血压升高作用。

由于单胺氧化酶抑制剂类药的作用,酪胺在体内脱氨基代谢受到抑制,导致在体内积聚,造成中枢神经系统去甲肾上腺素和儿茶酚胺水平迅速上升,从而造成急性高血压或高肾上腺素能危象。常见的导致酪胺反应的单胺氧酶抑制剂有呋喃唑酮、异烟肼、奋乃静、吗氯苯胺等。服用此类药物时忌用酪胺含量高的食物。

5. 保健食品　保健食品作为具有调节生理功能的特殊食品,同样会与药物相互作用,从而影响药效。服用营养补充剂对药物的作用上文已述,而作为我国保健食品的重要原料,中药及其提取物对药物作用的影响也不容忽视。例如银杏、丹参有活血化瘀作用,在与阿司匹林或华法林等抗凝剂一起服用时,会增强抗凝作用,可能会引起出血。鹿茸、甘草、人参等中药含有糖皮质激素样物质,减少人体对葡萄糖的利用,降低葡萄糖的分解,使得血糖升高,正常服用降糖药物的同时食用这类保健品,会影响其控糖效果。大蒜素作为大蒜的重要活性成分,具有抑制 CYP 同工酶的作用,因此在接受 CYP 底物处方药如沙奎那韦进行治疗时,应忌食大蒜素,否则会降低其血药浓度,从而降低药效。

参考文献

[1] 谢惠明. 合理用药[M]. 北京:人民卫生出版社,2007.

[2] 姜远英. 临床药物治疗学[M]. 北京:人民卫生出版社,2003.

[3] 杨藻宸. 药理学和药物治疗学[M]. 北京:人民卫生出版社,2000.

[4] 杨世杰. 药理学[M]. 北京:人民卫生出版社,2010.

[5] 孙桂菊. 护理营养学[M]. 南京:东南大学出版社,2013.

[6] 邵志高. 临床药物治疗学[M]. 南京:东南大学出版社,2011.

（撰稿人：吉倩筠）

第六章 特殊人群用药

第一节 小儿用药

小儿处于生长发育阶段，许多脏器、神经系统发育尚不完全，因此与成人用药存在区别。小儿发育可分为新生儿期、婴幼儿期和儿童期3个阶段。不同阶段有不同的生理生化功能特点，对药物的吸收、分布、生物转化等过程和药物敏感性均有影响。儿科用药并不是成人剂量的简单缩减，而应正确选择药物，合理使用药物，保证用药安全。

一、新生儿用药特点

（一）药物吸收和给药途径

药物吸收的速度和程度取决于给药途径和药物本身的理化性质。后者的影响在各年龄组基本一致，主要由药物通过生物膜的速度和程度决定。而不同给药途径对药物吸收的影响是不同的，且在不同年龄组差异较大。

1. 口服给药　药物口服吸收主要受酸碱度、胃排空时间和病理状态的影响。胃肠道吸收可因个体差异或药物性质不同有很大差别。新生儿和婴幼儿胃酸过少或缺乏胃酸，随着年龄的增长，胃酸分泌逐渐增加，胃液 pH 降低，直到 2～3 岁才稳定至成人水平，较大儿童的胃肠道对药物的吸收已接近成人。

2. 皮肤、黏膜给药　新生儿体表面积相对较成人大，皮肤角化层薄，局部用药易因药物吸收过量而产生不良反应，乃至严重中毒，特别是用药面积大、皮肤或黏膜破损或有炎症时药物透皮吸收快而多。外敷于婴儿皮肤上可引起中毒的药物有硼酸、六氯酚、萘、聚维酮和水杨酸等。

3. 注射给药　新生儿皮下脂肪少，注射容量有限，皮下注射不适合。肌内注射时，由于新生儿肌肉血流量不恒定，周围血循环不足，影响药物吸收、分布，一般情况下也不予采用。静脉给药吸收速度快，药效可靠，是危重病儿可靠的给药途径，但必须考虑到液体容量、药物制剂和静脉输注液体的理化性质以及输注的速度。大多数静脉用药可安全地由护士给药；但戊巴比妥钠、地西泮等作用剧烈的药物在使用时有引起急性中毒的可能，应由医师配合给药。

（二）药物分布

新生儿、婴幼儿的体液量大，新生儿总体液量占体重的 80%（成人为 60%），相对较成人高，因此水溶性药物的表观分布容积增大，药物峰浓度减低，药物消除减慢，药物作用维持时间延长。婴幼儿脂肪含量低，脂溶性药物不能与之充分结合，表观分布容积小，血浆中游离药物浓度升高，这是新生儿容易出现药物中毒的原因之一。此外，新生儿、婴幼儿脑占身体比例较成人大得多，而脑组织富含脂质，血脑屏障发育又不完全，使脂溶性药物容易分布入脑,容易出现中枢神经系统反应。

新生儿的血浆蛋白结合力低,如应用蛋白结合率高的药物,将产生高游离血药浓度,容易引起不良反应。不易与新生儿血浆蛋白结合的药物有氨苄西林、地高辛、吲哚美辛、苯巴比妥、苯妥英钠、水杨酸盐等。磺胺药与血浆蛋白结合可与胆红素相竞争,且因磺胺药物对蛋白亲和力比胆红素强,应用后黄疸病儿血中游离胆红素成分增多,代谢和排泄胆红素能力低下,加之新生儿血脑屏障功能差,致使血中游离胆红素侵入脑组织,甚至造成核黄疸。

(三)药物代谢

新生儿酶系统尚未发育成熟,某些药物的代谢酶分泌量少、活性低,如葡萄糖醛酸转移酶(肝、肾中)活性仅为成人的 1%。随着年龄增长,酶系统迅速发育。新生儿因为酶的活性低,药物消除速率减慢,半衰期延长,而且个体差异大,诸如水解、氧化和还原作用等生化反应低下,因此出生前 4 周应慎用或减少使用主要经肝脏代谢的药物。如新生儿使用氯霉素后,由于缺乏葡萄糖醛酸转移酶而无法结合成无活性的衍生物,造成血中游离的氯霉素增多,引起中毒,使新生儿皮肤呈灰色,即灰婴综合征。磺胺类、呋喃类药物可使葡萄糖醛酸酶缺乏的新生儿出现溶血。所以新生儿用药时要考虑到肝酶的成熟情况,一般出生两周后肝脏处理药物的能力才接近成人水平。如新生儿黄疸不退,说明其肝药酶尚未发挥充分的解毒作用,应及时处置或给予酶诱导剂(如苯巴比妥治疗核黄疸)产生酶促作用,使胆红素排出,黄疸消退。

(四)药物排泄

肾脏是药物排泄的主要器官。新生儿肾脏组织结构未发育完全,肾脏有效循环血量及肾小球滤过率较成人低 30%～40%,对青霉素 G 的廓清率仅及 2 岁儿童的 17%。很多药物因新生儿的肾小球滤过率降低而影响排泄,致使血清药物浓度升高,半衰期延长,此种情况在早产儿中更为显著,甚至可因日龄而改变。青霉素 G 对出生 0～6 日者半衰期为 3 h;7～13 日者为 1.7 h;≥14 日可接近儿童,为 1.4 h;至 1～2 个月才接近成人。氯霉素在新生儿中半衰期为 250 h,而成人仅为 4 h。所以在新生儿时期,使用的药物剂量不能相同。一般新生儿用药量宜少,间隔应适当延长。新生儿肾功能的发育成熟过程需要 8～12 个月,1～2 岁方接近成人水平。

二、婴幼儿期用药特点

婴幼儿期的药物代谢比新生儿期显著成熟,但从其解剖生理特点来看,发育依然未完全,用药仍需予以注意。

1. 口服给药　以糖浆剂为宜;口服混悬剂在使用前应充分摇匀;维生素 AD 滴剂决不能给熟睡、哭吵的婴儿喂服,以免引起油脂吸入性肺炎。

2. 注射给药　由于婴儿吞咽能力差,且大多数不肯配合家长喂药,在必要时或对垂危病儿可采用注射方法,但肌内注射可因局部血液循环不足而影响药物吸收,故常用静注和静滴。

3. 婴幼儿期神经系统发育未成熟,患病后常有烦躁不安、高热、惊厥,可适当加用镇静剂。对镇静剂的用量,年龄越小,耐受力越大,剂量可相对偏大。但是,婴幼儿使用吗啡、哌替啶等麻醉药品易引起呼吸抑制,不宜应用。氨茶碱有兴奋神经系统的作用,使用时也应谨慎。

三、儿童期用药特点

1. 儿童正处在生长发育阶段,新陈代谢旺盛,对一般药物的排泄比较快。

2. 注意预防水、电解质平衡紊乱 儿童对水及电解质的代谢功能还较差,如长期或大量应用酸碱类药物,更易引起平衡失调,应用利尿剂后也易出现低钠、低钾现象,故应间歇给药,且剂量不宜过大。

3. 糖皮质激素类药应慎用 一般情况下尽量避免使用肾上腺皮质激素,如可的松、泼尼松等;雄激素的长期应用使骨骺闭合过早,影响生长发育,也需慎用。

4. 骨和牙齿发育易受药物影响 四环素可引起牙釉质发育不良和牙齿着色变黄,妊娠、哺乳期妇女及 8 岁以下儿童禁用四环素类抗生素。动物试验证实氟喹诺酮类药可影响幼年动物软骨发育,导致承重关节损伤,因此应避免用于 18 岁以下的儿童。

四、小儿用药注意事项

药学从业人员应了解小儿不同发育时期的解剖生理特点、药物的特殊反应,严格掌握用药指征,坚持合理用药,才能取得良好疗效,保证用药安全。

1. 严格掌握剂量,注意间隔时间 由于小儿的年龄、体重逐年增加,体质强弱各不相同,用药的适宜剂量也有较大的差异。近年来肥胖儿童比例增高,根据血药浓度测定发现,传统的按体重计算剂量的方法,往往血药浓度过高,因此必须严格掌握用药剂量。同时,还要注意延长间隔时间,切不可给药次数过多、过频。在疗效不好或怀疑过量时,应通过测定血药浓度来调整给药剂量和间隔时间。

2. 根据小儿特点,选好给药途径 一般来说,能吃奶或耐受经鼻饲给药的婴幼儿,经胃肠给药较安全,应尽量采用口服给药。新生儿皮下注射容量很小,药物可损害周围组织且吸收不良,故不适用于新生儿。早产儿皮肤很薄,多次肌内注射可发生神经损伤,最好不用。较大的婴幼儿,循环较好,可用肌内注射。婴幼儿静脉给药,一定要按规定速度滴注,切不可过快过急,要防止药物渗出引起组织坏死。要注意不断变换注射部位,防止反复应用同一血管引起血栓静脉炎。另外,婴幼儿皮肤角化层薄,药物很易透皮吸收,甚至中毒。切不可涂敷过多过厚,用药时间不要过长。

3. 小儿禁用的药物(见表 6-1)

表 6-1 儿童禁用药物

药物	禁用范围	药物	禁用范围
雷尼替丁	8 岁以下儿童	左旋咪唑	2 岁以下小儿
比沙可啶	6 岁以下儿童	盐酸异丙嗪	新生儿
酚酞	婴幼儿	富马酸酮替芬	6 个月以下幼儿
东莨菪碱	乳幼儿、婴儿	盐酸羟嗪	婴幼儿
柳氮磺吡啶	2 岁以下小儿	富马酸氯马斯汀	新生儿
去甲万古霉素	新生儿	磺胺嘧啶银	2 个月以下婴儿
磺胺嘧啶	2 个月以下婴儿	樟脑	婴幼儿
甲氧苄啶	2 个月以下婴儿	他克莫司	2 岁以下小儿
呋喃妥因	新生儿	吡美莫司	2 岁以下小儿

来源:中华人民共和国药典临床用药须知(2010 版)。

第二节　老年人用药

了解老年期各系统、器官和组织的生理、生化功能和病理、生理学所发生的特征性改变，以及老年人体内药动学和药效学的改变特点，对于正确使用药物，减少或避免药物不良反应以及药源性疾病尤为重要。

一、老年人药代动力学特点

（一）吸收

老年人胃酸分泌减少，胃液的 pH 升高，一些酸性药物解离部分增多，吸收减少。老年人胃肠道肌肉纤维萎缩，张力降低，胃排空延缓。老年人心输出量降低和胃肠动脉硬化而致胃肠道血流减少，有效吸收面积减少。胃肠功能的变化对以被动扩散方式吸收的药物几乎没有影响，如阿司匹林、对乙酰氨基酚、保泰松、复方新诺明等。但对于按主动转运方式吸收的药物，如维生素 B_1、维生素 B_6、维生素 B_{12}、维生素 C、铁剂、钙剂等需要载体参与吸收的药物则吸收减少，营养素的吸收也减少。

（二）分布

老年人脂肪组织随年龄增长逐渐增大，而总体液及非脂肪组织减少，使水溶性药物分布容积减少。老年人血浆蛋白含量降低，直接影响药物与蛋白的结合，使游离药物浓度增加。如与蛋白结合高的华法林，因老年人血浆蛋白降低，使血中具有活性的游离型药物增加，常规用量就有造成出血的危险。地高辛、地西泮的分布容积也随年龄增长而降低。

（三）代谢

老年人肝脏重量减轻，肝细胞和肝血流量下降，酶的合成减少、活性降低，药物代谢减慢，半衰期延长，代谢能力明显降低，因此容易被药物损害。老年人肝酶合成减少，酶的活性降低，药物转化速度减慢，半衰期延长，如利多卡因、苯巴比妥、咖啡因、普萘洛尔、哌唑嗪、哌替啶、阿司匹林、保泰松等。肝细胞合成白蛋白的能力降低，血浆白蛋白与药物结合能力也降低，游离型药物浓度增高，药物效应增强。如普萘洛尔造成的肝性脑病，就是因为血液中游离普萘洛尔增多，造成心输出量减少，供应脑组织的血流量减少，引起大脑供血不足出现头晕、昏迷等症状。此外，机体自身调节和免疫功能低下，也影响药物的代谢。由于老年人肝功能下降，对于一些药物分解的首过效应降低。

（四）排泄

肾脏是药物排泄的主要器官，由于肾脏血管硬化、血流减少，老年人肾脏功能仅为年轻人的一半，而且老年人的某些慢性疾病也可减少肾脏的灌注，这些因素均可影响药物排泄，使药物在体内积蓄，容易产生不良反应或中毒，如使用地高辛、氨基糖苷类抗生素、苯巴比妥、四环素类、头孢菌素类、磺胺类、普萘洛尔、锂盐等药物时。

二、老年人药效学特点

对于老年人药效学改变的研究远不及药动学深入。老年人机体各器官结构功能老化，适应力减退，体内调节功能下降，药动学性质改变，可使药物到达作用部位或受体时的血药浓度改变，引起细胞与受体数量和反应性改变。

（一）神经系统功能改变

老年人脑血流量少、脑内酶活性减弱，一些受体数量及亲和力发生变化均会影响药效。伴随增龄出现的神经递质代谢及功能的改变也会对药效产生影响。如老年人对苯二氮䓬类药物地西泮、硝西泮和氯氮䓬的敏感性高于年轻人，在具体服用此类药物时易引起老年人精神错乱和共济失调。

（二）心血管系统功能改变

老年人心血管系统功能减退，交感神经控制的血管感受器敏感性下降，心脏和自主神经系统反应障碍，故血压调节功能不全，如利尿药、β受体阻断药、亚硝酸酯类、吩噻嗪类、抗高血压药等在正常血药浓度即可引起直立性低血压。此外，老年人凝血能力减弱，对洋地黄类强心苷十分敏感，应用此类药时应注意密切观察。

（三）药物的耐受性降低

老年人的中枢神经系统中有些受体处于高敏状态，小剂量即可产生治疗作用，常规治疗剂量可引起较强的药理反应，出现耐受性降低现象。如老年人对抗惊厥药、镇静催眠药、三环类抗抑郁药等较敏感，用药后可能会严重干扰老年人的中枢神经系统功能，引起精神错乱、烦躁、抑郁、激动、幻觉、失眠等临床症状。

（四）药物的依从性

患慢性疾病老年人的药物治疗效果与病人能否依从治疗方案服药密切相关。老年人记忆力减退，对药物了解不足，常常忽视按规定服药的重要性，对药物的依从性较差。因此，老年人用药应注意简化治疗方案，详细交代给药方法，教育病人遵照医嘱服药，以求患者的理解与配合。

三、老年人用药的常见不良反应

大多数老年人的药物不良反应是非特异性的，既是药物本身作用的延伸，又是衰老过程中各种病理生理特点综合影响的结果。老年人由于脏器结构和功能的衰变，药物代谢、排泄减弱延缓，肝、肾功能不全，更不利于药物的代谢和排泄，使药物的血浆半衰期延长，而且老年人的血浆蛋白低，结合药物的能力降低，使血中的游离药物增加，按成年人的常规量用药，容易出现药效过强或蓄积而发生不良反应。加之老年人的神经系统、免疫系统功能减退及同时使用多种药物等因素，使老年人的药物不良反应不仅发生概率增多，且严重性增强。对于不良反应较强的药物，应禁用或慎用（见表6-2）。

表6-2　易引起老年人严重不良反应的常见药物

药物	不良反应	药物	不良反应
巴比妥类*	兴奋、精神错乱、抑郁	氯丙嗪	直立性低血压、体温降低
保泰松*	再生障碍性贫血	氯磺丙脲*	血糖过低
苯海索	视、听幻觉	吲哚美辛	再生障碍性贫血
呋喃妥因*	周围神经病变	四环素	肾功能损害时，血尿素增高
胍乙啶*	直立性低血压	依他尼酸	耳聋
甲基多巴	倦怠、抑郁	异烟肼	肝毒性

*：老年人避免使用。

来源：殷立新. 老年人用药指导[M]. 北京：人民卫生出版社，2012.

四、老年人用药注意事项

老年人的治疗方案要简单明了。医师应选择简化治疗方案和用药方法，便于老年人正确执行医嘱。处方上药品名称、剂量、用法应书写清楚。注意选择便于老年人服用的剂型，有些老年人吞服片剂或胶囊有困难，尤其是药量较大或药物种类较多时更难吞服，可选用冲剂、口服液；糖尿病患者应注意选择无糖制剂。一般疾病或疾病的恢复期以口服为主；急性期可采用注射、舌下含服、雾化吸入等途径。注意用量个体化，避免重复用药，防止药物蓄积中毒。

对有特殊注意事项的药物，应重点解说，保证患者正确安全用药；应嘱咐患者家属帮助督促检查，提高用药的依从性；应教育老年患者不要轻信广告宣传，避免随意自行使用广告药品，滥用偏方和秘方、滋补药或抗衰老药；应避免不遵医嘱盲目服用或长期过量服用维生素制剂、钙剂等。

第三节　妊娠期和哺乳期妇女用药

妊娠期和哺乳期是妇女的特殊时期，该时期用药不仅要考虑母体生理生化功能的变化，更需关注药物对胎儿和新生儿的影响，避免药物致畸以及其他不良反应。

产前用药，药物可通过胎盘转运至胎儿；分娩后用药，药物会通过乳汁转运至新生儿。为保证妊娠妇女和胎儿的安全，妊娠期原则上应避免使用任何药物。如必须用药时，应在医生指导下，权衡利弊，选择药物。致畸性尚未充分明了的新药，一般应避免使用。许多药物能从母亲乳汁中排泄，间接影响婴儿的生长发育，因此哺乳期妇女用药应注意避免使用从乳汁中排泄的药物。

一、妊娠期用药

（一）药物对妊娠的影响

妊娠期用药对母亲和胎儿均可能产生不良影响。在胎儿发育过程的不同阶段，其器官功能尚不完善，如用药不当，会对胎儿产生不良影响。发生于 20 世纪 50 年代末 60 年代初的"反应停"事件，就是妊娠早期妇女服用沙利度胺后发生近万例海豹畸胎。

妊娠期用药也可对妊娠妇女产生不良影响。据报道，静脉滴注大剂量四环素治疗患肾盂肾炎的妊娠妇女，可引起暴发性肝衰竭，死亡率较高。妊娠后期应用十二烷基硫酸红霉素引起阻塞性黄疸并发症的可能性增加，可逆性肝脏毒性反应发生率可达 $10\% \sim 15\%$。妊娠晚期服用阿司匹林可引起过期妊娠、产程延长和产后出血。过量服用含咖啡因的饮料，可引起妊娠妇女不安、心率加快、失眠，甚至畏食。此外，妇女在妊娠期对泻药、利尿药和刺激性较强的药物比较敏感，可能引起早产或流产。因此，合理选择妊娠期用药，可以减少或避免妊娠妇女的不良反应。

（二）不同时期胎儿的发育特点

1. 细胞增殖早期　大约为受精后至 18 日，此阶段胚胎的所有细胞尚未进行分化，细胞的功能活力也相等，对药物无选择性中毒的表现，致畸作用无特异性地影响所有细胞，其结果为胚胎死亡、受精卵流产或仍能存活而发育成正常个体。因此在受精后半个月以内,几乎见不到药物的致畸作用。

2. 器官形成期　为药物致畸的敏感期,为受精后3周至3个月(高敏感期为妊娠21~35日),胎儿心脏、神经系统、呼吸系统、四肢、性腺及外阴相继发育。这一阶段,如果胚胎接触毒物,最容易发生先天畸形。在敏感期,药物的致畸作用与器官形成的顺序也有关系,妊娠3~5周,中枢神经系统、心脏、肠、骨骼及肌肉等均处于分化期,致畸药物在此期间可影响上述器官或系统;在妊娠34~39日期间,可致无肢胎儿;在43~47日,可致胎儿拇指发育不全及肛门直肠狭窄。

3. 胎儿形成期　此期指妊娠3个月至足月,为胎儿发育的最后阶段,器官形成过程已大体完成,除中枢神经系统或生殖系统可因有害药物致畸外,其他器官一般不致畸,但根据致畸因素的作用强度及持续时间也可能影响胎儿的生理功能和发育成长。

(三)妊娠期用药注意事项

1. 了解妊娠时期药物对胎儿的影响　妊娠期用药应权衡利弊,尽量选用对妊娠妇女及胎儿比较安全的药物,并且注意用药时间、疗程和剂量的个体化。必要时测定妊娠妇女血药浓度,以及时调整剂量。凡属于临床试验,验证或疗效不确定的药物,都禁止用于妊娠妇女。

2. 慎重使用可致子宫收缩的药物　神经垂体素、缩宫素等药物小剂量即可使子宫阵发性收缩,大剂量可使子宫平滑肌强直收缩,临床上主要用于不完全流产、引产、产程中加强宫缩及宫缩激惹试验。用于催产时,如果产妇骨盆小、阴道粘连变形、胎儿大、分娩有困难者,用此类药引产则有子宫破裂之危险,故禁用。对催产素有禁忌证的产妇不能应用,对适合用缩宫素的产妇,应用时也要特别谨慎,如果发现子宫收缩过强、过频,或胎心不好时,应立即停用。麦角胺、麦角新碱等也可引起子宫强直性收缩,其作用亦较持久,临床主要用于产后出血,但在胎盘娩出前禁用此药,否则可引起胎儿窒息死亡。

3. 权衡利弊,避免滥用抗菌药　对疑有感染的妊娠妇女,必须进行详细的临床检查及细菌学检查,并对分离出的致病菌进行药敏试验,根据药敏实验结果选药。选用抗菌药物,其原则是首先考虑对患者的利弊,并注意对胎儿影响。对致病菌不明的重症感染患者,宜联合用药,一般多采用青霉素类、头孢菌素类抗生素,不建议使用氨基糖苷类,禁止使用喹诺酮类。若疑有厌氧菌属感染,可采用对厌氧菌有效的抗菌药,甲硝唑对常见的脆弱厌氧杆菌感染有效,可试用,但妊娠初始3个月不宜应用。

二、哺乳期用药

(一)药物在乳汁中的排泄

乳母服用药物后,药物可通过乳汁转运到婴儿体内,但其含量一般不超过母亲摄入量的1%~2%,通常不至于给哺乳儿带来危害。但是,一些药物在乳汁中的排泄量较大,如磺胺甲基异噁唑、红霉素、巴比妥类和安定等,母亲服用时应考虑对哺乳婴儿的危害,避免滥用。

药物由母体血浆通过血浆-乳汁屏障进入乳汁中,经婴儿吮吸后通过消化道吸收。药物在乳汁中的排泄受下列因素的影响:① 药物相对分子质量,相对分子质量大的转运少,相对分子质量小的转运多,药物的相对分子质量大于200的药物难以通过细胞膜。② 药物在脂肪和水中的溶解度。在脂肪与水中都能有一定溶解度的物质,比较容易通过细胞膜。③ 药物与母体血浆蛋白结合的能力。只有在母亲血浆中处于游离状态的药物才能进入乳汁,而与母亲血浆蛋白结合牢固的药物,如抗凝药华法林不会在乳汁中出现。④ 药物的离解度,离解度越低,乳汁中药物浓度也越低,电解质锂易进入乳汁并达到高浓度。⑤ 药物的酸碱度,碱性药物如红霉素易于在乳汁中排泄,而酸性药物如青霉素 G、磺胺噻唑较难排泄。

（二）哺乳期用药注意事项

1. 慎重选药,权衡利弊　要充分衡量药物对母亲及婴儿的影响,尽量选择对母亲和婴儿影响小的药物。如所用药物弊大于利,则应停药或选用其他药物和治疗措施,或终止哺乳。对可用可不用的药物尽量不用。用药过程中要注意观察不良反应。例如,乳母患泌尿系统感染时,避免使用磺胺类或喹诺酮类药,而选用青霉素类、头孢菌素类抗生素,既可有效地治疗乳母泌尿道感染,又可减少对婴儿的危害。

2. 适时哺乳,防止蓄积　避免使用长效药物及多种药物联合应用,应尽量选用短效药物,以单剂量疗法代替多剂量疗法,以减少药物在婴儿体内的蓄积。避免在乳母血药浓度高峰期间哺乳,可采取乳母用药前血药浓度较低时哺喂婴儿。如果乳母必须使用某种药物进行治疗,而此种药物对婴儿的危害不可避免时,可考虑暂时采用人工喂养。

（三）哺乳妇女禁用的药物

1. 红霉素　从乳汁中排泄量较大,静脉滴注时乳汁浓度较血药浓度高 4～5 倍。

2. 卡那霉素　有可能导致婴儿中毒。

3. 四环素类　四环素类乳汁中浓度平均为血清浓度的 70%。哺育期应用可致婴儿永久性牙齿变色。

4. 氯霉素　药物在乳汁的浓度约为血浆浓度的 50%,虽然乳汁中的浓度不足以导致灰婴综合征,但可能引起过敏体质婴儿骨髓抑制。

5. 磺胺类　通过乳汁的药量足以使磷酸葡萄糖脱氢酶缺乏的婴儿发生溶血性贫血,也可以从血浆蛋白中置换胆红素而致新生儿黄疸。

6. 喹诺酮类　动物实验证明此类药物对幼龄动物的骨和关节发育有影响,禁用于哺乳期。

7. 苯二氮䓬类　婴幼儿对此类药物特别敏感,加之这类药物在婴幼儿,特别是早产儿体内排泄慢,可对哺育婴儿造成严重不良影响,临床上表现为呼吸抑制、体温过低及进食不佳。

8. 细胞抑制剂和免疫抑制剂　可进入乳汁,哺乳期禁用。

9. 金属类　砷、锑、汞及锂可以进入乳汁。

10. 甲氨蝶呤　哺乳期应用甲氨蝶呤,有可能导致哺乳婴儿的免疫机制改变。

11. 锂盐　哺乳期母亲应用锂盐,可导致哺乳婴儿锂中毒。表现为肌肉松软、发绀和心脏杂音,乳母应用锂盐期间,婴儿应改由人工喂养。

12. 溴隐亭　溴隐亭抑制乳汁分泌,哺乳期禁用。如必须应用,应停止母乳喂养。

13. 甲丙氨酯　可引起新生儿中毒。

14. 环磷酰胺　哺育期应用环磷酰胺,可抑制哺育婴儿的免疫系统。

15. 金盐　哺育期应用金盐,可致哺育婴儿皮疹及肝肾损害。

16. 氟烷　氟烷易从乳汁中排泄,应用此药的母亲,应间隔一定时间再进行喂养乳儿。

17. 麦角胺　哺乳期应用麦角胺,可致哺乳婴儿呕吐、腹泻和惊厥。

18. 硫脲嘧啶　服硫脲嘧啶者,其乳汁中药物浓度可为血浓度的 3～12 倍,有可能引起婴儿甲状腺肿大和粒性白细胞减少或缺乏。

19. 甲巯咪唑(他巴唑)　甲巯咪唑易进入乳汁,可抑制哺乳婴儿的甲状腺功能,其他硫脲类抗甲状腺药(如甲硫氧嘧啶、丙硫氧嘧啶、甲亢平等)也易进入乳汁。

20. 造影剂　口服胆囊造影剂可排泄于乳汁中。

21. 碘及碘化合物　碘主动排泄于乳汁中,可致哺乳婴儿甲状腺功能低下和甲状腺肿大。

22. 放射活性碘　放射活性碘(^{131}I和^{125}I)和碘一样,主要在乳汁中排泄,抑制哺乳婴儿甲状腺功能,哺乳期禁用,否则,应暂时停止授乳数周至数月。

第四节　肝、肾功能不全者用药

一、肝功能不全者用药

肝脏是许多药物代谢的主要场所,当肝功能不全时,药物代谢必然受到影响,药物生物转化减慢,血中游离型药物增多,从而影响药物的效应并增加毒性。因此,必须减少用药剂量及用药次数,特别是给予肝毒性的药物时更需慎重,应强调个体化给药。

(一)肝功能不全时药动学和药效学特点

1. 肝功能不全时的药动学特点　一般来说,不同程度的肝功能损害时,药动学均有不同程度的改变。主要的改变是药物的吸收、体内分布及代谢清除。

(1)对药物吸收的影响:肝脏有疾病时,可出现肝内血流阻力增加,门静脉高压。肝内外的门体分流以及肝实质损害,肝脏内在清除率下降,影响高摄取药即流速限定药物的摄取比率,使主要在肝脏内代谢清除的药物生物利用度提高,同时体内血药浓度明显增高而影响药物的作用,而药物的不良反应发生率也可能升高。

(2)对药物在体内分布的影响:药物在体内的分布主要通过与血浆蛋白结合而转运。血浆中与药物结合的蛋白质主要是白蛋白、脂蛋白和酸性 α-糖蛋白。酸性药物主要与白蛋白结合,碱性药物主要与脂蛋白和酸性糖蛋白结合。肝脏有疾病时,肝脏的蛋白合成功能减退,血浆中白蛋白浓度下降,使药物的血浆蛋白结合率下降,血中结合型药物减少,而游离型药物增加,虽然血药浓度测定可能在正常范围,但具有活性的游离型药物浓度增加,使该药物的作用加强,同时不良反应也可能相应增加,尤其对于蛋白结合率高的药物,其影响更为显著。

肝脏疾病患者血中胆汁酸、胆红素的含量升高时药物竞争性与蛋白质结合,结果使药物的蛋白结合率下降,血浆中游离型的药物浓度升高。

(3)对药物代谢的影响:肝脏是药物代谢最重要的器官。在肝脏有疾病时,肝细胞的数量减少,肝细胞功能受损,肝细胞内的多数药物酶,特别是细胞色素 P450 酶系的活性和数量均有不同程度的减少,使主要通过肝脏代谢清除的药物的代谢速度和程度降低,清除半衰期延长,血药浓度增高,长期用药还可引起蓄积性中毒。对于某些肝脏高摄取的药物,如阿司匹林、普萘洛尔等,在肝脏摄取后由于生物转化速率降低,口服药物后大量原形药通过肝脏进入血液循环,血药浓度上升,生物利用度增强。另一方面,某些需要在体内代谢后才具有药理活性的前体药如可卡因、依那普利、环磷酰胺等则由于肝脏的生物转化功能减弱、这些药物的活性代谢产物的生成减少,使其药理效应也降低。

因此,对于肝功能损害的患者,在临床用药时应该根据肝功能损害的程度以及药动学的特点调整药物的剂量。一般来说,对于肝功能损害较轻者,静脉或短期口服给予安全范围较大的药物,可不调整剂量或将药物剂量下调 20%,对于肝功能损害较重者,给予主要在肝脏代谢且需长期用药、安全范围较大的药物,药物剂量应下调 30%,以保证临床用药的安全性。

2. 肝功能损害时的药效学改变 慢性肝功能损害的患者由于肝功能损害而影响药物的吸收、分布、血浆蛋白结合率、药酶数量和活性以及排泄,结果导致药物作用和药理效应发生改变。也就是说,在慢性肝功能损害时,由于药代动力学发生改变,药物的药理效应可表现为增强或减弱。慢性肝病时,血浆白蛋白合成减少,药物的蛋白结合率下降,在应用治疗范围的药物剂量时,游离血药浓度相对升高,不仅使其药理效应增强,也可能使不良反应的发生率相应增加。例如临床上在慢性肝病患者中给予巴比妥类药物往往诱发肝性脑病,即与肝功能损害时药效学的改变有关。

（二）肝功能不全患者用药原则

1. 明确诊断,合理选药。

2. 避免或减少使用对肝脏毒性大的药物。

3. 注意药物相互作用,特别应避免与肝毒性的药物合用。

4. 肝功能不全而肾功能正常的病人可选用对肝毒性小,并只从肾脏排泄的药物。

5. 初始剂量宜小,必要时进行 TDM,做到给药方案个体化。

6. 定期监测肝功能,及时调整治疗方案。

（三）肝病患者禁用的药物

表 6-3 肝功能不全患者禁用的药物

类别	药物
神经系统用药	丁苯酞
麻醉药与麻醉辅助用药	麻醉乙醚、盐酸丁哌卡因、盐酸罗哌卡因、
精神药物	盐酸丙米嗪、甲磺酸瑞波西汀
心血管系统用药	非诺贝特
呼吸系统用药	氯化铵
消化系统用药	米索前列醇
内分泌系统用药	孕三烯酮
抗寄生虫药	喷他脒
解热、镇痛、抗炎与抗风湿药及抗痛风药	贝诺酯、氟比洛芬、奥沙普嗪、吡罗昔康、秋水仙碱
生物制品	金葡素
医学影像对比剂	碘他拉葡胺
妇产科用药	米非司酮、乳酸依沙吖啶
计划生育用药	长效注射用避孕药
皮肤科用药	维胺酯（内服）、异维 A 酸
眼科用药	乙酰唑胺

来源:中华人民共和国药典临床用药须知(2010 版).

二、肾功能不全者用药

肾脏功能可分为正常、轻度损害、中度损害、较重损害、严重损害等 5 类,也有人按肌酐清除率分类,即将肾功能损害程度分为轻度、中度、重度。临床上有浓缩尿者,且在临床上有脱水现象时,提示有肾衰竭。不同程度的肾脏损害,引起药物排泄的改变不同,应根据个体情况调整或递减药量,改变治疗方案,从而使药物既能有效地治疗疾病,又可避免肾脏病变加重。

（一）肾功能不全时药动学和药效学特点

1. 吸收　肾功能不全患者肾单位数量减少、肾小管酸中毒。如维生素 D 羟化不足,可导致肠道钙吸收减少。慢性尿毒症患者常伴有胃肠功能紊乱,如腹泻、呕吐,这些均减少药物的吸收。

2. 分布　肾功能损害能改变药物与血浆蛋白的结合率。一般而言,酸性药物与血浆蛋白结合率下降(如巴比妥类、磺胺类、头孢菌素等);而碱性药物与血浆蛋白结合率不变(普萘洛尔、利多卡因)或降低(吗啡)。肾功能不全,血浆蛋白结合率改变,药物分布容积也可改变。大多数药物表现为分布容积增加,某些蛋白结合率低的药物,如庆大霉素、异烟肼等分布容积无改变。例外的是,地高辛分布容积减少。

3. 代谢　肾脏含有多种药物代谢酶,氧化、还原、水解及结合反应在肾脏均可发生,所以肾脏疾病时,经肾脏代谢的药物存在生物转化障碍。如尿毒症患者维生素 D_3 的第二次羟化障碍。

由于肾功能受损,药物的代谢也可能发生改变:如药物的氧化反应加速,还原和水解反应减慢,对药物的结合反应影响不大,肾功能损害患者对苯妥英钠、苯巴比妥和普萘洛尔的排泄均较正常人快。

4. 排泄　肾功能损害时,主要经肾脏排泄的药物消除减慢,血浆半衰期延长。因药物在体内蓄积作用和加强,甚至产生毒性反应,其作用机制如下。

（1）肾小球滤过减少:如地高辛、普鲁卡因胺、氨基糖苷类抗生素都主要经肾小球滤过而排出体外。急性肾小球肾炎及严重肾缺血患者肾小球滤过率下降,上述药物排泄减慢。

（2）肾小管分泌减少:尿毒症患者体内蓄积的内源性有机酸可与弱酸性药物在转运上发生竞争,使药物经肾小管分泌减少。轻、中度肾衰竭时,这种竞争所致的有机酸排出减少可能比功能性肾单位减少更重要。

（3）肾小管重吸收增加:肾功能不全患者体内酸性产物增加,尿液 pH 下降,弱酸性药物离子化减少,重吸收增加。

（4）肾血流量减少:某些疾病,如休克、心力衰竭、严重烧伤均可致肾血流量减少。由于肾血流量减少,肾小球滤过、肾小管分泌、重吸收功能均可能发生障碍,从而导致药物经肾排泄减少。

5. 机体对药物的敏感　尿毒症患者常伴有电解质及酸碱平衡紊乱、如低血钾可降低心脏传导性,因而增加洋地黄类、奎尼丁、普鲁卡因胺等药物的传导抑制作用;酸血症和肾小管酸中毒可对抗儿茶酚胺的升压作用。这些现象是药物敏感性发生改变的典型例子。

无论是药物分布的改变,还是机体敏感性的改变,肾功能损害时机体对药物的反应性均可能发生改变。因此,临床应用时应予以考虑。

（二）肾功能不全患者用药原则

1. 明确诊断，合理选药。

2. 避免或减少使用肾毒性大的药物。

3. 注意药物相互作用，特别应避免与有肾毒性的药物合用。

4. 肾功能不全而肝功能正常者可选用双通道（肝、肾）排泄的药物。

5. 根据肾功能的情况调整用药剂量和给药间隔时间，必要时进行 TDM，设计个体化给药方案。

（三）肾功能不全患者禁用的药物

表 6-4　肾功能不全患者禁用的药物

类别	药物
神经系统用药	丁苯酞
麻醉药与麻醉辅助用药	麻醉乙醚、盐酸丁哌卡因、盐酸罗哌卡因、溴己氨胆碱
精神药物	棕榈哌泊噻嗪、盐酸阿米替林、盐酸丙米嗪、甲磺酸瑞波西汀
心血管系统用药	盐酸普罗帕酮、非诺贝特
呼吸系统用药	氯化铵
消化系统用药	米索前列醇、盐酸地芬尼多、谷氨酸钾、盐酸精氨酸、支链氨基酸
内分泌系统用药	孕三烯酮、磷补充制剂
抗寄生虫药	喷他脒
解热、阵痛、抗炎与抗风湿药及抗痛风药	贝诺酯、氟比洛芬、奥沙普嗪、吡罗昔康、青霉胺、秋水仙碱、丙磺舒
生物制品	金葡素
解毒药	依地酸钙钠、喷替酸钙钠、青霉胺
医学影像对比剂	碘他拉葡胺
妇产科用药	米非司酮、乳酸依沙吖啶
计划生育用药	复方短效口服避孕药
皮肤科用药	维胺酯（内服）、异维 A 酸
眼科用药	乙酰唑胺

来源：中华人民共和国药典临床用药须知（2010 版）.

参考文献

[1] 王怀良. 临床药理学［M］. 北京：高等教育出版社，2009.

[2] 孙忠实. 实用临床药理学［M］. 北京：科学技术出版社，2010.

[3] 李家泰. 临床药理学［M］. 北京：人民卫生出版社，2007.

[4] 李俊. 临床药物治疗学［M］. 北京：人民卫生出版社，2007.

[5] 张松英. 妇产科疾病临床治疗与合理用药［M］. 北京：科学技术文献出版社，2007.

　　[6] 国家食品药品监督管理局执业药师资格认证中心组织编写. 药学综合与知识技能[M]. 北京:中国医药科技出版社,2013.

　　[7] 殷立新. 老年人用药指导[M]. 北京:人民卫生出版社,2012.

　　[8] 国家药典委员会. 中华人民共和国药典临床用药须知(2010 版)[M]. 北京:中国医药科技出版社,2011.

（撰稿人:吉倩筠）

第七章 合理用药

合理用药一直是全世界关注的问题。药物的不合理使用，不但会导致药物资源浪费，更会引发药物不良反应，带来严重危害。为此，世界卫生组织建议将合理使用药物作为国家药物政策的组成部分之一："患者能得到适合于他们的临床需要和符合他们个体需要的药品以及正确的用药方法（剂量、给药间隔时间和疗程）；这些药物必须质量可靠，可获得，而且可负担得起，使患者和社会所承担的费用最低。"

第一节 概　述

一、合理用药的概念

合理用药是指以当代药物和疾病的系统知识和理论为基础，安全、有效、经济、适当地使用药物。

二、合理用药的基本要素

从用药的过程和结果考虑，合理用药应当包括安全性、有效性、经济性和适当性四大要素。

（一）安全性

安全性是合理用药的首要条件，直接体现了对病人和公众切身利益的保护。安全性不是药物的毒副作用最小，或者无不良反应这类绝对的概念，而是强调让用药者承受最小的治疗风险，获得最大的治疗效果，即获得单位效益所承受的风险应尽可能小。

（二）有效性

使用药物是为了通过药物作用达到预定的目的。不同的药物用于不同的场合，其有效性的外在表现明显不同。医学用途的药物治疗，对有效性的要求可表现为：① 根除致病原，治愈疾病；② 延缓疾病进程；③ 缓解临床症状；④ 预防疾病发生；⑤ 避免某种不良反应的发生；⑥ 调节人的生理功能。非医学目的的用药，要求的有效性更是千差万别，如避孕、减肥、美容、强壮肌肉等。

判断药物有效性的指标有多种，临床常见的有治愈率、显效率、好转率、无效率等，预防用药的疾病发生率、降低死亡率等。

（三）经济性

经济性并不是指尽量少用药或使用廉价药品，其正确含义应当是获得单位用药效果（效用、效益）所投入的成本（成本/效果、成本/效用、成本/效益）尽可能低，获得最满意的治疗效果。

（四）适当性

合理用药最基本的要求是将适当的药品，以适当的剂量，在适当的时间，经适当的途径，给适当的患者，使用适当的疗程，达到适当的治疗目标。适当性的原则强调尊重客观现实，立足当前医药科学技术和社会的发展水平，避免不切实际地追求高水平的药物治疗。

1. 适当的药物　指在众多同类供选药物中，根据疾病与患者机体条件，权衡多种因素的利弊，选择最为适当的药物，使药物的药理效应与药代动力学特点都能满足治疗需要；并注意药物与机体之间的相互关系和药物之间的相互作用，使药物的药理作用能转变为治疗作用；在需要多种药物联合使用时，还必须注意适当的合并用药。

2. 适当的剂量　心血管药物等作用强、治疗指数小的药物，以适当的剂量给药极为重要，且必须强调因人而异的个体化给药原则。所谓个体化给药指以医药典籍推荐的给药剂量为基础，按照病人的体重或体表面积，以及病情轻重，确定适宜的用药剂量。对于儿童、肝肾功能不全者，应当按实际体重和肝肾功能计算出合适的给药剂量。有些药物还应精心设计适当的初始剂量和维持剂量，密切观察患者的用药反应，及时调整给药剂量。

3. 适当的时间　要求遵循具体药物的药代动力学和时辰药理学的原理，依据药物在体内作用的规律，设计给药时间和间隔。

4. 适当的途径　必须综合考虑用药目的、药物性质、患者身体状况以及安全、经济、简便等因素，选择适当的给药途径。一般而言，口服给药既便利，又经济，而且患者少受痛苦。静脉滴注给药应当掌握好适应证，不宜轻易采用。

5. 适当的患者　用药必须考虑用药对象的生理状况和疾病情况，区别对待。首先要遵循对症用药的原则，对于需要用药的病人，即使经济条件较差，也应当从人道主义的立场出发尽量满足其基本医疗用药需求。对于不需要药物治疗或者可以采用其他更经济的替代疗法的病人，则应当避免安慰用药或保险用药。其次，强调老年人、儿童、妊娠期和哺乳期妇女、肝肾功能不良者、过敏体质者和遗传缺陷者等特殊病人的用药禁忌。即使普通病人，对同一药物的反应也存在很大的个体差异，不宜按一种药物治疗方案实施。

6. 适当的疗程　指按照治疗学原则，规定药物治疗的周期。单纯为增加治疗保险系数而延长给药时间，不仅浪费，而且容易产生蓄积中毒、细菌耐药性、药物依赖性等不良反应。仅仅为了节省药费开支，症状一得到控制就停药，往往不能彻底治愈疾病，反而为疾病复发和耗费更多的医药资源留下隐患。及时合理地停药和适时换用更为适合的药物，对于维持治疗效果，避免撤药反应尤为重要。

第二节　不合理用药现状及其影响因素

合理用药是临床用药的理想境界，但实际上，临床用药有相当多数是不合理的。这些不合理用药现象正是提出"合理用药"思想的直接原因。因此，推行合理用药，首先必须正视临床不合理用药的现状，探究影响合理用药的因素，分析产生临床不合理用药的原因，然后有针对性地寻求解决的办法。

一、不合理用药现状

临床实践中,不合理用药现象屡见不鲜,严重的甚至酿成医疗事故,造成社会性的药物灾害,给当事人乃至社会带来无法弥补的损失。

目前我国临床不合理用药存在的问题归纳起来至少有以下几种表现:

1. 选药不当　患者存在用药适应证,但选用的药物不对症,对特殊患者有用药禁忌,或者合并用药配伍失当等。临床上,选用药物不当以抗生素类药物的滥用最为严重。往往是有了症状,不论是否由细菌感染引起,也不论病原菌的种类,动辄首选强效、广谱抗生素,而忽视抗生素选用的基本原则——首选药物一定要考虑细菌对药物的敏感性。

2. 用药不足　包括剂量太小和疗程不足,多发生在因畏惧药物不良反应,预防用药,或以为病情减轻过早停药的情况下。

3. 用药过量　给患者使用了对症的药物,但剂量过大或者疗程过长;给轻症患者用重药;联合用药过多等。

4. 不适当的合并用药　未根据治疗需要和药物特性设计合理的给药方案,无必要或不适当地合并使用多种药物。

5. 无适应证用药　患者并不存在需要进行药物治疗的疾病或不适症状。医生安慰性地给患者开药,患者保险性用药。

6. 无必要地使用价格昂贵的药品　例如单纯为了提高医疗单位的经济收入而给患者开具大处方,开具价格昂贵的进口药。

7. 给药时间、间隔、途径不适当　忽视指导患者用药时间、间隔、途径等问题,或指导信息有误。

8. 重复给药　包括多名医生给同一患者开相同的药物,并用含有相同活性成分的复方制剂或单方药物、提前续开处方等。

总之,凡属人为因素造成的非安全、有效、经济、适当的用药都是不合理用药。

二、影响合理用药的因素

(一)人员因素

合理用药必须包括正确诊断、合理处方、准确调配、正确给药、遵医嘱或按说明书正确服药等各个环节,医生、药学从业人员、护士、病人及其家属乃至社会各有关人员任何一方不合理用药,都会影响其他人员的努力,造成不利后果。

1. 医师因素　医师是疾病诊断和治疗的主要责任者,掌握着是否用药和如何用药的决定权,即只有具有法定资格的医师才有处方权。导致医师不合理用药的原因是多方面的,主要包括医术和治疗学术水平不高、缺乏药物和治疗学知识、知识信息更新不及时、责任心不强、临床用药监控不力、医德医风不正等。

2. 药学从业人员因素　药学工作人员在整个临床用药过程中是药品的提供者和合理用药的监督者。药学从业人员工作失误,未能很好履行职责,未能发挥应有的作用,也可能造成不合理用药。常见失误包括:

(1)调剂配发错误:未按照医生处方正确发药,包括药物、浓度、数量、剂型、有效期、质量、包装等方面的差错。

（2）审查处方不严：未审查出处方中特殊患者用药、特殊管理药品、药物相互作用等方面的问题，以及时提醒医生，防患于未然。

（3）用药指导不力：在发药的同时未向患者书面或口头说明用药的注意事项以及发生意外时的处置方法。

（4）协作和交流不够：未能积极主动地宣传合理用药知识；向医护人员提供的药物信息失真；医护人员和药学从业人员之间出现理解偏差时，药学从业人员处理和解决问题不得当。

3. 护士因素　护理人员负责给药操作和患者监护，临床不合理用药或多或少与护士的给药操作有关，一些严重不合理用药后果的产生也有护士的责任。

4. 病人因素　患者不积极配合治疗，不遵照医嘱正确服药是临床合理用药的另一个主要障碍。患者不依从治疗的原因多种多样，有些是客观的原因，如文化程度低理解错误，年龄大、记忆力差，经济收入低且不享受各种医疗保险，体质差不能耐受药物不良反应等。有些则是患者主观上的原因，如药物治疗急于求成，稍有身体不适便使用药品，盲目听从他人或媒体的宣传等。少数人甚至为追求特殊的用药效应而滥用药品。

（二）药物因素

药物的某些特性容易造成不合理用药，而这种不合理用药往往是错综复杂的。首先，药物的作用和使用因人而异，无论是疗效还是不良反应在不同患者身上的表现均可能不同，临床上并不存在对所有患者皆安全有效的标准治疗方案。其次，多药并用使药物相互作用的发生率增加，而且合并用药的种类越多，发生药物相互作用的可能性就越大。

（三）外界因素

影响合理用药的外界因素错综复杂。宏观方面有国家的卫生保健体制、药品监督管理、药政法规以及社会风气等。中观层次的有企业的经营思想和策略、医疗机构的宗旨和主导思想、大众传播媒介的社会公德等。微观层次的包括个人的道德观念、行为动机、文化背景、受教育程度，以及传统习俗等诸多方面。

第三节　抗菌药物的合理应用

2004年原卫生部制订并颁发了《抗菌药物临床应用指导原则》，2015年进行了修订，指导原则对感染性疾病中最重要的细菌性感染的抗菌治疗原则、抗菌药物治疗、预防应用指征以及合理给药方案等进行了详细的阐述。

一、抗菌药物临床应用的基本原则

（一）抗菌药物治疗性应用的基本原则

1. 诊断为细菌性感染者方有指征应用抗菌药物　根据患者的症状、体征、实验室检查或放射、超声等影像学结果，诊断为细菌、真菌感染者方有指征应用抗菌药物；由结核分枝杆菌、非结核分枝杆菌、支原体、衣原体、螺旋体、立克次体及部分原虫等病原微生物所致的感染亦有指征应用抗菌药物。缺乏细菌及上述病原微生物感染的临床或实验室证据，诊断不能成立者，以及病毒性感染者，均无应用抗菌药物指征。

2. 尽早查明感染病原,根据病原种类及药物敏感试验结果选用抗菌药物　抗菌药物品种的选用,原则上应根据病原菌种类及病原菌对抗菌药物敏感,即细菌药物敏感试验(以下简称药敏试验)的结果而定。因此有条件的医疗机构,对临床诊断为细菌性感染的患者应在开始抗菌治疗前,及时留取相应合格标本(尤其血液等无菌部位标本)送病原学检测,以尽早明确病原菌和药敏结果,并据此调整抗菌药物治疗方案。

3. 抗菌药物的经验治疗　对于临床诊断为细菌性感染的患者,在未获知细菌培养及药敏结果前,或无法获取培养标本时,可根据患者的感染部位、基础疾病、发病情况、发病场所、既往抗菌药物用药史及其治疗反应等推测可能的病原体,并结合当地细菌耐药性监测数据,先给予抗菌药物经验治疗。待获知病原学检测及药敏结果后,结合先前的治疗反应调整用药方案;对培养结果阴性的患者,应根据经验治疗的效果和患者情况采取进一步诊疗措施。

4. 按照药物的抗菌作用及其体内过程特点选择用药　各种抗菌药物的药效学和人体药动学特点不同,因此各有不同的临床适应证。临床医师应根据各种抗菌药物的药学特点,按临床适应证正确选用抗菌药物。

5. 综合患者病情、病原菌种类及抗菌药物特点制订抗菌治疗方案　根据病原菌、感染部位、感染严重程度和患者的生理、病理情况及抗菌药物药效学和药动学证据制订抗菌治疗方案,包括抗菌药物的选用品种、剂量、给药次数、给药途径、疗程及联合用药等。在制订治疗方案时应遵循下列原则:

(1)品种选择:根据病原菌种类及药敏试验结果尽可能选择针对性强、窄谱、安全、价格适当的抗菌药物。进行经验治疗者可根据可能的病原菌及当地耐药状况选用抗菌药物。

(2)给药剂量:一般按各种抗菌药物的治疗剂量范围给药。治疗重症感染(如血流感染、感染性心内膜炎等)和抗菌药物不易达到的部位的感染(如中枢神经系统感染等),抗菌药物剂量宜较大(治疗剂量范围高限);而治疗单纯性下尿路感染时,由于多数药物尿药浓度远高于血药浓度,则可应用较小剂量(治疗剂量范围低限)。

(3)给药途径:对于轻、中度感染的大多数患者,应予口服治疗,选取口服吸收良好的抗菌药物品种,不必采用静脉或肌内注射给药。仅在下列情况下可先予以注射给药:① 不能口服或不能耐受口服给药的患者(如吞咽困难者);② 患者存在明显可能影响口服药物吸收的情况(如呕吐、严重腹泻、胃肠道病变或肠道吸收功能障碍等);③ 所选药物有合适抗菌谱,但无口服剂型;④ 需在感染组织或体液中迅速达到高药物浓度以达杀菌作用者(如感染性心内膜炎、化脓性脑膜炎等);⑤ 感染严重、病情进展迅速,需给予紧急治疗的情况(如血流感染、重症肺炎患者等);⑥ 患者对口服治疗的依从性差。肌内注射给药时难以使用较大剂量,其吸收也受药动学等众多因素影响,因此只适用于不能口服给药的轻、中度感染者,不宜用于重症感染者。

接受注射用药的感染患者经初始注射治疗病情好转并能口服时,应及早转为口服给药。

抗菌药物的局部应用宜尽量避免:皮肤黏膜局部应用抗菌药物后,很少被吸收,在感染部位不能达到有效浓度,反而易导致耐药菌产生,因此治疗全身性感染或脏器感染时应避免局部应用抗菌药物。抗菌药物的局部应用只限于少数情况:① 全身给药后在感染部位难以达到有效治疗浓度时加用局部给药作为辅助治疗(如治疗中枢神经系统感染时某些药物可同时鞘内给药,包裹性厚壁脓肿脓腔内注入抗菌药物等);② 眼部及耳部感染的局部用药等;③ 某些皮肤表层及口腔、阴道等黏膜表面的感染可采用抗菌药物局部应用或外用,但应避免将主要供全身应用的品种作局部用药。局部用药宜采用刺激性小、不易吸收、不易导致耐药性和过敏反应的抗菌药物。青霉素类、头孢菌素类等较易产生过敏反应的药物不可局部应用。氨基糖苷类等耳毒性药不可局部滴耳。

（4）给药次数：为保证药物在体内能发挥最大药效，杀灭感染灶病原菌，应根据药动学和药效学相结合的原则给药。青霉素类、头孢菌素类和其他β内酰胺类、红霉素、克林霉素等时间依赖性抗菌药，应一日多次给药。氟喹诺酮类和氨基糖苷类等浓度依赖性抗菌药可一日给药一次。

（5）疗程：抗菌药物疗程因感染不同而异，一般宜用至体温正常、症状消退后72～96 h，有局部病灶者需用药至感染灶控制或完全消散。但血流感染、感染性心内膜炎、化脓性脑膜炎、伤寒、布鲁菌病、骨髓炎、B组链球菌咽炎和扁桃体炎、侵袭性真菌病、结核病等需较长的疗程方能彻底治愈，并减少或防止复发。

（6）抗菌药物的联合应用：单一药物可有效治疗的感染不需联合用药，仅在下列情况时有指征联合用药：

① 病原菌尚未查明的严重感染，包括免疫缺陷者的严重感染。

② 单一抗菌药物不能控制的严重感染，需氧菌及厌氧菌混合感染，2种及2种以上复数菌感染，以及多重耐药菌或泛耐药菌感染。

③ 需长疗程治疗，但病原菌易对某些抗菌药物产生耐药性的感染，如某些侵袭性真菌病；或病原菌含有不同生长特点的菌群，需要应用不同抗菌机制的药物联合使用，如结核和非结核分枝杆菌。

④ 毒性较大的抗菌药物，联合用药时剂量可适当减少，但需有临床资料证明其同样有效。如两性霉素 B 与氟胞嘧啶联合治疗隐球菌脑膜炎时，前者的剂量可适当减少，以减少其毒性反应。

联合用药时宜选用具有协同或相加作用的药物联合，如青霉素类、头孢菌素类等其他β内酰胺类与氨基糖苷类联合。联合用药通常采用2种药物联合，3种及3种以上药物联合仅适用于个别情况，如结核病的治疗。此外必须注意联合用药后药物不良反应亦可能增多。

（二）抗菌药物预防性应用的基本原则

1. 非手术患者抗菌药物的预防性应用

（1）预防用药目的：预防特定病原菌所致的或特定人群可能发生的感染。

（2）预防用药基本原则：① 用于尚无细菌感染征象但暴露于致病菌感染的高危人群。② 预防用药适应证和抗菌药物选择应基于循证医学证据。③ 应针对一种或两种最可能细菌的感染进行预防用药，不宜盲目地选用广谱抗菌药或多药联合预防多种细菌多部位感染。④ 应限于针对某一段特定时间内可能发生的感染，而非任何时间可能发生的感染。⑤ 应积极纠正导致感染风险增加的原发疾病或基础状况。可以治愈或纠正者，预防用药价值较大；原发疾病不能治愈或纠正者，药物预防效果有限，应权衡利弊决定是否预防用药。⑥ 以下情况原则上不应预防使用抗菌药物：普通感冒、麻疹、水痘等病毒性疾病；昏迷、休克、中毒、心力衰竭、肿瘤、应用肾上腺皮质激素等患者；留置导尿管、留置深静脉导管以及建立人工气道（包括气管插管或气管切口）患者。

（3）对某些细菌性感染的预防用药指征与方案：在某些细菌性感染的高危人群中，有指征地预防性使用抗菌药物，向预防对象推荐预防方案。此外，严重中性粒细胞缺乏（ANC≤

0.1×10⁹/L)持续时间超过 7 天的高危患者和实体器官移植及造血干细胞移植的患者,在某些情况下也有预防用抗菌药物的指征,但由于涉及患者基础疾病、免疫功能状态、免疫抑制剂等药物治疗史等诸多复杂因素,其预防用药指征及方案需参阅相关专题文献。

2. 围术期抗菌药物的预防性应用　预防用药目的主要是预防手术部位感染,包括浅表切口感染、深部切口感染和手术所涉及的器官/腔隙感染,但不包括与手术无直接关系的、术后可能发生的其他部位感染。基本原则是根据手术切口类别、手术创伤程度、可能的污染细菌种类、手术持续时间、感染发生计划和后果严重程度、抗菌药物预防效果的循证医学证据、对细菌耐药性的影响和经济学评估等因素,综合考虑决定是否预防用抗菌药物。

3. 侵入性诊疗操作患者的抗菌药物的预防应用　随着放射介入和内镜诊疗等微创技术的快速发展和普及,我国亟待规范诊疗操作患者的抗菌药物预防应用。

二、各类抗菌药物的适应证和注意事项

(一)青霉素类抗生素

本节参照国内外的分类方式,将青霉素类抗菌药物分为三类:天然青霉素、耐青霉素酶青霉素和广谱青霉素(表 7-1)。

表 7-1　常用的青霉素类抗菌药物

分　类	药　物
天然青霉素	青霉素 G、青霉素 V、苄星青霉素、普鲁卡因青霉素
耐酶青霉素	甲氧西林、苯唑西林、氯唑西林、双氯西林、萘夫西林
广谱青霉素	阿莫西林、氨苄西林、巴氨西林、哌拉西林、美洛西林、替卡西林、羧苄西林

1. 适应证

(1)天然青霉素类:青霉素适用于 A 组溶血性链球菌、肺炎链球菌等革兰阳性球菌所致的感染,包括血流感染、脑膜炎、肺炎、咽炎、扁桃体炎、中耳炎、猩红热、丹毒等,也可用于治疗草绿色链球菌和肠球菌心内膜炎,以及破伤风、气性坏疽、炭疽、白喉、流行性脑脊髓膜炎、李斯特菌病、鼠咬热、梅毒、淋病、回归热、钩端螺旋体病、樊尚咽峡炎、放线菌病等。青霉素尚可用于风湿性心脏病或先天性心脏病患者进行某些操作或手术时,预防心内膜炎发生。

普鲁卡因青霉素的抗菌谱与青霉素 G 基本相同,供肌内注射,对敏感细菌的有效浓度可持续 24 h。适用于敏感细菌所致的轻症感染。

苄星青霉素的抗菌谱与青霉素 G 相仿,为长效制剂,肌注 120 万 U 后血中低浓度可维持 4 周。主要用于治疗 A 组溶血性链球菌咽炎及扁桃体炎,预防 A 组溶血性链球菌感染引起的风湿热;也可用于治疗梅毒。

青霉素 V 对酸稳定,可口服。抗菌作用较青霉素 G 差,适用于敏感革兰阳性球菌引起的轻症感染。

(2)耐青霉素酶的青霉素类:本类药物抗菌谱与青霉素 G 相仿,抗菌作用较差,但对青霉素酶稳定;因产酶而对青霉素耐药的葡萄球菌对本类药物敏感,但甲氧西林耐药葡萄球菌对本类药物耐药。主要适用于产青霉素酶的甲氧西林敏感葡萄球菌感染,如血流感染、心内膜炎、肺炎、脑膜炎、骨髓炎、皮肤及软组织感染等。肺炎链球菌、A 组溶血性链球菌或青霉

素敏感葡萄球菌感染则不宜采用。

（3）广谱青霉素类：氨苄西林与阿莫西林的抗菌谱较青霉素 G 广,对革兰阳性球菌的作用与青霉素 G 相仿,对部分革兰阴性杆菌亦具抗菌活性。本类药物适用于敏感细菌所致的呼吸道、尿路、胆道感染、皮肤及软组织感染、脑膜炎、血流感染、心内膜炎等。氨苄西林为肠球菌、李斯特菌感染的首选用药。

哌拉西林、阿洛西林和美洛西林对革兰阴性杆菌的抗菌谱较氨苄西林广,抗菌作用也较强,除对部分肠杆菌科细菌有抗菌活性外,对铜绿假单胞菌亦有良好抗菌作用,适用于肠杆菌科细菌及铜绿假单胞菌所致的呼吸道感染、尿路感染、胆道感染、腹腔感染、皮肤及软组织感染等。

2. 注意事项

（1）对青霉素 G 或青霉素类抗菌药物过敏者禁用本品。

（2）无论采用何种给药途径,用青霉素类药物前必须详细询问患者有无青霉素类过敏史、其他药物过敏史及过敏性疾病史,并须先做青霉素皮肤试验。

（3）青霉素钾盐不可快速静脉注射。

（4）青霉素可安全地应用于孕妇;少量本品可经乳汁排出,哺乳期妇女应用青霉素时应停止哺乳。

（5）老年人肾功能呈轻度减退,本品主要经肾脏排出,故治疗老年患者感染时宜适当减量应用。

（二）头孢菌素类抗生素

头孢菌素根据其抗菌谱、抗菌活性、对 β 内酰胺酶的稳定性以及肾毒性的不同,目前分为四代。第一代头孢菌素主要作用于需氧革兰阳性球菌,仅对少数革兰阴性杆菌有一定抗菌活性;常用的注射剂有头孢唑林、头孢拉定等,口服制剂有头孢拉定、头孢氨苄和头孢羟氨苄等。第二代头孢菌素对革兰阳性球菌的活性与第一代相仿或略差,对部分革兰阴性杆菌亦具有抗菌活性;注射剂有头孢呋辛、头孢替安等,口服制剂有头孢克洛、头孢呋辛酯和头孢丙烯等。第三代头孢菌素对肠杆菌科细菌等革兰阴性杆菌具有强大抗菌作用,头孢他啶和头孢哌酮除对肠杆菌科细菌外,对铜绿假单胞菌亦具高度抗菌活性;注射品种有头孢噻肟、头孢曲松、头孢他啶、头孢哌酮等,口服品种有头孢克肟和头孢泊肟酯等,口服品种对铜绿假单胞菌均无作用。第四代头孢菌素常用者为头孢吡肟,它对肠杆菌科细菌的作用与第三代头孢菌素大致相仿,其中对阴沟肠杆菌、产气肠杆菌、柠檬酸菌属等部分菌株作用优于第三代头孢菌素,对铜绿假单胞菌的作用与头孢他啶相仿,对革兰阳性球菌的作用较第三代头孢菌素略强。

1. 适应证

（1）第一代头孢菌素：注射剂主要适用于甲氧西林敏感葡萄球菌、A 组溶血性链球菌和肺炎链球菌所致的上、下呼吸道感染,尿路感染,血流感染,心内膜炎,骨、关节感染及皮肤软组织和尿路感染等;亦可用于流感嗜血杆菌、奇异变形杆菌、大肠埃希菌敏感株所致的尿路感染,以及肺炎等。头孢唑林常作为外科手术预防用药。头孢拉定、头孢氨苄等口服剂的抗菌作用较头孢唑林差,主要适用于治疗敏感菌所致的轻症病例。

（2）第二代头孢菌素：主要用于治疗甲氧西林敏感葡萄球菌、链球菌属、肺炎链球菌等革兰阳性球菌,以及流感嗜血杆菌、大肠埃希菌、奇异变形杆菌等的敏感株所致的呼吸道感染、尿路感染、皮肤及软组织感染、血流感染、骨关节感染和腹腔、盆腔感染。用于腹腔感染和盆腔感染时需与抗厌氧菌药合用。头孢呋辛也是常用围术期预防用药。头孢克洛、头孢呋辛酯、头孢丙烯等口服制剂，主要适用于上述感染中的轻症病例。

（3）第三代头孢菌素：适用于敏感肠杆菌科细菌等革兰阴性杆菌所致的严重感染，如下呼吸道感染、血流感染、腹腔感染、肾盂肾炎和复杂性尿路感染、盆腔炎性疾病、骨关节感染、腹腔、复杂性皮肤软组织和中枢神经系统复杂性尿路等部位的感染等。治疗腹腔、盆腔感染时需与抗厌氧菌药（如甲硝唑）合用。头孢噻肟、头孢曲松尚可用于 A 组溶血性链球菌、草绿色链球菌、肺炎链球菌、甲氧西林敏感葡萄球菌所致的各种感染。头孢他啶、头孢哌酮还能用于铜绿假单胞菌所致的各种感染。口服制剂主要用于治疗敏感菌所致轻、中度感染，也可用于经第三代头孢菌素注射剂治疗后的贯序治疗；但需注意第三代口服头孢菌素均不宜用于铜绿假单胞菌和其他非发酵菌的感染。

（4）第四代头孢菌素：抗菌谱和临床适应证与第三代头孢菌素相似，可用于对第三代头孢菌素耐药而对其敏感的产气肠杆菌、阴沟肠杆菌、沙雷菌属等细菌所致感染，亦可用于中性粒细胞缺乏伴发热的患者的经验治疗。

所有头孢菌素类对甲氧西林耐药葡萄球菌、肠球菌属抗菌作用均差，故不宜用于治疗上述细菌所致感染。

2. 注意事项

（1）禁用于对任何一种头孢菌素类抗菌药物有过敏史及有青霉素过敏性休克史的患者。

（2）用药前必须详细询问患者既往有否对头孢菌素类、青霉素类或其他药物的过敏史。有青霉素类、其他 β 内酰胺类及其他药物过敏史的患者，有明确应用指征时应谨慎使用本类药物。在用药过程中一旦发生过敏反应，须立即停药。如发生过敏性休克，须立即就地抢救并予以肾上腺素等相关治疗。

（3）本类药物多数主要经肾脏排泄，中度以上肾功能不全患者应根据肾功能适当调整剂量。中度以上肝功能减退时，头孢哌酮、头孢曲松可能需要调整剂量。

（4）氨基糖苷类和第一代头孢菌素注射剂合用可能加重前者的肾毒性，应注意监测肾功能。

（5）头孢哌酮可导致低凝血酶原血症或出血，合用维生素 K 可预防出血；本药亦可引起戒酒硫样反应。用药期间及治疗结束后 72 h 内应戒酒或避免摄入含酒精饮料。

（三）头孢霉素类

头孢霉素类品种包括头孢西丁、头孢美唑、头孢米诺等。其抗菌谱和抗菌作用与第二代头孢菌素相仿，但对脆弱拟杆菌等厌氧菌抗菌作用较头孢菌素类强。头孢霉素类对大多数超广谱 β 内酰胺酶（ESBLs）稳定，但其治疗产 ESBLs 的细菌所致感染的疗效未经证实。

1. 适应证

（1）肺炎链球菌及其他链球菌属、甲氧西林敏感金黄色葡萄球菌、大肠埃希菌等肠杆菌科细菌、流感嗜血杆菌以及拟杆菌属引起的下呼吸道感染，血流感染，骨、关节感染，以及皮肤及软组织感染。

（2）大肠埃希菌等肠杆菌科细菌所致的尿路感染。

（3）大肠埃希菌等肠杆菌科细菌、拟杆菌属等厌氧菌引起的腹腔感染。

（4）大肠埃希菌、淋病奈瑟菌、拟杆菌属等厌氧菌以及 B 组链球菌所致的盆腔感染,疑有沙眼衣原体感染者应合用抗衣原体药。

（5）也可用于胃肠道手术、经阴道子宫切除、经腹腔子宫切除或剖宫产等手术前的预防用药。

2. 注意事项

（1）禁用于对头霉素类及头孢菌素类抗菌药物有过敏史者。

（2）有青霉素类过敏史患者确有应用指征时,必须充分权衡利弊后在严密观察下慎用。如以往曾发生青霉素休克的患者,则不宜再选用本品。

（3）有胃肠道疾病病史的患者,特别是结肠炎患者应慎用本品。

（4）不推荐头孢西丁用于小于 3 个月的婴儿。

（5）使用头孢美唑、头孢米诺期间,应避免饮酒以免发生戒酒硫样反应。

（四）β 内酰胺类/β 内酰胺酶抑制剂

目前临床应用的主要品种有阿莫西林/克拉维酸、氨苄西林/舒巴坦、头孢哌酮/舒巴坦、替卡西林/克拉维酸和哌拉西林/他唑巴坦。

1. 适应证

（1）本类药物适用于因产 β 内酰胺酶而对 β-内酰胺类药物耐药的细菌感染,但不推荐用于对复方制剂中抗菌药物敏感的细菌感染和非产 β-内酰胺酶的耐药菌感染。

（2）阿莫西林/克拉维酸口服制剂:适用于流感嗜血杆菌和卡他莫拉菌所致鼻窦炎、中耳炎和下呼吸道感染;大肠埃希菌、克雷伯菌属和肠杆菌属所致的尿路、生殖系统感染;甲氧西林敏感金黄色葡萄球菌、大肠埃希菌和克雷伯菌属所致皮肤及软组织感染。阿莫西林/克拉维酸和氨苄西林/舒巴坦注射剂除上述适应证的较重病例外,还可用于上述细菌所致腹腔感染,血流感染和骨、关节感染。

（3）头孢哌酮/舒巴坦、哌拉西林/他唑巴坦和替卡西林/克拉维酸:适用于肠杆菌科细菌、铜绿假单胞菌敏感株和甲氧西林敏感金黄色葡萄球菌所致血流感染、下呼吸道感染、皮肤及软组织感染、尿路感染、腹腔感染、盆腔感染和骨、关节感染。

（4）氨苄西林/舒巴坦、头孢哌酮/舒巴坦:尚可用于不动杆菌属所致感染。

（5）舒巴坦可与其他药物联合治疗多重耐药不动杆菌属所致感染。

2. 注意事项

（1）应用阿莫西林/克拉维酸、氨苄西林/舒巴坦、替卡西林/克拉维酸和哌拉西林/他唑巴坦前必须详细询问药物过敏史并进行青霉素皮肤试验,对青霉素类药物过敏者或青霉素皮试阳性患者禁用。对以上复合制剂中任一成分有过敏史者禁用该复合制剂。

（2）有头孢菌素类或舒巴坦过敏史者禁用头孢哌酮/舒巴坦。有青霉素类过敏史的患者确有应用头孢哌酮/舒巴坦的指征时,必须在严密观察下慎用,但有青霉素过敏性休克史的患者,不可选用头孢哌酮/舒巴坦。

（3）应用本类药物时如发生过敏反应,须立即停药;一旦发生过敏性休克,应就地抢救,并给予吸氧及注射肾上腺素、糖皮质激素等抗休克治疗。

（4）中度以上肾功能不全患者使用本类药物时应根据肾功能减退程度调整剂量。

（五）碳青霉烯类

碳青霉烯类药物分为抗非发酵菌和不具有抗非发酵菌两组,前者包括亚胺培南/西司他丁(西司他丁具有抑制亚胺培南在肾内被水解的作用)、美罗培南、帕尼培南/倍他米隆(倍他米隆具有减少帕尼培南在肾内蓄积中毒作用)、比阿培南和多立培南;后者为厄他培南。亚胺培南、美罗培南、帕尼培南、比阿培南等对各种革兰阳性球菌、革兰阴性杆菌(包括铜绿假单胞菌、不动杆菌属)和多数厌氧菌具强大抗菌活性,对多数 β 内酰胺酶高度稳定,但对甲氧西林耐药葡萄球菌和嗜麦芽窄食单胞菌等抗菌作用差。厄他培南与其他碳青霉烯类抗菌药物有两个重要差异:血半衰期较长,可一天一次给药;对铜绿假单胞菌、不动杆菌等非发酵菌抗菌作用差。

1. 适应证

(1)多重耐药但对本类药物敏感的需氧革兰阴性杆菌所致严重感染,包括由肺炎克雷伯菌、大肠埃希菌、阴沟肠杆菌、柠檬酸菌属、黏质沙雷菌等肠杆菌科细菌、铜绿假单胞菌、不动杆菌属等细菌所致血流感染、下呼吸道感染、肾盂肾炎和复杂性尿路感染、腹腔感染、盆腔感染等;用于铜绿假单胞菌所致感染时,需注意在疗程中某些菌株可出现耐药。厄他培南尚被批准用于社区获得性肺炎的治疗。

(2)脆弱拟杆菌等厌氧菌与需氧菌混合感染的重症患者。

(3)病原菌尚未查明的免疫缺陷患者中重症感染的经验治疗。

(4)美罗培南、帕尼培南/倍他米隆则除上述适应证外,尚可用于年龄在 3 个月以上的细菌性脑膜炎患者。

2. 注意事项

(1)禁用于对本类药物及其配伍成分过敏的患者。

(2)本类药物不宜用于治疗轻症感染,更不可作为预防用药。

(3)本类药物所致的严重中枢神经系统反应多发生在原有癫痫等中枢神经系统疾患者及肾功能减退患者未减量用药者,因此有上述基础疾病患者应慎用本类药物。中枢神经系统感染患者不宜应用亚胺培南/西司他丁,有指征可应用美罗培南或帕尼培南/倍他米隆时,仍需严密观察抽搐等严重不良反应。

(4)肾功能不全者及老年患者应用本类药物时,应根据肾功能减退程度减量用药。

(5)碳青霉烯类抗菌药物与丙戊酸或双戊酸联合应用,可能导致后两者血药浓度低于治疗浓度,增加癫痫发作风险,因此不推荐本品与丙戊酸或双丙戊酸联合应用。

(六)青霉烯类

青霉烯类抗菌药物目前临床应用仅有口服品种法罗培南。法罗培南对链球菌属、甲氧西林敏感葡萄球菌、流感嗜血杆菌、卡他莫拉菌和大肠埃希菌、克雷伯菌属等多数肠杆菌科细菌具有良好抗菌活性,对不动杆菌属、铜绿假单胞菌抗菌活性差,对拟杆菌属等厌氧菌亦有良好抗菌活性。法罗培南对超广谱 β 内酰胺酶等多数 β 内酰胺酶稳定。

1. 适应证 适用于敏感链球菌属、甲氧西林敏感葡萄球菌等革兰阳性菌,流感嗜血杆菌、肠杆菌科细菌和拟杆菌属等厌氧菌所致的急性细菌性鼻窦炎、慢支急性细菌性感染加重、社区获得性肺炎以及单纯性皮肤及软组织感染。

2. 注意事项 禁用于对青霉烯类药物过敏者。

(七)单环 β 内酰胺类

单环 β 内酰胺类对肠杆菌科细菌、铜绿假单胞菌等需氧革兰阴性菌具有良好抗菌活性,对需氧革兰阳性菌和厌氧菌无抗菌活性。该类药物具有肾毒性低、免疫原性弱以及与青霉素类、头孢菌素类交叉过敏少等特点。现有品种为氨曲南。

1. 适应证　适用于敏感需氧革兰阴性菌所致尿路感染、下呼吸道感染、血流感染、腹腔感染、盆腔感染和皮肤、软组织感染。用于治疗腹腔和盆腔感染时需与甲硝唑等抗厌氧菌药物合用,用于病原菌未查明患者的经验治疗时宜联合抗革兰阳性菌药物。本品尚可与其他药物联合治疗产金属 β 内酰胺酶革兰阴性菌感染,但应注意细菌可能同时产水解氨曲南的 β 内酰胺酶。可用于替代氨基糖苷类药物与其他抗菌药物联合治疗肾功能损害患者的需氧革兰阴性菌感染;并可在密切观察情况下用于对青霉素类、头孢菌素类过敏的患者。

2. 注意事项　禁用于对氨曲南过敏的患者。

（八）氧头孢烯类

氧头孢烯类对肠杆菌科细菌、流感嗜血杆菌、脑膜炎奈瑟菌、链球菌属、甲氧西林敏感葡萄球菌和拟杆菌属等厌氧菌具有良好抗菌活性,但对铜绿假单胞菌活性较弱。现有品种为拉氧头孢和氟氧头孢。

1. 适应证　适用于敏感菌所致的血流感染、细菌性脑膜炎、下呼吸道感染、腹腔感染、盆腔感染和尿路感染。拉氧头孢有 N-甲基四氮唑侧链,可导致凝血酶原缺乏、血小板减少和功能障碍而引起出血,并可出现戒酒硫样反应,很大程度限制了其临床应用。氟氧头孢无 N-甲基四氮唑侧链,未发现致凝血功能障碍和戒酒硫样反应。

2. 注意事项　本类药物禁用于对氧头孢烯类药物过敏的患者,对头孢菌素类药物过敏者慎用。应用拉氧头孢期间应每日补充维生素 K 以减少凝血功能障碍和出血等不良反应,并应在治疗期间及治疗结束后 1 周内禁酒。

（九）氨基糖苷类

临床常用的氨基糖苷类抗生素主要有:① 对肠杆菌科和葡萄球菌属细菌有良好抗菌作用,但对铜绿假单胞菌无作用者,如链霉素、卡那霉素等。其中链霉素对葡萄球菌等革兰阳性球菌作用差,但对结核分枝杆菌有强大作用。② 对肠杆菌科细菌和铜绿假单胞菌等革兰阴性杆菌具强大抗菌活性,对葡萄球菌属亦有良好作用者,如庆大霉素、妥布霉素、奈替米星、阿米卡星、异帕米星、小诺米星、依替米星。③ 抗菌谱与卡那霉素相似,由于毒性较大,现仅供口服或局部应用者有新霉素与巴龙霉素,后者对阿米巴原虫和隐孢子虫有较好作用。此外尚有大观霉素,用于单纯性淋病的治疗。所有氨基糖苷类药物对肺炎链球菌、A 组溶血性链球菌的抗菌作用均差。本类药物为浓度依赖性杀菌剂。

1. 适应证

（1）中、重度肠杆菌科细菌等革兰阴性杆菌感染及铜绿假单胞菌感染。治疗此类感染常需与具有抗铜绿假单胞菌作用的 β 内酰胺类或其他抗生素联合应用。

（2）治疗严重葡萄球菌、肠球菌属或鲍曼不动杆菌感染的联合用药之一（非首选）。

（3）链霉素或庆大霉素亦可用于土拉菌病、鼠疫及布鲁菌病,后者的治疗需与其他抗菌药物联合应用。

（4）链霉素、阿米卡星和卡那霉素可用于结核病联合疗法。

（5）口服新霉素可用于结肠手术前准备,或局部用药。巴龙霉素可用于肠道隐孢子虫病。大观霉素仅适用于单纯性淋病。

2. 注意事项

（1）对氨基糖苷类过敏的患者禁用。

（2）氨基糖苷类的任何品种均具肾毒性、耳毒性（耳蜗、前庭）和神经肌肉阻滞作用，因此用药期间应监测肾功能（尿常规、血尿素氮、血肌酐），严密观察患者听力及前庭功能，注意观察神经肌肉阻滞症状。一旦出现上述不良反应先兆时，须及时停药。需注意局部用药时亦有可能发生上述不良反应。

（3）氨基糖苷类抗菌药物对社区获得上、下呼吸道感染的主要病原菌肺炎链球菌、A组溶血性链球菌抗菌作用差，又有明显的耳、肾毒性，因此对门急诊中常见的上、下呼吸道细菌性感染不宜选用本类药物治疗。由于其耳、肾毒性反应，本类药物也不宜用于单纯性上、下尿路感染初发病例的治疗。

（4）肾功能减退患者应用本类药物时，需根据其肾功能减退程度减量给药，并应进行血药浓度监测，调整给药方案，实现个体化给药。

（5）新生儿应尽量避免使用本类药物。婴幼儿、老年患者应慎用该类药物。

（6）妊娠期患者应避免使用。哺乳期患者应避免使用或用药期间停止哺乳。

（7）本类药物不宜与其他肾毒性药物、耳毒性药物、神经肌肉阻滞剂或强利尿剂同用。与注射用第一代头孢菌素类合用时可能增加肾毒性。

（8）本类药物不可用于眼内或结膜下给药，因可能引起黄斑坏死。

（十）四环素类

四环素类抗菌药物包括四环素、金霉素、土霉素及半合成四环素类多西环素、美他环素和米诺环素。四环素类具广谱抗菌活性，对葡萄球菌属、链球菌属、肠杆菌科（大肠埃希菌、克雷伯菌属）、不动杆菌属、嗜麦芽窄食单胞菌等具有抗菌活性，且对布鲁菌属具有良好抗菌活性。

1. 适应证

（1）四环素类作为首选或选用药物可用于下列疾病的治疗：① 立克次体病，包括流行性斑疹伤寒、地方性斑疹伤寒、洛矶山热、恙虫病、柯氏立克次体肺炎和Q热；② 支原体感染，如支原体肺炎、解脲脲原体所致的尿道炎等；③ 衣原体属感染，包括肺炎衣原体肺炎、鹦鹉热、性病淋巴肉芽肿、宫颈炎及沙眼衣原体感染等；④ 回归热螺旋体所致的回归热；⑤ 布鲁菌病（需与氨基糖苷类联合应用）；⑥ 霍乱；⑦ 土拉弗朗西斯所致的兔热病；⑧ 鼠疫耶尔森菌所致的鼠疫。

（2）四环素类亦可用于对青霉素类抗生素过敏的破伤风、气性坏疽、雅司、梅毒、淋病和钩端螺旋体病的治疗。

（3）也可用于炎症反应显著的痤疮治疗。

（4）近年来，鲍曼不动杆菌对各类抗菌药的耐药性高，治疗困难，米诺环素可作为治疗多重耐药鲍曼不动杆菌感染的联合用药之一。

2. 注意事项

（1）禁用于对四环素类过敏的患者。

（2）牙齿发育期患者（胚胎期至8岁）接受四环素类可产生牙齿着色及牙釉质发育不良，故妊娠期和8岁以下患者不可使用该类药物。

（3）哺乳期患者应避免应用或用药期间暂停哺乳。

（4）四环素类可加重氮质血症，已有肾功能损害者应避免使用四环素，但多西环素及米诺环素仍可谨慎应用。

（5）四环素类可致肝损害，肝病患者不宜应用，确有指征使用者减少剂量。

（十一）甘氨酰环素类

替加环素为甘氨酰环素类抗菌药物，通过抑制细菌蛋白质合成发挥抗菌作用。替加环素对葡萄球菌属（甲氧西林敏感及耐药株）、糖肽类中介金黄色葡萄球菌、粪肠球菌、屎肠球菌和链球菌属具高度抗菌活性。棒状杆菌、乳酸杆菌、明串珠菌属、单核细胞增生李斯特菌等其他革兰阳性菌也对替加环素敏感。对大肠埃希菌、肺炎克雷伯菌等肠杆菌科细菌具有良好的抗菌作用，对鲍曼不动杆菌、嗜麦芽窄食单胞菌体外具抗菌活性，但铜绿假单胞菌和变形杆菌属对其耐药。对碳青霉烯类耐药肠杆菌科细菌和不动杆菌具有良好抗菌活性。对于拟杆菌属、产气荚膜梭菌以及微小消化链球菌等厌氧菌有较好作用。对支原体属、快速生长分枝杆菌亦具良好抗菌活性。

1. 适应证 本品适用于18岁以上患者由敏感菌所致各类感染的治疗。

（1）肠杆菌科细菌、粪肠球菌（仅限于万古霉素敏感菌株）、金黄色葡萄球菌（包括MR-SA）、咽峡炎链球菌族、拟杆菌属、产气荚膜梭菌和微小消化链球菌等所致复杂性腹腔感染。

（2）大肠埃希菌、粪肠球菌（仅限于万古霉素敏感菌株）、金黄色葡萄球菌（包括MRSA）、B组链球菌、咽峡炎链球菌族、A组溶血性链球菌以及脆弱拟杆菌所致复杂性皮肤和软组织感染。

（3）青霉素敏感肺炎链球菌（包括合并菌血症者）、流感嗜血杆菌（β-内酰胺酶阴性株）以及嗜肺军团菌所致社区获得性肺炎。

2. 注意事项

（1）对替加环素过敏者禁用，对四环素类抗菌药物过敏的患者慎用。

（2）轻至中度肝功能损害患者无需调整剂量，重度肝功能损害患者慎用替加环素，必须使用时首剂剂量不变，维持剂量减半，并密切监测肝功能。

（3）使用替加环素后怀疑引发胰腺炎者应停药。

（4）本品属美国FDA妊娠期用药D类，孕妇患者避免应用。

（5）18岁以下患者不推荐使用本品。

（6）替加环素能轻度降低地高辛的血药浓度，可能使华法林血药浓度增高，导致口服避孕药作用降低。

（十二）大环内酯类

大环内酯类有红霉素、麦迪霉素、醋酸麦迪霉素、螺旋霉素、乙酰螺旋霉素、交沙霉素、吉他霉素等沿用大环内酯类和阿奇霉素、克拉霉素等新大环内酯类。该类药物对革兰阳性菌、厌氧菌、支原体及衣原体等具抗菌活性。阿奇霉素、克拉霉素、罗红霉素等对流感嗜血杆菌、肺炎支原体或肺炎衣原体等的抗微生物活性增强、口服生物利用度提高、给药剂量减小、不良反应亦较少，临床适应证有所扩大。

1. 适应证

（1）红霉素（含琥乙红霉素、依托红霉素、乳糖酸红霉素）等沿用大环内酯类：

① 作为青霉素过敏患者的替代药物，用于以下感染：A组溶血性链球菌、肺炎链球菌敏感株所致的咽炎，扁桃体炎，鼻窦炎，中耳炎及轻、中度肺炎；敏感溶血性链球菌引起的猩红热及蜂窝织炎；白喉及白喉带菌者；气性坏疽；梅毒；李斯特菌病；心脏病及风湿热患者预防细菌性内膜炎和风湿热。

② 军团菌病。

③ 衣原体属、支原体属等所致的呼吸道及泌尿生殖系统感染。

④ 其他:口腔感染、空肠弯曲菌肠炎、百日咳等。

麦迪霉素、醋酸麦迪霉素、螺旋霉素、乙酰螺旋霉素及交沙霉素,主要用于革兰阳性菌所致呼吸道、皮肤及软组织、眼耳鼻喉及口腔等感染的轻症患者。

(2) 新的大环内酯类:除上述适应证外,阿奇霉素、克拉霉素尚可用于流感嗜血杆菌、卡他莫拉菌所致的社区获得性呼吸道感染,与其他抗菌药物联合用于鸟分枝杆菌复合群感染的治疗及预防。克拉霉素与其他药物联合,可用于治疗幽门螺杆菌感染。

2. 注意事项

(1) 禁用于对红霉素及其他大环内酯类过敏的患者。

(2) 红霉素及克拉霉素禁止与特非那定合用,以免引起心脏不良反应。

(3) 肝功能损害患者如有指征应用时,需适当减量并定期复查肝功能。

(4) 肝病患者和妊娠期患者不宜应用红霉素酯化物。

(5) 妊娠期患者有明确指征用克拉霉素时,应充分权衡利弊,决定是否采用。哺乳期患者用药期间应暂停哺乳。

(6) 注射用乳糖酸红霉素使用时必须首先以注射用水完全溶解,加入生理盐水或 5% 葡萄糖溶液中,药物浓度不宜超过 0.1%~0.5%,缓慢静脉滴注。

(十三) 林可酰胺类

林可酰胺类有林可霉素及克林霉素,克林霉素的体外抗菌活性优于林可霉素,临床使用克林霉素明显多于林可霉素。该类药物对革兰阳性菌及厌氧菌具良好抗菌活性,目前肺炎链球菌等细菌对其耐药性高。

1. 适应证　克林霉素及林可霉素适用于敏感厌氧菌及需氧菌(肺炎链球菌、A 组溶血性链球菌及金黄色葡萄球菌等)所致的下列感染:① 下呼吸道感染包括肺炎、脓胸及肺脓肿;② 皮肤及软组织感染;③ 妇产科感染如子宫内膜炎、非淋球菌性卵巢-输卵管脓肿、盆腔炎、阴道侧切术后感染;④ 腹腔感染如腹膜炎、腹腔脓肿,妇产科及腹腔感染需同时与抗需氧革兰阴性菌药物联合应用;⑤ 静脉制剂可用于上述感染中的较重症患者,也可用于血流感染及骨髓炎。

2. 注意事项

(1) 禁用于对林可霉素或克林霉素过敏患者。

(2) 使用本类药物时,应注意抗生素相关腹泻和假膜性肠炎的发生,如有可疑应及时停药。

(3) 本类药物有神经肌肉阻滞作用,应避免与其他神经肌肉阻滞剂合用。

(4) 前列腺增生老年男性患者使用剂量较大时,偶可出现尿潴留。

(5) 不推荐用于新生儿。

(6) 妊娠期患者确有指征时慎用。哺乳期患者用药期间应暂停哺乳。

(7) 肝功能损害患者尽量避免使用该类药物,确有应用指征时宜减量应用。

(8) 肾功能损害患者,林可霉素需减量;严重肾功能损害时,克林霉素也需调整剂量。

(9) 静脉制剂应缓慢滴注,不可静脉推注。

（十四）利福霉素类

利福霉素类有利福平、利福霉素 SV、利福喷汀及利福布汀。该类药物抗菌谱广,对分枝杆菌属、革兰阳性菌、革兰阴性菌和非典型病原体有效。

1. 适应证

（1）结核病及非结核分枝杆菌感染:利福平与异烟肼、吡嗪酰胺、乙胺丁醇联合是各型肺结核短程疗法的基石。利福喷汀也可替代利福平作为联合用药之一。利福布汀可用于合并 HIV 患者的抗分枝杆菌感染的预防与治疗。

（2）麻风:利福平为麻风联合化疗中的主要药物之一。

（3）预防用药:利福平可用于脑膜炎奈瑟菌咽部慢性带菌者或与该菌所致脑膜炎患者密切接触者的预防用药;但不宜用于治疗脑膜炎奈瑟菌感染,因细菌可能迅速产生耐药性。

（4）其他:在个别情况下对 MRSA、甲氧西林耐药凝固酶阴性葡萄球菌（MRCNS）所致的严重感染,可以考虑采用万古霉素联合利福平治疗。

2. 注意事项

（1）禁用于对本类药物过敏的患者和曾出现血小板减少性紫癜的患者。

（2）妊娠 3 个月内患者应避免用利福平,妊娠 3 个月以上的患者有明确指征使用利福平时,应充分权衡利弊后决定是否采用。

（3）肝功能不全、胆管梗阻、慢性酒精中毒患者应用利福平时应适当减量。

（4）用药期间,应定期复查肝功能、血常规。

（十五）糖肽类

糖肽类抗菌药物有万古霉素、去甲万古霉素和替考拉宁等。所有的糖肽类抗菌药物对革兰阳性菌有活性,包括甲氧西林耐药葡萄球菌属、JK 棒状杆菌、肠球菌属、李斯特菌属、链球菌属、梭状芽孢杆菌等。去甲万古霉素、替考拉宁的化学结构、作用机制及抗菌谱与万古霉素相仿。本类药物为时间依赖性杀菌剂,但其 PK/PD 评价参数为 AUC/MIC。

1. 适应证

（1）耐药革兰阳性菌所致的严重感染,包括 MRSA 或 MRCNS、氨苄西林耐药肠球菌属及青霉素耐药肺炎链球菌所致感染;也可用于对青霉素类过敏患者的严重革兰阳性菌感染。替考拉宁不用于中枢神经系统感染。

（2）粒细胞缺乏症并高度怀疑革兰阳性菌感染的患者。

（3）万古霉素尚可用于脑膜炎败血黄杆菌感染治疗。

（4）口服万古霉素或去甲万古霉素,可用于重症或经甲硝唑治疗无效的艰难梭菌肠炎患者。

（5）万古霉素或去甲万古霉素通常不用于手术前预防用药。但在 MRSA 感染发生率高的医疗单位和/或一旦发生感染后果严重的情况,如某些脑部手术、心脏手术、全关节置换术,也有主张（去甲）万古霉素单剂预防用药。

2. 注意事项

（1）禁用于对糖肽类过敏的患者。

（2）不宜用于:① 外科手术前常规预防用药;中心或周围静脉导管留置术的预防用药;持续腹膜透析或血液透析的预防用药;低体重新生儿感染的预防。② MRSA 带菌状态的清除和肠道清洁。③ 粒细胞缺伴发热患者的经验治疗。④ 单次血培养凝固酶阴性葡萄球菌生长而不能排除污染可能者。⑤ 不作为治疗假膜性肠炎的首选药物。⑥ 局部冲洗。

（3）本类药物具一定肾、耳毒性，用药期间应定期复查尿常规与肾功能，监测血药浓度，注意听力改变，必要时监测听力。

（4）有用药指征的肾功能不全者、老年人、新生儿、早产儿或原有肾、耳疾病患者应根据肾功能减退程度调整剂量，同时监测血药浓度，疗程一般不超过 14 d。

（5）糖肽类属妊娠期用药 C 类，妊娠期患者应避免应用。确有指征应用时，需进行血药浓度监测，据以调整给药方案。哺乳期患者用药期间应暂停哺乳。

（6）应避免将本类药物与各种肾毒性、耳毒性药物合用。

（7）与麻醉药合用时，可能引起血压下降。必须合用时，两药应分瓶滴注，并减缓滴注速度，注意观察血压。

（十六）多黏菌素类

多黏菌素类（polymyxine）属多肽类抗菌药物，临床使用制剂有多黏菌素 B 及多黏菌素 E（黏菌素，colistin）。对需氧革兰阴性杆菌包括铜绿假单胞菌的作用强，肾毒性较明显，因此两者的全身用药应用较少，主要供局部应用。但近年来多重耐药革兰阴性菌日益增加，碳青霉烯类耐药肠杆菌科细菌、多重耐药铜绿假单胞菌、多重耐药鲍曼不动杆菌等对多黏菌素类药物耐药率低，因此本类药物重新成为多重耐药革兰阴性菌感染治疗的选用药物之一。对沙雷菌属、变形杆菌属、伯克霍尔德菌属、奈瑟菌属及脆弱拟杆菌不具抗菌活性。本品与SMZ/TMP、利福平联合，对革兰阴性菌具协同作用。

1. 适应证　目前多黏菌素类已很少用于全身用药，主要供局部应用。但近年来随着多重耐药及泛耐药革兰阴性菌日益增多，多黏菌素类药物的注射剂临床使用逐渐有所增加。

（1）多黏菌素 B 及多黏菌素 E 注射剂：适用于① 铜绿假单胞菌感染：铜绿假单胞菌所致的严重感染，必要时可与其他抗菌药物联合使用。目前在多数情况下，铜绿假单胞菌感染的治疗已被其他毒性较低的抗菌药物所替代，偶有对其他药物均耐药的菌株所致严重感染仍可考虑选用本品。② 碳青霉烯类耐药的肠杆菌科细菌及碳青霉烯类耐药不动杆菌属等广泛耐药革兰阴性菌所致各种感染。当其他抗菌药物治疗无效时，可选用本品治疗。

（2）局部应用：目前多黏菌素类可局部用于创面感染或呼吸道感染气溶吸入。

（3）肠道清洁：口服用作结肠手术前准备，或中性粒细胞缺乏患者清除肠道细菌，降低细菌感染发生率。

（4）口服可用于小儿大肠埃希菌的肠炎及其他敏感菌所致肠道感染。

2. 注意事项

（1）禁用于对多黏菌素类过敏者。

（2）严格掌握使用指征，一般不作为首选用药。

（3）剂量不宜过大，疗程不宜超过 10～14 d，疗程中定期复查尿常规及肾功能。但治疗广泛耐药菌株感染时剂量通常需更大。

（4）本品肾毒性发生率高，因此肾功能不全者不宜选用。

（5）孕妇避免应用。

（6）本品可引起不同程度的精神、神经毒性反应，也可引起可逆性神经肌肉阻滞，不宜与肌肉松弛剂、麻醉剂等合用，以防止发生神经肌肉接头阻滞，如发生神经肌肉阻滞，新斯的明治疗无效，只能采用人工呼吸，钙剂可能有效。

（7）本品不宜静脉注射，也不宜快速静脉滴注。

（8）应用超过推荐剂量的本类药物可能引起急性肾小管坏死、少尿和肾衰竭。腹膜透析不能清除药物，血液透析能清除部分药物。

（9）与氨基糖苷类、万古霉素等其他肾毒性药物合用，可加重本品的肾毒性。

（十七）环脂肽类

达托霉素为环脂肽类抗菌药物。达托霉素对葡萄球菌属（包括耐甲氧西林菌株），肠球菌属（包括万古霉素耐药菌株），链球菌属（包括青霉素敏感和耐药肺炎链球菌、A组溶血性链球菌、B组链球菌和草绿色链球菌），JK棒状杆菌，艰难梭菌和痤疮丙酸杆菌等革兰阳性菌具有良好抗菌活性。对革兰阴性菌无抗菌活性。

1. 适应证

（1）复杂性皮肤及软组织感染。

（2）金黄色葡萄球菌（包括甲氧西林敏感和甲氧西林耐药）导致血流感染，包括伴发右侧感染性心内膜炎患者。

2. 注意事项

（1）禁用于对达托霉素过敏者。

（2）达托霉素在孕妇中的应用属妊娠期用药B类，在有明确指征时可用于妊娠期患者；哺乳期患者应用本品时应暂停哺乳。

（3）18岁以下儿童应用本品的安全性尚未建立。

（4）对于接受达托霉素治疗的患者，应对其肌肉痛或肌无力等进行监测，并在疗程中监测磷酸肌酸激酶（CPK）水平。

（5）接受达托霉素治疗的患者，应考虑暂停使用HMG-CoA还原酶抑制剂等可能导致横纹肌溶解症的药物。

（6）本品可能导致嗜酸性粒细胞肺炎。

（7）本品可被肺泡表面活性物质灭活，故不用于治疗肺炎。

（十八）噁唑烷酮类

利奈唑胺为噁唑烷酮类抗菌药物。利奈唑胺对金黄色葡萄球菌（包括MRSA）、凝固酶阴性葡萄球菌（包括MRCNS）、肠球菌属（包括VRE）、肺炎链球菌（包括青霉素耐药株）、A组溶血性链球菌、B组链球菌、草绿色链球菌均具有良好抗菌作用。对卡他莫拉菌、流感嗜血杆菌、淋病奈瑟菌、艰难梭菌均具有抗菌作用。对支原体属、衣原体属、结核分枝杆菌、鸟分枝杆菌、巴斯德菌属和脑膜炎败血黄杆菌亦有一定抑制作用。肠杆菌科细菌、假单胞菌属和不动杆菌属等非发酵菌对该药耐药。

1. 适应证　临床主要应用于甲氧西林耐药葡萄球菌属、肠球菌属等多重耐药革兰阳性菌感染。

（1）万古霉素耐药、屎肠球菌感染，包括血流感染。

（2）医院获得性肺炎：由MRSA或青霉素不敏感的肺炎链球菌引起的医院获得性肺炎。

（3）皮肤及软组织感染：包括未并发骨髓炎的糖尿病足部感染，由MRSA、A组溶血性链球菌或B组链球菌所致者。

（4）社区获得性肺炎：由青霉素不敏感的肺炎链球菌所致，包括伴发血流感染。

2. 注意事项

（1）禁用于对利奈唑胺及噁唑烷酮类药物过敏者。

（2）由于利奈唑胺具有单胺氧化酶抑制剂作用，使用期间应避免食用含有大量酪氨酸的腌渍、泡制、烟熏、发酵食品。

（3）利奈唑胺有引起血压升高的潜在作用，应用于以下患者时应监测血压：高血压未控制的患者、嗜铬细胞瘤、甲状腺功能亢进患者和（或）使用以下药物的患者：直接或间接拟交感神经药物（如伪麻黄碱），升压药物（如肾上腺素、去甲肾上腺素），多巴胺类药物（如多巴胺、多巴酚丁胺）以及苯丙醇胺、右美沙芬、抗抑郁药等。

（4）利奈唑胺与 5-羟色胺类药物有潜在相互作用，用于类癌综合征患者，或使用 5-羟色胺再摄取抑制剂、三环类抗抑郁药、5-羟色胺受体拮抗剂（阿米替林）、哌替啶、丁螺环酮的患者，应密切观察 5-羟色胺综合征的体征和（或）症状。

（5）本品可抑制人体线粒体蛋白质的合成，导致骨髓、视神经、脑、肾的功能在应用较长疗程利奈唑胺期间可能会减退。应用本品应每周进行血小板和全血细胞计数的检查，尤其用药超过两周，或用药前已有骨髓抑制，或合并应用能导致骨髓抑制的其他药物者。疗程中应警惕视觉症状的出现，必要时监测视觉功能。

（6）应用利奈唑胺可能导致乳酸性酸中毒。

（7）应用本品的疗程不宜超过 28 天，疗程超过 28 天者发生周围神经和视神经病变及其他不良反应的可能性增加。

（8）口服利奈唑胺混悬剂含有苯丙氨酸，苯丙酮尿症患者应注意。

（9）利奈唑胺属妊娠期用药 C 类，用药前应充分权衡利弊后决定是否用药。

（10）疗程中有发生惊厥的报道，多数患者有癫痫发作病史或有癫痫发作的危险因素。

（十九）磷霉素

磷霉素抗菌谱广，对葡萄球菌属、链球菌属、肠球菌属、肠杆菌科细菌、铜绿假单胞菌等具有抗菌活性。

1. 适应证

（1）磷霉素口服剂有磷霉素氨丁三醇和磷霉素钙：前者可用于治疗大肠埃希菌等肠杆菌科细菌和肠球菌所致急性单纯性膀胱炎，亦可用于预防尿路感染，后者主要用于肠道感染。

（2）磷霉素钠注射剂：可用于治疗金黄色葡萄球菌、凝固酶阴性葡萄球菌（包括 MRCNS 株）和链球菌属、流感嗜血杆菌、肠杆菌科细菌和铜绿假单胞菌所致呼吸道感染、尿路感染、皮肤及软组织感染等。治疗严重感染时需加大治疗剂量并常需与其他抗菌药物联合应用，如治疗 MRSA 重症感染时与糖肽类抗菌药物联合。

2. 注意事项

（1）对磷霉素过敏者禁用。

（2）磷霉素与 β 内酰胺类、氨基糖苷类联合时多呈协同抗菌作用。

（3）磷霉素钠主要经肾排出，肾功能减退和老年患者应根据肾功能减退程度减量应用。

（4）磷霉素钠盐每克含 0.32 g 钠，心功能不全、高血压病及需要控制钠盐摄入量的患者应用本药时需加以注意。

（5）静脉用药时，应将每 4 g 磷霉素钠溶于至少 250 ml 液体中，滴注速度不宜过快，以减少静脉炎的发生。

（二十）喹诺酮类

临床上常用者为氟喹诺酮类，有诺氟沙星、氧氟沙星、环丙沙星、左氧氟沙星、莫西沙星等。其中左氧氟沙星、莫西沙星对肺炎链球菌、A组溶血性链球菌等革兰阳性球菌、衣原体属、支原体属、军团菌等细胞内病原或厌氧菌的作用强。

1. 适应证

（1）泌尿生殖系统感染：本类药物可用于肠杆菌科细菌和铜绿假单胞菌等所致的尿路感染；细菌性前列腺炎和非淋菌性尿道炎以及宫颈炎。诺氟沙星限用于单纯性下尿路感染或肠道感染。本类药物已不再推荐用于淋球菌感染。

（2）呼吸道感染：环丙沙星、左氧氟沙星等主要适用于肺炎克雷伯菌、肠杆菌属、假单胞菌属等革兰阴性杆菌所致的下呼吸道感染。左氧氟沙星、莫西沙星等可用于肺炎链球菌和A组溶血性链球菌所致的急性咽炎和扁桃体炎、中耳炎和鼻窦炎等，及肺炎链球菌、支原体、衣原体等所致社区获得性肺炎，此外亦可用于革兰阴性杆菌所致下呼吸道感染。

（3）伤寒沙门菌感染：在成人患者中本类药物可作为首选。

（4）志贺菌属、非伤寒沙门菌属、副溶血弧菌等所致成肠道感染。

（5）腹腔、胆道感染及盆腔感染：需与甲硝唑等抗厌氧菌药物合用。莫西沙星可单药治疗轻症复杂性腹腔感染。

（6）甲氧西林敏感葡萄球菌属感染。MRSA对本类药物耐药率高。

（7）部分品种可与其他药物联合应用，作为治疗耐药结核分枝杆菌和其他分枝杆菌感染的二线用药。

2. 注意事项

（1）对氟喹诺酮类药物过敏的患者禁用。

（2）18岁以下患者避免使用本类药物。

（3）制酸剂和含钙、铝、镁等金属离子的药物可减少本类药物的吸收，应避免同用。

（4）依诺沙星、培氟沙星等与咖啡因、丙磺舒、茶碱类、华法林和环孢素同用可减少后数种药物的清除，使其血药浓度升高。

（5）妊娠期及哺乳期患者避免应用本类药物。

（6）本类药物偶可引起抽搐、癫痫、神志改变、视力损害等严重中枢神经系统不良反应，在肾功能减退或有中枢神经系统基础疾病的患者中易发生，因此本类药物不宜用于有癫痫或其他中枢神经系统基础疾病的患者。肾功能减退患者应用本类药物时，需根据肾功能减退程度减量用药，以防发生由于药物在体内蓄积而引起的抽搐等中枢神经系统严重不良反应。

（7）本类药物可能引起皮肤光敏反应、关节病变、肌腱断裂（包括各种给药途径，有的病例可发生在停药后）等，并偶可引起心电图QT间期延长等，加替沙星可引起血糖波动，用药期间应注意密切观察。

（8）应严格限制本类药物作为外科围术期预防用药。

（二十一）磺胺类药

本类药物属广谱抗菌药，对革兰阳性菌和革兰阴性菌均具有抗菌作用，但目前细菌对该类药物的耐药现象普遍存在。磺胺类药体外对下列病原微生物亦具有活性：星形诺卡菌、恶性疟原虫和鼠弓形虫。根据药代动力学特点和临床用途，本类药物可分为：① 口服易吸收可全身应用者,如磺胺甲噁唑、磺胺嘧啶、磺胺多辛、复方磺胺甲噁唑(磺胺甲噁唑与甲氧苄啶,SMZ/TMP)、复方磺胺嘧啶(磺胺嘧啶与甲氧苄啶,SD/TMP)等;② 口服不易吸收者如柳氮磺胺吡啶(SASP);③ 局部应用者,如磺胺嘧啶银、醋酸磺胺米隆、磺胺醋酰钠等。

1. 适应证

(1)全身应用的磺胺类药:本类药物适用于大肠埃希菌等敏感肠杆菌科细菌引起的急性单纯性尿路感染,敏感大肠埃希菌、克雷伯菌属等肠杆菌科引起的反复发作性、复杂性尿路感染,敏感伤寒和起亚沙门菌属感染,肺孢菌肺炎的治疗与预防,小肠结肠炎耶尔森菌、嗜麦芽窄食单胞菌、部分耐甲氧西林金黄色葡萄球菌感染以及星形努卡菌病等。磺胺多辛与乙胺嘧啶等抗疟疾药联合可用于氯喹耐药虫所致疟疾的治疗和预防。

磺胺类药不宜用于 A 组溶血性链球菌所致扁桃体炎或咽炎以及立克次体病、支原体感染的治疗。

(2)局部应用磺胺类药:磺胺嘧啶银主要用于预防或治疗Ⅱ、Ⅲ度烧伤继发创面细菌感染,如肠杆菌科细菌、铜绿假单胞菌、金黄色葡萄球菌、肠球菌属等引起的创面感染。醋酸磺胺米隆适用于烧伤或大面积创伤后的铜绿假单胞菌感染。磺胺醋酰钠则用于治疗结膜炎、沙眼等。柳氮磺吡啶口服不易吸收,主要用于治疗溃疡性结肠炎。

2. 注意事项

(1)禁用于对任何一种磺胺类药物过敏以及对呋塞米、砜类(如氨苯砜、醋氨苯砜等)、噻嗪类利尿药、磺脲类、碳酸酐酶抑制剂过敏的患者。

(2)本类药物引起的过敏反应多见,并可表现为光敏反应、药物热、血清病样反应等,偶可表现为严重的渗出性多形红斑、中毒性表皮坏死松解型药疹等。

(3)本类药物可致粒细胞减少、血小板减少及再生障碍性贫血,用药期间应定期检查周围血象变化。

(4)本类药物可致肝脏损害,可引起黄疸、肝功能减退,严重者可发生肝坏死,用药期间需定期测定肝功能。肝病患者应避免使用本类药物。

(5)本类药物可致肾损害。

(6)本类药物可引起脑性核黄疸,因此禁用于新生儿及 2 月龄以下婴儿。

(7)妊娠期、哺乳期患者应避免用本类药物。

(8)用药期间应多饮水,维持充分尿量,以防结晶尿的发生,必要时可服用碱化尿液的药物。

(二十二)呋喃类

国内临床应用的呋喃类药物包括呋喃妥因、呋喃唑酮和呋喃西林。

1. 适应证

(1)呋喃妥因:体外药敏结果显示多数大肠埃希菌对本品敏感。本品对腐生葡萄球菌和肠球菌属也具抗菌活性。可用于大肠埃希菌、腐生葡萄球菌、肠球菌属及克雷伯菌属等细菌敏感菌株所致的急性单纯性膀胱炎,亦可用于预防尿路感染。

(2)呋喃唑酮:主要用于治疗志贺菌属、沙门菌属、霍乱弧菌引起的肠道感染。

(3)呋喃西林:仅局部用于治疗创面、烧伤、皮肤等感染;也可用于膀胱冲洗。

2. 注意事项

(1)禁用于对呋喃类药物过敏、肾功能减退(内生肌酐清除率＜50 ml/min)、妊娠后期

（38～42周）及分娩的患者。

（2）缺乏葡萄糖-6-磷酸脱氢酶患者应用呋喃类药物可发生溶血性贫血，缺乏此酶者不宜应用。新生儿禁用。

（3）哺乳期患者服用本类药物时应停止哺乳。

（4）大剂量、长疗程应用及肾功能损害患者可能发生头痛、肌痛、眼球震颤、周围神经炎等不良反应。

（5）呋喃妥因服用6个月以上的长程治疗者偶可发生弥漫性间质性肺炎或肺纤维化，应严密观察以便尽早发现，及时停药。

（6）服用呋喃唑酮期间，禁止饮酒及含酒精饮料。

（二十三）硝基咪唑类

硝基咪唑类有甲硝唑、替硝唑和奥硝唑等，对拟杆菌属、梭杆菌属、普雷沃菌属、梭菌属等厌氧菌具高度抗菌活性，对滴虫、阿米巴和蓝氏贾第鞭毛虫等原虫亦具良好活性。

1. 适应证

（1）可用于各种厌氧菌的感染，包括腹腔感染、盆腔感染、肺脓肿等，治疗混合感染时，通常需与抗需氧菌抗菌药物联合应用。

（2）口服可用于艰难梭菌所致的假膜性肠炎、幽门螺杆菌所致的胃窦炎、牙周感染及加德纳菌阴道炎等。但应注意幽门螺杆菌对甲硝唑耐药率上升趋势和地区差异。

（3）可用于肠道及肠外阿米巴病、阴道滴虫病、贾第虫病、结肠小袋纤毛虫等寄生虫病的治疗。

（4）与其他抗菌药物联合，可用于某些盆腔、肠道及腹腔等手术的预防用药。

2. 注意事项

（1）禁用于对硝基咪唑类药物过敏的患者。

（2）妊娠早期（3个月内）患者应避免应用。哺乳期患者用药期间应停止哺乳。

（3）本类药物可能引起粒细胞减少及周围神经炎等，神经系统基础疾患及血液病患者慎用。

（4）用药期间禁止饮酒及含酒精的饮料，以免产生戒酒硫样反应。

（5）肝功能减退可使本类药物在肝脏代谢减慢而导致药物在体内蓄积，因此肝病患者应减量应用。

（二十四）抗分枝杆菌药

本类药物主要包括异烟肼、利福平、利福喷汀、乙胺丁醇、吡嗪酰胺、对氨基水杨酸，以及固定剂量复合片。

1. 异烟肼　对各型结核分枝杆菌都有高度选择性抗菌作用，是目前抗结核病药物中具有最强杀菌作用的合成抗菌药物，对其他细菌无作用。

（1）适应证

① 结核病的治疗：异烟肼是治疗结核病的一线药物，适用于各种类型结核病，但必须与其他抗结核病药联合应用。

② 结核病的预防：本药既可单用，也可与其他抗结核病药联合使用。

③ 非结核分枝杆菌病的治疗：异烟肼对部分非结核分枝杆菌病有一定的治疗效果，但需联合用药。

（2）注意事项

① 本药禁用于对异烟肼过敏，肝功能不正常者，精神病患者和癫痫患者。

② 周围神经病变或严重肾功能损害者应慎用。

③ 本药与丙硫异烟胺、吡嗪酰胺、利福平等其他抗结核病药物合用时，可增加本药的肝毒性，用药期间应密切观察有无肝炎的前驱症状，并定期监测肝功能，避免饮用含酒精饮料。

④ 本药可引起周围神经炎，服药期间患者出现轻度手脚发麻、头晕者可服用维生素 B_1 或维生素 B_6，严重者应立即停药。

⑤ 妊娠期患者确有应用指征时，必须充分权衡利弊后决定是否采用。哺乳期患者用药期间应停止哺乳。

2. 利福平　利福平对结核分枝杆菌、麻风分枝杆菌和其他部分非结核分枝杆菌均具抗菌作用。

（1）适应证：利福平适用于各种类型结核病、麻风和非结核分枝杆菌感染的治疗，但单独用药可迅速产生耐药性，必须与其他抗结核病药联合应用。

（2）注意事项

① 对本药或利福霉素类过敏的患者禁用。

② 用药期间应定期检查周围血象及肝功能。肝病患者、有黄疸病史和酒精中毒者慎用。

③ 服药期间不宜饮酒。

④ 本药对动物有致畸作用，妊娠期患者确有应用指征时应充分权衡利弊后决定是否采用，妊娠早期患者应避免使用。哺乳期患者用药期间应停止哺乳。

⑤ 5 岁以下儿童患者应用资料尚不充分。

⑥ 患者服药期间大、小便，唾液，痰，泪液等可呈红色。

3. 利福喷汀

（1）适应证：抗菌谱与利福平相同，在抗结核联合治疗方案中主要作间歇给药治疗用，应与其他抗结核药联合应用。亦可用于非结核性分枝杆菌感染的治疗，与其他抗麻风药联合用于麻风治疗可能有效。

（2）注意事项

① 成人每次 0.6 g（体重＜50 kg 者应酌减），空腹（餐前 1 h）服用，一周服药 1～2 次。

② 不良反应比利福平轻微，少数病例可出现白细胞、血小板减少；谷丙转氨酶升高；皮疹、头昏、失眠等。胃肠道反应较少。

③ 对该品或利福霉素类抗菌药过敏者禁用。

④ 黄疸患者及孕妇禁用，肝功能异常、白细胞显著减少者须在严密观察下使用或忌用。

4. 乙胺丁醇

（1）适应证：本药与其他抗结核病药联合治疗结核分枝杆菌所致的各型肺结核和肺外结核，亦可用于非结核分枝杆菌病的治疗。

（2）注意事项

① 对本药过敏的患者禁用。

② 球后视神经炎为本药的主要不良反应。

③ 用药期间应定期监测血清尿酸，痛风患者慎用。

④ 妊娠期患者确有应用指征时应充分权衡利弊后决定是否采用。

⑤ 哺乳期患者用药期间应停止哺乳。

⑥ 13 岁以下儿童患者应用资料尚不充分。

5. 吡嗪酰胺

(1) 适应证:吡嗪酰胺仅对结核分枝杆菌有效,对其他分枝杆菌及其他微生物无效。对异烟肼耐药菌株仍有抗菌作用。与其他抗结核病药联合用于各种类型的肺结核和肺外结核。本药通常在强化期应用(一般为 2 个月),是短程化疗的联合用药之一。

(2) 注意事项

① 对本药过敏、严重肝脏损害或急性痛风的患者禁用。

② 肝功能减退患者不宜应用,原有肝脏病、显著营养不良或痛风的患者慎用。

③ 妊娠期患者确有应用指征时应充分权衡利弊后决定是否采用。哺乳期患者用药期间应停止哺乳。

④ 服药期间应避免日光曝晒,因可引起光敏反应或日光性皮炎。一旦发生光敏反应,应立即停药。

⑤ 糖尿病患者服用本药后血糖较难控制,应注意监测血糖,及时调整降糖药用量。

6. 对氨基水杨酸

(1) 适应证:对氨基水杨酸仅对分枝杆菌有效,须与其他抗结核病药联合应用。本药为二线抗结核病药物,静脉滴注可用于治疗结核性脑膜炎或急性播散性结核病。

(2) 注意事项

① 禁用于对本药过敏、严重肾病或正在咯血的患者。消化性溃疡,肝、肾功能不全者慎用,大剂量使用本药(12 g)静脉滴注 2~4 h 可能引发血栓性静脉炎,应予注意。

② 本药静脉滴注液必须新鲜配制,静脉滴注时应避光,以防减效。

③ 用药期间应定期作肝、肾功能测定,出现肝功能损害或黄疸者,应立即停药并进行保肝治疗。本药大剂量应用可能抑制肝脏凝血酶原的生成,可给予维生素 K 预防出血。

④ 本药可引起结晶尿、蛋白尿、管型尿及血尿等,碱化尿液可减少对肾脏的刺激和毒性反应。

⑤ 妊娠期患者确有应用指征时应充分权衡利弊后决定是否采用。哺乳期患者用药期间应停止哺乳。

7. 固定剂量复合片　常用的固定剂量复合片有两种:异烟肼-利福平-吡嗪酰胺和异烟肼-利福平两个复方制剂。

(1) 适应证:异烟肼-利福平-吡嗪酰胺复合片适用于结核病短程化疗的强化期(即在起始治疗的2~3 个月)使用,通常为 2 个月,需要时也可加用其他抗结核病药物。异烟肼-利福平复合片用于结核病的初治和非多重耐药结核病患者的维持期治疗。

(2) 注意事项:参见利福平、异烟肼和吡嗪酰胺。

(二十五) 抗真菌药

1. 两性霉素 B 及其含脂制剂　两性霉素 B 为多烯类抗真菌药,通过与敏感真菌细胞膜上的甾醇相结合,引起细胞膜的通透性改变,导致细胞内重要物质渗漏,而使真菌细胞死亡。

两性霉素 B 现有品种为两性霉素 B 去氧胆酸盐和 3 种含脂制剂:两性霉素 B 脂质复合体(ABLC,Abelcet®)、两性霉素 B 胆固醇复合体(ABCD,Amphotec®,Amphocil®)和两性霉素 B 脂质体(L-AmB,AmBisome®)。两性霉素 B 含脂制剂可使与输注相关的不良反应和肾毒性明显减少,在肝、脾、肺等组织中浓度增加,肾组织浓度降低。

(1) 适应证

① 两性霉素 B 去氧胆酸盐适用于侵袭性真菌感染的治疗:隐球菌病、芽生菌病、播散性念珠菌病、球孢子菌病、组织胞浆菌病,由毛霉属、根霉属、犁头霉属、内孢霉属和蛙粪霉属等所致的毛霉病,由申克孢子丝菌引起的孢子丝菌病,曲霉所致的曲霉病、暗色真菌病等。本药尚可作为美洲利什曼原虫病的替代治疗药物。

② 两性霉素 B 含脂制剂适用于肾功能不全患者侵袭性曲霉病、不能耐受有效剂量的去氧胆酸盐,以及两性霉素 B 去氧胆酸盐治疗无效的侵袭性真菌病患者。两性霉素 B 还可用于中性粒细胞缺乏伴发热疑为真菌感染患者的经验治疗。

(2) 注意事项

① 对本类药物过敏的患者禁用。

② 两性霉素 B 毒性大,不良反应多见,但本药有时是某些致命性侵袭性真菌病唯一疗效比较肯定的治疗药物,因此必须从其拯救生命的效益和可能发生的不良反应两方面权衡考虑是否选用本药。

③ 两性霉素 B 所致肾功能损害常见,少数患者可发生肝毒性、低钾血症、血液系统毒性,因此用药期间应定期测定肾功能、肝功能、血电解质、周围血象、心电图等,以尽早发现异常,及时处理。应避免联合应用其他肾毒性药物,出现肾功能损害时,应根据其损害程度减量给药或暂停用药。原有严重肝病者不宜选用本类药物。

④ 原有肾功能减退,或两性霉素 B 治疗过程中出现严重肾功能损害或其他不良反应,不能耐受两性霉素 B(去氧胆酸盐)治疗者,可考虑选用两性霉素 B 含脂制剂。

⑤ 本类药物需缓慢避光静脉滴注,常规制剂每次静脉滴注时间为 4~6 h 或更长;含脂制剂通常为 2~4 h。给药前可给予解热镇痛药或抗组胺药或小剂量地塞米松静脉推注,以减少发热、寒战、头痛等全身反应。

⑥ 本品属妊娠期 B 类药物,孕妇确有应用指征时方可使用。哺乳期患者用药期间应暂停哺乳。

2. 氟胞嘧啶　氟胞嘧啶在真菌细胞内代谢为氟尿嘧啶,替代尿嘧啶进入真菌的 RNA,从而抑制 DNA 和 RNA 的合成,导致真菌死亡。对新型隐球菌、念珠菌属具有良好抗菌作用,但非白色念珠菌对该药的敏感性较白色念珠菌差。

(1) 适应证:适用于敏感新型隐球菌、念珠菌属所致全身性感染的治疗。本药单独应用时易引起真菌耐药,通常与两性霉素 B 联合应用。

(2) 注意事项

① 本药禁用于严重肾功能不全及对本药过敏的患者。不推荐儿童患者应用本药。

② 下列情况应慎用本药:骨髓抑制、血液系统疾病或同时接受骨髓抑制药物,肝、肾功能损害。

③ 老年及肾功能减退患者应根据肾功能减退程度调整剂量,并尽可能进行血药浓度监测。

④ 用药期间应定期检查周围血象、尿常规及肝、肾功能。

⑤ 定期进行血液透析和腹膜透析的患者,每次透析后应补给一次剂量。

⑥ 本品属于妊娠期用药 C 类。哺乳期患者用药期间暂停哺乳。

3. 吡咯类　吡咯类包括咪唑类和三唑类，具有广谱抗真菌作用，咪唑类药物常用者有酮康唑、咪康唑、克霉唑等，主要为局部用药。三唑类中已上市品种有氟康唑、伊曲康唑、伏立康唑和泊沙康唑，主要用于治疗侵袭性真菌病。

（1）适应证

① 氟康唑：a. 念珠菌病（克柔念珠菌除外）：用于治疗口咽部和食管感染；播散性念珠菌病，包括血流感染、腹膜炎、肺炎、尿路感染等；念珠菌外阴阴道炎。尚可用于骨髓移植受者接受细胞毒类药物或放射治疗时，预防念珠菌感染的发生。b. 新型隐球菌病，以及隐球菌脑膜炎经两性霉素 B 联合氟胞嘧啶初治后的维持治疗用药。c. 球孢子菌病。d. 作为芽生菌病的可选用药。

② 酮康唑：念珠菌病、芽生菌病、球孢子菌病、组织胞浆菌病、暗色真菌病和副球孢子菌病。本药难以通过血脑屏障，故不用于上述真菌感染累及中枢神经系统。由于本药的肝毒性，近年临床应用日趋减少，以皮肤局部应用为主。

③ 伊曲康唑：a. 静脉注射液适用于中性粒细胞缺乏怀疑真菌感染患者的经验治疗，还适用于治疗肺部及肺外芽生菌病，组织胞浆菌病，以及不能耐受两性霉素 B 或经两性霉素 B 治疗无效的曲霉病。b. 胶囊剂适用于皮肤真菌所致的足趾或（和）手指甲癣。因胶囊剂口服吸收差，现较少用于侵袭性真菌病的治疗。c. 口服制剂可与本品注射剂序贯使用，用于中性粒细胞缺乏怀疑真菌感染患者的经验治疗，也可用于口咽部和食道念珠菌病的治疗。伊曲康唑注射及口服后，尿液及脑脊液中均无原形药，故不宜用于尿路感染和中枢神经系统感染的治疗。

④ 伏立康唑：侵袭性曲霉病，非粒细胞缺乏患者念珠菌血症及念珠菌属所致播散性皮肤感染、腹部、肾脏、膀胱壁及伤口感染；食管念珠菌病，不能耐受其他药物或经其他药物治疗无效的赛多孢菌属和镰孢霉属所致的严重感染。

⑤ 泊沙康唑：13 岁及以上严重免疫功能缺陷患者（如造血干细胞移植受者发生移植物抗宿主反应，或血液系统恶性肿瘤化疗后长期中性粒细胞缺乏者），预防侵袭性曲霉病和念珠菌病；口咽部念珠菌病的治疗，包括伊曲康唑或氟康唑治疗无效者。此外，本品在体外对毛霉属、根霉属等接合菌具良好抗菌活性。

（2）注意事项

① 禁用于对本类药物及其赋形剂过敏的患者。

② 本类药物禁止与西沙必利、阿司咪唑、特非那定和三唑仑合用，因可导致严重心律失常。

③ 本类药物可致肝毒性，以酮康唑较为多见。肝病患者有明确应用指征时，应权衡利弊后决定是否用药。

④ 伊曲康唑不可用于充血性心力衰竭以及有充血性心力衰竭病史的患者。

⑤ 伊曲康唑和伏立康唑注射剂中的赋形剂主要经肾排泄，因此两者注射剂分别不宜用于肌酐清除率<30 ml/min（伊曲康唑）和<50 ml/min（伏立康唑）的患者。

⑥ 氟康唑、酮康唑和伊曲康唑为妊娠期用药 C 类，孕妇患者确有应用指征时，应充分权衡利弊后决定是否应用；伏立康唑为妊娠期用药 D 类，孕妇应避免应用，但在确有应用指征且患者受益大于可能的风险时可在严密观察下慎用。

⑦ 酮康唑不宜用于 2 岁以下儿童;氟康唑不推荐用于 6 个月以下婴儿;伊曲康唑不推荐用于儿童患者;伏立康唑不推荐用于 2 岁以下儿童患者。儿童患者确有应用指征时,须充分权衡利弊后决定是否应用。

⑧ 伏立康唑通过细胞色素 P450 同工酶代谢,与华法林、环孢素 A、他克莫司、苯妥因、奥美拉唑、非核苷类反转录酶抑制剂、苯二氮䓬类、他汀类、双氢吡啶钙通道阻滞剂、磺脲类口服降糖药、长春碱等药物存在相互作用。

⑨ 泊沙康唑禁止与麦角生物碱类药物(麦角胺、双氢麦角胺)合用;泊沙康唑禁止与CYP3A4 底物,特非那定、阿司咪唑、西沙必利、卤泛群或奎尼丁合用;泊沙康唑应避免与西咪替丁、利福布汀、苯妥因合用,除非利大于弊。泊沙康唑与环孢素、他克莫司及咪唑达仑合用时,后数者需减量使用,并监测血药浓度。

4. 棘白菌素类 棘白菌素类抗真菌药物能抑制许多丝状真菌和念珠菌细胞壁成分 β-(1,3)-D-葡聚糖的合成,使真菌细胞溶解。该类药物对烟曲霉、黄曲霉、土曲霉和黑曲霉具良好抗菌活性,对白念珠菌等多数念珠菌属具高度抗真菌活性,但对近平滑念珠菌作用相对较弱。新型隐球菌对本品天然耐药。目前国内已上市的棘白菌素类抗真菌药有卡泊芬净和米卡芬净。

(1)适应证

① 卡泊芬净:适用于成人和儿童(3 个月及以上)的下述真菌感染:a. 念珠菌血流感染和下列念珠菌感染:腹腔脓肿、腹膜炎和胸腔感染。b. 食管念珠菌病。c. 难治性或不能耐受其他抗真菌药治疗(如两性霉素 B 去氧胆酸盐、两性霉素 B 含脂制剂和/或伊曲康唑)的侵袭性曲霉病。d. 中性粒细胞缺乏伴发热经广谱抗菌药治疗无效疑为真菌感染患者的经验治疗。

② 米卡芬净:成人和 4 个月及以上儿童下述感染的治疗与预防:a. 念珠菌属血流感染、急性播散性念珠菌病、念珠菌腹膜炎和腹腔脓肿。b. 食管念珠菌病。c. 造血干细胞移植受者移植前预防念珠菌病。d. 侵袭性曲霉病(临床资料有限)。

(2)注意事项

① 禁用于对本类药物过敏的患者。

② 本类药物属妊娠期用药 C 类。哺乳期患者用药期间应停止哺乳。

③ 除非利大于弊卡,泊芬净不宜与环孢素合用,因可导致血清转氨酶升高。

④ 应用米卡芬净可能发生血管内溶血和血红蛋白尿,此时应充分权衡利弊决定是否继续用药。

5. 特比萘芬

(1)适应证:本品适用于皮肤癣菌所致的手指及足趾甲癣。

(2)注意事项

① 禁用于对本药及其赋形剂过敏的患者。不推荐儿童患者使用本药。本品属妊娠期 B 类用药。

② 本药有肝毒性,在治疗过程中应定期检查肝功能,如出现异常应及时停药。肝硬化或活动性肝病的患者不宜应用本药。

③ 肾功能受损(肌酐清除率低于 50 ml/min 或血肌酐超过 300 μmol/L)的患者剂量应减半。

6.灰黄霉素

（1）适应证：适用于治疗皮肤癣菌引起的各种浅部真菌病，包括头癣和手足癣等，目前仍为治疗头癣首选药物。

（2）注意事项

① 本品禁用于卟啉病、肝功能衰竭及对本品过敏者。偶可致肝毒性，可诱发卟啉病、红斑狼疮。

② 灰黄霉素在动物实验中有致癌、致畸作用。

③ 男性患者在治疗期间及治疗结束后至少6个月应采取避孕措施。孕妇禁用。育龄期妇女患者服药期间采取避孕措施，并持续至治疗结束后1个月。2岁以下儿童缺乏应用本品的资料。

④ 疗程中需定期监测肝功能、周围血象、尿常规及肾功能。

7.制霉菌素　制霉菌素亦为多烯类抗真菌药，体外抗菌活性与两性霉素B相仿。本品口服后胃肠道不吸收。

（1）适应证：适用于治疗皮肤黏膜念珠菌病，口服该药可治疗肠道或食管念珠菌病；局部用药治疗口腔念珠菌病、阴道念珠菌病和皮肤念珠菌病。

（2）注意事项：对本品过敏的患者禁用。孕妇及哺乳期妇女慎用。

第四节　糖皮质激素合理用药

糖皮质激素具有调节糖、蛋白质及脂肪代谢，抑制免疫功能等作用，广泛应用于危重症疾病的抢救。大量数据表明，糖皮质激素的不合理使用可导致各种不良反应，有的还会增加许多疾病的诊断与治疗难度，甚至危及患者的生命。糖皮质激素的不合理使用表现在诸多方面，如无指征用药，超范围、超剂量、超疗程用药等，也存在某些情况下的用药剂量与疗程不足，影响临床疗效。因此，加强激素类药物的合理应用具有重要的现实意义。

一、滥用的危害

糖皮质激素有许多副作用，盲目滥用危害很大。该类药常见的副作用和并发症有医源性皮质醇增多症、撤药综合征、疾病反跳等。例如在大剂量使用糖皮质激素进行治疗时，突然停药患者会产生疲乏无力、发热、恶心、肌痛等症状。糖皮质激素类药物的使用不当还会引起消化性溃疡或使原有溃疡病复发或恶化；影响儿童生长和骨骼成熟；引起骨质疏松、自发性骨折和无菌性骨坏死；还可以引起白细胞计数增高、淋巴细胞减少和骨髓脂肪浸润等。

二、用药原则

（一）因人（病）而异

糖皮质激素用药应根据患者身体和疾病情况，并充分考虑肾上腺皮质分泌的昼夜节律性，确定适宜的给药方法和疗程，充分发挥药物疗效。尽量减少不良反应。糖皮质激素的疗程和用法可分为以下几种。

1.大剂量冲击疗法　用于严重中毒性感染及各种休克。氢化可的松首次剂量可静滴

200～300 mg，一日量可达 300～500 mg 以上，疗程不超过 3～5 d。目前临床多用甲泼尼龙。

2. 一般剂量长期疗法　用于结缔组织病、肾病综合征、顽固性支气管哮喘、中心性视网膜炎、各种恶性淋巴瘤、淋巴细胞性白血病等。一般开始时用泼尼松口服 10～20 mg 或相应剂量的其他皮质激素制剂，一日 3 次，产生临床疗效后，逐渐减量至最小维持量，持续数月。

3. 小剂量替代疗法　用于垂体前叶功能减退、阿狄森病及肾上腺皮质次全切术后。一般维持量，可的松每日 12.5～25 mg，或氢化可的松每日 10～20 mg。

4. 隔日疗法　皮质激素的分泌具有昼夜节律性，每日上午 7～10 时为分泌高潮，约 450 nmol/L，随后逐渐下降，下午 4 时约 110 nmol/L，午夜 12 时为低潮，这是由促肾上腺皮质激素（ACTH）昼夜节律所引起的。临床用药可随这种节律进行，即长期疗法中对某些慢性病采用隔日一次给药法，将一日或两日的总药量在隔日早晨一次给予，此时正值激素正常分泌高峰，对肾上腺皮质功能的抑制较小。实践证明，外源性皮质激素类药物对垂体-肾上腺皮质轴的抑制性影响，在早晨最小，午夜抑制最大，隔日服药用泼尼松、泼尼松龙等中效制剂较好。

5. 注意选择给药途径　糖皮质激素口服吸收的速度与其脂溶性成正比，而注射给药的吸收速度则与其水溶性的程度成正比。它们的磷酸钠盐及琥珀酰钠盐为水溶性制剂，可用于静脉注射或作为迅速吸收的肌内注射剂。混悬剂吸收缓慢，关节腔内注射可维持约 1 周。长期大面积皮肤给药，可吸收产生全身作用和不良反应。

（二）妊娠期妇女用药

糖皮质激素可透过胎盘屏障。人类使用药理剂量的糖皮质激素可增加胎盘功能不全、新生儿体重减少或死胎的发生率。尚未证明对人类有致畸作用。妊娠时曾接受一定剂量的糖皮质激素者，所产的婴儿需注意观察是否出现肾上腺皮质功能减退的表现。对早产儿，为避免呼吸窘迫综合征，而在分娩前给母亲使用地塞米松，以诱导早产儿肺表面活化蛋白的形成，由于仅短期应用，对幼儿的生长和发育未见有不良影响。

（三）哺乳期妇女用药

哺乳期妇女使用生理剂量或低药理剂量（每日可的松 25 mg 或泼尼松 5 mg 或更少）对婴儿一般无不良影响。但是，如乳母接受大剂量的糖皮质激素，则不应哺乳，由于糖皮质激素可由乳汁中排泄，对婴儿造成不良影响，如生长受抑制、肾上腺皮质功能受抑制等。

（四）小儿用药

小儿如长期使用肾上腺糖皮质激素，需十分慎重，因激素可抑制患儿的生长和发育，如确有必要长期使用，应采用短效（如可的松）或中效制剂（如泼尼松），避免使用长效制剂（如地塞米松）。口服中效制剂隔日疗法可减轻对生长的抑制作用。儿童患者长程使用皮质激素必须密切观察，患儿发生骨质疏松症、股骨头缺血性坏死、青光眼、白内障的危险性都增加。

（五）老年人用药

老年患者应用糖皮质激素易发生高血压，尤其是更年期后的女性应用易发生骨质疏松。此外，老年人对 α 受体阻断剂、β 受体阻断剂比较敏感，对药品所致的降压作用敏感，并可使老年人发生体温过低的现象。

（六）肝功能障碍者用药

糖皮质激素在体内的分布，以肝中最多，血浆次之，脑脊液、胸水、腹水再次之，肾和脾中分布少。可的松和泼尼松需在肝内分别转化成氢化可的松和泼尼松龙才有生物活性，而肝功能不全者，药物在肝脏的转化会出现障碍。因此，严重肝功能不全者，不宜服用泼尼松治疗,而宜选用不需肝脏代谢能直接发挥药物作用的泼尼松龙。

三、合理使用

1. 要有明确的指征和治疗目的　须考虑患者年龄、性别、病情以及有无并发症的情况,做到能不用就不用,能少用就少用,能短期使用就不长期使用。

2. 应根据病情和患者的具体情况确定剂量和疗程　一般应以小剂量来控制或缓解其主要症状,当收到临床治疗效果时,就逐渐减量至停用。切不可大量长期应用,也不可骤然停药,以防肾上腺危象的发生。

3. 感染时应用糖皮质激素应权衡利弊　一方面,非生理性糖皮质激素对抗感染不利。生理剂量的肾上腺皮质激素可提高肾上腺皮质功能减退症患者对感染的抵抗力。非肾上腺皮质功能减退患者接受药理剂量糖皮质激素后易发生感染,这是由于患者原有的疾病往往已削弱了细胞免疫和(或)体液免疫功能,长疗程超生理剂量使用糖皮质激素使患者的炎症反应、细胞免疫、体液免疫功能减弱,由皮肤、黏膜等部位侵入的病原菌不能得到控制。在激素作用下,原来已被控制的感染可活动起来,最常见者为结核感染复发。另一方面,在某些感染时应用激素可减轻组织的破坏、减少渗出、减轻感染中毒症状,但必须同时用有效的抗菌药物治疗,密切观察病情变化,在短期用药后,即应迅速减量、停药。

4. 规避禁忌证和慎用患者

(1) 规避禁忌证:对糖皮质激素过敏者、严重的精神病(既往和现在)、癫痫、活动性消化性溃疡病、新近胃肠吻合术后、骨折、创伤修复期、角膜溃疡、高血压、糖尿病、低血钾、严重的骨质疏松症、肾上腺皮质功能亢进症、股骨头坏死和未能用抗菌药物控制的病毒、细菌、真菌感染者禁用。

(2) 下列患者慎用:心脏病或急性心力衰竭,憩室炎、情绪不稳定和有精神病倾向、青光眼、白内障、肝功能损害、眼单纯性疱疹、高脂血症、甲状腺功能减退症(此时糖皮质激素作用增强)、重症肌无力、胃炎或食管炎、肾功能损害或结石、骨质疏松症、结核病等。

5. 坚持随访检查　长期应用糖皮质激素者,应定期检查以下项目:

(1) 血糖、尿糖或糖耐量试验,尤其是有糖尿病或糖尿病倾向者。

(2) 小儿应定期监测生长和发育情况。

(3) 眼科检查,注意白内障、青光眼或眼部感染的发生。

(4) 电解质和大便隐血。

(5) 高血压和骨质疏松的检查,老年人尤应注意。

第五节　非甾体抗炎药合理用药

一、滥用危害

1. 胃肠道损害　非甾体抗炎药(NSAID)滥用现象较为严重,胃肠道损害发生率居高不下。其中吲哚美辛、阿司匹林、甲芬那酸、吡罗昔康等均可引起消化不良、黏膜糜烂、胃及十二指肠溃疡出血,严重者可致穿孔。不能耐受 NSAID 或大剂量使用 NSAID 者,年老,有胃肠出血史、溃疡史,或同时使用糖皮质激素、抗凝血药,均是造成胃肠道损害的危险因素。

2. 肾损害　表现为急性肾功能不全、间质性肾炎、肾乳头坏死及水钠潴留、高血钾等,其中肾功能不全的发生率仅次于氨基糖苷类抗生素,占所有能引起肾功能不全药物的 37%。布洛芬、萘普生可致肾病综合征,酮洛芬可致膜性肾病,吲哚美辛可致肾衰竭和水肿。引起肾损害的危险因素有大剂量长期使用 NSAID 或复方 NSAID,年老伴心、肾、肝等并发症,使用利尿剂者。

3. 肝损害　大多数 NSAID 均可导致肝损害,如长期大剂试使用对乙酰氨基酚可致严重肝脏损害,尤以肝坏死多见;特异质患者使用水杨酸类可致肝损害。

4. 心脑血管意外事件　2004 年 9 月选择性 COX-2 抑制剂罗非昔布在预防肠息肉恶变的临床试验中因观察到连续服用 18 个月时出现心脑血管事件(心肌梗死、脑卒中、猝死)明显高于对照组而撤出市场。塞来昔布目前在临床上仍继续使用,但是其心血管事件发生率与服药疗程及剂量呈正相关,长期服用导致心血管事件的风险较不服药者高。

5. 其他不良反应　多数 NSAID 可抑制血小板聚集,使出血时间延长。阿司匹林、氨基比林、对氨基水杨酸可致粒细胞减少;阿司匹林、美洛昔康等可引起荨麻疹、瘙痒、剥脱性皮炎等皮肤损害;多数 NSAID 可引起头痛、头晕、耳鸣、视神经炎等中枢神经系统疾病;布洛芬、舒林酸偶可致无菌性脑膜炎。

二、用药原则

1. 发热　治疗高热应先采用物理降温,如冰袋冷敷、酒精擦浴等,物理降温无效时再考虑选用解热药。解热药不能替代抗感染、抗休克等治疗措施。当遇到发热而未明确原因时,不能首选使用解热药,以免掩盖症状、贻误诊断。在查明发热原因并进行治疗的同时,再根据下列指征选用解热药:

(1) 发热 39℃以上,危及生命,特别是小儿高热惊厥。

(2) 发热虽不高,但伴有明显的头痛、肌肉痛、失眠、意识障碍,严重影响患者休息及疾病恢复时。

(3) 持续高热,已引起心肺功能异常,或患者对高热难以耐受时。

(4) 某些疾病治疗中,长期伴有发热而不能自行减退时,如急性血吸虫病、丝虫病、伤寒、布氏杆菌病、结核以及癌症发热等。

2. 疼痛　对于疼痛症状不能首选使用镇痛药,而应找出疼痛原因后再采用药物止痛。解热镇痛药物仅有中等程度的镇痛作用,对于头痛、牙痛、肌肉痛、关节痛、神经痛、月经痛、中等程度的术后疼痛以及肿瘤疼痛的初期效果较好,而对于平滑肌痉挛性疼痛、创伤剧痛、肿瘤晚期剧烈疼痛等无效。

3. 炎症　本类药的抗炎作用适用于治疗风湿性、类风湿性疾病,某些药也用于治疗全身性红斑狼疮、骨关节炎、强直性脊柱炎及痛风和其他非感染性慢性炎症。

风湿性、类风湿性疾病的治疗需要一个长期过程,NSAID 虽作为本类疾病的首选,但不能影响疾病本身的免疫病理反应而改变病程,因此,常需合用能改变病情的二线药(如疾病调节性关节炎药物)。糖皮质激素作为治疗本类疾病的三线药,由于易引起多种不良反应,只有当伴有严重的血管炎、多脏器损害、持续高热以及严重贫血等指征,或使用 NSAID 及二线药无效时,才考虑选用。关节炎的病因各异,治疗用药也不同,首先应明确诊断。

三、合理使用

1. 选择性 COX-2 抑制剂(如昔布类)与非选择性的传统 NSAID 相比,能明显减少严重胃肠道不良反应,不过在应用这类药物时应当结合患者的具体情况使用最低的有效剂量,疗程不宜过长。有心肌梗死病史或脑卒中病史者禁用。

2. 必须指出的是,无论选择何种 NSAID,剂量都应个体化;只有在一种 NSAID 足量使用 1~2 周后无效才更改为另一种。

3. 避免两种或两种以上 NSAID 同时服用,因其疗效不叠加,而不良反应增多。不过应当注意的是,在服用塞来昔布时不能停服因防治心血管病所需服用的小剂量阿司匹林,但两者同服会增加胃肠道不良反应。

4. 美国老年病协会(AGS)在其 2009 年年会上发布了新的《老年慢性疼痛药物治疗指南》,几乎禁止使用 NSAID 治疗 75 岁及以上高龄老年人的慢性疼痛。新指南建议,对于中、重度疼痛或疼痛导致生活质量明显下降的老年患者,应考虑用阿片类药物治疗。

5. 坚持阶梯式增加用药量直至达到最好疗效和阶梯式渐次减量。

6. 为减少不良反应,宜餐中服药,如口服肠胃不能耐受时,可选用另外途径给药,如外涂或塞肛,一般选择栓剂塞肛;胃部不能耐受时,亦可选用肠溶剂型。

7. 长期应用本类药物的患者应定期检查肝、肾功能,肝、肾功能不全者应慎用或禁用;阿司匹林、吲哚美辛等易透过胎盘屏障,诱发畸胎,妊娠期妇女禁用;特异体质者可引起皮疹、哮喘等过敏反应,以哮喘最多见,因此,哮喘患者禁用;尽量避免使用或慎用含氨基比林的复方制剂。

8. 发热需要采用 NSAID 时。应首选对乙酰氨基酚,并且在患者大量出汗时注意补充水分,预防脱水。

第六节　维生素合理用药

一、滥用危害

1. 维生素 A 长期大量服用,会出现疲劳、软弱、全身不适、发热、颅内压增高、夜尿增多、毛发干枯或脱落、皮肤干燥瘙痒、食欲缺乏、体重减轻、四肢痛、贫血、眼球突出、剧烈头痛、恶心、呕吐等中毒现象。

2. 维生素 B_1 大量使用,会引起头痛、眼花、烦躁、心律失常、水肿和神经衰弱。临床妇女大量使用维生素 B_1 可引起出血不止。接受大量维生素 B_1 可致新生儿产生维生素 B_1 依赖综合征。

3. 虽然维生素 C 的毒性很小,但长期过量服用仍可产生一些不良反应。大量口服或注射维生素 C(一日量>1 g),可引起腹泻、皮肤红亮、头痛、尿频(一日量 600 mg 以上时)、恶心、呕吐、胃痉挛。

4. 长期大量使用维生素 D 会引起低热、烦躁、哭闹、惊厥、厌食、体重下降、肝脏肿大、肾脏损害、骨骼硬化等病症,比佝偻病的危害更大。

5. 长期服用大量维生素 E(一日量 400～800 mg),可引起视力模糊、乳腺肿大、腹泻、头晕、流感样综合征、头痛、恶心、胃痉挛、乏力。长期服用超量(一日量>800 mg),对维生素 K 缺乏患者可引起出血倾向,改变内分泌代谢(甲状腺、垂体和肾上腺),改变免疫功能,影响性功能,并有出现血栓性静脉炎或栓塞的危险。

二、合理使用

1. 区分治疗性用药和补充摄入量不足的预防性用药　在治疗性用药时,使用维生素的指征应明确。

(1) 预防维生素 D 缺乏:成年人口服一日 0.01～0.02 mg(400～800 U);维生素 D 缺乏的治疗性用药,成人口服一日 0.0235～0.05 mg(1 000～2 000 U);维生素 D 依赖性佝偻病,成人口服一日 0.25～1.5 mg(1 万～6 万 U),最大量一日 12.5 mg(50 万 U)。用以治疗低钙血症时,需要定期复查血钙等有关指标,避免同时应用钙、磷和维生素 D 抑制剂。治疗维生素 D 过量,除停用外,应给予低钙饮食,大量饮水,保持尿液酸性,同时进行对症和支持治疗。

(2) 维生素缺乏症:① 摄入不足:如食谱不合理、偏食、长期食欲缺乏、老年人吞咽困难等;② 吸收障碍:肝胆疾病、胃液分泌不足、胃酸缺乏、肠萎、胃大部切除术后、胃肠功能减退、慢性腹泻等;③ 需要量增加:儿童、妊娠及哺乳期妇女、特殊工种工人、长期患有消耗性疾病的患者;④ 长期服用广谱抗生素:可使肠道细菌受抑制而不能合成维生素;⑤ 烹调方法不当:如淘米过度、煮粥加碱、油炸食物等;⑥ 药物相互作用:如久服液状石蜡可以引起脂溶性维生素的缺乏;长期服用异烟肼的患者,易发生维生素 B_6 缺乏;⑦ 某些疾病所致的缺乏:妊娠及哺乳期妇女、疟疾患者出现叶酸缺乏;肝肾功能不全者易发生维生素 C 缺乏;严重肝脏疾病时易出现维生素 K 的合成障碍。另外,维生素还用于某些疾病的辅助治疗,如过敏性疾病、心血管疾病和缺铁性贫血常辅用维生素 C。维生素 B_1 则辅助用于神经、精神疾病的治疗。

2. 严格掌握剂量和疗程　急性中毒可发生于大量摄取维生素 A(成人超过 150 万 U,小儿超过 7.5 万～30 万 U)6 h 后。患者出现异常激动、头晕、嗜睡、复视、头痛、呕吐、腹泻、脱皮,婴儿头部可发现凸起肿块,并有躁动、惊厥、呕吐等颅内压升高、脑积水、假性脑瘤表现。每日服用 25 万～50 万 U 的维生素 A 长达数周甚至数年者,也可引起慢性中毒。孕妇服用过量的维生素 A,还可导致胎儿畸形。

3. 针对病因积极治疗　大多数维生素缺乏是由于某些疾病所引起的,所以应找出原因,从根本上进行治疗,而不应单纯依赖维生素的补充。

4. 掌握用药时间　如水溶性维生素 B_1、维生素 B_2、维生素 C 等宜餐后服用,因此类维生素会较快地通过胃肠道,如果空腹服用,则很可能在人体组织未充分吸收利用之前就被排出。此外,脂溶性维生素 A、维生素 D、维生素 E 等也应在餐后服用,因餐后胃肠道有较充足的油脂,有利于它们的溶解,促使这类维生素更容易吸收。

5. 注意维生素与其他药物的相互作用　液状石蜡可减少脂溶性维生素 A、维生素 D、维生素 E、维生素 K 的吸收并促进它们的排泄。维生素 B_6 口服 10～25 mg,可迅速消除左旋多巴的治疗作用。光谱抗生素会抑制肠道细菌而使维生素 K 的合成减少。有酶促作用的药物,如苯巴比妥、苯妥英钠以及阿司匹林等,可促进叶酸的排泄。维生素 C 能破坏维生素 B_{12}。铁剂伴服维生素 C 可以增加铁离子的吸收量。维生素 C 和维生素 B_1 不宜与氨茶碱合用,也不宜与口服避孕药同服,以免降低药效。

第七节　中西药联用

一、中西药相互作用

随着中西医药结合的深入发展,中西药组方、中药注射剂不断问世。中西药联合应用治疗疾病也日益增多。一方面,中西药合理并用和(或)中西药组方制剂合理应用,具有扩大适应证范围、标本兼顾、提高疗效、缩短疗程、降低药品不良反应、减少用药量、节省药材以及有利于剂型研制、改进的特点,充分发挥单独使用中药或西药所没有的治疗作用,显示了合理并用药物的优越性。另一方面,不合理的中西药并用(包括中西药组方制剂),有可能使药效降低甚至消失,增加药品不良反应发生率,引起药源性疾病,严重者致残,甚至导致死亡。因此,掌握中西药相互作用具有重要的临床意义。

(一)中西药物在药动学方面的相互作用

1. 相互作用影响药物吸收　大多数中成药中含有部分的重金属及金属离子,当与一些还原性的西药配伍使用时,易产生有毒化合物或络合形成不溶性的络合物,造成药物吸收的降低。如含皂苷成分的常用中药如人参、三七、远志、桔梗等与含金属盐类的药物如硫酸亚铁、枸橼酸铋钾合用,可形成沉淀,使两种药物的吸收减少。四环素族的抗生素与含金属离子的中药如石膏(含 Ca^{2+})、海螵蛸(含 Ca^{2+})、赤石脂(含 Fe^{3+}、Al^{3+}、Mg^{2+})、滑石(含 Mg^{2+})、明矾(含 Al^{3+})等同服时,能与上述金属离子发生螯合反应,形成金属络合物,从而降低四环素的胃肠道的吸收。丹参中的丹参酮可与抗酸药中的金属离子形成螯合物,从而降低丹参的生物利用度。洋金花、曼陀罗、莨菪等一些含生物碱的中药,可抑制胃蠕动及排空,延长红霉素在胃内的滞留时间,使其被胃酸破坏而降低疗效。

2. 相互作用影响药物分布　一些中西药合用后的相互作用是使主要药效成分在体内的分布情况发生改变,有时会造成难以预料的毒副作用或疗效降低。如抗癌中药黄药子与西药阿霉素之间存在药动学的相互作用,黄药子影响阿霉素的组织分布,使阿霉素的血浆药物浓度增加,心脏毒性增加。中药当归的有效成分中含有香豆素,与血浆蛋白有很强的结合力,可以使磺胺类药物及保泰松被游离出来,药效增加。部分中成药含有的鞣质类化合物,在与磺胺类药物合用时,可导致磺胺类药物在血及肝脏的浓度增加,严重者可发生中毒性肝炎。

3. 相互作用影响药物代谢　中药对肝药酶的抑制或诱导作用,是影响化学药物代谢的一个主要方面。如中药制剂的药酒剂中含一定浓度的乙醇,它能使肝药酶活性增强,在与苯巴比妥、苯妥英钠、苯乙双胍、胰岛素等合用时,使上述药物在体内代谢加速、半衰期缩短,药效下降。芸香科中药的陈皮、橘红、佛手中的黄酮类成分橙皮苷能够抑制 P450 - 3A4 酶(简称 CYP3A4)的活性,可对以 CYP3A4 为代谢底物的药物代谢产生抑制。银杏、丹参等中药抑制香豆素的降解,与华法林合用可产生蓄积而引起多种出血反应。

4. 相互作用影响药物排泄　部分药物会碱化或酸化肾小管内尿液,影响合并药物的重吸收,引起排泄速度的变化。碱性较强的中药硼砂与阿司匹林等酸性药合用时,因碱化尿液可使阿司匹林等酸性药的排泄加快,疗效降低。含有机酸的中药如乌梅、木瓜、山楂、陈皮等可以酸化尿液,当与磺胺药合用时,因有机酸可酸化尿液,使磺胺的溶解度降低,导致尿中析出结晶,引起结晶尿或血尿。

（二）中西药物在药效学方面的相互作用

在中西药联合使用过程中,其药理作用可能发生拮抗、协同及相加。合理配伍可起协同作用,减轻毒副作用。如黄芩的提取物黄芩黄酮 A 可降低细胞端粒酶的活性,具有抗肿瘤活性,对顺铂、阿霉素、氟尿嘧啶等化疗药物有增效作用。人参皂苷对于庆大霉素所致的急性肾衰竭有明显的治疗作用。但若配伍不当,可产生拮抗作用降低药效,并引起严重的不良反应,应引起重视。

（三）常见的中西药物相互作用（表 7-2）

表 7-2 常见中西药相互作用

中药	西药	相互作用
含有机酸的中药: 如乌梅、山楂、缬草、柠檬、木瓜、五味子丸、生脉散冲剂、六味地黄丸等	• 四环素族、酸性药物（呋喃妥因、阿司匹林等） • 碱性药物（碳酸氢钠、复方氢氧化铝、利血平等）、红霉素、氨基糖苷类、降血糖药、胰酶、锌剂 • 磺胺类	• 增强疗效,降低毒副作用 • 药理性拮抗作用 • 增加毒副反应
含碱性: 硼砂,以及含碳酸氢钠的中成药;冰硼散、健胃片、喉炎丸、行军散、通窍散	• 弱酸性药物:苯巴比妥、阿司匹林、保泰松、呋喃妥因、先锋霉素、阿莫西林等 • 四环素类 • 左旋多巴 • 氨基糖苷类抗生素 • 苯唑西林钠、红霉素 • 奎尼丁	• 药物排泄增加,血药浓度降低而影响疗效 • 四环素类吸收减少,疗效降低 • 生成无生物活性的黑色素,降低疗效 • 抗菌作用增强,同时增加耳毒性,故应慎重 • 可防止被胃酸破坏,增加肠道吸收,使抗菌作用增强 • 减少奎尼丁的肾排泄,使血药浓度升高,可引起中毒
含金属离子的中药: 钙:石青、龙骨珍珠、瓦楞子、牡蛎、牛黄解毒丸、黄连上清丸、止嗽化痰丸、乌鸡白凤丸等	• 红霉素、维生素 D • 酸性西药、硝苯地平、心可宁等、铁剂、磷酸盐类、硫酸盐类、强心苷、磺胺类、异烟肼、四环素、氨基糖苷类 • 洋地黄类	• 增强疗效或降低毒副作用 • 降低疗效或增强毒副作用 • 增强洋地黄类药物的作用和毒性
铁、镁、铝、铋: 自然铜、磁石、赤石脂、石决明、海乳石、代赭石、明矾、牛黄解毒片、复方罗布麻片、脑立清、舒筋活血丸、胃舒宁等	• 四环素类、异烟肼、洋地黄类、氟喹诺酮类、左旋多巴、泼尼松龙	• 降低药效或增强毒副作用

续表

中药	西药	相互作用
含鞣质的中药： 大黄、地榆、四季青、虎杖、诃子、石榴皮、牛黄解毒片、大黄䗪虫丸、黄连上清丸、麻仁丸、利胆片、七厘散、感冒宁、珠黄散等	• 四环素类、红霉素、氯霉素、异烟肼、利福平、新霉素、阿莫西林、克林霉素、林可霉素、制霉菌素	• 同服生成鞣酸盐沉淀，难以吸收，降低各自生物利用度和药效
	• 金属离子类，如碳酸钙、氢氧化铝、复方氢氧化铝等；含生物碱类，如麻黄碱、小檗碱、利血平、阿托品、奎宁	• 生成难吸收的沉淀物而降低药效
	• 磺胺类	• 导致血中和肝中磺胺类浓度增高，严重者中毒
	• 含碳酸氢钠，如小儿消食片	• 鞣质可使其分解而失效
	• 核黄素、烟酸片、咖啡因、茶碱、维生素 B_1	• 降低大黄的排泄作用，与鞣质产生永久性结合，排出体外，失去作用
含苷类： 黄芩、大黄、龙胆草及其中成药；人参归脾丸、蒙石滚痰丸、参脉饮、大黄䗪虫丸等	• 酸性较强类：维生素 C、烟酸、谷氨酸、胃酶合剂、稀盐酸等 • 强心苷	• 酸性药物可使苷类分解，降低药效 • 药理效应增加，增强毒副作用
含氰苷： 桃仁、苦杏仁、白果及其中成药；桑菊感冒片、麻仁丸、橘红丸、通理肺丸等	• 麻醉、镇静、止咳药，如可卡因、吗啡、苯巴比妥等	• 加重呼吸抑制

二、中西药联合应用的原则

（一）对单用中药或西药疗效较好的疾病，一般不中西药联合应用

治病用药应当有针对性，力求药简力专，而不是中西药的盲目重叠。不合理的联合用药，一则可造成药品浪费，增加药费开支；二则用药种类越多，产生的毒副作用就相应增多。据报道，五种药物合用副作用为 18%，六种以上药物合用副作用可达 80%。因此，药物联用种类越多，药物相互作用就越突出，出现配伍禁忌的可能性就越大。

（二）中西药联合应用确能增强疗效者，应当联合应用

例如病毒感染，中西药合用常能提高疗效。腹部术后酌情选用益气养血、理气活血之剂能加快伤口愈合、减少粘连的发生。很多妇科疾病用中西药联合治疗往往取得较满意的疗效。有些疾病单用中药或西药疗效欠佳，又无中西药联合应用的成熟经验时，亦可在中西医双重理论指导下进行探讨，但需注意配伍禁忌。

（三）辨病辨证相结合

中西医是从不同角度认识同一机体，但由于中西医未能从理论上达到融会贯通，故中西药联合应用应首先明确中西医双重诊断，力求中医辨证与西医辨病相统一，从而制定出中西药的最佳联合用药方案。

（四）重视现代研究成果

现代医学科学研究成果为临床上能更有针对性地选用中药提供了理论基础,有助于在辨证的基础上合理选用中药,而不是把具有相同作用的药物盲目叠加。此外,现代医学对中药成分和含量的研究也为临床合理联用中西药提供了科学依据。

参考文献

[1] 李大魁. 药学综合知识与技能[M]. 北京:中国医药科技出版社,2008.

[2] 孙淑娟. 抗菌药物治疗学[M]. 北京:人民卫生出版社,2008.

[3] 刘俊田. 中西药相互作用与配伍禁忌[M]. 西安:陕西科学技术出版社,2000.

[4] 郭慧玲,汪国华. 临床药物学概论[M]. 西安:第四军医大学出版社,2004.

[5] 卢海儒. 百姓购药和用药指南[M]. 北京:中国医药科技出版社,2006

[6] 国家食品药品监督管理局执业药师资格认证中心组织编写. 药学综合与知识技能[M]. 北京:中国医药科技出版社,2013.

（撰稿人:吉倩筠）

第八章 药物警戒与药源性疾病

药品作为一种特殊商品,具有双重性质,其治疗作用(therapeutic effects,疗效)与不良反应并存,即药品除疗效外,尚可能存在危害性,有可能会损害患者健康,造成患者残疾,甚至死亡。因此,必须从本质上认识药品,熟悉药品的双重性质,时刻保持高度警惕,通过各种警戒和防范措施,尽可能把药品不良反应和不良事件消灭在萌芽状态,将不良事件的防控战略前移。

第一节 药品不良反应与不良事件

一、基本概念

（一）药品不良反应相关概念

药品不良反应(adverse drug reaction,ADR),是指合格的药品在正常的用法用量下发生的与治疗无关的或意外的有害反应。

严重药品不良反应,是指因使用药品引起以下损害情形之一的反应:

1. 导致死亡。

2. 危及生命。

3. 致癌、致畸、致出生缺陷。

4. 导致显著的或者永久的人体伤残或者器官功能的损伤。

5. 导致住院或者住院时间延长。

6. 导致其他重要医学事件,如不进行治疗可能出现上述所列情况的。

新的药品不良反应:是指药品说明书中未载明的不良反应。说明书中已有描述,但不良反应发生的性质、程度、后果或者频率与说明书描述不一致或者更严重的,按照新的药品不良反应处理。

药品突发性群体不良反应/事件:是指同一药品在使用过程中,在相对集中的时间、区域内,对一定数量人群的身体健康或者生命安全造成损害或者威胁,需要予以紧急处置的事件。其中同一药品指同一生产企业生产的同一药品名称、同一剂型、同一规格的药品。

（二）药品不良事件

药品不良事件(adverse drug event,ADE)是指药物治疗过程中所发生的任何不幸的医疗事件,而这种事件不一定与药物治疗有因果关系。除包含药品不良反应外,还包括误用、超剂量使用、药品质量问题等。为了最大限度地降低人群的用药风险,对有重要意义的ADE也要进行监测。

一般来说,药品不良反应是指因果关系已确定的反应;而药品不良事件是指在药物治疗过程中发生的因果关系尚未确定的任何不幸的医疗事件,此事件不能肯定是由该药引起,尚需要进一步评估。

药品不良事件包含的范围比药品不良反应更广(图8-1)。既包括非人为过失的不良反应,也包括人为过失导致的其他负面药物作用。实践中引发药品不良事件的人为过失主要集中在药品质量和临床用药两方面,即由假劣药品引起的不良事件及药品使用过错引起的不良事件。

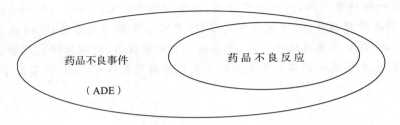

图8-1 药品不良反应与药品不良事件的关系

（三）药品不良反应的发生率

不良反应发生率目前尚无统一的表示方法,有的国家用 1/1 000、1/10 000 等分数的方法表示;另外一些国家则用"时常"发生、"偶然"发生或"罕有"发生等表示,然后规定"时常"、"偶然"和"罕有"的范围。国际医学科学组织委员会(Council for International Organizations of Medical Sciences, CIOMS)推荐后者,如表8-1所示。

表8-1 药品不良反应发生率分级标准

级别	发生概率
十分常见	$\geqslant 10\%$
常见	$1\% \sim 10\%$,含 1%
偶见	$0.1\% \sim 1\%$,含 0.1%
罕见	$0.01\% \sim 0.1\%$,含 0.01%
十分罕见	$<0.01\%$

二、药品不良反应的分类

（一）根据产生机制分类

根据药品不良反应与药理作用的关系,药品不良反应一般分为三类:A型反应、B型反应和C型反应。

1. A型反应（量变型异常）　A型反应是由药物的药理作用增强所致,常和剂量或合并用药相关。其特点是可以预测,常与剂量有关,停药或减量后症状很快减轻或消失,发生率高,但死亡率低。如阿托品引起的口干、抗凝血药物所致出血、苯二氮䓬类药物引起的嗜睡等,通常包括副作用、毒性作用、后遗效应、继发反应等。

（1）副作用:是指在治疗量出现的与治疗目的无关的不适反应。产生副作用的原因是药物选择性低,作用范围广。当一种药物具有多种作用时,除治疗作用以外的其他作用都可以认为是副作用。例如,阿托品有效抑制腺体分泌,解除平滑肌痉挛,加快心率等作用。在麻醉时利用其抑制腺体分泌,引起的腹胀、尿潴留就是副作用;用于解除消化道痉挛时,口干、心悸、视力模糊等就成了副作用。

(2) 毒性反应:是指由于患者的个体差异、病理状态或合用其他药物引起敏感性增加,在治疗量时,造成某种功能或器质性损害的反应。一般情况下,具有明显的剂量反应关系,其毒性的严重程度随剂量的加大而增强。例如:氯霉素引起的骨髓抑制;氨基糖苷所致的耳毒性等。

(3) 后遗效应:是指药物血药浓度降至最低有效浓度以下,但生物效应仍存在。例如服用镇静催眠药后,隔天早上出现困倦、头昏、乏力等症状。

(4) 首剂效应:是指某些药物在开始应用时,由于机体对药物作用尚未适应而引起的较强烈的反应。例如哌唑嗪等按常规剂量开始治疗常可致血压骤降。

(5) 继发反应:是指由于药物的治疗作用所引起的不良后果,又称治疗矛盾。不是指药物本身的效应,而是药物作用所诱发的反应。例如广谱抗生素引起菌群失调或导致某些维生素的缺乏和二重感染;免疫抑制药降低机体的抵抗力也可引起二重感染。

(6) 停药综合征:是指由于药物较长时间应用,致使机体对药物的作用已经适应,而一旦停用该药,就会使机体处于不适应状态,主要表现是症状反跳。例如一些抗高血压药骤然停用,常导致症状的严重恶化。

(7) 药物依赖性:是指连续使用一些作用于中枢神经系统的药物后,用药者为追求欣快感而要求定期连续地使用该药(精神依赖性),一旦停药会产生严重的戒断症状(生理依赖性)。如反复口服阿片类和镇静催眠药产生精神依赖性或生理依赖性。

2. B型反应(质变型异常)　B型反应是与正常药理作用完全无关的一种异常反应,可分为药物异常性和病人异常性两种。一般难以预测,常规毒理学筛选不能发现,发生率低,但死亡率高。包括特异性遗传素质反应(即特异质反应)、药物变态反应等。如青霉素引起的过敏性休克等。

(1) 特异质反应:是指因先天性遗传异常,少数患者用药后发生与药物本身药理作用无关的有害反应,指由于遗传原因而造成的药物不良代谢。例如异烟肼 N-乙酰化,服用相同剂量的异烟肼,慢乙酰化者(肝细胞内缺乏乙酰化酶的人群)可以因为药物的蓄积而导致周围神经炎。

(2) 药物变态反应(过敏反应):是指药物作为半抗原或全抗原刺激机体而发生的非正常免疫反应。这种反应的发生与药物剂量无关或关系甚少,治疗量或极小量都可发生。临床主要表现为皮疹、血管神经性水肿、过敏性休克、血清病综合征、哮喘等。具有类似结构的药物可发生交叉或不完全交叉的过敏反应。例如注射青霉素或异种血清引发全身性变态反应,表现为皮疹、恶心、呕吐、呼吸困难甚至过敏性休克致死亡。

3. C型反应(迟现性异常)　国外有些专家将一些在长期用药后出现,潜伏期较长,没有明确的时间关系的药品不良反应,或者药品能提高常见病发生率的反应列为 C 型反应。C型反应难以预测,发病机理有些与致癌、致畸以及长期用药后心血管疾患、纤溶系统变化等有关,有些机理不清,尚在探讨之中,此类 ADR 往往表现在自发呈报系统中。

(1) 致癌作用:是指化学药物诱发恶性肿瘤的作用。人类恶性肿瘤 $80\%\sim85\%$ 为化学物质所致,有些药物长期服用后,可导致机体某些器官、组织及细胞的过度增生,形成良性或恶性肿瘤,这就是药物的致癌作用。致癌作用的出现往往有数年或数十年的潜伏期,且与药物剂量和用药时间有关。要确定与用药的因果关系往往需要进行大量、长期的监测。例如化学物质诱发的恶性肿瘤。

（2）致突变:是指引起遗传物质(DNA)的损伤性变化。

（3）致畸作用:是指药物影响胚胎发育而形成畸胎的作用,例如沙利度胺(反应停)。

（二）根据严重程度分类

1. 轻度药品不良反应　指轻微反应或疾病,症状不发展,不需要治疗,不会使原有疾病复杂化,引起反应的药物只需停用即可。

2. 中度药品不良反应　ADR 症状明显,对重要器官或系统有一定损害,易恢复,需要治疗。

3. 重度药品不良反应　指重要脏器(心、肝、肾、脑、脊髓等)损害,致残、致畸、致癌、危及生命,可引起后遗症的 ADR;门诊患者需住院,住院患者需延长住院期的 ADR。

三、药品不良反应/事件的可能原因

（一）药物因素

1. 药理作用　药物本身的药理作用对机体的组织器官可能造成伤害,如氨基糖苷类药物的耳毒性、肾毒性,大环内酯类药物的胃肠道反应等。

2. 药物相互作用　联合用药过程中由于药物相互作用带来的不良反应也常有发生,甚至造成严重后果,如抗焦虑药地西泮和催眠药水合氯醛合用可致中枢神经过度抑制;抗血小板药阿司匹林与抗凝血药华法林合用可增加出血倾向等。

3. 药物杂质　药物在生产和储存过程中产生的药物中间体和分解产物可能引起 ADR。由于生产技术的限制,药物在生产过程中常残留一部分中间产物,这些中间产物虽有限但仍可能引起 ADR。如青霉素引起过敏性休克的物质就是青霉烯酸、青霉噻唑酸及其聚合物。

4. 附加剂的影响　生产过程中加入附加剂如稳定剂、增溶剂、着色剂、内包装材料等也可能成为诱发不良反应的因素。如添加二甘醇作为溶剂或助剂,其在体内水解为草酸,具有强酸性,导致肾皮质损伤和肾衰竭,严重者死亡,如美国 1937 年的"磺胺酏"和 2006 年我国"亮菌甲素"事件。

5. 药物的剂量和使用时间　在药物说明书规定的用法用量范围内,药物的剂量越大,连续使用时间越长,发生 ADR 的可能性也随之增加。例如,服用螺内酯,剂量为 100 mg 时,对男性乳房没有明显影响;当剂量为 200 mg、300 mg 时,男性乳房增大风险增加。

6. 药品质量　不同的生产企业,产品的生产工艺、质量控制措施等可能存在差别,产品质量也可能存在差别。另外产品在运输、储存过程中,环境因素的影响也可能影响产品质量。

（二）机体因素

1. 生理因素:例如年龄、性别、遗传和种族。

（1）年龄:不同年龄的患者对药物作用的反应可能存在较大差异,老年人及儿童尤为明显。

① 老年人的组织器官功能随着年龄增长伴有生理性的衰退,药物代谢和排泄速率相应

减慢,发生 ADR 的可能性较大。如左氧氟沙星主要经肾排出,老年患者常有生理性肾功能减退,因此在使用左氧氟沙星时应检测肾功能,必要时调整剂量,谨慎使用,避免发生毒性反应。

② 小儿特别是新生儿和婴幼儿各系统器官功能不健全,肝脏对药物的解毒作用及肾脏对药物的排泄能力低下,肝酶系统及血脑屏障发育尚未完善,因而易发生药物不良反应。尤其是儿童肝肾功能尚未完全发育成熟,某些药物代谢酶活性不足,肾血流量少,肾小球滤过和肾小管分泌功能弱,因此药物代谢清除较慢,儿童更易引起中毒反应。

(2)性别:部分药物反应存在性别差异,一般女性比男性多,如保泰松和氯霉素引起粒细胞缺乏症的女性和男性比例为 3:1,而氯霉素引起再生障碍性贫血的女性和男性的比例为 2:1。

2. 遗传和种族　人类人种差别对药物的吸收、分布、代谢、排泄也不同,并与遗传因素有关(药物代谢酶)。

3. 病理因素　患者的病理状况影响 ADR 的发生。如一般人对阿司匹林的过敏反应不多见,但在患有慢性支气管炎的患者中,过敏的发生率可达 28%。病理状况也影响药物在体内的过程,心功能不全及休克等疾病因血循环不畅,口服、肌内或皮下注射的药物吸收会减慢,从而降低药物疗效,在经过治疗后一旦纠正了血循环障碍,则蓄积在给药部位的药物又会大量吸收,可能产生中毒症状。

4. 个体差异与特异体制　在人群中即使是条件都相同,也有少数人对药物的反应有所不同,称为个体差异。某些过敏体质的人服用磺胺类药物可能会出现发热、皮疹、局部水肿,严重者会出现剥脱性皮炎。

某些个体用药后会出现与常人不同的异常反应,此类个体被称为特异体质。例如高铁血红蛋白还原酶缺乏者使用硝酸酯类和磺胺类药物,可出现发绀;血浆假性胆碱酯酶缺乏者使用琥珀胆碱可引起呼吸停止等。

5. 生活习惯与环境因素　患者的生活环境、生活习惯也可能影响药物的应用。如习惯饮茶、喝酒的患者服用某些药物时可能会产生 ADR。

(三)不合理用药

因为患者或个别医护人员对合理用药认识不足,滥用药物、误用药物、处方配伍不当、不按说明书用药情况目前仍存在,导致药品不良反应/事件的发生。

四、药品不良反应因果关系评定依据和评定方法

(一)药品不良反应因果关系评定依据

药品与不良反应之间的关联性评价较复杂,国际上有很多分析方法,我国使用的分析方法主要遵循下列五条原则:

1. 用药与不良反应/事件的出现有无合理的时间关系。如果有则有因果关系存在的可能性,例如青霉素引起的过敏性休克或死亡在用药后几分钟至几小时发生;吩噻嗪类引发肝损害一般为服药 3~4 周以后出现。

2. 反应是否符合该药已知的不良反应类型。如果有则有因果关系存在的可能性,如没有则需进一步研究确定是否是新的不良反应。

3. 停药或减量后,反应是否消失或减轻。如果停药后症状缓解或消除则可认为两者存在因果关系的可能性。

4. 再次使用可疑药品是否再次出现同样反应/事件。如果用药再次出现相同症状,停药则再次消失,以前确定的因果关系被再次证实,则可认为二者间确实存在因果关系。

5. 是否可用患者病情的进展、其他治疗等影响来解释。如果能则两者间存在因果关系的可能性小,需综合各种联系后确定因果关系。

(二)药品不良反应因果关系评定方法

目前,国际上对药品不良反应因果关系评价有多种方法,如 Karach-Lasagna 方法、计分推算法以及贝叶斯不良反应诊断法等。其中 Karach-Lasagna 评定方法被各种评价方法引为基本准则。它的评价准则是:① 用药与反应出现的时间顺序是否合理;② 以往是否有该药反应的报道;③ 发生反应后撤药的结果;④ 反应症状消除后再次用药出现的情况;⑤ 有无其他原因或混杂因素。本方法将因果关系确定程度分为肯定、很可能、可能、可疑、不可能5级标准。

肯定:用药时间顺序合理;停药后反应停止;重新用药,反应再现;与已知药品不良反应相符合。

很可能:时间顺序合理;该反应与已知的药品不良反应相符合;停药后反应停止;无法用患者疾病进行合理解释。

可能:时间顺序合理;与已知的药品不良反应相符合;患者疾病或其他治疗也可造成这样的结果。

可疑:时间顺序合理;与已知的药品不良反应相符合;不能合理地用患者疾病进行解释。

不可能:不符合上述各项指标。

国家药品不良反应监测中心所采用因果关系评定方法系在此方法的基础上发展起来的,其评价等级分为肯定、很可能、可能、可能无关、待评价和无法评价六个等级。

五、药品不良反应的预防

(一)A 类不良反应的预防

由剂量或血药浓度过高引起,因此在药物选择、用法用量和用药相互作用方面应注意。

1. 药物选择

(1)注意妊娠哺乳及儿童用药的特殊性。例如,氨基糖苷类药物的耳毒性,国内 50% 以上的聋哑儿童有母亲怀孕期或出生后使用本类药物史。

(2)注意肝肾功能不全患者用药选择。肝肾功能不全患者避免使用经肝代谢/肾脏排泄的药物。

(3)掌握药物的禁忌证、慎用、注意事项。

(4)询问患者的不良反应史。

2. 用法用量

(1)剂量:剂量降低可避免或减轻 ADR,肝肾功能不全患者用药需注意调整剂量。

(2)正确选择给药途径:禁止静脉小壶给药的药物有氨基糖苷、林可霉素类(可肌注和静滴);维生素 B_{12} 不可静脉给药;氨基糖苷类药物不宜用滴耳。

(3)按照说明书用药。

(4)治疗窗窄的药物应根据治疗药物监测(therapeutic drug monitoring,TDM)结果进行剂量调整。

3. 药物相互作用　避免不合理联合用药:经过同一代谢途径代谢的药物合用毒性增加。例如:阿司咪唑与特非那定,在体内经肝药酶代谢,并用肝药酶抑制剂(红霉素、酮康唑、依曲康唑、环丙沙星等)可使它们的血药浓度异常升高而致毒性反应——尖端扭转型室性心律失常。

（二）B类变态反应的预防

体内是否有足够的相应抗体是发生反应的必要条件。体内的抗体由抗原刺激生成。过敏反应表现不一,轻重差别很大,与进入机体抗原的量和抗体水平有关。

1. 一般不能用降低剂量来防止过敏反应　过敏反应的发生与过敏原的用量相关,与治疗剂量无关,因此,一般不能用降低剂量来防止。

2. 问清过敏史　如过去没有发生过敏反应则可用。但不能认为完全保险,有可能前次不发生反应,但本次使用发生反应;或用药前体内无抗体,但在用药过程中由于药物(抗原)的不断刺激,生成抗体而发生反应(甚至在停药之后若干时间发生反应)。

3. 注意交叉过敏反应　如青霉素族与头孢类抗生素即有部分交叉过敏反应。

4. 皮试　对规定需皮试的药物应作皮试,体内有致敏抗体者:皮试阳性(＋),不可以用药。体内无致敏抗体者:皮试阴性(－),可以用药,但如患者为特异体质,皮试本身即已使机体致敏。

第二节　药物警戒

药物警戒是发现、评价、理解和预防不良反应或其他任何可能与药物有关问题的科学研究与活动。国家食品药品监督管理总局自2005年3月18日起,定期在官方网站发布药物警戒快讯,包含国际国内药物警戒信息,截至2016年5月已发布166期。

一、药物警戒的目的

1. 从药物的使用和医疗与辅助治疗方面改善对患者的护理和安全性。

2. 提高与用药有关的公众健康和安全。

3. 致力于药物的效益、危害、有效性和风险的评估,鼓励安全、合理和更有效(包括成本-效益)用药。

4. 促进对药物警戒的认识、教育和临床训练,以及与公众有效的交流。

最终目标是通过对药品安全性的监测,综合评价药物的风险效益,提高临床合理用药水平,以达到公众用药安全、有效的目的。

二、药物警戒的工作内容

1. 早期发现未知(新的)严重药品的不良反应及其相互作用,提出新信号。

2. 发现已知药品的不良反应的发展趋势。

3. 分析药品不良反应的风险因素和可能的机制。

4. 对风险/效益评价进行定量分析,发布相关信息,促进药品监督管理和指导临床用药。

三、药物警戒的范围

药物警戒的范围包括：① 不合格药品；② 药物治疗错误；③ 缺乏有效性的报告；④ 对没有充分科学根据而不被认可适应证的用药；⑤ 急慢性中毒的病例报告；⑥ 与药物相关的病死率的评价；⑦ 药物的滥用与错用；⑧ 药物与化学药物、其他药物和食品的不良相互作用等。根据 WHO 的指南文件，药物警戒涉及的范围已经扩展到包括草药、传统药物和辅助用药、血液制品、生物制品、医疗器械、疫苗以及其他许多与此相关的问题。

第三节　药源性疾病及其防治

药源性疾病（drug induced diseases，DID）又称药物性疾病，简称"药物病"，为医源性疾病（iatrogenic diseases）的主要组成部分，系指药物用于预防、诊断、治疗疾病过程中，因药物本身的作用、药物相互作用以及药物的使用引致机体组织或器官发生功能性或器质性损害而出现各种临床症状的异常状态，一般不包括药物逾量导致的急性中毒。药源性疾病是由于使用药物而导致的结果，与药品不良反应密切相关（表 8-2）。

表 8-2　药品不良反应与药源性疾病的关系

特性	ADR	DID
反应程度	可轻可重	均较严重
持续时间	可长可短	均较长
发生条件（药物）	正常剂量/用法	正常/超量/错用

一、引起药源性疾病的因素

引发药源性疾病的原因很多，既有患者本身的特异体质、年龄、性别、饮食习惯等，也有药物方面的质量问题。但主要原因还是不合理用药、滥用错用药物或不按医嘱自服乱用药而造成。

（一）患者因素

1. 年龄　年龄是诱发药源性疾病的重要因素之一。小儿特别是新生儿和婴幼儿各系统器官功能不健全，肝脏对药物的解毒作用及肾脏对药物的排泄能力低下，肝酶系统及血脑屏障发育尚未完善，因而易发生药物不良反应及药源性疾病。例如，新生儿应用氯霉素后易出现灰婴综合征（grey syndrome），表现为呕吐、厌食、腹胀、面色苍白、发绀、血管性虚脱，以及循环、呼吸衰竭等，这是由于新生儿肝酶发育不完善，葡萄糖醛酸的结合力差，以及肾脏排泄能力较低使氯霉素在体内蓄积所致。新生儿使用苯比妥类药物时易发生中毒，这是因为药物与蛋白结合率低，使游离型药物的血浓度过高所致。此外，新生儿体表面积相对较大，黏膜嫩，皮肤化层薄，局部用药过多或用药时间过久易致毒性反应。例如，新生儿局部应用新霉素滴耳剂过多或过久可致耳聋。

老年 DID 发生率较青年人高，且随年龄增加而增加。老年 DID 发生与多种因素有关。

老年人肝肾功能减退,表现为肾小球滤过率和肾小管分泌能力降低、肾血流量明显减少而影响体内药物的排泄,以及肝血流量降低、肝药酶活性减弱而致解毒能力下降。此外,老年人组织器官功能减退,靶器官对某些药物作用的敏感性增高。例如,老年人应用庆大霉素时,由于肾功能减退,使该药半衰期延长而致肾毒性和不可逆性听觉和前庭功能损害。另外,老年人衰老和营养欠佳也是疾病发生的原因之一。

2. 性别 一般而言 ADR 及 DID 的发生率女性高于男性。例如,保泰松引致的粒细胞减少及氯霉素引起的再生障碍性贫血,女性的发生率分别比男性高 3 倍和 2 倍。患慢性哮喘的患者服用阿司匹林后发生过敏反应的人群中,男性占 39 %,女性占 61%。由于男女生理机能的不同,妇女在月经期和妊娠期对泻药及其他刺激性强烈的药物敏感,有引起月经过多、流产及早产的危害。

3. 遗传 遗传是个体差异的重要决定因素,遗传基因差别造成人类对药物反应的差异。例如,日本人和爱斯基摩人中有不少人是快乙酰化者,使用异烟肼易产生肝损害;而英国人和犹太人中慢乙酰化者达 60%～70%,这些人使用异烟肼易产生周围神经炎。

4. 感应性 有些患者对药物特别敏感。同等剂量的药物可引起比一般患者更强烈的反应,称之高敏性。例如,一般患者服用奎宁大于 0.6 g 会出现头痛、耳鸣、恶心、视力和听力减退等反应,但敏感者服用奎宁小于 0.3 g 即出现上述症状。此外,少数过敏体质者或致敏患者对某些药物产生一种特殊类型的过敏反应,该反应由免疫反应异常所致,称之为药物变态反应(drug allergy)。引起变态反应的常见药物有抗菌药物、解热镇痛抗炎药、疫苗等。

5. 疾病 疾病既能改变药物的药效学又能改变药代动力学,从而诱发 ADR 或 DID。例如,慢性肝、肾疾病的患者由于药物在体内的代谢及清除速率降低,使药物的血浆半衰期延长,血药浓度增高,容易引起不良反应。又如,地西泮(安定)在一般人中半衰期约为 46.6 h,肝硬化者药物半衰期可达 105.6 h,肝硬化患者使用该药后很容易诱发肝性脑病。结肠溃疡的患者服用磺胺脒后易引起中毒,这是因为溃疡面使得药物在结肠的吸收增加所致。呼吸中枢功能障碍的患者应用巴比妥类药物时,可致呼吸衰竭。

(二)药物因素

1. 药物本身原因 药物本身的不良作用可引起患者产生不期望的或有害的反应,造成损害。例如:链霉素的毒性作用(如耳毒性)可造成听力减退或永久性耳聋。药物的其他作用如过度作用、继发作用、致畸作用等均可引起药物性损害。

2. 药物相互作用因素 联用药物越多不良反应率越高;两种或两种以上的注射剂混合时,可发生某些物理或化学反应而产生沉淀,导致药源性疾病的发生。

3. 药物制剂 制剂的安全性不仅和其主要成分有关,也与主要成分的分解产物和副产物,以及制剂中的溶剂、稳定剂、色素、赋形剂等有一定关联。例如,阿司匹林原料中所含副产物乙酰水杨酰水杨酸和乙酰水杨酸酐可引起哮喘、荨麻疹等变态反应。

4. 滥用、错用药物或不按医嘱自服乱用药物 目前全球各类药品已达数万种,如此众多药品流通于市场,供应于临床。必须做好正确选择与合理使用,否则轻则增加患者痛苦和经济负担,重则危害健康与生命。

二、常见的药源性疾病

（一）药源性神经系统疾病

药源性神经系统疾病较为常见，其发生率占药物不良反应的 24.8%～26.8%，高于其他系统或组织。药物可损伤中枢神经或周围神经，损伤的结果既可能是短暂的、可逆的功能性损伤，也可能是不可逆的器质性病变。药源性神经系统疾病包括：

1. **药源性头痛** 例如当停用或中断规则服用麦角胺或咖啡因时，可发生戒断性头痛；抗高血压治疗，特别是使用钙通道阻滞剂时，可引起血管扩张性头痛；硝酸甘油、硝酸异山梨醇酯等治疗缺血性心脏病的药物，无论口服、舌下或局部给药，可以引起血管性头痛。

对于无原因的头痛，应当详细询问患者的用药情况，尤其要注意可能引起颅内压增高的药物使用情况。药物引起的颅内压增高是一种良性颅内高压症，多见于小儿，也可见于成人，主要临床表现为头痛、呕吐并伴发视神经水肿，常为可逆性，发现立即停药可恢复。可能引起良性颅内压增高的药物如皮质类固酮（口服或眼用）、达那唑、阿维A酯、氯胺酮、呋喃妥因、萘啶酸、一氧化氮、口服避孕药、维生素 A（高剂量或剂量不足）可引起药源性头痛。

2. **药源性癫痫发作** 作用于中枢神经系统或可通过血脑屏障的药物最易引起癫痫。相关药物包括抗精神病药物，巴氯芬，碳青霉烯类，氯喹，环孢素，氟烷，异烟肼，氯胺酮，利多卡因，锂剂，甲氟喹，非甾体类抗炎药，口服避孕药，青霉素类，哌替啶，异丙酚，H_2 受体阻滞剂，喹诺酮类，选择性 5-羟色胺再摄取抑制剂，茶碱，三环类抗抑郁药，疫苗类和长春新碱等。

3. **药源性脑病** 低胆固醇血症、低镁血症、系统性高血压以及老年人、肾功能损害患者对药物的代谢和消除功能不全，最容易发生这类疾病。临床表现为意识障碍、惊厥、抽搐、肌阵挛、昏迷和中毒性精神病样症状，停药后会很快消失。降糖类药物过量也可引起低血糖性昏迷。可能引起昏迷和脑病的药物包括苯二氮䓬类、抗精神病药、抗抑郁药、环孢素、阿片类、免疫抑制剂如他克罗姆、细胞毒剂如顺铂、异环磷酰胺，大剂量甲氨蝶呤、胰岛素、磺酰脲类、水杨酸盐（大剂量）、乙醇、喷他咪和奎宁等。

4. **药源性锥体外系疾病** 大多数抗精神病药物均可引起锥体外系综合征。包括帕金森综合征，急性肌张力障碍，急性静坐不能和迟发性运动障碍等。

可能引起帕金森病的药物包括抗精神病药氯丙嗪、三氟拉嗪、氟哌啶醇、氯氮平等；可能引起急性肌张力障碍的抗精神病药物尤其是丁酰苯类和吩噻嗪类、甲氧氯普胺以及类似药物，其中甲氧氯普胺引起急性肌张力障碍的发生率最高，应当避免在高危人群中使用或应减量使用；抗精神病药物最常引起急性静坐不能，总发生率 20%～75%；长期使用多巴胺拮抗剂可能引起迟发性运动障碍，年龄＞60 岁的患者使用超过 1 个月，其他患者使用超过 3 个月可能发生，药源性迟发性运动障碍有些可能是不可逆的，抗胆碱药物可能加重症状。

5. **药源性外周神经疾病** 可能引起药源性外周神经疾病的药物有长春生物碱、异环磷酰胺、铂化合物、紫杉醇和氟尿嘧啶、乙胺丁醇、甲磺酸去铁胺、呋喃唑酮、胺碘酮、氨苯砜、去羟肌苷、双硫仑、金制剂、肼屈嗪、α-干扰素、异烟肼、甲硝唑、维生素 B_6、喹诺酮类、齐多夫定和扎西他滨等。

6. **其他** 如乙肝疫苗、流感疫苗、麻疹活疫苗、腮腺炎活疫苗、狂犬病疫苗等可引起药源性吉-巴综合征。卡托普利与西咪替丁合用可发生神经系统病变，包括吉-巴综合征，并有震颤、短暂脑缺血发作以及精神失常等。甲氨蝶呤鞘内注射可直接毒害脊髓；青霉素、两性霉素 B 鞘内注射可直接或间接引起脊髓损伤。氨基糖苷类抗生素、β 受体阻滞剂、利多卡因、氯喹、克林霉素、锂剂、青霉胺、多黏菌素类、苯妥英钠、奎宁、抗胆碱药、神经肌肉阻滞剂等可引起药源性重症肌无力综合征。

（二）药源性心血管疾病

1. 药源性心力衰竭　药源性心力衰竭主要是由于药物对心肌细胞的直接毒性，引起心肌细胞变性、坏死，致心肌细胞收缩无力，或影响心脏传导系统，诱发心律失常，使心脏泵血功能发生障碍而诱发。其他如可引起心肌缺血、过敏性心肌炎或急性过敏性心包炎的药物也可引起心力衰竭。引起药源性心衰的药物有：

（1）抗心律失常药：胺碘酮、丙吡胺、普罗帕酮。

（2）强心药：洋地黄、强心苷。

（3）降血压药：利血平大剂量注射时可发生低血压及休克诱发心力衰竭或使心衰加重；二氮嗪多次重复应用可能引起水钠潴留、水肿、充血性心力衰竭；卡托普利、哌唑嗪骤然停药可诱发心力衰竭。

（4）拟肾上腺素药：多巴胺等大剂量或长期应用，可导致急性左心衰竭，与茶碱合用更易引起心力衰竭。

（5）抗精神失常药物：氯丙嗪、三环类抗抑郁药。

（6）抗肿瘤药：部分抗肿瘤药物可诱发心肌损害，严重时临床多以心衰为主要表现。如阿霉素、柔红霉素、环磷酰胺。环磷酰胺大剂量（120～240 mg/kg）可致出血性心肌坏死，甚至停药后 2 周仍可见心力衰竭。常规剂量也可发生急性多脏器功能衰竭致死（累积中毒）。

2. 药源性心律失常　药源性心律失常是指药物非治疗目的引起的心律失常，或导致原有的心律失常加重。引起药源性心律失常的药物有：

（1）抗心律失常药：Ⅰa 类药物，奎尼丁、普鲁卡因胺、丙吡胺、苯吡美诺；Ⅰb 类药物美西律、妥卡尼、阿普林定；Ⅰc 类药物常见致单形性室速，如氟卡尼、恩卡尼、普罗帕酮和莫雷西嗪抗心律失常作用极强，但也容易导致心律失常。

（2）钙拮抗药：钙通道阻滞剂易致多种缓慢型心律失常或快速型心律失常。维拉帕米较易引起传导阻滞，伴有心、肝、肾等功能不全的患者应用维拉帕米更容易引起体内蓄积，应谨慎使用，并密切监视心血管不良反应；地尔硫䓬对心脏传导系统的抑制较维拉帕米轻，房室传导阻滞发生率相对低，但对老年患者，剂量偏大时，房室传导阻滞等不良反应的发生率偏高。地尔硫䓬导致严重的心律失常为窦性停搏，其原因有年老体弱患者并发肾功能损害；与其他减慢心律药合并使用。

（3）抗病原体药：红霉素、复方磺胺甲唑、金刚烷胺、喷他脒、氯喹、酒石酸锑钾。

（4）抗抑郁药：噻吩类、三环类和四环类抗抑郁药、马普替林、曲唑酮、单胺氧化酶抑制剂。

（5）皮质激素类药：皮质激素冲击治疗期间 47% 患者出现心悸、室性早搏。

（6）其他：氨茶碱、抗组胺药物、抗肿瘤药、正性肌力药、抗凝血药、有机磷农药中毒。

3. 药源性高血压　药源性高血压临床表现为用药后出现高血压，或高血压患者在治疗过程中血压进一步升高或出现反跳甚至发生高血压危象。引起药源性高血压的药物很多，包括交感神经兴奋药、抗抑郁药（单胺氧化酶抑制剂与胍乙啶、降压灵、利血平及其制剂等抗高血压药联用时由于单胺氧化酶受抑制，可发生严重血压升高等不良反应；三环类抗抑郁药与单胺氧化酶抑制剂合用易引起高血压危象)、肾上腺皮质激素(氢化可的松、泼尼松)、非甾体抗炎药(保泰松)、口服避孕药、麻醉药物(氯胺酮、γ-羟丁酸钠、血管收缩剂与可卡因同时应用可引起严重的高血压甚至高血压危象、普鲁卡因静脉药、环丙烷)、其他(重组人促红细胞生成素;环孢素;中药如金匮肾气丸、补中益气丸、虎耳草素片、麻黄、细辛、附子等)。此外,高血压患者服用抗高血压药物治疗可出现血压升高的反常现象,如甲基多巴、可乐定、胍乙啶、利血平等静脉注射会引起短暂的血压升高。

4. 药源性低血压   应用药物后引起血压下降(低于 12/8 kPa),并且伴有头昏、乏力、嗜睡、精神不振、眩晕,甚至出现晕厥等临床症状,称为药源性低血压。治疗心血管疾病的药物是临床最常见的致低血压药物,其次是中枢神经和周围神经抑制药物,急剧降低血容量和引起过敏反应的药物也可导致低血压。常见致药源低血压的药物有:

(1)血管扩张药:硝酸甘油、硝酸异山梨酯、亚硝酸异戊酯、硝普钠、硝苯地平、卡托普利、依那普利。

(2)中枢神经和周围神经抑制药:硫酸镁、溴丙胺太林、利血平、甲基多巴、可乐定、镇静催眠药和抗癫痫药如苯二氮䓬类药地西泮、硝西泮;巴比妥类、苯妥英钠等较大剂量或静脉速度过快时可抑制延髓血管中枢引起血压下降。

(3)抗精神病药:氯丙嗪、丙米嗪、阿米替林、马普替林、苯乙肼等。多易引起老年人、高血压和动脉粥样硬化患者发生低血压,发病率约为 4%。

(4)抗病原微生物药:青霉素类、氨基糖苷类、磺胺类和某些头孢菌素类等,容易导致变态反应,一般可扩张血管,使血压下降引起药物性低血压。低血压持续时间长短不等,严重者导致过敏性休克。

(5)其他:解热镇痛药物、生物工程药品(粒细胞集落刺激因子等)。

5. 药源性肺动脉高压   肺动脉高压系多种原因引起的肺循环压力高于正常的病症,以肺血管床的进行性闭塞为主要特征,多继发于心肺疾患或肺血管本身病变,少数为原发,其中部分可能和药物有关,如阿米雷司、减肥药芬氟拉明、右芬氟拉明、毒性菜籽油、苯丙胺、L-色氨酸、偏苯丙胺、可卡因、博来霉素、环磷酰胺、依托泊苷、丝裂霉素 C 等。相关可疑缺乏证据的药物为口服避孕药、雌激素疗法、抗抑郁药。

6. 其他药源性心血管疾病   长期使用 β-受体阻滞药突然停药可致心肌缺血、不稳定型心绞痛,甚至出现心肌梗死和猝死;静脉内注入四环素类、红霉素、青霉素、万古霉素、两性霉素 B、放线菌素 D、丝裂霉素等抗生素也可引起血管栓塞性疾病;所有可致严重变态反应的药物均可引起过敏性心肌病变,如青霉素类、头孢菌素类、磺胺类、链霉素、四环素、两性霉素 B、破伤风抗毒素、阿米替林、螺内酯、苯妥英钠、保泰松、多巴胺、甲基多巴、多柔比星等等。

(三)药源性呼吸系统疾病

1. 药源性气道疾病

(1)气道阻塞:气道阻塞的临床表现为咳嗽、喘鸣,甚至严重哮喘。可引起的药物有青霉素类、头孢菌素类、静脉麻醉剂、肌肉松弛药、含碘造影剂、非甾体抗炎药、抗胆碱酯酶药物、血管紧张素转化酶抑制剂、β-受体阻滞药以及药物赋形剂如柠檬黄、苯甲酸盐类、苯汞盐类、尼泊金类、苯扎氯铵和亚硫酸盐类等。

(2)鼻塞:药源性鼻塞(鼻充血)主要是由各种因素导致鼻血管扩张,进而出现组织水肿、充血和鼻塞。易感病人使用阿司匹林及其他非甾体抗炎药不仅会引起鼻塞,而且可能引起鼻溢。最常见的原因是长期局部使用血管收缩剂,即抗鼻塞剂如麻黄碱、赛洛唑啉和羟甲唑啉等。一般在撤药时可发生,有时可发生于用药数天后。典型的血管收缩剂用于治疗鼻塞的时间不得超过 7 d。可引起鼻塞的药物有:抗高血压药物如甲基多巴、哌唑嗪、肼屈嗪和普萘洛尔等;抗抑郁药和抗精神病药物如阿米替林和硫利达嗪等;非甾体抗炎药如阿司匹林等;激素制剂如口服避孕药物;血管收缩剂。

（3）反射性支气管狭窄:许多吸入性药物如 β-受体激动药、皮质激素、异丙托胺、沙美特罗、色甘酸钠和防腐剂如苯扎氯铵等,由于药物对支气管黏膜的非特异性刺激,可致异常支气管收缩。定量吸入剂中的氢氟碳抛射剂、长效支气管舒张药沙美特罗经定量吸入器给药可以起支气管收缩。

2. 药源性肺部疾病

（1）间质性肺炎和肺纤维化:肺炎的两种主要发病机制为变态反应和直接毒性,后者更易导致肺纤维化。博莱霉素、白消安、甲氨蝶呤、环磷酰胺、苯丁酸氮芥、丙卡巴肼、硫唑嘌呤、丝裂霉素、呋喃妥因、青霉素类可引起弥漫性间质性肺炎和肺纤维化。可引起同类疾病的药物还有普鲁卡因胺、磺胺类、异烟肼、对氨基水杨酸钠、苯妥英钠、美沙酮、氯磺丙脲、肼屈嗪等。

（2）肺水肿:部分药物在治疗剂量时即可引起肺水肿,如二性霉素、二醋吗啡(海洛因)、氟哌啶醇、氢氯噻嗪、纳洛酮、利托君(静注)、沙丁胺醇(静注)和特布他林(静注)。还有些药物使用过量可引起肺水肿,如阿司匹林、秋水仙碱、右丙氧芬、双氢可待因和三环类抗抑郁药。症状有急性气促、咳嗽、泡沫痰、弥漫性双侧肺部阴影。此外,柔红霉素、多柔比星、环磷酰胺等用量过大时,可引起心脏毒性反应而发生肺水肿。

（3）肺嗜酸性粒细胞浸润症:临床特点为起病缓慢,气短、咳嗽,有些患者伴有胸痛和关节痛,少数出现发绀、喘息、咯血,周围血中嗜酸粒细胞增多。肺泡中有嗜酸性粒细胞和巨噬细胞浸润。阿司匹林、呋喃妥因、呋喃唑酮、青霉素类、丙咪嗪、对氨基水杨酸钠、氢氯噻嗪、氯磺丙脲、甲氨蝶呤、硫唑嘌呤、磺胺类等可引起嗜酸性粒细胞浸润症。

（4）红斑狼疮样肺部病变:有些药物引起系统性红斑狼疮,肺部病变是其全身表现的一部分,可能与药物代谢异常和免疫病理反应有关。异烟肼、苯妥英钠、肼屈嗪、普鲁卡因胺、利血平、甲基多巴、氯丙嗪、保泰松、青霉素类、美沙酮等可引起红斑狼疮综合征。

（5）吸入性肺炎:某些药物可能抑制咽部防御反射,使食物、口咽部的分泌物或呕吐物吸入气管,从而发生窒息或并发肺炎。可能引起该病的药物有镇静药和阿片类药物(如哌替啶、吗啡、可待因等)。另外,矿物油、液体石蜡或滴鼻油吸入下呼吸道可引起脂质性肺炎。

（6）肺部感染:长期使用抗肿瘤药物、糖皮质激素和抗生素后可引起肺部感染,由抗生素引起者以金葡菌、铜绿假单胞菌、真菌和大肠埃希菌等最常见。抗肿瘤药和糖皮质激素引起者大多为呼吸道常居菌种,长期应用此类激素还可诱发肺结核。长期大量使用利福平治疗肺结核时,存在于上呼吸道的菌类可入侵肺组织并可寄生在已被破坏的肺组织中引起病变。

3. 药源性胸膜疾病:引起胸膜病变的药物有呋喃妥因、溴隐亭、甲氨蝶呤、普萘洛尔等。细胞毒性药物如丝裂霉素、白消安、博来霉素等引起肺纤维化后,约有 10% 患者出现胸腔积液。

4. 中枢性呼吸抑制:巴比妥类、氯丙嗪、地西泮、硝西泮、吗啡、哌替啶、芬太尼、美沙酮等用量过大可引起呼吸抑制,氨基糖苷类抗生素可引起呼吸麻痹,多黏菌素、杆菌肽也可引起呼吸抑制。

（四）药源性消化系统疾病

1. **药物性口腔疾病**　许多药物可引起口腔损害，损害类型多样。临床用药时应引起足够重视。

（1）药源性味觉障碍：长期使用血管紧张素转换酶抑制剂如卡托普利、依那普利、雷米普利、培哚普利、福辛普利可致体内锌的不足，引起味觉障碍，味觉障碍通常是可逆的，具有自限性，补充锌制剂可减轻症状，停药2～3 d自愈；抗肿瘤药如环磷酰胺、阿糖胞苷、秋水仙碱、长春新碱等对生长迅速的味蕾细胞可产生毒性作用，引起味觉障碍；抗菌药物如阿莫西林、克林霉素、甲硝唑、环丙沙星、诺氟沙星、氧氟沙星、乙胺丁醇、四环素、红霉素等均有引起味觉障碍的报道，但其机制未明。三环抗抑郁药不良反应较多，包括味觉损伤。丙咪嗪、氯米帕明、地昔帕明、多塞平等均能提高味觉阈值，高浓度时对味觉刺激起阻断作用。抗精神病药氯丙嗪、奋乃静等均可引起"口腔干燥综合征"，并可导致口腔黏膜病变，进而影响味觉，导致味觉障碍。此外普罗帕酮、胺碘酮可引起味觉明显障碍，对苦辣酸甜分不清，停药后可恢复。尼莫地平（大于180 mg/d）可引起味觉异常；苯妥英钠、干扰素、硝苯地平、酮康唑、伊曲康唑、青霉胺、苯二氮䓬类也可引起味觉障碍。

（2）药源性口腔溃疡或口腔炎：引起药源性口腔溃疡或口腔炎的药物：甲氨蝶呤、硫嘌呤、氟尿嘧啶、顺铂、卡铂、多柔比星等抗肿瘤药；头孢唑林、氨苄西林、头孢氨苄、甲硝唑、异烟肼、磺胺类、诺氟沙星等抗菌药物；卡托普利等引起口腔烫伤感觉综合征，表现为口腔黏膜灼烧感，类似烫伤后的感觉，没有临床病损。吸入性糖皮质激素、氯丙嗪、丙咪嗪等可增加白色念珠菌感染，引起真菌性口腔炎。

（3）药源性牙龈增生：药物引起牙龈增生主要与三类药有关：抗癫痫药（苯妥英钠）、免疫抑制剂（环孢素）、钙通道阻滞剂（硝苯地平、维拉帕米）。贝那普利、阿普唑仑等长期应用也可引起牙龈增生。

2. **药源性食管损伤**　引起药物性食管损伤的药物，如氯化钾片、解热镇痛药（阿司匹林、吲哚美辛、保泰松、布洛芬等）、其他药物如氨茶碱、氯化铵、奎尼丁、泼尼松、氟尿嘧啶、铁制剂等药物服用不当，滞留于食管也可引起食管损伤。

3. **药源性消化道溃疡、出血**　药源性消化道溃疡、出血是常见的消化道不良反应，是由于药物的毒性或刺激性破坏了攻击因子（如胃酸、幽门螺杆菌感染）与防御因子（如HCO_3^-、胃黏膜屏障受损）之间的平衡。引起药源性消化道溃疡、出血的常见药物为：非甾体抗炎药（布洛芬、吲哚美辛、双氯芬酸、酮洛酸）；糖皮质激素；抗肿瘤药（甲氨蝶呤、阿糖胞苷等）；抗菌药物（口服青霉素可引起急性出血性腹泻与出血性结肠炎；头孢菌素类偶可引起消化道大出血；复方甲噁唑引起消化道出血；喹诺酮类药物可引起消化道溃疡；口服甲硝唑可引起食欲不振、恶心、呕吐、出血性胃炎，胃溃疡等；抗结核药可引起恶心、呕吐等消化道反应，严重可引起胃溃疡、胃出血等）；其他药物（如磺酰脲类、酚妥拉明、西咪替丁、利血平等等）

4. **其他**　氯丙嗪、丙咪嗪、多塞平、氯氮平、阿托品、东莨菪碱、抗组胺药可引起肠麻痹或肠坏死；氨苄西林、阿莫西林、头孢菌素类、林可霉素类、四环素类、氯霉素类等可引起伪膜性肠炎等等。

（五）药源性血液系统疾病

1. **药物致粒细胞减少症**　药物引起的粒细胞减少症病人常突然发热、寒战、咽喉痛、口腔溃疡、头痛和不适。大多数病人出现败血症，有的病人出现肺炎，口腔和咽喉部念珠菌感染或化脓,血液检测可见中性粒细胞减少至 $0.5\times10^9/L$,可发生致死性感染。引起粒细胞减少的药物有氯霉素、磺胺类、氨基比林、安乃近、异烟肼、甲硫氧嘧啶、丙硫氧嘧啶、吲哚美辛、锑剂、氯氮平等;氯丙嗪、苯妥英钠、苯海拉明、对氨基水杨酸、阿司匹林、奎尼丁、西咪替丁等也可引起粒细胞减少。

2. **药源性血小板减少症** 血小板计数少于 $100\times10^9/L$ 时,可确定为血小板减少症。主要特点是出血,常见表现为皮肤、黏膜出现瘀点、瘀斑,重症患者可有血便、血尿、阴道出血,少见呕血或咯血。偶见腹膜内或肠壁出血引起腹痛,罕见脑出血所致的剧烈头痛,脑出血是患者死亡的重要原因。引起血小板减少的药物有阿糖胞苷、环磷酰胺、甲氨蝶呤、巯基嘌呤、白消安、长春新碱、奎尼丁、奎宁、氯霉素、磺胺类、氨苄西林、头孢菌素类、利福平、阿司匹林、保泰松、非那西丁、氨基比林、安乃近、巴比妥类、呋塞米、氯苯那敏、氯贝丁酯等。

3. **药源性再生障碍性贫血** 引起再生障碍性贫血的药物有环磷酰胺、甲氨蝶呤、巯基嘌呤、阿糖胞苷、白消安、氯霉素、氯丙嗪、苯妥英钠等,其中氯霉素引起的再生障碍性贫血最严重,再生障碍性贫血病死率可达 50%。

(六) 药物性肝脏疾病

药物性肝脏疾病(drug induced liver disease,DILD)是指药物治疗过程中药物和(或)其代谢物损害所致或变态反应所致的肝脏疾病。

1. **急性肝损害** 由药物引起的急性肝损害包括急性细胞毒性肝炎、急性胆汁淤积性肝炎以及急性混合型肝炎。

(1) 急性细胞毒性肝炎:急性细胞毒性肝炎并无症状特异性,大多数患者停药后症状迅速改善,并逐渐恢复正常。少数患者可发展为暴发性(亚暴发性)肝炎,病死率高。目前报道可引起急性细胞毒性肝炎的药物达几百种,主要药物包括:直接损伤肝脏的药物如异烟肼、对乙酰氨基酚、酮康唑、吡嗪酰胺、丙戊酸等;造成免疫性肝损伤的药物如非甾体抗炎药、抗抑郁药、磺胺类药物、氟烷等;其他化学物质如苯丙胺等毒品,糖精钠、聚山梨酯、丙二醇等赋形剂,四氯化碳、三氯乙烯、四氯乙烯和氯乙烯等化学制剂。

(2) 药物性胆汁淤积:分为单纯胆汁淤积及急性胆汁淤积性肝炎。单纯胆汁淤积由药物抑制胆汁分泌和排泄所致,引起这类疾病的主要是激素类药物,如睾酮衍生物、口服避孕药、雌激素、醋竹桃霉素等,其他药物如红霉素、他莫昔芬、巯唑嘌呤、阿糖胞苷、环孢素等也可引起。急性胆汁淤积性肝炎撤药后症状消失并且可在几周内恢复,常见的致病药物有吩噻嗪类、抗生素类和非甾体抗炎药。

(3) 急性混合型肝炎:常由变态反应引起,以肝实质细胞损害为主。主要致病药物有三环类抗抑郁药、磺胺类药物、大环内酯类、非甾体抗炎药、丙氧芬、别嘌醇、呋喃妥因、奎尼丁、苯妥英钠等。

2. **脂肪变性** 药物可引起微泡性和巨泡性脂肪肝。药物所致微泡性脂肪肝可伴有(不伴有)肝细胞损害和炎性细胞浸润。然而即使无肝细胞坏死,如果微泡型脂肪变性分布广泛,病变进展迅速,可以引起急性肝、肾衰竭。主要致病药物有非甾体抗炎药、四环素、阿米庚酸、丙戊酸、噻萘普汀、阿司匹林等。巨泡性脂肪肝主要致病药物为糖皮质激素、门冬酰胺酶、甲氨蝶呤等。

3. **肉芽肿型肝炎** 药物引起的肉芽肿肝炎的临床特征:低热、慢性疲劳,罕见黄疸。主要致病药物有别嘌醇、奎尼丁、卡马西平、金制剂、保泰松、氨苯砜、青霉素、苯妥英钠、氟烷、异烟肼、甲基多巴、青霉胺、地西泮、阿司匹林、磺胺类、普鲁卡因胺、磺脲类降血糖药等。

4. 慢性肝炎或肝硬化　药物引起的慢性肝炎潜伏期长(6个月至2年),起病缓慢,1/3以上患者有长期服药史,致病原因主要是药物活性代谢物所诱发的免疫反应。常见的致病药物有胺碘酮、氟烷、丙戊酸、双醋酚汀、阿司匹林、苯扎隆、异烟酰异丙肼、异烟肼、甲氨蝶呤、呋喃妥因、甲基多巴等。药物可引起几种类型的肝硬化,其中伴有脂肪变性的肝硬化的主要病因为应用甲氨蝶呤、无机砷、维生素A。

此外,长期服用雄激素、雌激素和口服避孕药可引起肝腺瘤,并且偶致腺瘤癌变,发生肝细胞瘤。

(七)药源性肾脏疾病

常见的药源性肾病有急性肾衰竭、慢性肾衰竭、肾性尿崩症、溶血性尿毒综合征。

1. 药源性急性肾衰竭　表现为肾功能在数天至数周内迅速恶化。血中肌酐和尿素氮浓度迅速升高,肌酐清除率下降,尿比重和尿渗透压下降,排尿量减少,出现少尿症,也有部分病例为非少尿型;可伴有高血钾、低血钙或高磷酸血症。少尿型急性肾衰患者如得不到有效治疗,常会死于急性肺水肿和高血钾症。

(1)肾前性肾衰竭:利尿药和轻泻药过量时可引起肾前性肾衰。肾前性肾衰的危险在老年人、肾功能不全者以及合用其他具有肾毒性的药物时增加。

(2)肾内性肾衰竭:肾内性肾衰由药物引起肾内结构改变所致,又可分为肾小球滤过率改变、急性肾小管坏死、急性间质性肾炎和肾小球肾炎。

非甾体抗炎药、利尿药可影响肾小球滤过率导致急性肾衰。

氨基糖苷类(氨基糖苷类抗生素肾毒性大小的顺序为:新霉素＞阿米卡星＞庆大霉素＞妥布霉素＞奈替米星＞链霉素)、两性霉素类、头孢菌素类、大剂量青霉素类、顺铂、环孢素和放射性显影剂等均可产生直接的肾小管毒性而致肾小管坏死,其他药物如环丙沙星、甲氨蝶呤、利福平等均可引起急性肾小管坏死。

急性间质性肾炎通常在使用药物2周内发生急性肾衰,常伴有血尿和蛋白尿,一旦停用肾毒性药物,通常可在数月内自行恢复。可能引起该病的药物有非甾体抗炎药、利福平、别嘌醇、硫唑嘌呤、卡托普利、头孢类、西咪替丁、红霉素、氟喹诺酮类、呋塞米、异烟肼、甲基多巴、米诺环素、青霉素、苯巴比妥、苯妥英钠、吡嗪酰胺、磺胺类、噻嗪类、万古霉素和生物制剂。

药源性肾小球肾炎可出现蛋白尿,严重者(通常每日大于3.5 g)可导致肾病综合征,在肾病综合征中也可能发生血浆白蛋白减少、水肿、高脂血症和血液高凝性。金制剂和青霉胺在治疗类风湿性关节炎等疾病过程中可导致肾小球肾炎;非甾体抗炎药尤其是同时使用利尿药的肾衰竭患者和老年患者中容易引起微小病变性肾小球肾炎。

(3)肾后性肾衰竭:由于尿道阻塞所致,药物本身的沉积可能引起阻塞。如阿昔洛韦静脉给药,药物的溶解度低,其结晶可能在肾集合管沉积,联合用药、原有肾功能不全、低容量血症和药物用量过大时更易发生,停用药物治疗后症状可消失,因此在高剂量输入阿昔洛韦中,为预防结晶的出现,应适当增加尿量。大剂量应用甲氨蝶呤时,药物及其代谢产物也可析出结晶,在肾小管沉积造成阻塞,推荐适当补液和碱化尿液预防。磺胺类药物由于结晶的形成也可引起阻塞性肾病,该类药物可在尿道和膀胱内形成结晶和沉淀引起尿路阻塞,引起结晶尿、管型尿、血尿,甚至是少尿或无尿,5%患者可出现少尿型急性肾衰竭。

此外,乙酰唑胺、维生素D、噻嗪类等药物可诱发肾结石;氨基己酸、氨甲苯酸则可形成血块阻塞输尿管。二性霉素 B、巴比妥类、苯二氮䓬类、西咪替丁、磺胺甲基异噁唑/甲氧苄啶、贝特类、HMG-CoA 环氧化酶抑制剂、秋水仙碱、锂制剂、单胺氧化酶抑制剂、阿片类、吩噻嗪类、维生素 A 类和茶碱与横纹肌溶解症有关,横纹肌溶解症导致细胞内含物,如肌红蛋白、酶和电解质等,释放进入血液循环,这些物质代谢后可引起急性肾衰。

2. 药源性慢性肾衰竭 为肾功能进行性恶化,发生时间超过数月或数年。肾组织病变表现为肾间质灶状纤维化和淋巴细胞、单核细胞浸润,肾小管灶状萎缩,表现为贫血、呼吸困难、疲倦、嗜睡、电解质紊乱、高血压、不适、肌肉痛性痉挛、恶心、呕吐、水肿、感觉异常、多尿症、瘙痒、肾骨病、腿不宁综合征、癫痫发作等。非甾体类抗炎药和镇痛药是引发慢性肾病最常见的药物。

3. 药源性肾性尿崩症 主要症状和体征为多尿、口干和多饮等。致病药物有锂制剂、地美环素、环孢素、丝裂霉素 C、甲硝唑等。

4. 药源性溶血性尿毒症综合征 患者发生溶血性贫血、血小板减少和急性肾衰。该综合征与环孢素、丝裂霉素 C、口服避孕药和儿童使用甲硝唑有关。

（八）其他药源性疾病

1. 药源性耳病 引起药源性耳病的药物主要有氨基糖苷类抗生素、细胞毒药物、耳毒性利尿剂、水杨酸盐、非甾体类抗炎药、局部麻醉剂、奎宁、氯喹等。

新霉素、卡那霉素、阿米卡星、铂类化合物、紫杉醇等可引起耳蜗损伤,可造成听力障碍,患者多表现为听力逐渐下降、耳鸣甚至耳聋,高频听阈提高且伴有重振现象,对语言感受和辨别能力差,且听力损害多不可逆;链霉素、庆大霉素、妥布霉素可造成前庭功能损伤,患者主要表现为平衡、共济失调,眩晕、站立和步态不稳、自发性眼球震颤,头痛及恶心、呕吐。

2. 药源性骨质疏松 长时间接受超生理剂量的糖皮质激素(每日服用泼尼松 7.5 mg 或以上,时间在 1.5 年或以上)的患者均有不同程度的骨矿物质丢失,接受激素治疗时间越长,骨质疏松症状越明显;抗癫痫药物需长期服用,而长期服用可导致低钙血症、高碱性磷酸酶血症、骨质软化、骨矿含量降低,部分病例合并骨质疏松及继发性甲状旁腺功能亢进症,统称为抗癫痫药性骨病,导致骨质疏松最明显的为苯妥英钠,其次是卡马西平;过量的甲状腺激素也往往造成骨质疏松的发生。肝素、肿瘤化疗、长期锂治疗、长期应用结合磷的抗酸药、抗促性腺激素治疗及异烟肼等均有诱发骨质疏松的可能,应积极采取有效的防治措施。

3. 药物致畸 致畸药物有甾体激素(己烯雌酚、雌激素、糖皮质激素等)、维生素 K3、镇静药(巴比妥类、甲丙氨醋、氯氮)、抗痉挛药(苯妥英钠、三甲双酮)、抗甲状腺药(硫脲类、无机碘、放射性碘)、治疗糖尿病药物(磺酰脲类如甲苯磺丁脲、双胍类如苯乙双胍等)、噻嗪类利尿药、叶酸拮抗剂、麻醉药(吗啡类药物)、抗生素(链霉素、新霉素、庆大霉素、卡那霉素、四环素)、磺胺药、中草药(蒲黄、半夏等)。其他如奎宁、美克洛嗪、苯海拉明、托烷司琼、茶苯海明、氯苯那敏、布克力嗪等有潜在的致畸作用。

4. 药物致癌 目前为止,已经确定对人类有致癌作用的药物有砷化合物、氯霉素、环磷酰胺、己烯雌酚、美法仑、羟甲烯龙、非那西丁、苯妥英钠等。

三、药源性疾病的诊断方法

（一）追溯用药史

在药源性疾病的误诊病例中有一半以上的患者误诊原因是遗漏或忽略了患者的用药

史。因此,在诊断疾病时,应经常想到药物作为一种致病因子的可能性,认真仔细地询问患者治疗疾病的过程,了解其用药史是药源性疾病诊断的关键。

（二）确定用药时间或（和）剂量与临床症状发生的关系

从开始用药到发生反应或造成疾病都有一定的时间,这一段时间叫做药源性疾病的潜伏期。不同的药源性疾病的潜伏期长短是不同的,例如青霉素过敏性休克可在用药后的几秒钟至几分钟内发生,而药物性肝损害多发生在用药后的 1 个月左右。根据不同的药源性疾病的潜伏期,确定用药时间与临床症状发生的关系密切与否是药源性疾病诊断的重要依据之一。有些剂量相关的药源性疾病在剂量增加后,发生反应或反应加重,减小剂量后反应减轻或消失。如果能确定这种药物剂量与临床反应轻重的关系,也同样为诊断药源性疾病提供了有力的依据。

（三）询问既往用药史、药物过敏史和家族史

有时一种药源性疾病在第 1 次发生时很难确定,在第 2 次用药后,再次发生相同的症状时,才使医生考虑到药源性疾病的可能。另外,有些特异体质的患者常对多种药物发生不良反应,甚至其家族中有多人发生相同的药源性疾病。在怀疑到某种药源性疾病时,应注意询问患者既往使用同种或同类药物是否发生同样的临床症状,以及药物过敏史和家族史。

（四）排除药物以外的因素

由于药源性疾病是在一种或多种原发病治疗的基础上发生的,因此在诊断药源性疾病时,要注意通过一定的诊疗方法除外原发疾病和其所致的并发症、继发症,以及患者的营养状况和环境因素造成的影响,才能确立药源性疾病的诊断。

（五）确定致病药物

在药源性疾病诊断过程中,对联合应用的多种药物不能同时停用,以免延误原发病的治疗。因此,医生还要根据药物应用的先后顺序、既往用药状况和相关的不良反应报道,分析哪种药物或哪几种药物的相互作用引起药源性疾病的可能性最大,然后决定停用或改用其他药物,并继续观察患者停药后病情的变化。若停药后症状缓解,也可作为药源性疾病相关依据之一。

（六）进行必要的实验室检查和相关的试验

在药源性疾病的诊断过程中,医生应注意对患者进行以下两个方面的实验室检查和相关试验:

1. 有助于药源性疾病确诊的检查　如嗜酸性细胞计数、皮试、致敏药物的免疫学检查、血药浓度的监测、药物不良反应的激发试验等。这些检查为药源性疾病的诊断提供了可靠的依据。

2. 受损器官系统及其损害程度的检查　如体格检查、血液学和生化学检查、器官系统的功能性检查、心电图、超声波、X 线等理化检查。这些检查为确定药源性疾病的受损器官、严重程度提供了依据,同时也可指导进一步的治疗。

（七）流行病学调研

有些药源性疾病（尤以新药所致）在单个病例发生时,很难得出正确的诊断,需依据许多病例报告,或经流行病学的调研后方能确定。

四、药源性疾病的治疗

1. 多数情况下,确定不良反应,患者停用相关药物后,疾病可自愈或停止进展。

2. 如不能确定哪一种药物是致病因子时,按其药物反应的规律,逐个停用或改用其他药物治疗。进行排查、加强排泄、延缓吸收。与剂量相关的药源性疾病的治疗,临床可用静脉输液利尿、导泻、洗胃、催吐、毒物吸附剂、血液透析来加速药物的排泄,延缓、减少药物的吸收,及时拮抗,积极处理。

3. 若致病的药物明确,可选用特异性拮抗剂降低致病药物的药理活性,减轻药物不良反应。

4. 积极处理过敏反应:

(1) 对过敏性休克的治疗要第一时间抢救,切忌延误抢救时机。首选药物是肾上腺素,严重者可静滴肾上腺皮质激素,肌注异丙嗪,心搏骤停采用心肺复苏抢救治疗。

(2) 使用抗组织胺类药物抗过敏治疗。严重的过敏性药源性疾病和药物引起的自身免疫性疾病,可采用肾上腺皮质激素。

(3) 对一些临床症状可对症局部用药,但有些患者对多种药物敏感,因此在进一步治疗和选择药物时要简化治疗措施,避免此类药物的反复使用加重已发生的药源性疾病。

参考文献

[1] 中华人民共和国卫生部. 卫生部令第81号,药品不良反应报告和监测管理办法[Z].2012.

[2] 国家食品药品监督管理局人事司,国家食品药品监督管理局高级研修学院组织编写. 药品不良反应监测与监管[M]. 北京:中国医药科技出版社,2013.

[3] 明亮,王君铭. 浅析药品不良反应的成因及相应对策[J]. 中国医药指南,2013,11(4):395-396.

[4] 高清芳,刘高峰,白秀萍. 临床药师工作指南[M]. 北京:人民卫生出版社,2009.

[5] CFDA. 基本概念:什么是药品不良事件?[EB/OL]. http://www.sda.gov.cn/WS01/CL0747/63731.html.

[6] 李歆平. 药品不良反应与药品不良事件[C].2009年中国药学大会暨第九届中国药师周论文集,2009:3052-3054.

[7] CFDA. 如何表示不良反应的发生率?[EB/OL]. http://www.sda.gov.cn/WS01/CL0447/28845.html

[8] 于新蕊,曲军,王芳,等. 对药品不良反应的认识[J]. 世界最新医学信息文摘,2002,1(3):182-184.

[9] CFDA. 基本概念:药品不良反应可以分为哪几类?[EB/OL]. http://www.sfda.gov.cn/WS01/CL0747/63728.html.

[10] 王汝龙. 药品不良反应及分类[J]. 中国药品监管,2003,3:17-18.

[11] 杜文民,王永铭,程能能. 药物不良反应的判定与其研究方法(续一)[J]. 中国药物警戒,2004,1(2):17-20.

[12] 金丹,董铎,魏晶,等. 中国不良反应成因分析及预防措施[J]. 中国新药杂志,2009,18(24):2376-2381.

[13] 姚文艳,杜宜爽. 药品不良反应发生因素探讨[J]. 中国现代药物应用,2008,2(5):110-111.

[14] 钱之玉. 药物不良反应及其对策[M]. 北京:化学工业出版社,2005.

[15] 诸俊仁,桑国卫. 中华人民共和国药典临床用药须知(化学药和生物制品卷)[M]. 北京:化学工业出版社,2005.

[16] 徐叔云. 临床药理学[M]. 北京:人民卫生出版社,2005.

[17] 杨世杰. 药理学[M]. 北京:人民卫生出版社,2005.

[18] 药品不良反应报告和监测工作手册[S]. 北京:国家食品药品监督管理局药品安全监督司,2005.

[19] 杜文民,王永铭,程能能. 药物不良反应的判定与其研究方法(续完)[J]. 中国药物警戒,2004,1(2):11-13.

[20] 王永铭,宋涛能. 开展药物不良反应监测的重要意义及国内外现状[J]. 中国临床药理学杂志,1988,4:173-176.

[21] 王建刚,王永铭. 药物不良反应监测方法[J]. 中国临床药理学杂志,1992(1):52-55.

[22] CFDA. 什么是药品不良反应监测?[OE/OB]. http://www. sfda. gov. cn/WS01/CL0113/23603. html.

[23] Gittord L M. Cimetidine postmarket outpatient surveillance program.[J] JAMA, 1980,243:1532-1535.

[24] Fisher S, Bryant S G, solovita B L, et al. A patient-initiated postmarketing surveillance system[J]. Psychopharmacol Bull., 1987,23(3):400-404.

[25] Herbst A L, Ulfelder H,poskanzer DC, et al. Adenocarcinoma of the vagina association of material stillbestrol therapy with tumor appearance in young woman[J]. N Engl J Med, 1971, 284:878-881.

[26] 国家不良反应检测中心. 药品不良反应上报流程[OB/OE]. http://www. cdr. gov. cn/bszn/yp-blfysblc/.

[27] FJFDA. (一)药品不良反应基本概念及其防治原则[OE/OB]. http://www. fjfda. gov. cn/detail/d13679. html.

[28] 杜文民,张京华. 药物警戒的重要性与药物警戒论[M]. 上海:上海科技教育出版社,2004.

[29] 田丽娟. 加强药物警戒,促进合理用药[J]. 中国药房,2006,17(7):485-486.

[30] CFDA. 药物警戒快讯第5期(总第133期)[OE/OB]. http://www. sfda. gov. cn/WS01/CL0389/99936. html.

[31] 黄莉婷,陆世娟,陆朝甫. 我国药物警戒体系建设的现状与发展趋势[J]. 药学与临床研究,2014,22(1):96-99.

[32] 马爱霞,吴抒艺,王越,等. 美、法两国药物警戒机构设置的特点分析及对我国的启示[J]. 中国药物警戒,2007,4(4):207-211.

[33] 叶小飞,王海南,陈文,等. 数据挖掘在药物警戒中的应用[J]. 中国药物警戒,2008,5(1):36-40.

[34] 侯永芳,吴桂芝,杜晓曦. 乌普萨拉监测中心信号检测工作模式及启示[J]. 中国药物警戒,2013,10(1):30-33.

[35] 杨泽明,邓建雄. 药品不良反应学[M]. 北京:中国中医药出版社,2011.

[36] 张惠卿. 不合理用药与药源性疾病[J]. 中国中医药现代远程教育,2005,8(8):59-60.

[37] 蔡佰玲,孙世萍,迟丽萍. 药源性疾病概述[J]. 中国医药导报,2009,6(31):133-135.

[38] 王怀良. 常见的药源性疾病[J]. 中国社区医师,2005,3(20):23-25.

[39] 孙丹,赵鑫鑫. 药源性疾病的诊断与治疗[J]. 中国医药导报,2009,6(10):240-243.

（撰稿人：陈柳婷）

第九章　中毒解救

第一节　中毒救治的一般措施

一、清除未吸收的毒物

及早、尽快、彻底地清除已停留于机体而未被吸收的毒物是最简单又是最重要的救治，其疗效远优于毒物吸收后的解毒或其他治疗措施。

1. 体表污染毒物的消除

（1）皮肤污染：应脱下所有被污染衣物，根据毒物性质，在初步冲洗的基础上选用肥皂水、3％～5％碳酸氢钠溶液、0.02％～0.05％高锰酸钾溶液等做彻底清洗。

（2）眼内污染：可用等渗盐水或清水彻底清洗，腐蚀性毒物须反复冲洗；强碱或强酸溅入眼内，淋洗时间不少于 30 min。

（3）伤口染毒：可用过氧化氢溶液或高锰酸钾溶液冲洗，然后局部切开，使用负压吸引或引流等方法清除残留毒物；如为毒蛇咬伤可注射抗毒血清等进一步处理。

2. 胃肠道毒物的清除

大多数中毒患者为口服摄入，排毒最直接的方法是催吐、洗胃。对神志清醒的患者，只要胃内尚有毒物，均应采取催吐、洗胃的方法以清除胃内毒物。

（1）催吐

① 机械刺激法：以手指、压舌板、羽毛、棉棒或其他钝物刺激软腭、咽后壁及舌根部催吐；也可先服牛奶或蛋清与水混合液 200 ml 然后加以催吐。

② 药物催吐：吐根糖浆在服用后 30 ml 内可使大部分患者呕吐。应用此法大约可除去 25％～30％的胃内容物。在服吐根糖浆后，应立即口服液体（如水）。一般催吐越早，效果越好。吐根糖浆催吐可能有少数患者发生腹泻和轻度中枢神经系统抑制。

③ 注意事项：催吐只能用于意识清醒者。昏迷状态、呼吸抑制、抽搐或惊厥未得到控制，溃疡病活动期、主动脉瘤、食管静脉曲张、近期发生心肌梗死以及已发生剧烈呕吐者禁止催吐。老人、小儿、孕妇易造成误吸，应谨慎应用。

（2）洗胃：清除胃内毒物，阻止毒物吸收和毒物吸附，对水溶性药物中毒，洗胃比较适用。

一般经口摄入毒物 6 h 以内应洗胃，尤其在服毒后 1 h 内洗胃效果最好；意识可能很快丧失或将发生抽搐的应争取时间洗胃。

方法：清醒患者饮洗胃液 200～400 ml 后，用压舌板刺激咽部，促使呕吐，并反复进行，直到呕吐出清水而无特殊气味为止。也可采用胃管插入进行洗胃，对急性中毒患者尽量将胃内容物抽出后再进行洗胃,洗胃时每次用液体 300 ml,洗胃应多次反复冲洗,直到洗出液与注入的液体一样清澈为止。

常用洗胃液见表 9－1。

表 9－1　洗胃液的作用及注意事项

洗胃液	作用与用途	注意事项
高锰酸钾溶液 0.02%～0.05%	为氧化剂,多用于生物碱及有机物中毒,常用于巴比妥类、阿片类、士的宁、烟碱、奎宁、毒扁豆碱、氰化物、无机磷等药物中毒	① 有很强的胃黏膜刺激性,浓度不宜过高;未溶解的颗粒不得与胃黏膜或其他组织接触 ② 忌用于氧化后能增毒的毒物,如硫代硫酸酯有机磷中毒等
药用炭混悬液 成人 50～100 g,儿童 1.0 g/kg	为强力吸附剂,适用于有机及无机毒物中毒	对氰化物无效
碳酸氢钠溶液　1%～5%	弱碱性。用于多数有机磷中毒。能沉淀多数生物碱。用于硫酸亚铁中毒可形成难溶性碳酸亚铁	敌百虫、安妥等遇碱增毒的不用,也不用于强酸经口中毒
牛奶与水等量混合	可缓和硫酸铜、巴豆油、氯酸盐及汞盐中毒	
鸡蛋白	可吸附砷,沉淀汞,故可用于砷、汞等中毒	
淀粉溶液 1%～10%	对中和碘有效,用于碘中毒洗胃,直至洗出液清晰,不显现蓝色为止	
等渗盐水 0.9%	常用于中毒药物不明的急性中毒可用于硝酸银等药物中毒,形成难溶性的氯化物	不能用于汞中毒
碘化钠/碘化钾溶液　1%	用于铊中毒,形成不溶的碘化铊	洗后应再用清水或等渗盐水洗净
鞣酸溶液　3%～5%	可使大部分有机及无机化合物沉淀,如阿扑吗啡、士的宁、生物碱、洋地黄及铅、铝等重金属	可用浓茶代替,不宜在胃内滞留

注意事项:① 对已发生穿孔性腹膜炎者,应尽量采用保守疗法,此时灼伤的消化道变脆,难以缝合,可先低位造瘘引流。② 口服强酸、强碱、强腐蚀性毒物以及最近有上消化道出血或胃穿孔等应被列为洗胃禁忌证。

(3)导泻:导泻一般在催吐或洗胃后,由胃管注入或口服泻药,迅速排出进入肠道的毒物,阻止毒物自肠道吸收。常用的泻药有硫酸钠、硫酸镁、甘露醇、山梨醇和油类泻药等。常用硫酸钠或硫酸镁 20～30 g 溶解于 200 ml 水中,口服或洗胃后由胃管注入。

注意事项:① 婴幼儿和心血管系统功能不稳定者,慎用泻药。② 巴比妥类、阿片类、颠茄类、磷化锌中毒以及已发生中枢神经系统严重抑制的中毒不用硫酸镁而用硫酸钠。③ 油剂泻药一般不用于脂溶性毒物的导泻。④ 不宜多次或大剂量使用渗透性泻药,以防引起低血压或低血容量性休克。

（4）灌肠：常用于进入肠道的毒物亟待清除，而导泻又有所限制的情况。普通灌肠法常用温水、等渗盐水或肥皂水等 1 000 ml 作高位灌肠，以清除毒物。近年来出现全肠灌洗法，使用非吸收性化合物。如聚乙二醇，通常在 1～2 h 内将 4～6 L 液体从鼻胃管滴入，引起大量腹泻，快速、有效地消除全肠道毒物。这种方法适于大量摄入毒物，又不能用催吐或洗胃法清除者，如缓释胶囊、含铁片剂等。

二、促排已吸收毒物

促进已吸收的毒物排出可减轻中毒症状，改变临床过程，减少病死率。加快毒物排出的方法有利尿、透析、血液灌流、血浆置换、高压氧疗法等。

1. 利尿　利尿排毒只用于溴化物、苯丙胺类、水杨酸盐、异烟肼、苯巴比妥等中毒，通常用呋塞米（成人 40 mg，儿童 1 mg/kg），有时也用甘露醇（成人 20～50 g，儿童 750 mg/kg）静脉注射或滴入。保持每千克体重每小时尿量 3～5 ml。输液利尿对于大多数药物或毒物中毒的治疗效果并不太好，特别不适合于主要通过肝胆或组织代谢而消除的毒物、与蛋白紧密结合的毒物、分布容积大的毒物、高脂溶性的毒物等。维生素 C 口服、静脉滴注或氯化铵静脉滴注以酸化尿液，对苯丙胺有促进排出的作用；尿液的碱化使弱酸药物离子化，减少毒物在肾小管的重吸收，因而增加排出量，用于治疗水杨酸类、锂化物和苯巴比妥类等药物的过量中毒，注意使用碱化利尿治疗方法时应严密监测体内的 pH 和电解质变化。

2. 血液净化　毒性强烈或大量毒物突然进入体内后，在短时间内可导致中毒患者心、肾等脏器功能受损。血液净化疗法可以迅速清除体内毒物，使重症中毒患者的预后大为改观。血液净化是将中毒患者的血液引到体外，使之通过净化装置加速除去其中某些毒物，达到治疗目的的方法，中毒后 8～16 h 内采用疗效最好。血液净化的方法主要有血液透析、腹膜透析、血液灌注、血液滤过和血浆置换等。

注意事项：血液净化疗法的禁忌证有：① 严重感染；② 严重贫血；③ 严重的心功能不全；④ 严重出血倾向；⑤ 高血压者收缩压超过 220 mmHg 等。

三、特殊解毒治疗

特殊解毒治疗是指针对中毒发病机制，用拮抗剂、络合剂等解除、降低或拮抗毒物的毒性的方法，其特异性较强，解毒效能较高，但解毒谱相对较窄。对诊断明确的某种毒物中毒，如有特效解毒的治疗方法，应尽可能早期、适当地使用。

1. 解毒药　解毒药是针对中毒发病机制，解除或减轻其毒性作用的药物，特异性强，解毒效能高。

2. 拮抗剂　利用与毒物作用相反的药物以对抗其毒性，解除其毒性作用的药物称为拮抗剂。拮抗剂以药物中毒使用较多，如拟胆碱药和抗胆碱药可相互拮抗；α、β 受体阻滞药与α、β 受体兴奋药相互拮抗；巴比妥等中枢抑制药和贝美格等中枢兴奋药相互拮抗；纳洛酮拮抗阿片类中毒；地高辛抗体拮抗洋地黄中毒；钙盐拮抗镁盐中毒，鱼精蛋白锌拮抗肝素中毒等。

3. 络合剂　主要指金属络合剂，用于金属、类金属等中毒。它能与多种金属或类金属离子在体内 pH 条件下配位结合成环状络合物，从而使被络合的金属变为无毒或低毒的化合物，然后随尿排出体外。不同品种的络合剂对各种金属中毒的络合效果不同，应根据毒物选择效果良好的络合剂。除了根据指征用药,还要合理掌握剂量、疗程及给药方法。大部分络合剂口服无效,使用剂量过大、疗程过长,不但疗效不相应增高,还可能发生不良反应,一般以短程间歇治疗效果较好(表9-2)。

表9-2 特殊解毒药的用途及特点

特殊解毒药物	用途与特点
亚甲蓝	大剂量用于氰化物中毒,小剂量可治疗亚硝酸盐中毒等
乙酰胺(解氟灵)	用于有机氟中毒
依地酸钙钠(解铅乐、EDTA Na-Ca)	用于铅、锰、铜、镉等中毒,尤以铅中毒疗效好,也可用于镭、钚、铀、钍中毒
青霉胺(D-盐酸青霉胺)	用于铜、汞、铅中毒的解毒,治疗肝豆状核变性病
二巯丙醇	用于砷、汞、金中毒
硫代硫酸钠	用于急性氰化物中毒,也用于砷、汞、铅中毒等
碘解磷定(解磷定)	用于有机磷中毒
氯解磷定	用于有机磷中毒
双复磷	用途同氯解磷定。其特点是能通过血脑屏障
双解磷	用途同双复磷。但其不能通过血脑屏障
盐酸戊乙奎醚	用于有机磷农药中毒和中毒后期或胆碱酯酶老化后维持阿托品化
亚硝酸钠	用于急性氰化物中毒
纳洛酮	用于急性阿片类中毒(表现为中枢和呼吸抑制)及急性乙醇中毒
谷胱甘肽	用于丙烯腈、氟化物、一氧化碳、重金属等中毒
二巯丁二钠(二巯琥珀酸钠)	用于锑、铅、汞、砷的中毒,并预防镉、钴、镍的中毒
氟马西尼	用于苯二氮䓬类药物中毒
乙酰半胱氨酸	用于对乙酰氨基酚过量所致的中毒

四、支持与对症治疗

支持与对症治疗的目的在于保护及恢复重要器官的功能,维持机体的正常代谢状态,帮助中毒患者恢复。

1. 密切观察病情变化,监察生命指征,保持呼吸道通畅,吸氧。提供足够能量与营养,注意水、电解质及酸碱平衡,防治感染,镇静止痉等。

2. 中毒应激的对症处理 针对昏迷、中枢抑制、抽搐、肺水肿、脑水肿、呼吸衰竭、休克、心律失常、消化道出血、急性肝肾损害等紧急处理。

3. 防范中毒性脑病 针对直接损害中枢神经系统的毒物,重点防治急性中毒性脑病;给予供氧、限制液体摄入量,消除脑水肿、早期足量短程应用肾上腺糖皮质激素、提供神经细胞活化剂改善脑细胞代谢等综合治疗。

4. 防范中毒性肺水肿 针对刺激性气体,如酸雾、氯气、光气、氮氧化合物,重点应防治喉头水肿、化学性支气管炎、支气管哮喘、肺水肿、呼吸衰竭,特别是肺水肿。及时给予氧气,清除呼吸道分泌物,早期大量、短程应用肾上腺糖皮质激素。纠正水、电解质及酸碱失衡,防治感染。

5. **防范中毒性肾损害**　针对汞、砷化氢、铅、碘、环氧乙烷、环氧丙烷、蓖麻子、草酸、新霉素等中毒,重点应防治急性肾衰竭。及早合理补充液体,防止及纠正休克;使用对肾无危害和不致肾脏动脉收缩的药物,及早去除造成肾脏缺氧的因素,迅速改善缺氧状态。

6. **防范中毒性肝损害**　针对磷、苯的硝基、氨基化合物、四氯化碳、丙烯醛、二氯甲烷、氯仿、苯、乙烯、乙醚等急性中毒,重点应防治急性肝功能衰竭。应尽早、尽快清除毒物,补充能量,适当补充维生素类;保持水、电解质及酸碱平衡;阻止肝坏死,促进肝细胞再生;纠正低蛋白血症,对有贫血或出血的患者应输新鲜血液;治疗肝性脑病。

第二节　常用药物的中毒救治

一、巴比妥类镇静催眠药急性中毒

巴比妥类镇静催眠药主要有长效类如巴比妥、苯巴比妥,中效类如戊巴比妥、异戊巴比妥、布他比妥,短效类如司可巴比妥、硫喷妥钠。

巴比妥类中毒分急性中毒和慢性中毒,急性中毒是指短期内大量服用巴比妥类药物而出现的病症。长期滥用此类药的患者可发生慢性中毒,除有轻度中毒症状外,常伴有精神症状。

（一）临床表现

巴比妥类药物中毒的临床表现以中枢神经系统抑制为主。

1. **轻度中毒**　表现为嗜睡、易唤醒,言语不清,感觉迟钝,判断力及定向力障碍,反射存在,生命体征正常。

2. **中度中毒**　表现为沉睡,不能答问,腱反射及咽反射存在,呼吸线慢。有唇、手指及眼球震颤。

3. **重度中毒**　早期四肢强直,反射亢进,踝阵挛,后期全身迟缓,反射消失,瞳孔散大（有时缩小）,呼吸不规则,脉细弱,终因呼吸麻痹、休克而死。

（二）救治措施

急性中毒救治措施主要如下:

1. **一般治疗**　包括对呼吸循环的全身支持,并给予洗胃、导泻等促进药物排出。体温降低是巴比妥类中毒的特点,有时能降低至30℃,必须采取有效的保温、复温措施,并及时纠正代谢性或呼吸性酸中毒。

2. **强行利尿**　输液和利尿能促进肾脏对巴比妥类的排泄,并使尿液碱化,尿液 pH7.5 时药物排出量可增加 5 倍。开始第 1 h 静脉滴注 0.9% 等渗盐水 1 000 ml,第 2 h 用 5% 葡萄糖注射液 500 ml,并静脉注射呋塞米以维持尿量,测定电解质和血清巴比妥类药物水平。补液时给适量碳酸氢钠和氯化钾。

3. **人工透析疗法**　强行利尿后血清巴比妥类药物水平仍持续升高,或治疗期间病情恶化及有肝肾功能损害者,则选用血液透析。中毒后 16 h 内血液透析的救治率可达 100%,透析时间一般为 4～6 h。透析疗法能显著缩短中毒患者的昏迷时间。

（三）常用解毒药和拮抗药的作用原理、选择和临床应用

可酌情使用中枢兴奋剂如尼可刹米、戊四氮等,但是此类药物如果反复大量使用可出现惊厥,并增加机体耗能与耗氧,加重呼吸衰竭,因此不宜常规使用,有下列情形之一时方可酌情使用苏醒剂或中枢兴奋剂:① 患者有深度昏迷,处于完全无反应状态;② 有呼吸衰竭;③ 积极抢救 48 h 患者仍不清醒。应用中注意防止惊厥和心律失常。给予输液支持血液循环,并根据情况给予必要的药物。

二、苯二氮䓬类镇静催眠药中毒

常用的苯二氮䓬类药物有地西泮、硝西泮、氯硝西泮、氟西泮、三唑仑等。苯二氮䓬类药物的中毒剂量非常高,以地西泮为例,致死量为 100～500 mg/kg,最小致死血浓度为 20 mg/L。

（一）临床表现

1. 中枢神经系统　嗜睡、眩晕、疲劳、共济失调、错乱、反常的发怒、遗忘、头痛、言语不清、颤抖、脑电图改变、迟发性运动障碍等。

2. 心血管系统　低血压、心动过速、水肿及心源性休克。

3. 眼　视物模糊、复视及眼球震颤。

4. 胃肠道　口干、食欲不振、恶心及便秘。

5. 泌尿生殖系统　尿失禁、尿潴留。长期用药有男子乳房女性化。女性月经不调、不排卵,此类药物尚有致畸作用。

6. 戒断症状　突然停药,可有戒断症状,如抽搐、兴奋、腹部或肌肉痉挛、呕吐、出汗、精神错乱、畏光、幻视,甚至惊厥等。

7. 其他　咳嗽、喉及胸痛、喉痉挛、肝功能不良及皮疹等。长期或大剂量服用可引起暂时性白细胞减少。

（二）救治措施

1. 对疑为本类药物中毒的昏迷患者,可用氟马西尼鉴别。如果用药后有效,基本上可肯定是苯二氮䓬类药中毒;否则可基本排除。

2. 一次吞服大剂量者需洗胃,必要时透析。加速药物排泄。

3. 对症处理,给氧,血压过低者给予缩血管药物。

4. 严重呼吸抑制者,可予以气管插管,人工通气。

（三）常用解毒药和拮抗药的作用原理、选择和临床应用

氟马西尼是特异的苯二氮䓬受体拮抗剂,能快速逆转昏迷,首次静脉注射剂量为 0.3 mg。如果在 60 s 内未达到所需的清醒程度,可重复使用直至患者清醒或达总量 2 mg。如果再度出现昏睡,可以每小时静脉滴注 0.1～0.4 mg 药物。滴注的速度应根据所要求的清醒程度进行个体调整。氟马西尼可致焦虑、头痛、眩晕、恶心、呕吐、震颤等不良反应,可能引起急性戒断状态;对本品过敏者、对苯二氮䓬类药或乙醇曾经出现过戒断症状者、对苯二氮䓬类药有身体依赖者、癫痫患者和颅内压较高者禁用。

三、阿片类药物中毒

阿片类药物主要包括阿片、吗啡、可待因、复方樟脑酊等，主要作用是抑制中枢神经系统。这类药在镇痛的同时还可引起欣快感，诱使用药者有重复用药的要求，因而易致成瘾。

（一）临床表现

急性中毒者先有短暂舒适感，颜面潮红，头昏及心动过速，恶心呕吐，兴奋不安，反射增强，逐渐嗜睡。中毒严重者迅速昏迷，呼吸慢而表浅，但不规则，有发绀，50％以上可发生肺水肿。瞳孔似针尖大小是阿片类药物中毒的特征之一。进而肌肉松弛，反射消失，体温和血压下降，终因呼吸循环衰竭而死亡。

慢性中毒，即阿片瘾或吗啡瘾，有食欲缺乏、便秘、消瘦、贫血、阳痿等，如停用 8 h 以上，即有戒断现象，精神萎靡、喊叫、打呵欠、出冷汗、呕吐、腹泻、失眠，以至虚脱或意识丧失。

（二）救治措施

1. 全身支持措施很重要，对昏迷患者要维持呼吸道通畅、保暖和预防吸入性肺炎。有严重呼吸抑制者做气管插管或气管造口，进行机械呼吸。

2. 经口服用者，可用 0.02％～0.05％高锰酸钾洗胃，50％硫酸镁导泻。

3. 特殊拮抗药有纳洛酮、烯丙吗啡和烯丙左啡喃，可对抗呼吸抑制。

（三）常用解毒药和拮抗药的作用原理、选择和临床应用

及早应用阿片类解毒药。纳洛酮和烯丙吗啡为阿片类药物中毒的首选拮抗剂，与阿片受体的亲和力大于阿片类药物，能阻止吗啡样物质与受体结合，从而消除吗啡等药物引起的呼吸和循环抑制等症状。纳洛酮肌内注射或静脉注射，一次 0.4～0.8 mg，可致肺水肿、室颤不良反应，阿片成瘾者可出现急性戒断综合征，与其他兴奋剂合用可出现激动不安、高血压、室性心律失常。盐酸烯丙吗啡也有对抗吗啡作用，肌注或静脉注射 5～10 mg，必要时 10～15 min 重复给药，总量不超过 40 mg。对阿片类药物已耐受者，使用盐酸烯丙吗啡会立即出现戒断症状，高血压及心功能障碍患者应慎用。

四、三环类抗抑郁药中毒

三环类抗抑郁药常用的有丙米嗪、阿米替林、多塞平、氯米帕明。本类药物急性中毒症状较抗精神病药严重。绝大多数三环类抗抑郁药的中毒反应与血药浓度有关。本类药物具有中枢和周围抗胆碱能作用，抑制心肌收缩，心排出量降低，并影响化学和压力感受器，从而引起低血压。血压过低可导致周围循环衰竭。此外，心脏传导障碍和心律失常也是本类药物常见的致死原因。一次吞服 2～2.5 g 可致死。

（一）临床表现

1. 抗胆碱药作用症状　瞳孔散大、谵妄、视力模糊、心率加快、尿潴留或失禁、肠麻痹、体温升高、肌肉强直、颤动等。

2. 心血管毒性　血压先升高后降低、可突然虚脱或心脏停搏。典型心电图改变为窦性心动过速伴有 P‑R、QRS 及 Q‑T 间期延长、各种 A‑V 传导阻滞或多型性室性心动过速等。慢的心律失常往往提示严重的心脏毒性，有些患者可发生进行性不可逆心源性休克而死亡。

（二）救治措施

1. 急救措施与基本治疗　监测并稳定患者生命体征，需严密观察血压、心电图和血氧浓度，维持患者的呼吸循环功能。低血压者静脉输注等渗盐水或低分子右旋糖酐扩充容量，若血压仍不能回升，使用多巴胺等药物。纠正酸碱失衡，碱化疗法维持 pH 在 7.50～7.55。

2. 减少吸收，加速清除　未出现意识障碍患者可饮水催吐，用 1∶5 000 的高锰酸钾反复洗胃。洗胃后再给予活性炭吸附治疗，用 15～20 g 硫酸钠导泻，并通过补液促进毒物排泄为主。

（三）常用解毒药和拮抗药的作用原理、选择和临床应用

三环类抗抑郁药引起的抗胆碱能反应一般能自行减轻或消失，毒扁豆碱因可加重传导阻滞、不应常规用于三环类抗抑郁药中毒患者的抗胆碱能症状，导致心收缩不全，进一步损伤心肌收缩力、血压降低、心动过缓和促发癫痫发作。

五、苯丙胺类物质中毒

苯丙胺类化合物主要有苯丙胺（安非他明）、甲基苯丙胺（冰毒）、二亚甲基双氧苯丙胺（摇头丸），是较强的中枢兴奋剂，本类药物治疗剂量与中毒剂量接近，易发生中毒。

（一）临床表现

兴奋、精神体力活跃、动作快而不准确、焦虑、紧张、惊惶、自杀或杀人、震颤、意识紊乱、眩晕。严重中毒可见谵妄、躁狂、幻觉、偏执型精神分裂、心动过速、呼吸增强、血压或高或低、高热、大汗淋漓、昏迷、心律失常、颅内出血，循环衰竭，甚至死亡。

（二）救治措施

对症支持治疗为主。

1. 口服中毒，未发生惊厥者催吐，药用炭混悬液洗胃；发生惊厥者先控制惊厥再行洗胃。

2. 口服氯化铵或给予维生素 C 酸化尿液促进毒物排出。

3. 极度兴奋和躁狂患者给予氟哌啶醇。

4. 高血压和中枢神经系统兴奋者给予氯丙嗪；显著高血压给予硝普钠等血管扩张剂。

5. 选用地西泮或短效巴比妥类药物控制中枢兴奋及惊厥。

六、瘦肉精中毒

瘦肉精（药品通用名为克仑特罗）属强效 β_2 受体激动剂，可引起交感神经兴奋，治疗量下呈松弛支气管平滑肌的作用。此药物化学性质稳定，体内存留时间长，患者可通过食用含瘦肉精的动物内脏或肉类导致中毒。

（一）临床表现

1. 心血管系统　可见心悸、心前区不适、心绞痛、心动过速、心室颤动等各种心律失常，血压显著下降，肺水肿等。

2. 中枢神经系统　可有头痛、震颤、眩晕、焦虑等。

3. 消化系统　可有恶心。

（二）救治措施

1. 口服中毒者迅速催吐、洗胃、导泻。

2. 支持治疗　停止饮食，静卧，多饮水，适量补钾。

3.如需要,可应用β受体阻断药如普萘洛尔、艾司洛尔、美托洛尔等,口服或者静脉滴注。

七、急性乙醇中毒

乙醇即酒精,各种酒饮料中乙醇含量各异,纯乙醇的致死量,婴儿为 6～30 ml,儿童约为 25 ml;成人引起中毒的乙醇量个体差异很大,一般为 70～85 ml,其致死量为 250～500 ml。血中乙醇浓度达 0.35%～0.40%时可导致死亡。

（一）临床表现

成人急性中毒大致可分为三期。① 兴奋期:眼部充血,面部潮红或苍白,眩晕,欣快感,啼笑无常,易感情用事,有时行动天真,有时粗鲁无礼,或谈论滔滔,或静寂入睡等。② 共济失调期:兴奋后,患者的动作逐渐笨拙,身体不稳,步态蹒跚,神志错乱,语无伦次,咬词不清等。③ 昏睡期:患者沉睡,呼吸缓慢而有鼾声,颜面苍白,皮肤湿冷,口唇微紫,心率加快,血压、体温下降,或有呕吐,大、小便失禁,偶有脑水肿。如有延髓受抑制,则可引起呼吸和血管运动中枢麻痹,因而发生呼吸衰竭和循环衰竭,甚至引起死亡。

小儿摄入中毒剂量后,很快进入沉睡中,不省人事,一般无兴奋阶段。患儿亦可出现高热、休克、颅内压升高等症状。

（二）救治措施

对多数、轻度中毒者无需特殊治疗,但由于皮肤血管扩张必须设法保持其体温。经休息、多饮水可自行恢复。对重度中毒者,应根据具体情况采取不同的治疗。

1. 由于酒精吸收迅速,催吐、洗胃和活性炭不适用于单纯酒精中毒患者。洗胃应评估病情,建议仅限于以下情况之一者:① 饮酒后 2 h 内无呕吐,可能恶化的昏迷患者;② 同时存在或高度怀疑其他药物或毒物中毒;③ 已留置胃管特别是昏迷伴休克患者,胃管可试用于人工洗胃。洗胃液一般用 1%碳酸氢钠液或温开水,洗胃液每次用量不超 200 ml,总量不超过 2 000～4 000 ml,洗胃时注意气道保护,防止呕吐误吸。

2. 严重者,静脉注射 50%葡萄糖注射液 100 ml,胰岛素 20 U;同时肌内注射维生素 B_1、维生素 B_6 及烟酸各 100 mg,以加速乙醇在体内氧化,促进清醒。以后根据病情,可每 6～8 h 重复注射 1 次。适当补充维生素 C 有利于酒精氧化代谢。

3. 美他多辛能促进酒精代谢,拮抗急、慢性酒精中毒引起的乙醇脱氢酶(ADH)活性下降;加速乙醇及其代谢产物乙醛和酮体经尿液排泄。每次 0.9 g 静脉滴注给药。

4. 如有脱水现象,应即补液;低血压时,用升压药物及其他抗休克疗法

5. 急性酒精中毒应慎重使用镇静剂,烦躁不安、过度兴奋者,可用小剂量苯二氮䓬类药;有惊厥者可酌用地西泮、10%水合氯醛等。勿使用吗啡及巴比妥类药,防止加重呼吸抑制。

6. 血液透析可用于病情危重或经常规治疗病情恶化患者。

（三）常用解毒药和拮抗药的作用原理、选择和临床应用

纳洛酮能解除酒精中毒的中枢抑制,并能促进乙醇体内转化,缩短昏迷时间,有催醒作用。可肌内或静脉注射,每次 0.4～0.8 mg,静脉注射 1～2 min 即可达到峰浓度,必要时可间隔 1 h 重复给药。纳洛酮不良反应为可致肺水肿、室颤。须注意纳洛酮与其他兴奋剂合用可出现激动不安、高血压、室性心律失常。

第三节　有机磷农药、灭鼠药、氰化物以及各种重金属中毒救治

一、有机磷中毒

有机磷农药仍是目前使用最多的农药,品种多,大多数有剧毒。如生产、运输或使用不当可发生急慢性中毒,也可因误服、自服或食用被污染的食物而引起中毒。

（一）临床表现

有机磷农药急性中毒后,经一定的潜伏期即开始出现相应的临床症状。一般而言,经消化道中毒者,其潜伏期约 0.5 h,空腹时潜伏期更短,皮肤接触者潜伏期 8～12 h,呼吸道吸入者在 1～2 h 内发病。

有机磷农药中毒后立即出现急性胆碱能危象,症状大致可分为毒蕈碱样症状、烟碱样症状及中枢神经系统症状三大征候群。

（1）毒蕈碱样症状:是由于副交感神经异常兴奋,导致内脏平滑肌、腺体以及汗腺等兴奋,产生与毒蕈碱中毒类似的症状。表现为食欲减退、恶心、呕吐、腹痛、腹泻、瞳孔缩小、视力模糊、多汗、流涎、支气管痉挛、呼吸道分泌物增多、呼吸困难、发绀等。

（2）烟碱样症状:是由于交感神经与运动神经受到刺激,导致交感神经节及横纹肌兴奋性增加而引起的症状。主要表现为肌肉震颤、抽搐、肌无力、心率加快、血压升高等。

（3）中枢神经系统症状:主要表现为眩晕、头痛、乏力、烦躁不安、发热、失眠、震颤、精神恍惚、言语不清、惊厥、昏迷等。

（二）救治措施

1. 终止毒物接触　脱离中毒环境,脱去被污染衣服,用肥皂水或 1%～5% 碳酸氢钠溶液反复清洗被污染的皮肤和头皮。

2. 清除尚未吸收的毒物　① 催吐适用于意识清楚、生命体征平稳、配合治疗的患者。可嘱咐患者饮水 300～500 ml,然后压迫舌根,刺激咽后壁催吐;② 洗胃用 2% 碳酸氢钠(敌百虫中毒者忌用)、清水或 1:5 000 高锰酸钾溶液(硫磷中毒者忌用)反复洗胃,然后给予硫酸镁导泻。

3. 促进已吸收毒物的排出　① 利尿可促进吸收的毒物由肾脏排除,宜选用高渗利尿药,如 20% 甘露醇;② 血液净化技术在治疗重症有机磷中毒中有显著疗效,可选用血液透析、腹膜透析或连用血液灌流。

4. 应用解毒药物。

（1）阿托品:阿托品 1～2 mg(肌内注射或静脉注射,严重中毒时可加大 5～10 倍),每 15～20 min 重复 1 次,直到青紫消失,继续用药到病情稳定,然后用维持量,有时需用药 2～3 d。

应用阿托品的注意事项:阿托品不能破坏磷酸酯类物质,也不能使抑制的胆碱酯酶恢复活力或分解乙酰胆碱,更不能用来预防有机磷中毒。它的作用仅在于能拮抗乙酰胆碱的毒蕈碱样作用,提高机体对乙酰胆碱的耐受性。阿托品对烟碱样作用无效。轻度中毒者,可单用阿托品治疗;中度与重度中毒者,则必须与解磷定等胆碱酯酶复活剂同时应用。

用阿托品治疗重度中毒的原则是"早期、足量、重复给药",达到阿托品化而避免阿托品中毒。阿托品化的指征是瞳孔扩大、面部潮红、皮肤干燥、口干、心率加快。当达到阿托品化或毒蕈碱样症状消失时酌情减量、延长用药间隔时间,并维持用药数日。

严重缺氧的中毒患者,使用阿托品时有发生室颤的危险,应同时给氧。

对伴有体温升高的中毒患者,应物理降温,并慎用阿托品。阿托品与胆碱酯酶复活剂合用时,阿托品剂量应适当减少。

患者如出现谵妄、躁动、幻觉、全身潮红、高热、心率加快甚至昏迷时,则为阿托品中毒,应立即停用阿托品,并可用毛果芸香碱解毒,但不宜使用毒扁豆碱。

（2）胆碱酯酶复活剂

① 碘解磷定轻度中毒:静脉注射 0.4 g,必要时 2 h 后重复给药 1 次。中度中毒:静脉注射 0.8～1 g,以后每小时给 0.4～0.8 g。重度中毒:缓慢静脉注射 1～1.2 g,30 min 后如不显效,可重复给药,好转后逐步停药。

② 氯解磷定轻度中毒:肌内注射 0.25～0.5 g,必要时 2 h 后重复给药 1 次。中度中毒:肌内注射 0.5～0.75 g。重度中毒:静脉注射 1 g,用注射用水 20 ml 稀释,其余解毒方法与解磷定同。

应用胆碱酯酶复活剂注意事项:

切勿两种或三种复活剂同时应用,以免其毒性增加。复活剂对解除烟碱样作用(特别是肌肉纤维颤动)和促使患者昏迷苏醒的作用比较明显;对毒蕈碱样作用和防止呼吸中枢抑制的作用较差,故与阿托品合用可取得协同效果。

胆碱酯酶复活剂对内吸磷、对硫磷、碘依可酯、治螟磷、毒死蜱、苯硫磷、辛硫磷、特普等中毒疗效较好,对敌敌畏、敌百虫(美曲膦酯)、乐果、氧乐果、马拉硫磷、二嗪磷等中毒疗效较差或无效。此种情况应以阿托品治疗为主。

对复活剂有效的有机磷杀虫剂中毒,除要尽早应用外,应根据中毒程度,给予合理的剂量和应用时间。复活剂用量过大、注射过快或未经稀释直接注射,均可引起中毒,须特别注意。因此类药物在碱性溶液中不稳定,可以水解生成剧毒的氰化物,故不能与碱性药物并用。

二、香豆素类灭鼠药

香豆素类杀鼠药常因误食或自杀而引起中毒,对鼠类高毒,对人类相对低毒。是目前使用得最多的一类灭鼠剂。

（一）临床表现

可因品种、摄入量的不同而表现不一,并有明显的个体差异。中毒症状一般在误食 3 天后出现。部分患者及儿童在误食后就出现头昏、恶心、呕吐、心慌、低热等。轻者数日后可不治而愈;重者则可有出血表现,如齿龈出血、血尿、皮下出血、分泌物带血、黑便或大便带血、关节周围出血,并有关节痛、腰痛、腹痛,发生贫血甚至休克,而发生在脑、心包、心肌或咽喉等处的出血则可能危及生命。

（二）救治措施

1. 应及早催吐、洗胃和导泻。禁用碳酸氢钠溶液洗胃。

2. 维生素 K_1 是特效解毒剂。静脉滴注维生素 K_1 10～30 mg,一日 1～3 次;亦可先静脉

注射维生素 K_1 50 mg,然后改为 10～20 mg 肌内注射,一日 1～4 次。严重出血时每日总量可用至 300 mg。

3. 如有失血过多,可输入新鲜血液,以纠正贫血及补充凝血因子;或静脉滴注凝血酶原复合物(内含 Ⅱ,Ⅶ,Ⅸ,Ⅹ 四种凝血因子)。首剂 40 U/kg,以后每天以 15～20 U/kg 维持,直至出血停止。

4. 对症处理可酌情应用抗过敏药物和肾上腺糖皮质激素。

三、氟乙酰胺中毒

氟乙酰胺性质稳定,通常情况下,经过长期保存或经高温、高压处理后毒性不变,属于高毒类灭鼠药。常因误食本品或食用本品毒死的动物引起中毒,也可经皮肤吸收导致中毒。

(一)临床表现

急性中毒时,可出现中枢神经系统障碍和心血管系统障碍为主的两大征候群。前者称神经型,后者称心脏型。中毒后,潜伏期较短(30～120 min)。口服者有明显的上腹部灼痛、恶心、呕吐、口渴、头痛、心率加快;重者可出现烦躁不安、全身强直性或间歇性痉挛、抽搐、昏迷、大小便失禁、瞳孔缩小、发绀、血压降低、心室颤动或心脏骤停等。抽搐是氟乙酰胺中毒最突出的表现,来势凶猛,反复发作并且进行性加重,常导致呼吸衰竭而死亡。

(二)救治措施

1. 清除毒物　口服中毒者立即予以催吐。以 1∶5 000 高锰酸钾溶液或 0.2%～0.5%氯化钙溶液洗胃,导泻可使用硫酸镁或硫酸钠。注意保护消化道黏膜。洗胃后注入或口服氢氧化铝凝胶、牛奶及豆浆。其后给予口服钙盐,氯化钙 1～2 g 或葡萄糖酸钙 1～2 g 或乳酸钙 1～2 g。

2. 特殊解毒药　乙酰胺(解氟灵)肌内注射,一次 2.5～5 g,一日 2～4 次,或一日 0.1～0.3 g/kg,分 2～4 次注射。一般连续注射 5～7 天,危重病例一次可给予 5～10 g,一般连用 7天。乙酰胺剂量过大时可出现血尿,宜减量并加用糖皮质激素。没有乙酰胺时可以使用无水乙醇 5 ml 溶于 10%葡萄糖注射液 100 ml 里静脉滴注,每日 2～4 次。

3. 对症治疗　如有抽搐、惊厥患者可给予镇静剂或冬眠疗法;呼吸抑制患者给予呼吸兴奋剂;腹痛者可给予阿托品;有频繁室性早搏或室颤时,可给予普鲁卡因胺或利多卡因,同时给予心脏保护剂。

四、氰化物中毒

氰化物中毒多见于事故或意外,中毒的途径主要有三种:① 吸入氰化氢或含有氰化物的粉尘;② 通过破损皮肤黏膜吸收入血;③ 通过口腔进入消化道。其中吸入中毒较多见。

(一)临床表现

氰化氢及其可溶性化合物,如氰化钠和氰化钾,是引起中毒发展最快的毒物。早期患者呼气和经口中毒者呕吐物有苦杏仁气味。人在短时间内吸入高浓度氰化氢气体,发病十分迅速,几乎可立即引起呼吸、心跳停止,造成猝死。

(二)救治措施

1. 及时中断氰化氢的侵入　立即脱离中毒现场。尽快脱去被污染衣物,彻底清洗污染皮肤,安静卧床休息,注意保暖。如系误服氢氰酸,则应迅速彻底洗胃。

2.积极给予氧疗　尽早给氧,如面罩、呼吸机、氧帐等,但持续时间不得超过 24 h,以免发生氧中毒。

3.解毒治疗　氰化氢是少数具有特殊解毒药的毒物之一,早期使用可收到显著效果。

(1)对仅有前驱症状的患者,必要时可给亚硝酸异戊酯吸入。将 1～2 安瓿亚硝酸异戊酯包在手帕内打碎,紧贴在患者口鼻前吸入,每 1～2 min 吸入 15～30 s。根据病情反复吸入数次,随后给予亚硝酸钠静脉注射。

(2)呼吸困难者使用亚硝酸钠-硫代硫酸钠疗法,即静脉注射 3％亚硝酸钠 10～15 ml 加入 25％葡萄糖注射液 20 ml,缓慢注射不少于 10 min,以防血压突然下降。如有休克先兆应停止给药。随即用同一针头,静脉注射 50％硫代硫酸钠 20～40 ml。如无亚硝酸钠,可用亚甲蓝代替,一次按体重 5～10 mg/kg,最大剂量为 20 mg/kg,以生成足够的高铁血红蛋白。

五、重金属中毒

重金属中毒包括铅、汞、镉、砷、铬中毒等,中毒时可有神经系统、呼吸系统、消化系统、血液系统、肾脏、心血管及皮肤等组织器官损害,危害人类健康,严重时甚至可导致死亡。

(一)铅中毒

铅中毒以无机铅中毒为多见,主要损害神经系统、消化系统、造血系统及肾脏。职业性铅中毒的侵入途径主要是经过呼吸道吸入。吸入物主要是粉尘、蒸汽及烟中的铅及其化合物。急性铅中毒主要是通过消化道摄入。

1.临床表现　急性铅中毒可表现为恶心、呕吐、口内有金属味、腹胀、腹绞痛(铅中毒典型症状之一)、便秘或腹泻、血压升高,但是腹部没有明显的压痛点和肌紧张。少数患者有消化道出血、麻痹性肠梗阻。严重中毒数日后出现贫血、中毒性肝炎、中毒性肾炎、多发性周围神经病变、铅毒性脑病。

亚急性铅中毒可出现小细胞或正常低血红蛋白性贫血或溶血,有头昏、乏力、面色苍白等症状。同时,碱粒红细胞、点彩红细胞和网织红细胞明显增多。铅中毒引起全身小动脉痉挛,可见铅性面容(面部灰白色或土黄色),齿龈可有铅线。

2.救治措施

(1)清除毒物:口服中毒者,立即催吐。之后用 1％硫酸钠或硫酸镁溶液洗胃,然后用 50％硫酸镁 50 ml 导泻。硫酸钠或硫酸镁可与铅结合成不溶性的硫化铅。防止铅的吸收,减轻中毒反应。

(2)驱铅治疗:中、重度中毒患者使用驱铅治疗,方法是使用络合剂,首选依地酸钙钠,静脉注射 1 g 加入 5％葡萄糖注射液 250 ml 中,静脉滴注,每日 1 次,或 0.25～0.5 g 肌内注射,每日 2 次,连用 3 天,4 天为一疗程。治疗 2～4 个疗程。此外,二巯丁二钠可口服给药,0.5 g 口服,每日 3 次,疗程同上。因为络合剂不能移出骨组织中的铅,因此,治疗后可出现血铅水平反弹,症状反复,可再次驱铅治疗。

(3)对症治疗:腹绞痛给予阿托品 0.5 mg 肌内注射,或 10％葡萄糖酸钙 10 ml 静脉注射。重症铅性脑病应给予糖皮质激素、脱水剂降低颅内压等。轻度铅中毒患者做卫生教育,儿童应补充蛋白质、维生素和微量元素,纠正营养不良和铁、钙、锌的缺乏。成人应注意检测血中铁、锌、钙等微量元素并及时补充。

（二）汞中毒

由环境污染引起的汞中毒事件罕见。急性汞中毒主要有口服升汞等汞化合物引起,慢性中毒大多数由长期吸入汞蒸气引起,少数由应用汞制剂导致。

1. 临床表现　短期内吸入大量汞蒸气可出现头昏、头痛、乏力及发热。严重者可出现情绪激动、烦躁、失眠,甚至昏迷或精神失常。易兴奋、意向性震颤、口腔炎为其三大典型表现。

（1）口腔和消化道症状:口腔黏膜表现为充血、水肿、溢血、溃烂和坏死,口内金属味,可出现恶心、呕吐,上腹部灼痛,腹泻。严重者有脓血便,甚至胃肠道穿孔,发生腹膜炎。

（2）肾脏损害:中毒轻者可在 4～10 d 内出现肾脏损害,严重者可在 1～2 d 内肾坏死,出现急性肾衰竭、尿毒症。

（3）心血管病变:由于疼痛及腐蚀性损害可引起创伤性休克,由中毒性心肌炎导致循环衰竭。

（4）呼吸道损害:大量汞蒸气吸入引起呼吸道腐蚀性损伤,可发生细支气管炎和间质性肺炎。

2. 救治措施　可用二巯丙磺钠进行驱汞治疗,并进行对症支持治疗、健康教育。

（1）清除毒物:立即脱离中毒环境,清洗污染的皮肤。口服中毒时,立即应用 2‰碳酸氢钠溶液或清水反复、彻底洗胃。禁用等渗盐水。洗胃后口服或灌入生鸡蛋清或牛奶,使蛋白质与汞结合,延缓吸收、必须反复灌入并洗出。

（2）解毒药

① 二巯丁二钠:肌内注射,一次 0.5 g,2 次/d;缓慢静脉注射,急性中毒,首次 2 g,用注射用水稀释,以后一次 1 g,1 次/1 h,共 4～5 次。慢性中毒,一次 1 g,1 次/d,疗程 5～7 天,可间断用药 2～3 疗程。② 二巯丙磺钠:用于急性金属中毒时可静脉注射,每次 5 mg/kg,每 4～5 h 1 次,第二日,2～3 次/d,以后 1～2 次/d,7 日为 1 疗程。用于慢性中毒的用药原则是小剂量间歇用药,每次 2.5～5 mg/kg,1 次/d,用药 3 日停 4 日为 1 疗程,一般用 3～4 疗程。③ 二巯丙醇:用于急性中毒时,成人常用肌内注射剂量为 2～3 mg/kg,第一、二天,每 4～6 h 1 次。第三天改为每 6 小时 1 次,第四天后减少到每 12 小时 1 次。疗程一般为 10 天。两次给药间隔时间不得少于 4 小时。需注意的是,严重肝功障碍者禁用,有花生或花生制品过敏者,不可应用本品。有严重高血压、心力衰竭和肾衰竭的患者应禁用。

（3）对症支持:治疗重症患者补液、纠正水电解质平衡;口腔炎治疗:口腔护理的同时给予 2‰碳酸氢钠或 0.02％氯己定、盐水含漱。发生急性肾衰竭时不宜驱汞治疗,血流灌注可有效移除血汞。

第四节　蛇咬伤中毒

蛇分无毒蛇和毒蛇两类。无毒蛇咬伤只在人体伤处皮肤留下细小的齿痕,轻度刺痛,有的可起小水疱,无全身性反应,一般无不良后果。毒蛇咬伤在伤处可留一对较深的齿痕,蛇毒可进入组织、淋巴和血流,引起严重的中毒。我国的毒蛇有 50 余种,以蝮蛇分布最广,其他常见的有眼镜蛇、眼镜王蛇、金环蛇、银环蛇、五步蛇、竹叶青等,主要分布在长江流域及其以南,山区较为多见。

（一）临床表现

1. 神经毒表现　神经毒病程较短,病情进展迅速。咬伤局部轻微麻木,无痛感,肿胀不明显,一般无渗液。全身症状一般 1～6 h 开始出现。首先为头面部肌,表现为眼肌麻痹、眼睑下垂及复视、咽腭麻痹、吞咽障碍、语言不清;继之向躯体发展,引起呼吸肌麻痹,甚至呼吸停止;同时尚有头昏、恶心、呕吐、惊厥、昏迷、大小便失禁及循环衰竭等严重中毒表现。有时可引起横纹肌瘫痪和肌红蛋白尿。

2. 血液毒表现　局部疼痛剧烈、肿胀严重,且迅速向肢体近心端扩展,局部有淤斑、坏死,并可有已溶解的血液自咬痕处不断流出,附近淋巴结肿痛。全身皮肤淤斑、牙龈渗血、咯血、呕血、便血、尿血等。可发生溶血性黄疸及血红蛋白尿,可引起血压下降,心律失常,可因循环和急性肾衰竭而死亡。

（二）救治措施

迅速、正确地处理伤口,防止蛇毒继续吸收和扩散;早期足量选用适当抗蛇毒血清;应用糖皮质激素,抗菌药物防治感染;支持、对症治疗。

1. 局部伤口处理

（1）应立即卧位,减少活动。防止毒素继续在体内扩散:用布条、绳、各种系带或止血带将近心端的 5 cm 处捆住。每隔 15～20 mim 放松带子 1～2 min 以防肢体缺血坏死。应用抗蛇毒血清 2～3 h 后,解开结扎。

（2）用水或 1:5 000 高锰酸钾溶液反复冲洗伤口及周围皮肤,以洗掉伤口外表毒液。局部消毒后以牙痕为中心呈"十"字切划至皮下,作挤压排毒、创口冲洗和负压吸引,毒液排出。在咬伤超过 24 h 后就不用作切口,在肿胀处下端每隔 3～6 cm 用消毒三棱针刺入 2 cm 拔出,然后让患处下垂,流出毒液。注意不要用嘴吸吮,吸吮者口腔内有破损会引起其中毒。

（3）局部解毒:可用胰蛋白酶、中草药及蛇药片。用胰蛋白酶 2 000～4 000 U,加 0.25%～0.5% 普鲁卡因 20～60 ml 局部注射,并在伤口上部或肿胀上方做环状封闭。蛇药片可调成糊状,敷于创口周围 2 cm 处,并在肿胀上方涂一圈。

2. 全身抗毒治疗　在明确毒蛇种类后,应针对性地使用各种抗蛇毒血清。

（1）抗蛇毒血清有单价的和多价的两种,单价抗毒血清对已知的蛇类咬伤有较好的效果。多价者可用于多种毒蛇咬伤,但疗效不如单价者好。使用抗蛇毒血清前应先做皮试。将蛇毒血清以等渗盐水稀释 20～30 倍,然后皮内注射 0.1 ml。如皮试阳性又必须应用时,应按常规脱敏使用,并同时用异丙嗪和糖皮质激素。

（2）蛇药:上海蛇药对短蛇、五步蛇、竹叶青咬伤较好。首剂 10 片,以后每隔 4 h 左右服 5 片,较重者可加量使用。季德胜蛇药对蝮蛇咬伤疗效较好,首剂服 20 片,以后每隔 6 h 服 10～20 片,严重病例剂量可再增加 1/2～1 倍,直至病情好转。其他尚有广西、广州、云南等地生产的蛇药片。

3. 其他治疗

（1）卧床休息,多饮用茶水或糖水加速毒素排出,补充足够的能量和维生素。

（2）辅助用药:① 伤口较深、有污染者应注射破伤风抗毒素。② 糖皮质激素可减轻中毒反应和组织损害,可早期用氢化可的松 200～400 ml 或地塞米松 10～20 mg 加于补液中静脉滴注。③ 新斯的明可作为神经毒毒蛇咬伤的常规辅助治疗,主要拮抗肌麻痹作用,剂量为每次 0.5～1 mg 肌内注射。④ 早期选用抗菌药防治继发感染。

（3）注意事项：① 注意防治心力衰竭、心率失常、休克、中枢或周围型呼吸衰竭和急性肾衰竭等严重并发症；② 治疗中应禁用中枢抑制及肌肉松弛药物，如吗啡、氯丙嗪、巴比妥类、苯海拉明、箭毒、琥珀胆碱，忌用抗凝药物，如肝素、枸橼酸钠、双香豆等。

参考文献

［1］陈亦江. 急性中毒诊疗规范［M］. 南京：东南大学出版社，2004.

［2］国家食品药品监督管理局执业药师资格认证中心组织编写. 药学综合与知识技能［M］. 北京：中国医药科技出版社，2016.

［3］任引津. 实用急性中毒全书［M］. 北京：人民卫生出版社，2003.

（撰稿人：施怡）